解剖生理学

改訂3版

天使大学 特任教授 髙野廣子

南山堂

改訂3版の序

　この度，「解剖生理学」改訂3版が完成いたしました．医学・看護学・栄養学・薬学・その他の医療の専門分野の入り口に立ったばかりの学生さんが，この本を手にとって勉強してくださることは，私にとって大きな喜びです．

　初版を出版してから二十数年がたちました．この間，医学科以外にも，看護学部，栄養学科，薬学部などで解剖学・生理学を教える機会に恵まれました．これまでに，講義を魅力的なものにするために工夫したことが二つあります．一つ目は「人体の器官はなぜそのような構造をとっているのか」を，図を用いて機能と関連付けて説明すること．二つ目は「解剖生理学の説明に"病気や医療との関わり"を付け加える」ことです．このことによって，学生さんの目が輝き，満足していることを実感しました．このポイントは，教科書を執筆する際にも心掛けてきました．また，この本の内容を理解するために，ほかの本を必要としないくらい，説明をていねいにすることにも気をつけました．

　これまでの経験上，身体を系統別に一気に勉強することが，人体の理解には最もよい方法であることがわかりました．そのため，この本は循環器系，呼吸器系などのような系統別に構成しています．これから学生のみなさんが各々の専門分野の勉強を先に進めていくとき，その内容がこの本のどこかと繋がることが必ずあります．専門分野の先で学ぶことが，一番初めに勉強した「身体の構造と機能」に繋がるときに，大きな喜びを感じることでしょう．

　さぁ，人体の神秘を解き明かす旅に出発しましょう．

　最後に，今回の改訂にあたり，生前に貴重な助言をくださった故 松嶋少二先生（旭川医科大学名誉教授）に感謝申し上げます．また，南山堂編集部の齋藤代助さんをはじめ，制作にご尽力くださった多くの方々に，深くお礼を申し上げます．

2025年2月

真白い雪に覆われた札幌にて

高野廣子

初版の序

医学・医療の入り口にたっているあなたへ

　本書は，伊藤隆著「ナースのための解剖学」の改訂版です．原著は看護学生のために書かれましたが，その内容は看護学生のみならず医学・医療に将来たずさわる方々にとって一読に値するものでした．そこで，本書では原著の内容を生かしつつ，組織学的事項と生理学事項を書き加えて内容の幅を広げ，タイトルも「解剖生理学」と改めました．

　解剖生理学とは，人体の構造（解剖）と機能（生理）について学ぶ学問です．本書で扱っている内容は，病理学，薬理学，内科学，外科学，その他医学を学ぶさいの基本的知識となるものです．また，医療についても同様です．解剖生理学の膨大な知識のプールから，あなたが将来つくであろう職業の責任の大きさからみて，これくらいは知っておいたほうがよいと思われるものを選んで一冊にまとめました．

　医学・医療の進歩にともない，知っておくべき解剖生理学の知識は増えています．これは，自分で勉強しなくてはいけないことが増えているということでもあります．そこで，少しでも解剖生理学を効果的に学べるようにと，本書にはカラーの図を多数収めました．これらの図は，教科書として使うときにも，また，独学するときにもあなたの理解を助けることでしょう．また，解剖生理学と臨床医学および医療との接点が容易に見えるように，関連する病気や検査についても積極的にふれました．これにより構造（解剖学・組織学）と機能（生理学）を一冊で学ぶことができ，構造が機能を果たすために実に巧妙にできていることが浮き彫りになると思います．

　医療の場において煩雑に行われている検査については，その原理をわかりやすく図解しました．解剖生理学的な知識は医学・医療において応用の源になるものであり，これらの知識がタイミングよく頭に浮かぶことがセンスのよい医学・医療を実践していくことにつながります．

　本書が，医学・医療の道に進む決心を固められたあなたに役立つ一冊になることを願います．また，読者のみなさんの声を聞いて，今後も改訂していきたいと思っています．

　最後にこの場をかりて，本書の執筆にあたり終始励ましとご協力をいただきました永野俊雄様，大田すみ子様に感謝申し上げます．また，本書をこのような立派な本に完成してくださった編集担当の方々にお礼申し上げます．

2002年秋

紅に染まる札幌にて

高野廣子

目 次

第1章 細 胞

細胞一般 1

細胞膜 2
1. 細胞膜の基本構造 2
   - 貫通型タンパク質粒子の働き 3
   - 糖鎖の働き 3
2. 細胞膜を介する物質の移動 3
   - 拡散 3
   - 浸透 4
   - 能動輸送 4
3. 細胞の分泌と吸収 5
   - 分泌 5
   - 吸収（飲作用と食作用） 6

細胞質 6
細胞小器官 7
   - ミトコンドリア（糸粒体） 7
   - リボソーム 8
   - 小胞体 8
   - ゴルジ装置 9
   - リソソーム（水解小体） 9
   - ペルオキシソーム 10
   - プロテアソーム 10
   - 中心体 10
   - 細胞骨格 10

細胞核 10
核の構造と機能 11
   - 染色質 11
   - 核小体 11
   - 核膜孔 11

細胞分裂 11
1. 染色体 11
   染色体検査 12

2. 体細胞分裂と減数分裂 12
   - 体細胞分裂 12
   - 減数分裂 13
     染色体の数の異常 14
     ダウン症候群 15
   - 体細胞の寿命 15

細胞周期 15

第2章 組 織

初期発生 17
   - 発生第1週 17
   - 発生第2週 18
   - 発生第3週 18
   - 神経組織の発生 20
   - 心血管系の発生 21
   - 発生第4週 21

組 織 22
1. 上皮組織 22
   - 上皮の種類 23
   - 基底膜 24
   - 上皮の機能 25
   - 腺上皮 26
   - 細胞間結合装置 26
2. 支持組織 28
   - 結合組織 28
     エーラス・ダンロス症候群 29
     傷の治癒 29
     マルファン症候群 30
     花粉症 32
   - 軟骨組織 35
   - 骨組織 37
3. 筋組織 40
   - 骨格筋組織 40
     死後硬直 45

vii

・心筋組織（横紋筋組織）……………… 46
・平滑筋組織 ………………………………… 47
4. 神経組織 ………………………………… 50
・ニューロン（神経細胞） ……………… 51
・神経の電気生理学 ……………………… 54
筋電図，心電図，脳波 …………… 56
重症筋無力症 ………………………… 60

第3章　身体の概要

身体の切断面　63

身体各部の名称　64

身体内部の腔　65

器官系の概観　65
1. 運動器系 ………………………………… 65
・骨格系 …………………………………… 66
・筋系 ……………………………………… 68
2. 循環器系 ………………………………… 71
・脈管系 …………………………………… 71
・リンパ系 ………………………………… 71
3. 造血器系 ………………………………… 75
4. 消化器系 ………………………………… 76
5. 呼吸器系 ………………………………… 77
6. 泌尿器系 ………………………………… 78
7. 生殖器系 ………………………………… 78
8. 内分泌系 ………………………………… 80
9. 神経系 …………………………………… 81
10. 外皮 ……………………………………… 81
11. 感覚器系 ………………………………… 81

第4章　骨格系

骨一般　83
1. 骨の形による分類 ……………………… 83
2. 骨の構造 ………………………………… 83
3. 骨の組織 ………………………………… 85

・骨組織 …………………………………… 85
骨粗鬆症 ……………………………… 88
・骨髄 ……………………………………… 88
・骨膜 ……………………………………… 88
4. 骨ができる過程 ………………………… 88
・骨化 ……………………………………… 89
アポトーシス ……………………… 89
5. 骨の機能 ………………………………… 91
・骨がもつ5つの機能 …………………… 91
6. 骨の連結 ………………………………… 92
・不動連結 ………………………………… 93
・可動連結 ………………………………… 93
脱臼 …………………………………… 94
捻挫 …………………………………… 94
変形性関節症 ………………………… 94
関節リウマチ ………………………… 94
関節拘縮 ……………………………… 95

骨格の構成　95
1. 頭蓋 ……………………………………… 96
・脳頭蓋 …………………………………… 96
泉門閉鎖不全症 ……………………… 96
・顔面頭蓋 ………………………………… 100
顎関節の脱臼 ………………………… 102
2. 脊柱・胸郭 ……………………………… 103
・脊柱 ……………………………………… 103
ほとけさま …………………………… 106
椎間板ヘルニア ……………………… 108
腰痛 …………………………………… 110
円背 …………………………………… 110
側弯 …………………………………… 110
・胸郭 ……………………………………… 111
胸骨穿刺 ……………………………… 113
3. 上肢の骨格 ……………………………… 113
・上肢帯の骨 ……………………………… 114
鎖骨骨折 ……………………………… 115
・自由上肢の骨 …………………………… 116
上腕骨顆上骨折 ……………………… 117
コーレス骨折 ………………………… 118
・上肢の関節と運動 ……………………… 119
4. 下肢の骨格 ……………………………… 123

CONTENTS

・下肢帯の骨 ………………… 123
・自由下肢の骨 ………………… 126
　　大腿骨頚部骨折 ………………… 127
　　外反母趾 ………………… 129
・下肢の関節と運動 ………………… 129
　　先天性股関節脱臼 ………………… 131
　　半月損傷，靭帯損傷 ………………… 132
　　変形性膝関節症 ………………… 132

第5章　筋　系

筋一般 ………………… 135
1. 筋の構造 ………………… 135
・筋の起始と停止 ………………… 135
・筋の形 ………………… 135
・筋系の補助装置 ………………… 135
　　肉ばなれ ………………… 135
　　腱鞘炎 ………………… 137
　　筋の作業肥大 ………………… 137
　　筋の廃用萎縮 ………………… 137
2. 筋と神経 ………………… 137
・運動神経 ………………… 137
・運動単位 ………………… 137
　　運動麻痺 ………………… 137
・筋の感覚受容器 ………………… 138
3. 筋の機能 ………………… 138
・筋の働き ………………… 138

筋系をつくる主な筋 ………………… 140
1. 頭部の筋 ………………… 140
・顔面筋（表情筋） ………………… 140
・咀嚼筋と咀嚼運動 ………………… 142
2. 頚部の筋 ………………… 143
・前頚部の筋 ………………… 143
・側頚部の筋 ………………… 144
・後頚部の筋 ………………… 144
　　斜角筋症候群 ………………… 146
3. 胸部の筋 ………………… 146
・浅胸筋群 ………………… 146
・深胸筋群 ………………… 148

　　食道裂孔ヘルニア ………………… 148
　　吃逆 ………………… 148
4. 腹部の筋 ………………… 150
・腹筋群 ………………… 150
　　外鼠径ヘルニア ………………… 152
5. 背部の筋 ………………… 152
・浅背筋群 ………………… 152
　　肩こり① ………………… 153
・深背筋群 ………………… 154
　　肩こり② ………………… 155
6. 上肢の筋 ………………… 155
・上肢帯の筋 ………………… 155
　　筋肉内注射と三角筋 ………………… 156
　　肩関節周囲炎（五十肩） ………………… 156
・上腕の筋 ………………… 157
・前腕の筋 ………………… 158
　　no man's land ………………… 160
　　上腕骨外側上顆炎（テニス肘） ………………… 162
・手の筋 ………………… 163
　　手根管症候群 ………………… 164
・手と指の運動 ………………… 165
7. 下肢の筋 ………………… 166
・下肢帯の筋 ………………… 166
　　殿筋注射 ………………… 167
・大腿の筋 ………………… 168
　　膝蓋腱反射 ………………… 169
・下腿の筋 ………………… 171
　　コンパートメント症候群 ………………… 173
　　内反足 ………………… 173
　　アキレス腱断裂 ………………… 174
　　ハイヒールによるふくらはぎの発達 ……… 174
・足の筋 ………………… 174

第6章　循環器系

心血管系一般 ………………… 175
1. 肺循環系と体循環系 ………………… 175
2. 動・静脈血と動・静脈の定義 ………………… 176

心　臓 ………………… 177

1. 心臓の内腔 ……………… 177
2. 心臓の弁と線維輪 …… 177
   ・心臓の弁 ………………… 177
      心臓弁膜症 …………… 178
      僧帽弁狭窄症 ………… 180
   ・心音の聴診 ……………… 180
      肺高血圧症 …………… 180
      心雑音 ………………… 181
3. 心臓壁 …………………… 181
   ・心臓壁の構造 …………… 181
   ・心耳と心房 ……………… 181
   ・肉柱 ……………………… 181
   ・乳頭筋 …………………… 181
4. 心膜 ……………………… 182
      心タンポナーデ ……… 182
5. 心臓の栄養血管 ……… 183
   ・冠状動脈 ………………… 183
      虚血性心疾患 ………… 183
6. 刺激伝導系 ……………… 185
   ・心筋の自動収縮頻度 …… 185
   ・洞房結節（洞結節）…… 185
   ・房室結節（田原結節）… 186
   ・ヒス束からプルキンエ線維，そして
      普通心筋へ …………… 186
   ・普通心筋の興奮が静まる順番 … 186
7. 心電図 …………………… 187
   ・心電図の原理 …………… 187
   ・心電図をとる方法 ……… 187
   ・心電図の読み方 ………… 190
      ST 下降 ……………… 194
      ST 上昇 ……………… 194
8. 心臓の自律神経支配 …… 194
   ・心拍出量と心拍数 ……… 194
9. 心周期 …………………… 194
   ・弛緩期末期の左心室容積と
      「スターリングの心臓の法則」… 196

血管系 …………………………… 196
1. 動脈 ……………………… 196
   ・上行大動脈 ……………… 196
   ・大動脈弓 ………………… 196

   ・胸大動脈 ………………… 199
   ・腹大動脈 ………………… 199
      腹部大動脈瘤 ………… 200
   ・総腸骨動脈 ……………… 200
      下肢の動脈の慢性閉塞性疾患 … 201
   ・肺動脈 …………………… 202
2. 静脈 ……………………… 202
   ・深静脈 …………………… 202
      食道静脈瘤 …………… 206
      痔 ……………………… 206
      腹壁皮静脈の怒張 …… 207
   ・皮静脈 …………………… 208
      下肢静脈瘤 …………… 210
3. 血管壁 …………………… 210
   ・血管壁の構造 …………… 210
   ・動脈壁の構造 …………… 210
   ・毛細血管 ………………… 213
   ・静脈壁 …………………… 214
4. 血管の吻合 ……………… 215
   ・終動脈 …………………… 215
5. 胎生期〜出生後の血液循環 … 216
   ・胎生期の血液循環 ……… 216
   ・出生後の血液循環 ……… 217
      先天性心疾患 ………… 217
      ファロー四徴症 ……… 217

血管の生理学 …………………… 218
1. 脈拍 ……………………… 218
      不整脈 ………………… 218
2. 血圧 ……………………… 218
      高血圧の定義 ………… 218
      動脈硬化 ……………… 219
   ・血圧の測定原理 ………… 219
   ・血圧の自動調節機構 …… 219
      頚動脈洞マッサージ … 220
   ・血圧を上げるホルモンと下げる
      ホルモン ……………… 220

CONTENTS

第7章 血液・造血器・リンパ系

血液 221
- 1. ヘマトクリット値 222
- 2. 血球成分 222
  - ・赤血球 222
    - 貧血 225
    - チアノーゼ 225
    - 胃摘出の有害作用 226
  - ・白血球 226
    - 膿と化膿 227
    - 好酸球増加症 228
  - ・血小板 228
    - 血小板減少症 229
    - エコノミークラス症候群 232
    - 血友病A 232
    - 血栓溶解薬 232
    - 血小板抑制薬 232
- 3. 血漿成分 232
  - ・血漿と血清の違い 232
  - ・血清成分 233
    - 浮腫 234
    - 悪玉・善玉コレステロール 235
    - 脂質異常症 235
    - 生理食塩液 236
    - リンゲル液 236

造血器 236
- 1. 骨髄 236
  - ・赤色骨髄と黄色骨髄 236
    - 骨髄穿刺 (骨髄生検) 238
  - ・造血幹細胞 238
  - ・赤血球の生成 238
  - ・顆粒球の生成 239
  - ・単球の生成 240
  - ・血小板の生成 240
  - ・リンパ球の生成 240
- 2. 胸腺 241
  - 加齢による免疫機能の低下 241
  - ・胸腺の構造 242
  - ・T細胞の分化 242

- ・中枢性自己寛容と末梢性自己寛容 244
  - 自己免疫疾患 244

リンパ系 (末梢性リンパ組織) 244
- 1. リンパ管 245
  - ・胸管 245
  - ・右リンパ本幹 246
- 2. リンパ節 246
  - ・リンパ節の構造 246
  - ・リンパ洞 247
  - ・所属リンパ節 248
    - ウィルヒョウのリンパ節 250
- 3. 脾臓 250
  - ・脾臓の構造と機能 251
    - 脾臓摘出術 253
- 4. 扁桃 254
  - アデノイド 254

免疫 254
- 1. 全身的な免疫 254
  - ・自然免疫 254
  - ・獲得免疫 (特異的免疫) 256
  - ・抗体の基本構造 257
- 2. 粘膜免疫 260
  - ・腸内細菌と腸管免疫 261
  - ・経口免疫寛容 261
- 3. 能動免疫と受動免疫 261
  - ・能動免疫 261
  - ・受動免疫 261
- 4. 輸血と血液型 262
  - ・ABO血液型 262
  - ・Rh血液型 262
    - Rh不適合を原因とする
      新生児溶血性疾患 263

第8章 消化器系

消化器系一般 265
- 1. 消化管壁の一般構造 265
  - ・粘膜 265

xi

- ・固有筋層 ……………………… 266
- ・漿膜と外膜 …………………… 267
- ・粘膜下神経叢と筋間神経叢 … 267
- **2. 消化管の運動** ……………… 267
  - ・蠕動運動 ……………………… 267
  - ・分節運動 ……………………… 267
  - ・振子運動 ……………………… 268
- **3. 嚥下** …………………………… 268
  - ・嚥下の過程 …………………… 268
  - ・嚥下反射 ……………………… 269
  - ・嚥下反射で重要な働きをする筋 … 269
    - 誤嚥 ………………………… 270

口 部 ……………………………… 271

- **1. 口腔** …………………………… 271
  - ・口腔粘膜 ……………………… 271
  - ・口唇 …………………………… 272
    - チアノーゼ ………………… 272
- **2. 口蓋** …………………………… 272
  - ・硬口蓋 ………………………… 272
  - ・軟口蓋 ………………………… 273
- **3. 口蓋扁桃** ……………………… 273
  - 口蓋裂 ……………………… 273
  - アンギーナ ………………… 273
- **4. 舌** ……………………………… 274
  - ・分界溝と舌盲孔 ……………… 274
  - ・舌扁桃 ………………………… 274
  - ・舌下ヒダと舌下小丘 ………… 274
  - ・舌筋 …………………………… 274
  - ・舌乳頭 ………………………… 274
    - 舌苔 ………………………… 275
    - 乾燥舌 ……………………… 275
- **5. 歯** ……………………………… 275
  - ・歯の構造 ……………………… 276
    - 齲歯 ………………………… 277
    - 歯槽膿漏 …………………… 277
    - 歯石 ………………………… 277
  - ・乳歯と永久歯 ………………… 277
- **6. 唾液腺** ………………………… 279
  - ・小唾液腺と大唾液腺 ………… 279
  - ・唾液腺の分泌調節 …………… 279

- ・唾液 …………………………… 280
  - シェーグレン症候群 ……… 280

咽 頭 ……………………………… 280

- **1. 咽頭の位置と分類** …………… 280
  - ・咽頭の分類 …………………… 280
  - ・ワルダイエルの咽頭輪 ……… 281
- **2. 咽頭壁の構造** ………………… 281

食 道 ……………………………… 281

- **1. 食道壁の構造** ………………… 281
- **2. 食道の生理的狭窄部位** ……… 282
  - 食道がん …………………… 282

胃 ………………………………… 283

- 食道裂孔ヘルニア ………… 283
- **1. 胃の各部と区分** ……………… 283
  - ・胃の区分 ……………………… 284
    - 胃がんと胃潰瘍 …………… 284
- **2. 胃壁の構造** …………………… 284
  - ・胃の粘膜と胃腺 ……………… 284
    - 胃切除後の巨赤芽球性貧血 … 285
  - ・固有筋層 ……………………… 286
  - ・漿膜 …………………………… 286
- **3. 胃の機能と胃液** ……………… 286
  - ・内容物の保管と胃液による消化 … 286
    - ヘリコバクター・ピロリ（ピロリ菌）… 287
    - 胃のもたれ ………………… 287
    - 嘔吐 ………………………… 287
  - ・胃液の分泌 …………………… 287

小 腸 ……………………………… 288

- **1. 小腸の区分** …………………… 288
  - ・十二指腸 ……………………… 288
  - ・空腸と回腸 …………………… 289
- **2. 小腸壁の構造** ………………… 290
  - ・粘膜 …………………………… 290
  - ・固有筋層 ……………………… 293
  - ・漿膜 …………………………… 293
- **3. 小腸の機能** …………………… 294
  - ・消化と吸収 …………………… 294

・内容物の混和と輸送 …………… 295

大　腸　295

1. 大腸の区分 ……………………… 295
   ・盲腸 ……………………………… 295
      胃回腸反射 ……………………… 296
      腸重積 …………………………… 296
      虫垂炎 …………………………… 296
   ・結腸 ……………………………… 297
   ・直腸 ……………………………… 297
      痔核 ……………………………… 298
2. 胎生期における腸の回転 ……… 298
   ・前腸の回転 ……………………… 298
   ・中腸の回転 ……………………… 298
3. 大腸壁の構造 …………………… 299
4. 大腸の肉眼的特徴 ……………… 300
5. 大腸の機能 ……………………… 300
      下痢 ……………………………… 301
      便秘 ……………………………… 301
      腸閉塞とイレウス ……………… 301
      過敏性腸症候群 ………………… 301
   ・肛門の筋層 ……………………… 301
   ・排便のしくみ …………………… 301
      便失禁 …………………………… 302

肝　臓　303

1. 肝臓の構造 ……………………… 304
   ・肝小葉 …………………………… 304
2. 肝臓の機能 ……………………… 306
   ・栄養素の代謝 …………………… 306
      肝性昏睡 ………………………… 307
   ・胆汁の産生 ……………………… 307
      黄疸 ……………………………… 308
   ・解毒作用 ………………………… 308
      グレープフルーツジュースと
      薬剤の併用 …………………… 308
   ・アルコール代謝 ………………… 308
      二日酔い ………………………… 308
   ・ビタミン D_3 の活性化 ………… 308
   ・脂溶性ビタミンと抗貧血因子の貯蔵 309
   ・ホルモンの不活化 ……………… 309

      女性化乳房 ……………………… 309
   ・循環血液量の調節 ……………… 309
   ・ビリルビン代謝 ………………… 309
      核黄疸 …………………………… 311

胆嚢・胆道　311

      回腸切除術 ……………………… 311
      胆道閉塞症 ……………………… 311
      胆石症 …………………………… 311

膵　臓　312

1. 膵外分泌部 ……………………… 312
2. 膵臓の機能 ……………………… 314
   ・膵臓から分泌される消化酵素 … 314
   ・膵液の分泌に対する消化管ホルモン
      の役割 ………………………… 315
      急性膵炎 ………………………… 315
      慢性膵炎 ………………………… 315

消化管に分布する血管と神経　315

腸間膜　316

1. 小網と大網 ……………………… 316
   ・小網 ……………………………… 316
   ・大網 ……………………………… 316
2. 小腸と大腸の腸間膜と後腹膜臓器 317

腹腔（腹膜腔）　318

      腹水 ……………………………… 318

腸間膜とその中に発生する臓器　318

第9章　呼吸器系

鼻　322

1. 外鼻 ……………………………… 322
2. 鼻腔 ……………………………… 322
   ・鼻腔の構造 ……………………… 322
      鼻中隔弯曲症 …………………… 324
      鼻出血 …………………………… 324
      風邪 ……………………………… 325

3. 副鼻腔 …………………… 325	縦　隔 ……………………………… 340
副鼻腔炎 ……………………… 326	
蓄膿症 ………………………… 326	呼吸運動のしくみ ……………… 341
	1. 吸気のしくみ ………………… 341
咽　頭 …………………………… 326	2. 呼気のしくみ ………………… 342
鼻腔栄養法 …………………… 326	3. 呼吸補助筋 …………………… 342
	4. 呼吸の調節 …………………… 342
喉　頭 …………………………… 327	・呼吸の神経性調節 …………… 342
1. 喉頭軟骨 ……………………… 327	・呼吸の化学的調節 …………… 342
2. 発声器 ………………………… 328	チェーン・ストークス呼吸 … 344
・発声のしくみ ………………… 328	クスマウルの大呼吸 ………… 344
反回神経麻痺 ………………… 329	医原性のCO_2ナルコーシス … 344
声帯ポリープ ………………… 329	
声門浮腫 ……………………… 330	

第10章　泌尿器系

気　管 …………………………… 330	腎　臓 …………………………… 345
1. 気管の構造 …………………… 330	1. 腎臓の支持組織 ……………… 345
・気管壁 ………………………… 330	腎下垂（遊走腎）…………… 346
・気管の粘膜上皮 ……………… 331	2. 腎臓の断面 …………………… 347
2. 気管支の分岐 ………………… 331	・腎皮質 ………………………… 347
気管支喘息 …………………… 331	・腎髄質 ………………………… 347
	3. 腎臓の血管 …………………… 347
肺 ………………………………… 332	4. ネフロン（腎単位）………… 348
1. 肺葉 …………………………… 333	・皮質ネフロンと傍髄質ネフロン … 349
・肺小葉 ………………………… 333	・腎小体 ………………………… 349
2. 肺区域 ………………………… 333	ネフローゼ症候群 …………… 353
肺切除術 ……………………… 335	・尿細管 ………………………… 353
3. 肺胞 …………………………… 335	ループ利尿薬 ………………… 356
・肺胞の構造 …………………… 335	サイアザイド系利尿薬 ……… 357
新生児呼吸切迫症候群 ……… 335	
・肺のコンプライアンス ……… 335	傍糸球体装置 …………………… 357
肺気腫 ………………………… 336	ACE 阻害薬と ARB ………… 358
肺線維症 ……………………… 336	5. 集合管と乳頭管 ……………… 358
4. 肺の呼吸機能検査 …………… 336	・主細胞と間在細胞 …………… 358
・スパイロメトリー …………… 337	・集合管の働き ………………… 359
5. 肺の血管 ……………………… 339	原発性アルドステロン症 …… 359
・機能血管系 …………………… 339	6. 腎臓のその他の働き ………… 360
・栄養血管系 …………………… 339	・エリスロポエチンの分泌 …… 360
	・ビタミンDの活性化 ………… 360
胸膜，胸膜腔 …………………… 339	慢性腎不全 …………………… 360
気胸 …………………………… 340	

人工透析 …………………… 360
7. 糸球体濾過量を調べる検査 … 361
・糸球体濾過量（GFR）……… 361

尿　路　361
1. 腎盂 ……………………………… 361
2. 尿管 ……………………………… 362
3. 膀胱 ……………………………… 362
4. 尿道 ……………………………… 364
尿路感染症 …………………… 364
導尿 …………………………… 364
5. 排尿調節のしくみ ……………… 364
・排尿反射 ……………………… 364
反射性尿失禁 ………………… 364
・排尿調節のメカニズム ……… 365

第11章　生殖器系

性腺の発生と性の分化　367
1. 遺伝子の性と性腺の性の分化 … 368
2. 内生殖器の性の分化 …………… 368
3. 外生殖器の性の分化 …………… 370
戸籍上の性 …………………… 371
半陰陽 ………………………… 371
4. 脳の性 …………………………… 371

男性生殖器　371
1. 精巣 ……………………………… 371
・精巣下降 ……………………… 372
外鼡径ヘルニア ……………… 372
停留精巣 ……………………… 373
・精巣の構造 …………………… 373
・セルトリ細胞とライディッヒ細胞 … 376
2. 精巣網と精巣輸出管 …………… 377
3. 精巣上体 ………………………… 378
・精巣上体管上皮の性状と働き … 378
4. 精管 ……………………………… 379
5. 付属性腺 ………………………… 380
・精囊 …………………………… 380
・前立腺 ………………………… 381

前立腺肥大と前立腺がん ……… 381
前立腺の触診 ………………… 381
・尿道球腺（カウパー腺）…… 381
・精液 …………………………… 381
精子減少症 …………………… 382
6. 男性の外陰部 …………………… 382
・陰茎 …………………………… 382
包茎 …………………………… 383
・陰囊 …………………………… 384

女性生殖器　385
1. 骨盤内における女性生殖器と腹膜 … 385
ダグラス窩穿刺 ……………… 386
2. 卵巣 ……………………………… 386
・卵巣周期 ……………………… 386
・卵胞期 ………………………… 388
・黄体期 ………………………… 389
・卵細胞の減数分裂 …………… 390
3. 卵管 ……………………………… 391
子宮外妊娠 …………………… 391
4. 子宮 ……………………………… 392
・子宮の概観 …………………… 392
・子宮の構造 …………………… 392
子宮がん ……………………… 392
陣痛 …………………………… 393
子宮筋腫 ……………………… 393
・子宮内膜の周期的変化 ……… 393
5. 腟 ………………………………… 395
・腟の概観 ……………………… 395
・腟の構造 ……………………… 395
・腟の自浄作用 ………………… 395
6. 女性生殖器に分布する動脈 …… 395
7. 女性の外陰部 …………………… 395
・大陰唇と陰裂 ………………… 395
・小陰唇 ………………………… 396
・陰核 …………………………… 397
・腟前庭 ………………………… 397
・会陰 …………………………… 397

妊　娠　397
1. 妊娠期間 ………………………… 397

CONTENTS

2. 受精から着床まで …………… 397
　・胚子と胎児の違い …………… 397
3. 胎盤 ………………………………… 398
　・胎盤の構造と働き …………… 398
　・羊水の循環 …………………… 399
　・胎盤絨毛の構造 ……………… 399
　・血液-胎盤関門 ……………… 399
　　　先天性風疹症候群 ………… 400
4. 子宮を固定する筋と靭帯 …… 401
5. 妊娠期に胎盤から出るホルモンと
　　その働き ……………………… 401
　・ヒト絨毛性ゴナドトロピン (hCG) … 401
　・エストロゲンとプロゲステロン …… 401
　・ソマトマンモトロピン ……… 401
　・プロラクチン ………………… 402
6. 分娩と授乳に関わるホルモン … 402

更年期 ……………………………… 403
1. ホルモンの変化 ……………… 403
2. エストロゲン分泌低下が身体に
　　及ぼす影響 …………………… 403
　　　更年期障害 ………………… 403
　　　閉経後の骨粗鬆症 ………… 403

第12章　内分泌系

内分泌一般 ……………………… 405
1. ホルモン受容体のある位置と作用機序 … 405
　・細胞膜に受容体があるホルモン … 405
　・細胞質あるいは細胞核に受容体が
　　あるホルモン ………………… 407
2. 内分泌腺の階層性と負のフィードバック … 407

下垂体 ……………………………… 408
1. 下垂体の発生 ………………… 409
2. 下垂体に分布する血管 ……… 409
　・下垂体前葉に分布する血管 … 409
　・下垂体後葉に分布する血管 … 411
3. 下垂体前葉ホルモン ………… 411
　・成長ホルモン ………………… 412

　　　巨人症 ……………………… 412
　　　先端巨大症 ………………… 412
　・プロラクチン ………………… 412
　　　プロラクチン産生腫瘍 …… 412
　　　両耳側半盲 ………………… 412
　・副腎皮質刺激ホルモン ……… 412
　　　アジソン病 ………………… 413
　　　クッシング病 ……………… 413
　・甲状腺刺激ホルモン ………… 413
　・性腺刺激ホルモン …………… 413
4. 下垂体後葉ホルモン ………… 414
　・バソプレシン ………………… 414
　　　アルコール利尿 …………… 414
　　　尿崩症 ……………………… 414
　・オキシトシン ………………… 414

松果体 ……………………………… 414
松果体に光情報が届く経路 …… 415
　　　時差ぼけ ………………… 416

甲状腺 ……………………………… 416
1. 甲状腺の発生 ………………… 416
2. 甲状腺の内部の構造 ………… 416
3. 甲状腺ホルモンの生成と分泌 … 417
　　　ヨード ……………………… 418
4. 甲状腺ホルモンの作用 ……… 419
　　　甲状腺機能亢進症 ………… 419
　　　甲状腺機能低下症 ………… 419
5. 傍濾胞細胞 …………………… 419

副甲状腺 ………………………… 420
1. 副甲状腺の構造 ……………… 420
2. 副甲状腺ホルモンの働き …… 421
　　　慢性腎不全 ………………… 421

副　腎 ……………………………… 422
1. 副腎皮質 ……………………… 422
　・アルドステロン ……………… 423
　　　原発性アルドステロン症 … 423
　・コルチゾール ………………… 423
　　　ストレスとコルチゾール … 423

クッシング症候群 ·········· 423
・副腎アンドロゲン ·········· 424
副腎性器症候群 ·········· 424
2. 副腎髄質 ·········· 424
・副腎髄質ホルモン ·········· 424
褐色細胞腫 ·········· 424
3. 副腎の血管 ·········· 424

ランゲルハンス島（膵島） 425
・インスリン ·········· 425
糖尿病 ·········· 426
・グルカゴン ·········· 426
・ソマトスタチン ·········· 426
・膵ポリペプチド ·········· 426

第13章 神経系

中枢神経系 427
1. 中枢神経系の発生 ·········· 427
2. 脊髄 ·········· 428
腰椎穿刺 ·········· 429
・脊髄神経と脊髄の髄節との関係 ·········· 429
・頚膨大と腰膨大 ·········· 429
・馬尾 ·········· 430
・脊髄の構造 ·········· 430
・脊髄の機能 ·········· 432
・伸張反射 ·········· 433
3. 脳 ·········· 436
・延髄 ·········· 436
・橋 ·········· 439
・中脳 ·········· 439
死の三徴候 ·········· 440
・脳幹と脳幹網様体 ·········· 440
てんかん ·········· 442
・小脳 ·········· 444
指鼻試験 ·········· 445
小脳性運動失調 ·········· 445
・間脳 ·········· 449
・大脳辺縁系 ·········· 451
アルツハイマー病 ·········· 452

・終脳（大脳半球） ·········· 453
・大脳皮質 ·········· 454
・大脳髄質 ·········· 457
・大脳基底核 ·········· 458
脳出血動脈 ·········· 459
・大脳皮質-大脳基底核ループ ·········· 459
パーキンソン病 ·········· 459
ハンチントン病 ·········· 459
アカシジア ·········· 459
・脳室系 ·········· 460
腰椎穿刺 ·········· 462
水頭症 ·········· 462
硬膜外麻酔・硬膜外造影 ·········· 463
脊椎麻酔 ·········· 464
硬膜上血腫・硬膜下血腫 ·········· 464
・中枢神経系の血管 ·········· 464
くも膜下出血 ·········· 466
脳出血 ·········· 466
・中枢神経系の伝導路 ·········· 468
運動麻痺 ·········· 469
内包出血 ·········· 469

末梢神経系 471
1. 脳脊髄神経 ·········· 471
・脊髄神経 ·········· 471
・神経叢 ·········· 472
正中神経麻痺，橈骨神経麻痺，
尺骨神経麻痺 ·········· 475
手根管症候群 ·········· 475
足のしびれ ·········· 477
・神経叢をつくらない脊髄神経 ·········· 477
・脳神経 ·········· 479
帯状疱疹 ·········· 482
複視 ·········· 483
顔面神経麻痺 ·········· 485
めまい ·········· 486
耳鳴り，難聴 ·········· 486
舌咽神経麻痺 ·········· 486
反回神経麻痺 ·········· 487
副神経麻痺 ·········· 488
舌下神経麻痺 ·········· 488

xvii

CONTENTS

2. 自律神経系 ································· 490
・器官・組織の自律神経の二重支配 ··· 491
・交感神経と副交感神経の解剖学上の
　　共通点と相違点 ··················· 491
・自律神経の運動線維 ·············· 492
・自律神経の感覚線維 ·············· 494

第14章 外 皮

皮 膚 ·· 497
1. 皮膚の構造 ······························· 497
・表皮 ······································· 497
　　タコとウオノメ ················· 499
　　皮膚の肌理 ······················· 499
　　皮膚紋理 ·························· 499
・真皮 ······································· 500
　　なめし革 ·························· 500
・皮下組織 ································· 500
2. 皮膚の感覚終末 ······················· 500
・感覚受容器 ······························ 501
・順応 ······································· 502
3. 皮膚の色調 ······························· 502
・メラニン色素 ·························· 502
　　蒙古斑 ···························· 502
　　日焼け ···························· 502
　　黒子（ホクロ） ················· 502
　　雀卵斑（ソバカス） ············ 502
　　シミ ······························· 502
・毛細血管の血流量 ··················· 503
4. 皮膚の機能 ······························· 503
・皮膚がもつ多様な機能 ············· 503
　　褥瘡 ······························· 504
　　熱傷（火傷） ··················· 504
5. 角質器 ·································· 504
・毛 ······································· 504
　　抗がん剤による脱毛 ············ 505
　　鳥肌 ······························· 507
・爪 ······································· 507
　　スプーン状爪（さじ状爪） ····· 507
6. 皮膚腺 ·································· 508

・皮膚腺の種類 ·························· 508
　　汗疹（あせも） ················· 509
　　腋臭症（わきが） ··············· 509
　　加齢による搔痒 ················· 510
　　尋常性痤瘡（にきび） ··········· 510
　　乳がん ···························· 512
　　乳腺症と線維腺腫 ··············· 512

第15章 感覚器

視覚器 ··· 513
1. 眼球 ······································· 513
・眼球壁の構造 ·························· 513
　　乱視 ······························· 513
　　青い瞳 ···························· 516
　　死の三徴候 ······················ 516
・網膜 ······································· 517
　　ビタミンA欠乏症 ··············· 518
　　網膜剥離 ························· 518
　　眼底検査 ························· 520
　　両耳側半盲 ······················ 522
・眼球の内容 ······························ 522
　　緑内障 ···························· 523
　　老視（老眼） ··················· 523
　　白内障 ···························· 523
　　屈折異常 ························· 524
　　飛蚊症 ···························· 524
2. 副眼器 ·································· 524
・眼瞼 ······································· 524
　　眼瞼浮腫 ························· 526
　　麦粒腫 ···························· 526
　　眼脂 ······························· 526
　　眼瞼下垂 ························· 526
・結膜 ······································· 526
　　結膜炎 ···························· 526
・涙器 ······································· 527
・眼筋 ······································· 527
　　斜視と複視 ······················ 528

平衡聴覚器 ··· 528

1. 外耳	529
・外耳の構造	529
2. 中耳	530
・中耳の構造	530
中耳炎	531
3. 内耳	531
・内耳の構造	531
めまい	534
・内耳の働き	534
騒音性難聴	536
聴力図（オーディオグラム）	537
難聴	537
メニエール病	537

嗅覚器　　538

1. 嗅覚器の構造	538
・嗅粘膜と嗅上皮	538
・嗅腺	539
2. 嗅覚器の働き	539
・においを感じるしくみとその伝導路	539

味覚器　　541

1. 味覚器の構造	541
・味蕾	541
・エブネル腺	541
2. 味覚器の働き	542
・味覚の伝導路と味の認知	542

第16章　体液の恒常性

体液の水電解質調節　　545

1. 体液の体内分布	545
・体重に占める水分の割合	545
・1日あたりの水分所要量	546
・成人の1日の水分の出納	546
2. 体液の水電解質の調節機構	546

体液の酸塩基平衡　　547

1. 体液の酸塩基平衡のしくみ	547
・炭酸-重炭酸緩衝系	548
・ヘモグロビン緩衝系	548
・細胞内タンパク質緩衝系	548
・リン酸緩衝系	549
・アンモニア緩衝系	549
2. 肺と腎臓から1日に体外に排出される酸の量	549
3. ヘンダーソン・ハッセルバルヒの式	550
4. アシドーシスとアルカローシス	550
・アシドーシス	550
・アルカローシス	550

体温調節　　551

1. 核心温度と外郭温度	551
2. 環境温度の変化に対する生理的な反応	551
・環境温度が高いとき	551
熱中症	552
・環境温度が低いとき	552
3. 体温の生理的変動	553
4. 体温の測定部位	553
5. 感染症に伴う発熱	553
・感染による発熱の機序	554

索引　　555

第1章
細胞

細胞は，生命の最小単位です．細胞を観察するには，光学顕微鏡と電子顕微鏡が必要です．

細胞一般

　成人の身体は，約37兆個の細胞からなります．このなかで最も多いのは赤血球で，約26兆個あります．細胞という生命体を維持するには，最低限必要な大きさがあります．最も小さな細胞は小リンパ球で，直径5 μm（ミクロンあるいはマイクロメートル）あります．最も大きな細胞は卵細胞で，直径120 μmあります．1 μmは，10^{-3} mm（ミリメートル）です．

　細胞の形は，機能を果たす上で最適なものになります．このため，球形，立方形，多面体，円柱状，円板状，星形，紡錘形などさまざまな形の細胞があります（図1-1）．

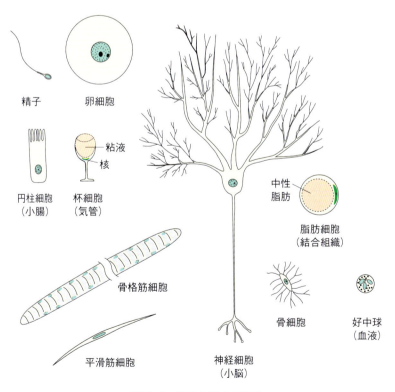

図1-1　細胞の形の多様性

細胞膜

細胞膜の厚さは約 10 nm（ナノメートル）です．細胞膜は，その薄さからは想像できないほど重要な役割を受けもっています．1 nm は，10^{-3} μm です．

1. 細胞膜の基本構造

細胞膜の基本構造は，二重に並ぶリン脂質の層で，これを脂質二重層といいます（図 1-2）．脂質二重層によって細胞内外が隔てられることで，細胞内外の環境は全く違ったものになります．

リン脂質は，親水性の部分と疎水性の部分からできています．親水性の部分を細胞の外側に向け，疎水性の部分を内側に向けて並んでいます．疎水性の部分にコレステロールが溶けています．コレステロールは，脂質二重層に浮遊するタンパク質粒子の動きをコントロールしています．

脂質二重層に浮遊するタンパク質粒子には，貫通型と表在型があります．表在型のタンパク質粒子は，裏打ち構造となっているものと細胞内で酵素として働くものがあります（図 1-2）．

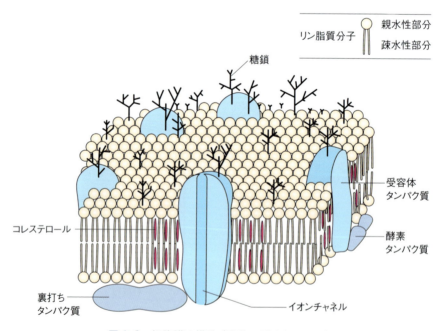

図 1-2　細胞膜の構造（流動モザイクモデル）
細胞膜は，流動するリン脂質の二重層とタンパク質粒子からなる．細胞は膜のタンパク質粒子を通して水溶性物質のやり取りを行う．細胞膜の外側には糖鎖が出ている．

◆ 貫通型タンパク質粒子の働き

1) 水溶性物質の通り道（チャネル）

脂質二重層は酸素と二酸化炭素を自由に通すほか，脂溶性物質を通します．その一方で，水溶性物質は通しません．膜貫通型タンパク質粒子のなかには細胞内外の水溶性物質の通り道として働くものがあります．これを，チャネルといいます．

2) 水溶性ホルモンの受容体

水溶性ホルモンの受容体は，貫通型タンパク質粒子の形をとります．水溶性ホルモンが細胞膜の外側にあるホルモン受容体に結合すると，タンパク質の三次元構造が変化して細胞膜の内側にある酵素を活性化させます．その結果，二次メッセンジャーのサイクリックAMP（cAMP）あるいはイノシトール三リン酸（IP3）がつくられます．あとは，二次メッセンジャーが最初の化学反応を引き起こし，これが次の反応を引き起こしていき，いくつかの反応が起きた結果，細胞内でプロテインキナーゼCを活性化して，ホルモンに対する細胞応答を導きます．

◆ 糖鎖の働き

リン脂質の10％と貫通型タンパク質のほとんどは細胞外面に糖鎖を出して，芝生のように細胞の表面を覆っています（糖衣）．この糖鎖によって細胞どうしが互いに認識し合います．

2. 細胞膜を介する物質の移動

細胞膜を挟む物質の移動は，拡散（単純拡散あるいは促進拡散），浸透，能動輸送のいずれかの方法をとります．

◆ 拡　散

1) 単純拡散

細胞膜の脂質二重層を通り抜けることができる物質は，濃度が高い方から低い方へ，濃度勾配によって動きます．これを，単純拡散といいます（図1-3）．

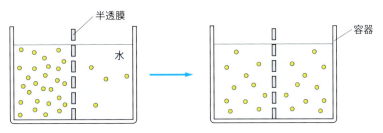

図1-3　単純拡散
半透膜を自由に通り抜けることができる粒子は，濃度の薄い方へ移動する．

第1章 細胞

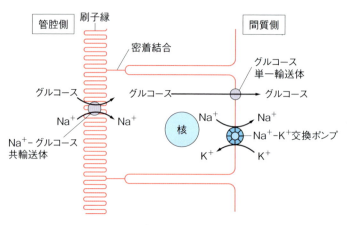

図1-4 Na$^+$とグルコースの共輸送
共輸送は，間質側細胞膜にあるNa$^+$-K$^+$ポンプが細胞内からNa$^+$を外に出すので細胞内のNa$^+$の濃度が低くなり，管腔にあるNa$^+$が細胞内に拡散する力を利用している．

　　この場合には，膜の表面積が大きいほど拡散するスピードが上がります．この例には，肺胞における酸素と二酸化炭素のガス交換があります．

2) 促進拡散

　　膜タンパク質（担体）を通して，水溶性の物質が高濃度の側から低濃度の側に動きます．担体を通すと単純拡散よりも速く物質の移動が起こるので，促進拡散といいます．骨格筋細胞と脂肪細胞による血中グルコースの細胞内への取り込みは促進拡散によって行われます．

　　小腸や腎臓からのグルコースの吸収も促進拡散で行われます．この場合にはNa$^+$との共輸送の担体が働きます．Na$^+$とグルコースの両方が管腔側で共輸送の担体に結合すると，Na$^+$が濃度勾配に従って細胞内に入ろうとして，担体を回し，グルコースもともに細胞内に入ることができます（図1-4）．

◆ 浸　透

　　半透膜を通過できない物質（溶質あるいは膠質）が膜を挟んで片方に濃度が高い場合に，水が物質の濃度が高い方へと移動します（図1-5）．たとえば，細胞を5％の食塩水に入れると，細胞から水が外へ出て行き，細胞が小さくなります．0.9％の食塩水に入れたときには，水の移動はありません．

◆ 能動輸送

　　細胞膜にあるチャネルにポンプ（ATPを消費する）が備わっていると，濃度勾配，圧勾配に逆向して電解質イオンを汲み出すことができます．例としては，すべての細胞がもっているNa$^+$-K$^+$交換ポンプがあげられます（図1-6）．このほかには，心筋細胞の細胞膜にあるカルシウムポンプがあります．

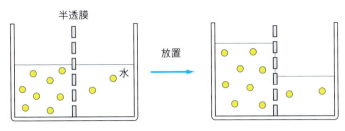

図1-5 浸透
溶解している物質が半透膜を通過できない場合には，水が濃度が高い方へ移動する．

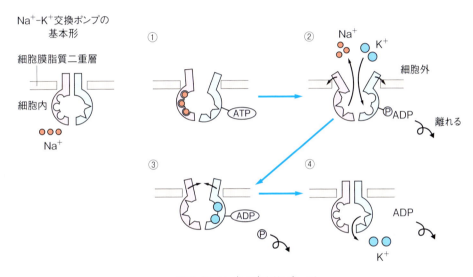

図1-6 Na⁺-K⁺交換ポンプ

細胞膜にはこのポンプがあるので，細胞内はK⁺が多く，Na⁺が少なくなる．①ATPがポンプに付くと，細胞内のNa⁺が，ポンプに入って結合する．②ATPがPとADPに分解してADPが離れると，Na⁺が細胞外に出て，K⁺がポンプに入る．③K⁺がポンプに付くとPが離れ，今度はADP（ATPでもよい）がポンプに付く．④K⁺がポンプから細胞内に出ると，ADPはポンプから離れて，基本形に戻る．

3. 細胞の分泌と吸収

◆分 泌

　　細胞が，細胞外に放出することを目的として物質をつくり，その物質を細胞外に出すことを，分泌といいます．タンパク質を主成分とする分泌物は粗面小胞体でつくられ，ゴルジ装置に運ばれて膜に包まれて分泌顆粒となり，細胞の表層で分泌顆粒の膜と細胞膜とが膜融合して，内容物だけを外に出します．これを，開口分泌といいます（図1-7）．このときに細胞膜に組み入れられた膜は，再びゴルジ装置に回収されてリサイクルされます．

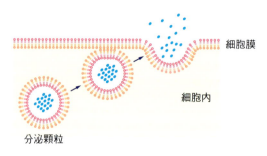

図1-7 開口分泌

リン脂質には膜内流動性があるので,分泌顆粒の膜と細胞膜が膜融合を起こし,内容物だけを外に出す.開口分泌は,光学顕微鏡レベルでいえば漏出分泌にあたる.

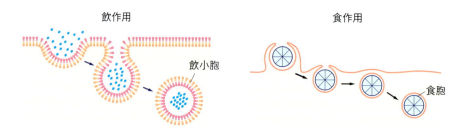

図1-8 飲作用と食作用（吸収の2様式）

取り込む物質が小さいときには細胞膜の変形の度合いは小さく,大きいものを取り込むときには細胞膜は取り込む物質を囲むように盛り上がって,物質全体を包み込むようにして細胞内に取り込む.どちらの場合にも生体膜の流動性を利用している.

◆ 吸収（飲作用と食作用）

　細胞が異物を細胞内に取り込むとき,取り込む物質が小さい場合には,細胞膜が細胞内に陥入し,そこに物質を入れて,飲小胞の形にして細胞内に取り込みます.これを,飲作用といいます（図1-8）.取り込む物質が大きい場合には,その物質を包むように細胞膜が盛り上がり,ついには完全に包み込んで細胞の中に食胞として取り込みます.これを,食作用といいます（図1-8）.いずれの場合にも,リソソームのもつ加水分解酵素が飲小胞,あるいは食胞に注入されて,取り込んだ物質は分解処理されます.

細胞質

　身体には多くの器官があり,それぞれが個体が生きるために特定の機能を営んでいるように,細胞の中にも生きるために特定の機能をもつ構造物があって,これを細胞小器官とよんでいます.その構造は,電子顕微鏡で明らかにされてきました.

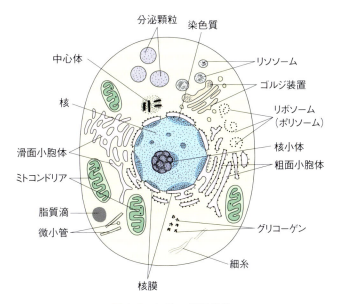

図 1-9　細胞の微細構造
細胞は，液体に放たれると丸くなる．細胞小器官とはどの細胞も生きるために必要なものである．脂質滴とグリコーゲンは細胞小器官に含まれない．

　　細胞小器官には，ミトコンドリア，リボソーム，小胞体，ゴルジ装置，リソソーム，プロテアソーム，ペルオキシソーム，中心体，細胞骨格が含まれます（図1-9）．
　　細胞小器官は，膜に包まれているものが多く，この膜は細胞膜と同じ構造をしているので，この2つをまとめて生体膜といいます．

細胞小器官

◆ ミトコンドリア（糸粒体）

　　ミトコンドリアは，二重の生体膜で包まれています（図1-10）．内側の膜は棚状あるいは管状に内方へ飛び出しています．これを，クリステといいます．ミトコンドリアは，人間社会でいえば発電所に相当するところです．この場合，電気に相当するのはATP（アデノシン三リン酸）です（図1-11）．細胞に存在するATPの多くが，ミトコンドリアでつくられます．

1）ミトコンドリアの膜が二重になっているわけ

　　太古の昔に，原核生物が真核生物の細胞の中に入ってきて共生したと考えられています．ミトコンドリアが共生した真核生物は，ATPを効率よくつくれたので，進化の過程で生き残ることができました．ミトコンドリアのATP合成に関連する酵素系は，ミトコンドリア内膜にあります．

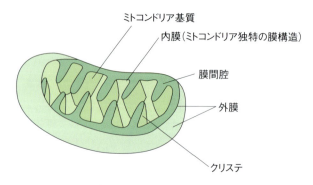

図1-10　ミトコンドリア

ミトコンドリアは，生体膜が二重になっている．外膜と内膜の間に蓄積された水素イオンが，内膜にあるATP合成酵素が働くときの源動力になる．

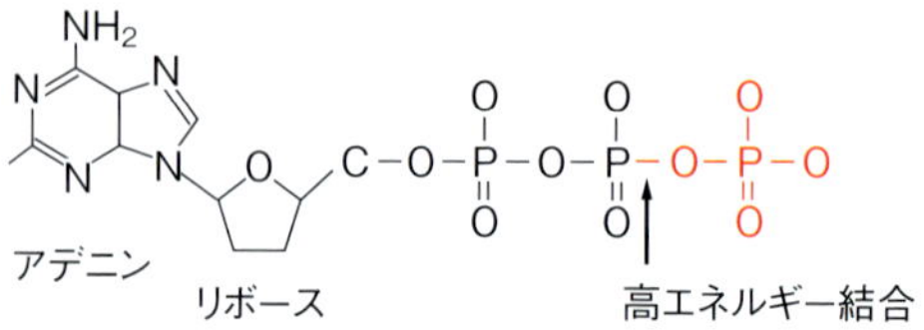

図1-11　ATPの化学式

ADPの末端に1個のリン酸が結合してATPになったとき，この結合部分に高い化学エネルギーが蓄えられる．

2) 原核生物と真核生物

原核生物は，細菌に代表される単細胞生物です．環状DNAをもち，核はありません．真核生物は，原生動物のような単細胞生物と，菌類，植物，動物といった多細胞生物をいいます．線状DNAをもっていて，DNAは核に収納されています．

◆ リボソーム

リボソームは，直径25 nmの雪だるまのような形をしている，いわば細胞内のタンパク質製造工場です．メッセンジャーRNA（mRNA）に書かれた設計図にもとづいてタンパク質をつくるので，リボソームはmRNAに沿って配列しています．これをポリソームといいます（図1-12）．リボソームを構成するのは，リボソームRNA（rRNA）とタンパク質です．リボソームは，付着リボソームと自由リボソームに分けられます．付着リボソームは粗面小胞体の膜の外表面に付着していて，分泌用タンパク質とリソソームの加水分解酵素をつくります．自由リボソームは細胞質にあり，自家用タンパク質をつくります．

◆ 小胞体

小胞体は扁平な袋状の膜状構造で，粗面小胞体と滑面小胞体とがあります．

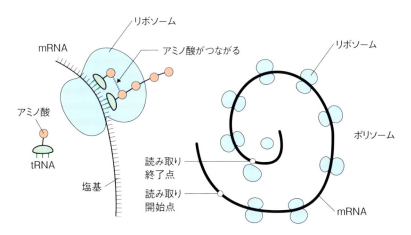

図1-12　ポリソーム

ポリソームとはリボソームが仕事をしているときの形である．リボソームの中でアミノ酸がつながってタンパク質ができる．

1) 粗面小胞体

膜の外表面にリボソームが付着してざらざらして見えるので，粗面小胞体といいます．粗面小胞体でつくられた分泌用タンパク質あるいはリソソームの酵素は輸送小胞によってゴルジ装置に運ばれます．

2) 滑面小胞体

表面が滑らかなので，滑面小胞体といいます．滑面小胞体の機能は，細胞によって異なります．たとえば，骨格筋細胞ではカルシウムを貯蔵しています（筋小胞体）．副腎皮質の細胞では，ステロイドホルモンを合成する場になっています．

◆ ゴルジ装置

ゴルジ装置は，皿のように扁平な袋が複数枚重なった形をしています．凸面をシス面または形成面といい，凹面をトランス面または成熟面といいます．粗面小胞体でつくられたタンパク質はゴルジ装置のシス面に送られて，水酸基，糖質などを付加されたのち，膜によって包まれて，分泌顆粒あるいはリソソームとなってトランス面から離れます．シスは同じ側，トランスは反対側という意味のラテン語です．

◆ リソソーム（水解小体）

リソソームは，70種類ほどの加水分解酵素（水解酵素）を含む小胞です．加水分解酵素だけを含むものを一次リソソームといいます．一次リソソームが飲小胞，食胞または自食胞と融合したものを二次リソソームといいます．

第1章　細胞

◆ ペルオキシソーム

　　ペルオキシソームは，球形の小胞で，酸化酵素（オキシターゼ）をもっていて，アミノ酸や脂肪酸の代謝に関わります．また，有毒物質を酸化して無毒化します．このときに過酸化水素（H_2O_2）ができるので，これを分解する酵素（カタラーゼ）ももっています．解毒機能のある肝細胞にはペルオキシソームが豊富です．

◆ プロテアソーム

　　細胞の中にできたタンパク質の欠陥品は，ユビキチンで標識されて，筒型のタンパク質分解酵素の巨大集合体に取り込まれ，ペプチドまで分解されます．この巨大集合体を，プロテアソームといいます．神経細胞は，タンパク質の合成がきわめて盛んで，しかも細胞が生涯にわたり更新しないので，プロテアソームの働きが悪くなるとタンパク質の欠陥品が細胞内に蓄積してきて，神経変性疾患の原因になります．

◆ 中心体

　　中心子が2個お互いに直交した方向に並んでいて，その周りにはモヤモヤした物質が取り巻いています．これらの全体を，中心体といいます．中心体は微小管をつくるセンターです．細胞分裂のときに現れる紡錘糸は，微小管からできています．微小管は，細胞骨格としても働きます．

◆ 細胞骨格

　　細胞骨格は，中間径細糸，アクチン細糸，微小管の3種類からなります．中間径細糸は直径10 nmあり，アクチン細糸が直径6 nm，微小管が直径25 nmなので，直径がその中間であることから中間径細糸と名付けられました．中間径細糸とアクチン細糸は細胞の外形を決めます．微小管は細胞内を区画して細胞小器官の位置を決めるほか，分泌物を目的地へ輸送するためのケーブルとしても働きます．このほか，微小管は細胞分裂時の紡錘糸や線毛・鞭毛などの動く毛の軸の材料に使われています（p.25，図2-13）．

細胞核

　　細胞核は，核膜で囲まれていて，核の内部を核形質といいます．核形質は核液の中に分散する細い糸状あるいは塊状の染色質でできています．染色質はデオキシリボ核酸（DNA）がヒストンというタンパク質と結合してできたものです．DNAは，遺伝子の担い手です．

核の構造と機能

核形質には，染色質のほかに核小体もあります．核膜には核膜孔があって，核と細胞質との間の物質移動は，核膜孔を通して行われます．

◆ 染色質

染色質には，DNAが塊状になっている異質染色質（ヘテロクロマチン）と，糸状になっている真正染色質（ユークロマチン）があります．糸状になっているところはDNAが伸展して，メッセンジャーRNA（mRNA）に複製されている部分です．塊状になっているところはDNAがコイル状に巻かれていて，複製に使われていない部分です．DNAは，体の細胞すべてが同じものをもっています．DNAは二重らせん構造をとり，複製が可能です．DNAは核の外には出ることはなく，mRNAが核膜孔から細胞質に出て，タンパク質合成の設計図になります．

◆ 核小体

核小体は，rRNAをつくるところです．リボソームの50％はrRNAからできているので，細胞分裂が盛んな細胞やタンパク質を分泌する細胞では，核小体の数が増え，かつ個々の核小体が大きくなります．核小体でできたrRNAは，核に入ってきたタンパク質とリボソームを構成して核膜孔から細胞質に出ます．

◆ 核膜孔

核膜には直径50～100 nmの孔が多数開き，rRNAおよびmRNAはここを通って細胞質に出ます．核はタンパク質をつくれないので，核内に必要なタンパク質は核膜孔から入ります．核膜孔には，核膜孔複合体という開閉する構造物がはまり込んでいて，選択して物質を通します．

細胞分裂

細胞分裂を理解するには，染色体についての知識が必要です．最初に染色体について，それから細胞分裂を扱います．細胞分裂には，体細胞分裂と減数分裂があります．

1. 染色体

DNAは細胞分裂に先立って複製されます．それぞれを染色分体といい，動原体でまとめられています．それから，染色分体はコイル状にきつく巻かれてコンパクトに荷造りされます（図 1-13）．これを染色体といい，細胞分裂期にのみ出現します．

第1章　細胞

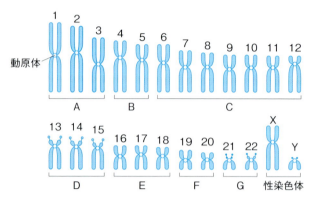

図1-13　分裂中期の染色体（1ゲノム）
A〜Gは常染色体で，大きいものから順に番号が付けられたが，のちに21番目の染色体が22番目よりも小さいことが判明した．

　　染色体の数は生物種によって一定で，ヒトでは23種類，46個あります．
　　22対は常染色体で，1対は性染色体です．性染色体は男性と女性で異なっていて，男性ではX染色体とY染色体の2種類，女性では2個のX染色体からできています．
　　23種類の染色体を1組とし，1ゲノム（n）といいます．ヒトの染色体は，2ゲノム（2n）からなります．これらはそれぞれ，受精によって精子（父）と卵子（母）から譲り受けたものです．父と母からきた同じ番号をもつ染色体を相同染色体といいます．

> **染色体検査**　インゲンマメから取ったフィトヘマグルチニンを添加して末梢血を細胞培養すると，リンパ球が刺激されて分裂期に入ります．これに，紡錘糸形成阻害剤であるコルヒチンを添加して培養を継続すると，分裂中期で止まります．さらにこれを遠心してリンパ球を回収し，塩化カリウム液で低張処理して細胞を膨化させます．その後，固定・染色して顕微鏡でリンパ球の染色体の写真を撮り，解析します．

2. 体細胞分裂と減数分裂

◆ 体細胞分裂

　　発生，成長，補充のために細胞は増殖します．この場合の細胞数の増加は，体細胞分裂によって行われます．体細胞の分裂では，母細胞と同じ娘細胞を2個つくります（図1-14）．これを自己複製といい，生きているものの特徴のひとつです．体細胞分裂を前期，中期，後期，終期の4期に分けて説明します．

・前　期

　　1対の中心子が，細胞の両極に分かれます．両方の中心子から伸びた紡錘糸が各染色体の動原体に付いて，これを捕らえます．核膜は前期に断片化して消失します．

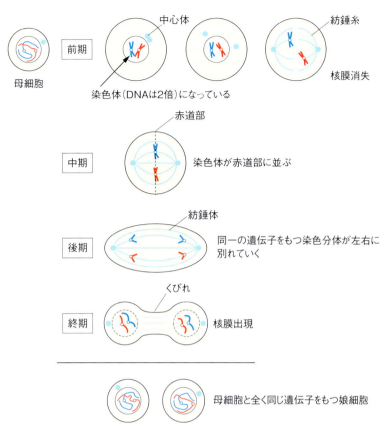

図 1-14 体細胞分裂
父母からきた相同染色体の1組だけを描いてある．ほかの22組の相同染色体でも同様に分裂が進行する．

- 中　期

　両極から伸びた紡錘糸の働きで，染色体が赤道部に並びます．
- 後　期

　各染色体の染色分体がそれぞれ別の極に向かって動きます．
- 終　期

　細胞質が2分割され，核膜と核小体が出現してきて，2個の娘細胞になります．

◆ 減数分裂

　生殖細胞の行う分裂を，減数分裂といいます．受精により新しい1個体が発生するためには，配偶子（精子と卵子）は受精に先立ってDNA量と染色体の数を半分に減じる必要があります．

　このために，減数分裂では細胞分裂を2回連続して行います．第一分裂前には体細胞分裂と同様に細胞質の2倍化とDNAの複製が起こりますが，第二分裂前にはどちらも起こりません．こうして，第一分裂後は染色体数が体細胞の半分になり，第二分

第1章　細胞

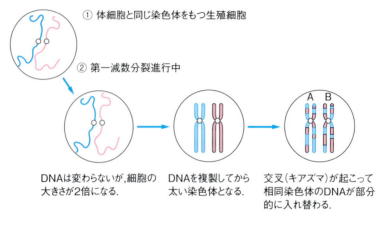

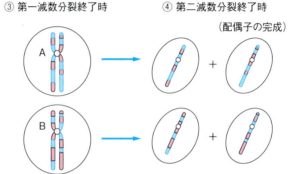

図 1-15　減数分裂
減数分裂は2回続けて起こる．第一分裂のときに，父母からきた相同染色体に交叉が起こるので，4つの配偶子の染色体はどれも違ったものになる．

裂後はDNA量が体細胞の半分（n）になります．

減数分裂のもう1つの特徴は，配偶子（精子や卵子）のもつ染色体遺伝子が全部違ったものになることです．これは，第一分裂の前期で相同染色体どうしが集まり，染色体の部分交換を行うからで，これを交叉（キアズマ）といいます．この染色体の部分交換は偶然に任せて行われるので，同じ染色体をもった配偶子はできません（図1-15）．

> **染色体の数の異常**　染色体の不分離が起こり数に異常を生じると，身体の構造や働きに異常が現れます．大きな異常があると流産となりますが，異常の程度が軽い場合には生まれてくることがあります．たとえば，ダウン症候群の場合には，最も小さい第21番目の常染色体を3個もって（トリソミーという）生まれてきます．

> **ダウン症候群**　独特の顔貌をもち，兄弟よりもダウン症候群の者どうしの方が顔の特徴が似ています．このほかに，首のすわりが遅く（筋緊張の低下），軽い知能障害が現れます．卵細胞の第一減数分裂時の染色体の不分離が原因であることがほとんどで，母親の出産年齢が高くなると，発症頻度が高まります．

◆ 体細胞の寿命

　体細胞分裂には回数制限があります．各染色体の末端部分にテロメアという部分があって，この部分は複製されないので，分裂するたびに短くなっていきます．テロメアの部分がなくなると細胞分裂はもうできません．50回が分裂の限界といわれています．
　一方，減数分裂する生殖細胞にはテロメアーゼというテロメア構造を維持する酵素があるので，分裂回数に制限はありません．

細胞周期

　神経細胞や心筋細胞のように，一生の間，分裂しない細胞もありますが，多くの細胞は分裂して更新を繰り返します．分裂してできた体細胞は母細胞と遺伝子は全く同じですが，テロメアの長さが違います．細胞の一生のうちで，細胞分裂に費やす時間は限られています．これを分裂期（M期）といい，分裂の準備に費やす時間を分裂間期といいます（図1-16）．分裂間期は，G_1期，S期，G_2期の3期に分けられます．

G_1期：DNAの複製に先立って細胞小器官や細胞内のタンパク質を2倍にします．
S期：DNAを複製し，ヒストン（タンパク質）を合成します．
G_2期：細胞分裂に必要なその他のタンパク質を合成します．

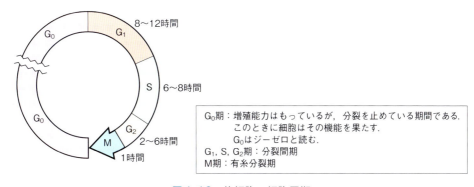

図1-16　体細胞の細胞周期

細胞周期の長さが細胞によって異なるのは，G_0期の長さが異なるからである．これに対し，生殖細胞ではM期が著しく長い．M期のMはMitosis（有糸分裂），S期のSはSynthesis（合成）の頭文字である．G_0，G_1，G_2期のGはGap（すき間）の頭文字である．

第2章
組織

　組織は光学顕微鏡でちょうど観察できる大きさです．組織を大別すると，上皮組織，支持組織，筋組織，神経組織の4種類です．支持組織はさらに，結合組織，軟骨組織，骨組織に分けられます．
　身体内部の組織間の関係を理解するために，発生初期，特に受精後4週間までの発生を知ることが大変役立つので，ここで取り上げます．

初期発生

◆ 発生第1週

　受精は，卵管膨大部で起こります．受精卵は，卵管内を子宮に向かって搬送されながら，卵割を行います．卵割するたびに細胞は小さくなり，桑実胚（細胞数が16個）になる5日目に子宮に入ります（図2-1）．
　子宮に入ると，細胞間に液体を満たした腔が出現，これを胚盤胞といいます．液体

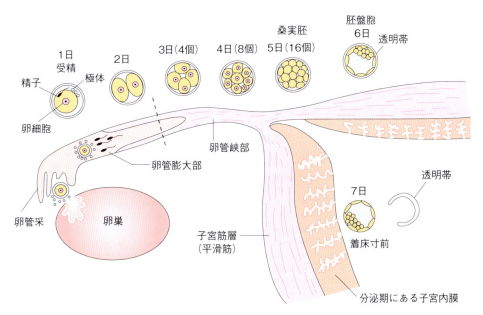

図2-1　排卵と受精そして着床寸前まで
卵巣から排卵された卵細胞は，取り巻きの卵胞上皮細胞とともに卵管へ吸い込まれ，卵管膨大部で受精する．卵細胞の周りにある透明帯は，卵割中に細胞がバラバラにならないように，着床寸前まで受精卵を包んでいる．

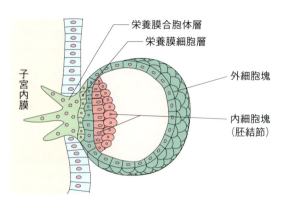

図2-2 受精卵の着床（発生7日目）
外細胞塊は着床側で栄養膜合胞体層に分化して強い侵食力を示し，受精卵を子宮内膜に引き入れる．栄養膜細胞層は細胞分裂して，細胞を合胞体層につぎ込む．

の増加とともに，胚盤胞の細胞はさらに増加して外細胞塊と内細胞塊に分かれます．外細胞塊はのちに胎盤となり，内細胞塊は胎児になります．

◆ 発生第2週

　胚盤胞は，透明帯を脱いで，内細胞塊がある側で子宮の内膜上皮に接着します．これが，着床です（図2-2）．外細胞塊の着床部分にある栄養膜細胞体層は強い侵食性をもっていて，急速に容積を増やして子宮壁に侵入していき，ついには胚盤胞全体が子宮内膜に埋没します．

　この間に，内細胞塊は2層の胚盤の形をとるようになります．これを，二層性胚盤といいます（図2-3）．背が高い細胞からなる胚盤葉上層と背が低い細胞からなる胚盤葉下層の2層です．二層性胚盤は，胚盤葉上層側には羊膜腔，胚盤葉下層側には原始卵黄嚢という液体を満たした2つの腔に挟まれています．

◆ 発生第3週

　第3週に，二層性胚盤は三層性胚盤になります．2層が3層になる過程をみていくと，二層性胚盤の羊膜腔側の長軸正中線の尾側に原始線条（原始溝）が現われます．原始線条の方向が頭尾の方向になります．原始線条は尾側に伸びて原始結節と原始溝を生じます（図2-4）．

　原始溝の縁にある胚盤葉上層の細胞は増殖能力が高く，溝に向かって細胞を下ろしていきます．背の低い胚盤葉下層は端に追いやられて消失し，胚盤葉上層の細胞だけで2層をつくります．引き続き，増殖した胚盤葉上層の細胞は2層の間に間葉をつくります．間葉は細胞に乏しく，細胞間質が豊富な組織です．このようにして完成した三層性胚盤は，羊膜腔側から外胚葉，中胚葉，内胚葉と名前が付けられました（図2-5）．

　原始線条の頭側端にある増殖能力の高い細胞塊，原始結節で増殖した細胞が中胚葉の中を頭側に向かって正中線に沿って伸び，脊索というヒモ状の組織をつくります

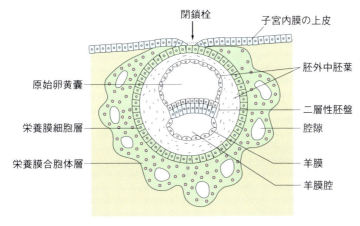

図 2-3 二層性胚盤の形成（発生 10 日目）
受精卵は発生 12 日目に子宮内膜に完全に埋没する．

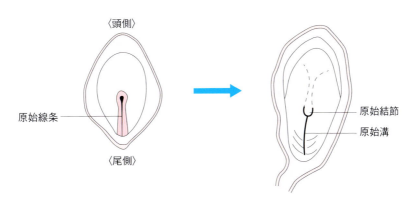

図 2-4 羊膜腔側から見たヒト胚子（発生第 3 週）

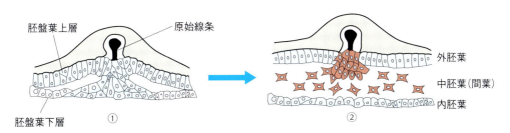

図 2-5 三胚葉の発生
①胚盤葉下層に向かって胚盤葉上層の細胞が増殖して下りてきて内胚葉になる．②中胚葉が最後に下りてきて，胚盤葉上層から三胚葉ができる．

（図 2-6）．

　第 3～8 週は，器官形成期にあたります．この期間は，将来ヒトになる部分を胚子（胚芽）とよびます．第 9 週から出生までを胎児とよびます．

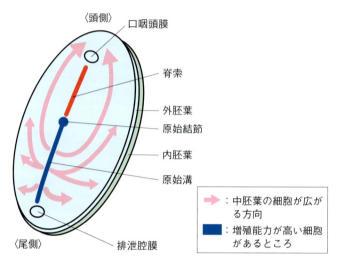

図 2-6　中胚葉の広がり方（発生第 3 週）
口咽頭膜は口，排泄腔膜は肛門になるところで，ここに中胚葉は入らない．脊索は，中胚葉性のヒモ状の構造物で原始結節から頭側に伸びる．原始溝で増殖した中胚葉の細胞は外胚葉と内胚葉の間に入っていく．

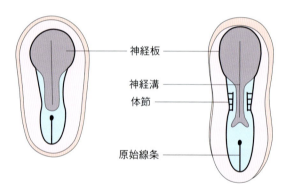

図 2-7　神経の発生（発生第 3 週）
体節は中胚葉にでき，外胚葉側からは隆起として見える．

◆ 神経組織の発生

　脊索は，その上にある外胚葉の部分を神経組織へと誘導します．最初はスリッパの形の神経板ができて，その中央に神経溝ができます．ついで，神経溝は頭から尾に向かって表面が閉じて，中に神経管を残します．神経管が完成するのは，発生第 4 週の終わりです．
　脊索と神経管は，両側の中胚葉にサイコロ状の細胞塊（体節）を誘導します（図 2-7）．この体節の細胞の遊走により，脊椎，肋骨，体幹の筋ができます．脊索は，椎間板の中の髄核となり，生後も遺残物として残ります．

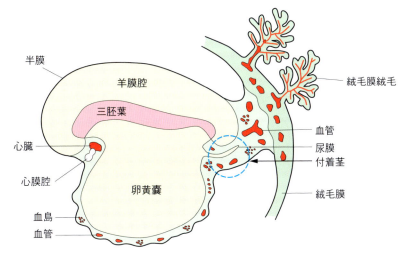

図2-8 胚外血管系の形成（発生第3週末）
造血する血島は，卵黄嚢の壁に最初にできる．ここは胚外中胚葉である．

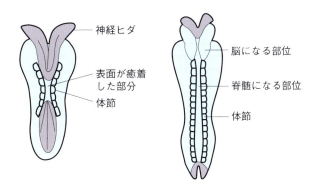

図2-9 神経管の形成（発生第4週）
胚子の体長が伸びるとともに表面の癒着部分も長くなっていき，神経管は筒型になる．

◆ 心血管系の発生

　心臓血管系は，第3週に胚子の外で血管をもって形成が始まります（図2-8）．将来，胎盤を構成する絨毛膜絨毛が急速に発達して，この中にも血管が入ります．管状の心臓は，第3週の終わりには血液の循環を始めます．これは，胚子が育ち胎盤を通して母親から酸素と栄養をもらう必要性が生じてきたことによります．

◆ 発生第4週

　第4週の始めには，神経管が筒型になり，脊髄と脳になる部位が区別できるようになります（図2-9）．第4週の大きな出来事は，胚子に折りたたみが起こって筒型になることです．
　胚子の頭部と尾部が腹側に折れ込んで，前腸と後腸ができます．左右両側の折りた

第2章 組織

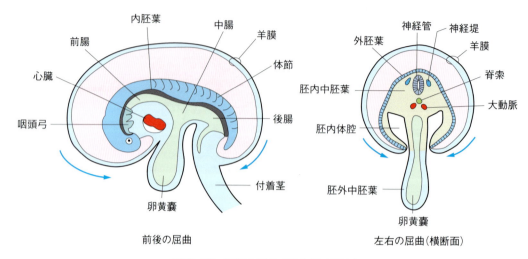

図2-10 胚子の屈曲（発生第4週末）
胚子が屈曲し，前腸，中腸，後腸ができる．3対の咽頭弓が出現し，体節が多数出現する．

表2-1 外胚葉，中胚葉，内胚葉に由来する組織・器官

	組 織・器 官
外胚葉	表皮，乳腺，中枢神経系，末梢神経系，感覚上皮，副腎髄質，下垂体後葉
中胚葉	支持組織（結合組織，軟骨組織，骨組織），筋組織，副腎皮質，心臓と血管系，血球，腎臓，精巣と卵巣，脾臓
内胚葉	胃腸管上皮，気道上皮，膀胱上皮，尿道上皮，甲状腺，副甲状腺，肝臓実質・膵臓実質

たみによって，卵黄嚢が胚子に取り込まれて中腸ができます（図2-10）．前腸，中腸，後腸が，将来の消化管になります．

身体の組織・器官は，外胚葉，中胚葉，内胚葉のいずれかに由来します（表2-1）．

組 織

組織は，細胞と細胞間質からなります．

1. 上皮組織

上皮組織は，身体の表面を覆う組織です．表面には外表面と内表面があります．外表面は体表であり，内表面は身体の内部にある腔（たとえば，消化管の管腔や気道）の表面です．このほかに血管の内皮や腹膜上皮も上皮組織です．

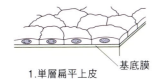
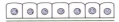

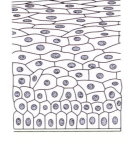
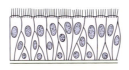
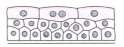

図 2-11　さまざまな上皮組織
上皮は分布先の働きに応じた形をとる．

　上皮組織は，基底膜の上に細胞がぎっしりと並んでできています．細胞どうしはその一部で結合しています．細胞間にはごく少量の細胞間質があります．
　上皮は，形状から扁平上皮，立方上皮，円柱上皮に分けられ，表層に線毛をもつと線毛上皮と呼ばれます．また，配列によって単層上皮と重層上皮に分けられます．

◆上皮の種類

　重層になっているものは，最表層にある細胞の形状によって分類されます（図 2-11）．

1）扁平上皮

- **単層扁平上皮**

　扁平な細胞が，基底膜の上に1層に並んでいます（例：腹膜，血管内皮）．

- **重層扁平上皮**

　細胞が重なってできる上皮で，最表層の細胞は扁平な細胞でできていますが，深いところでは多面体形や円柱状をしています（例：皮膚の表面を覆う表皮，口腔・咽頭・食道の粘膜上皮）．

2）立方上皮

　立方状の細胞が基底膜の上に1層に並んでいます（例：尿細管上皮，脈絡叢の上皮）．

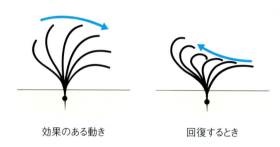

図 2-12　線毛運動

この図は1本の線毛の動きを示している．線毛は，毛の先端で物を輸送するのにふさわしい動きをする．

3）円柱上皮

- **単層円柱上皮**

   円柱状の上皮細胞が，基底膜上に1層に並んでいます．これは，分泌や吸収に向いている上皮です（例；胃・小腸・大腸の粘膜上皮）．

- **多列円柱上皮**

   上皮細胞が基底膜上に1層に並んでいます．しかし，上皮細胞の高さが一様でなく，低い上皮細胞は上皮の表面まで達していません．上皮の表面に達している細胞が円柱である場合には，多列円柱上皮といいます．

   多列円柱上皮には，上皮細胞の表面に「線毛」とよばれる毛を数本あるいは数十本もつものがあり，これを多列円柱線毛上皮といいます．線毛は，一定方向に波打つように動きます（図2-12）．その運動（線毛運動）で，毛の表面に載っている粘液やこれに付く微細な粒子などを一定方向に運ぶ働きがあります．線毛の芯の部分には，微小管が一定の配列を取って入っていて（図2-13），微小管が毛を動かしています（例；鼻腔・気管・卵管上皮）．

4）移行上皮

   尿の貯留・排出によって，管腔の広さが変わる器官には移行上皮があります．移行上皮は，細胞配列を変えることで表面積を増減します．尿が貯留していないときは，細胞層は5～6層が重なり合って見えますが，尿が貯留して上皮が引き伸ばされると，細胞層は3～4層になります．最表層の細胞は，特に大きく，形を変えて表面積の変化に対応します（例；腎盂・尿管・膀胱上皮）．

◆ 基底膜

   基底膜は，上皮細胞が載っている台です．上皮組織と結合組織によってつくられ，厚さはさまざまです．上皮組織には血管が入らないので，基底膜を通して，結合組織にある毛細血管から酸素と栄養を受け取ります．

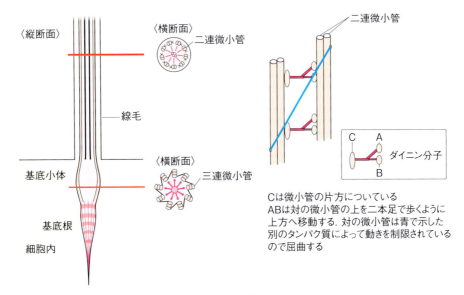

図 2-13 線毛の構造と線毛の屈曲のしくみ

線毛の芯（軸糸）には，微小管が規則的に配列している．線毛の動きは，対となる微小管を結ぶダイニン（モータータンパク質）の働きによる．

◆ 上皮の機能

上皮の形状や配列は前述したようにさまざまですが，その多様性は，営まれる機能に応じて決まります．上皮の機能には，保護，吸収，分泌，外界からの刺激の感受（感覚），の4つがあります．

・保 護

表面を覆う上皮には，身体内部を保護する作用があり，これを被覆上皮といいます．

・吸 収

小腸の上皮には，栄養分などを体内に取り入れる働きがあり，これを吸収上皮といいます．

・分 泌

上皮細胞が特定の物質をつくって細胞外に排出することを分泌といい，このような上皮を腺上皮といいます．

・感 覚

外界からの刺激を感受する上皮は，鼻腔（嗅覚），網膜（視覚），内耳（聴覚，平衡覚），舌（味覚）にあり，このような上皮を感覚上皮といいます．

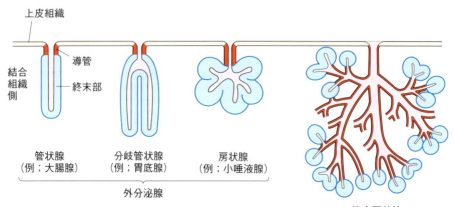

図2-14　外分泌腺の形態による分類
導管（□）と終末部（□）は，上皮組織でできている．

◆ 腺上皮

　上皮細胞が化学物質（分泌物）をつくって細胞外に出す働き（分泌）をしている場合には，特に腺細胞といい，腺細胞が集まってつくる上皮を腺上皮といいます．

　腺細胞が別の機能をもつ上皮細胞の間に散在している場合（単細胞腺）と，いくつかの腺細胞が集まっている場合（多細胞腺）があります．多細胞腺は，しばしば上皮から結合組織の方に落ち込みます．多細胞腺では，腺細胞が集まるところを終末部（腺房），分泌物を上皮の表面まで運ぶ管の部分を導管といいます（図2-14）．

　腺上皮が多数集まって大きな塊となり，器官をつくることがあります．これを，外分泌腺といいます．たとえば，耳下腺，顎下腺のような大唾液腺や，肝臓，膵臓，乳腺がそうです．

◆ 細胞間結合装置

　上皮細胞どうしは，結合装置によって結合されています（図2-15）．細胞間結合装置には，タイト結合（密着結合），接着帯，デスモソーム（接着斑），ギャップ結合（細隙結合）などの種類があります．個々の細胞間結合装置は，電子顕微鏡でないと見ることができないほど微細です．

1）タイト結合（密着結合）

　網状あるいは平行に続く，細胞膜どうしのかみ合いです．これが発達していると，細胞間を液体が流れることができません．密着結合が特に発達している部位は，脳の毛細血管内皮細胞間，小腸の吸収上皮細胞間，精巣のセルトリ細胞間です．

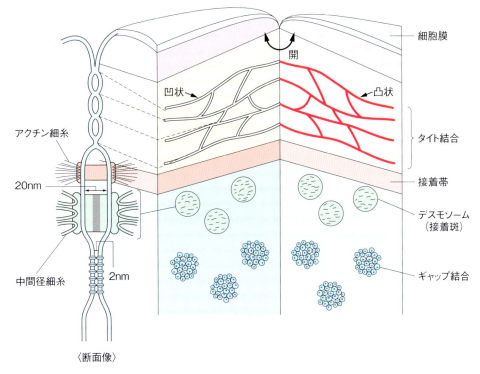

図2-15　細胞間結合装置
細胞間を本を開くようにあけて見る．
これらの細胞間結合装置は，必要に応じて現れる．常に全部揃っているわけではない．

2）接着帯

　　細胞周囲を帯状に取り巻いています．ここは，細胞間が20 nm開いていて，そこに電子密度の高いカドヘリンという細胞間接着物質が挟まっています．この部の細胞膜内面には厚い裏打ち構造があって，細胞骨格のアクチン細糸が付着しています．

3）デスモソーム（接着斑）

　　デスモソームは直径0.2～0.5 μmの斑状の接着装置です．細胞間は20 nm開き，その中央にカドヘリンが挟まっています．この部の細胞膜内面には厚い裏打ち構造があって，細胞骨格の中間径細糸が付着しています．デスモソームは重層扁平上皮の上皮細胞間に特に発達しています．ヘミデスモソームは重層扁平上皮の基底層の細胞を基底膜につなぎとめる働きをしています．

4）ギャップ結合（細隙結合）

　　ギャップ結合は斑状に集まっていて，直径20 nmから5 μmの種々の大きさのものがあります．そこでは隣り合う細胞膜どうしが2 nmの間隔をおいて向かい合い，対

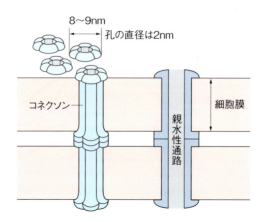

図 2-16　ギャップ結合にみられるコネクソンの構造
ギャップ結合がある細胞どうしは，1つの細胞のようにふるまうことができる．

をなした細胞膜を貫通する六角柱状のタンパク質（コネクソン）が多数，整然と配列しています．コネクソンの中央には，トンネルが開いていて，隣り合う細胞どうしをトンネルで結んでいます（図 2-16）．このトンネルの直径は 2 nm しかありませんが，イオン，グルコース，アミノ酸など分子量が 1,000 までの物質を通します．ギャップ結合は，心筋細胞や平滑筋細胞間の興奮を伝え，骨細胞間の酸素や栄養物の受け渡しをしています．

2. 支持組織

ここでは，結合組織，軟骨組織，骨組織を扱います．

◆ 結合組織

結合組織は，全身に広く分布していて，器官，組織，細胞の間の隙間を埋めています．結合組織は機械的に組織を結合・支持するだけでなく，その中に血管や神経，リンパ管を含みそれらの通路となっています．血管は代謝に必要な栄養や酸素を運び，さらには免疫細胞や抗体を運んで体の防御機構にも重要な役割を果たしています．

結合組織の特徴は，支持組織全体にいえることですが，細胞が少なく細胞間質がきわめて大量にあることです．細胞間質には線維が存在して，形と丈夫さを与えます．

1）結合組織の基質

結合組織にある線維は，ゲル状の不定形物質の中に存在しています．不定形物質の主体は，ヒアルロン酸です．ヒアルロン酸は，その水和性によって組織液を保持しています．

2）結合組織の線維

膠原線維，細網線維，弾性線維の3種類があります．

●膠原線維

主成分はコラーゲンです．この線維は煮ると膠を生じるので，膠原線維といいます．肉眼では膠原線維は白っぽく見えます．引っ張る力（張力）に対して抵抗が強いのが特徴です．線維に枝分かれはありません．膠原線維の太さは2〜12 μmとさまざまです．膠原線維を電子顕微鏡で見ると，67 nm周期の明瞭な縞模様があります（図2-17）．

膠原線維の素となるプロコラーゲンは，線維芽細胞，軟骨芽細胞と軟骨細胞，あるいは骨芽細胞によってつくられます．粗面小胞体とゴルジ装置によってつくられたプロコラーゲンが細胞外に分泌されると，分解酵素によって直ちに両端がカットされてトロポコラーゲンになります．トロポコラーゲンのことを「コラーゲン分子」とよんでいます．コラーゲン分子は直径1 nm，長さは300 nmあります．コラーゲン分子には極性があって，方向を揃えて互いに少しずつずれながら重合していく性質があります（図2-18）．こうして，膠原線維は細胞外でコラーゲン分子の重合によってできます．

> **エーラス・ダンロス症候群** 常染色体潜性（劣性）遺伝する疾患で，先天性股関節脱臼，関節の周りにある靭帯の異常な伸び，眼球破裂，静脈瘤の進行などがみられます．コラーゲン分子を結ぶ架橋の形成に必要な水酸化リジンが，酵素欠損によってつくられないのが原因で，膠原線維が引っ張りに弱くなります．

> **傷の治癒** 傷の治癒を促進するには，ビタミンCの投与が有効です．ビタミンCは，コラーゲン分子の合成過程で補酵素として働きます．

●細網線維

膠原線維と同じく，67 nm周期の縞模様があります．主成分はコラーゲンです．太さは膠原線維に比べて細く，0.5〜2 μmです．細網線維は枝分かれをします．細網線維には，骨髄，脾臓，リンパ節などの造血組織がみられ，血球が通れるような空間を細網細胞とともにつくります．また，基底膜の構成成分でもあり，このときはシート状になります．

●弾性線維

弾性線維の主成分はエラスチンです．ゴムのように，引っ張ると伸びて（1.5〜2倍まで），手を離すとまた元の長さに戻ります（図2-17）．

弾性線維は，結合組織の中に膠原線維とともに存在しています（図2-19）．太さは0.2〜1.0 μmで，枝分かれをして結合組織の中に網状に配置されています．引き伸ばされても元に戻る性質のおかげで，皮膚をつまんだり，引っ張ったりしても，手を離せばすぐに元の状態に戻ります．弾性線維が特に豊富な部位は，大動脈壁，肺胞壁，

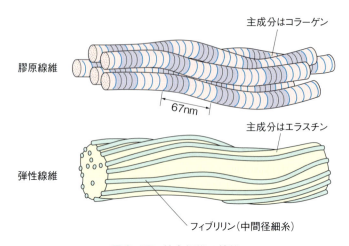

図 2-17　結合組織の線維
電子顕微鏡で見ると，両者は図のように異なっている．

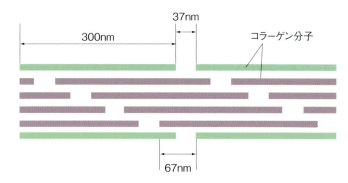

図 2-18　コラーゲン分子の重合による縞模様の出現
この図では，コラーゲン分子間を横につなぐ架橋は省略してある．直列に並ぶコラーゲン分子どうしは 37 nm の間隙を挟んでいて，並列にあるコラーゲン分子とは 67 nm ずれて配列する．分子が 5 個並ぶと，元の位置に戻る．膠原線維の縞模様は 37 nm の間隙に電子線を通さない染色液が入り込んだために見えてきたものである．

弾性軟骨，黄色靭帯です．弾性線維は淡い黄色なので，集まると黄色く見えます．
　弾性線維を電子顕微鏡で見ると，無構造の物質（エラスチン）の中にフィブリリン（中間径細糸）が何本も埋まっているほか，線維の外側もフィブリリンが取り巻いています（図 2-17）．フィブリリンは，弾性線維の形を導く働きをしています．

> **マルファン症候群**　常染色体顕性（優性）遺伝する疾患で，高い身長，細長い手足，水晶体偏位，大動脈解離などを起こします．先天的に酵素が欠損しているため，フィブリリンがつくられないのが原因です．

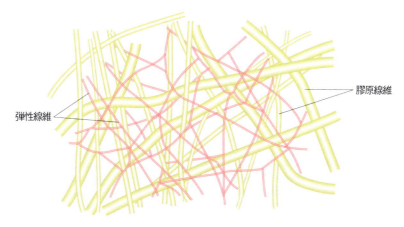

図2-19 疎性結合組織中の膠原線維と弾性線維の配置
弾性線維は外力などにより結合組織が変形されたときに元の位置に戻す働きをする．一方，膠原線維は引っ張りに対する抵抗が強く，結合組織の過度の伸展を防ぐ．

3）結合組織の細胞

結合組織に固有の細胞は線維細胞と脂肪細胞です．このほかに，遊走細胞も出現します．

- 線維細胞（線維芽細胞）

非活動型になった線維細胞は，結合組織のいたるところに存在しています．線維細胞は細胞小器官を最小限にしてほとんど核しか見えない状態で，膠原線維の上に横たわって存在しています．怪我などで結合組織が損傷されると，線維細胞は活動型の線維芽細胞になって，結合組織の修復にあずかります．線維芽細胞は紡錘形で，粗面小胞体を豊富にもち，いくつも細胞質突起を出します（図2-20）．

- マクロファージ（大食細胞）

血液中では，単球という名前です．組織に出ると，結合組織の中を掃除してまわります．ここでいう掃除とは，異物を細胞内に取り込んで，分解処理することです．このために，細胞内にはリソソームが豊富です（図2-21）．マクロファージは異物をTリンパ球に提示する抗原提示細胞としても働きます．

- マスト細胞（肥満細胞）

マスト細胞は，特に呼吸器の結合組織の毛細血管周囲に分布しています．分泌顆粒は，ヘパリン，ヒスタミン，走化性因子（ケモカイン）を含みます（図2-22）．ヘパリンは抗血液凝固作用をもち，ヒスタミンは血管透過性を高め，走化性因子は，マクロファージ，好中球，好酸球をこの場に引き寄せます．このほかに，マスト細胞は細胞膜からロイコトリエンをつくって放出します．ロイコトリエンも血管透過性を高める物質です．

第2章 組織

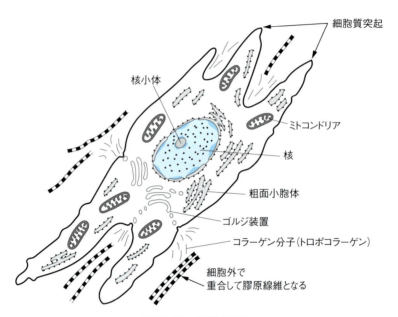

図2-20 線維芽細胞
線維芽細胞は，プロリンを水酸化する酵素をもっている．この酵素は，コラーゲン分子の合成に必要であり，ビタミンCはこの酵素の補酵素である．

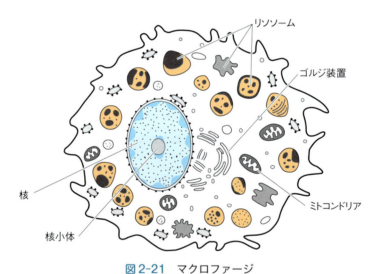

図2-21 マクロファージ
リソソームに取り込まれた物質は分解される途上にある．

花粉症 花粉症の症状は，くしゃみ，鼻汁，鼻づまりです．マスト細胞から分泌される血管透過性を上げる物質によって症状が惹起されます．

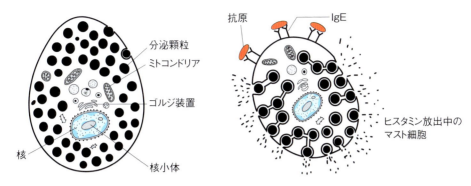

図2-22 マスト細胞
マスト細胞は，アレルギーⅠ型に関与するほかに，炎症を引き起こすときにも重要な働きをする．

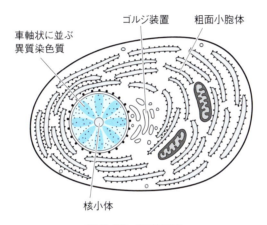

図2-23 形質細胞
形質細胞は，リンパ組織と結合組織に出現する抗体産生細胞である．

- 形質細胞

　形質細胞は，呼吸器や消化管の結合組織に出現します．細胞質の大部分は，粗面小胞体によって占められています（図2-23）．粗面小胞体は形質細胞では抗体をつくる工場です．

- 脂肪細胞

　脂肪細胞は，中性脂肪を合成し，エネルギー源として蓄えています．脂肪細胞は，脂肪細胞は球形の細胞です．細胞質の大部分を1個の球形の大脂肪滴が占めており，細胞核は細胞の辺縁にあります．顕微鏡で観察すると指輪に似ています（図2-24）．脂肪細胞の数は，生後早期に増えたあとは増加しません．肥満は脂肪細胞の大きさが増すことによります．

4）脂肪組織

　脂肪組織は，男性では，体重の12〜14％，女性では約20％を占めています．エネルギーの貯蔵庫であるとともに，いろいろな器官の間を埋めて，クッションとして器

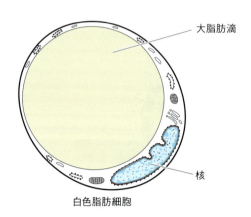
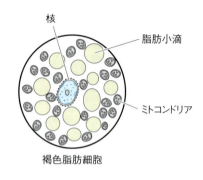

図 2-24　脂肪細胞
白色脂肪細胞は，皮下にみられる一般的な脂肪細胞である．褐色脂肪細胞は新生児の背中にある．ミトコンドリアの中にシトクロムが豊富なので褐色に見える．

官を支持・保護する役目をしています．脂肪組織は特に皮膚の皮下組織でよく発達しています．ここで述べた脂肪組織は，次に述べる褐色脂肪組織と区別するときには，白色脂肪組織といいます．

　褐色脂肪組織は，ヒトでは，新生児の頸，肩甲部，脊椎の両脇，腎周囲に認められています．交感神経の豊富な分布を受けていて，寒冷刺激により交感神経終末からノルアドレナリンが放出されると，褐色脂肪細胞内の脂肪小滴の中性脂肪の燃焼が促進されます．ミトコンドリアは脱共役タンパク質（UCP1）をもっていて，酸化的リン酸化を脱共役して，ATPをつくらずに熱を産生します．すなわち，褐色脂肪組織は非震えによる熱産生を行います．新生児は誕生とともに外気温に晒されるので，外気温が低い場合には褐色脂肪組織が熱を産生して，中枢神経系と内臓の機能を守る仕組みを備えているのです．この褐色脂肪組織は成長とともに徐々に量が減り，成人ではほとんどの人で消失します．

5）結合組織の種類

　結合組織は膠原線維の密度によって，疎（線維）性結合組織と密（線維）性結合組織に大別されます（図 2-25）．

- **疎（線維）性結合組織**

　膠原線維が疎らに走っています．疎性結合組織は，血管，リンパ管，神経の主な通路になります．膠原線維間にはヒアルロン酸が入っていて組織液を保持しています．この組織液の中を，物質が拡散により移動します．結合組織で一般的にみられるのは疎性結合組織です．

- **密（線維）性結合組織**

　膠原線維が線維束をつくって，密に配列しています．線維束が交叉して走る交織性結合組織と平行に走る平行性結合組織があります．

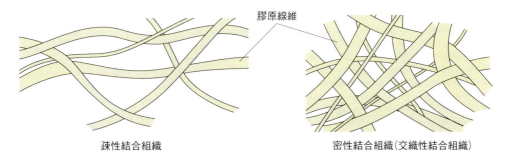

図 2-25　線維性結合組織の種類
疎性結合組織が体内により広く分布する．

　交織性結合組織は，皮膚の真皮や大きな器官を包む被膜（例；眼球の強膜）にみられます．平行性結合組織は，靱帯や腱にみられます．線維が走る方向に加わる牽引力に対して，抵抗がきわめて大きくなります．

◆ 軟骨組織

　軟骨組織は，線維性結合組織の特殊型です．軟骨をつくる細胞は軟骨芽細胞と軟骨細胞です．細胞間質を軟骨基質といい，線維と不定形質からなります．

　軟骨芽細胞は軟骨膜の中にいます．軟骨基質に埋もれると，軟骨細胞といいます．軟骨細胞は基質に閉じ込められたあとも細胞分裂をし続け，かつ軟骨基質を分泌します．細胞分裂はしたものの，細胞どうしが離れることができずに，同じ孔（軟骨小腔）に2個あるいは4個が入っていることもよくあります．

　軟骨細胞は嫌気性代謝を営み，軟骨基質には血管は入りません．軟骨細胞に必要な栄養は，軟骨を取り囲む軟骨膜の血管から出て軟骨基質の中を拡散して細胞に達します．軟骨の中央にある軟骨細胞は血管からの距離が遠くなるので，グリコーゲンと脂質を多量に蓄えて，細胞は大きくなっています．

1）軟骨基質

　軟骨基質は，特有の硬さをもつゲル状物質と膠原線維でできています（図2-26）．ゲル状物質の主体は，プロテオグリカンの凝集体です（図2-27）．

　プロテオグリカンは，軸タンパク質にグリコサミノグリカンの一種であるコンドロイチン硫酸とケラタン硫酸がブラシ状に付いたものです．硫酸基は，強く陰性に荷電するので，組織液に含まれるナトリウムイオンを水と一緒に強く引きつけます．これを水和性が高いといいます．

　このようなプロテオグリカンが，1本鎖のヒアルロン酸（グリコサミノグリカンの一種で長さが2.5 μm）に多数付いて巨大な凝集体をつくります．これが膠原線維の間を埋めていることが，軟骨特有の弾力を生み出します．軟骨はコンドロイチン硫酸の含有量が大きいほど硬さが増します．しかし，硬いといっても，軟骨はメスで切ることができます．

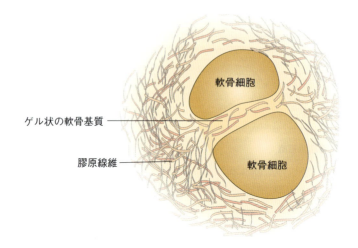

図 2-26　軟骨細胞と軟骨基質（硝子軟骨）
細胞分裂した 2 個の軟骨細胞と軟骨基質中の膠原線維を表している．

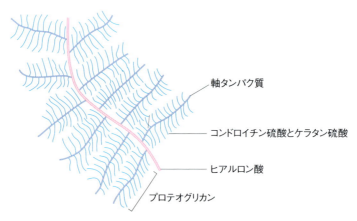

図 2-27　軟骨にみられるプロテオグリカンの凝集体
大きい分子の一部だけを載せている．

2）軟骨の成長

　軟骨の成長には，軟骨膜に含まれる軟骨芽細胞が軟骨に付加される付加的成長と，軟骨の中に埋もれた軟骨細胞が基質の分泌を続けて軟骨が大きくなる間質的成長があります．軟骨は，一定の大きさになると成長を停止します．軟骨細胞が死ぬと軟骨が入っていた小腔は空室になります．こうなった軟骨の弾力性は低下します．

3）軟骨組織の種類

　基質の性状によって軟骨は，硝子軟骨，弾性軟骨，線維軟骨の 3 種類に分けられます（図 2-28）．

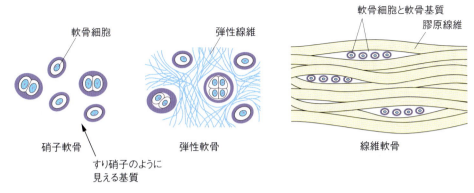

図2-28　軟骨の種類
弾性線維を特殊染色で染めると弾性線維が見えてくる．ゲル状の軟骨基質はメタクロマジーを示す．メタクロマジーとは青い色素であるヘマトキシリンあるいはトルイジンブルーで組織切片を染めた場合に，紫色に染まることをいう．

- 硝子軟骨（ガラス軟骨）

  最も多くみられる軟骨です（例：関節軟骨，肋軟骨，気管軟骨）．すり硝子のように乳白色の半透明をしているため，この名前が付きました．基質に含まれている膠原線維が，線維間を埋めるプロテオグリカンと同じ光屈折率を示すために，光学顕微鏡では線維は見えません．

- 弾性軟骨

  基質の線維の約30％が弾性線維からなり，そのため弾力性に富みます（例：耳介軟骨，外耳道軟骨，耳管軟骨，喉頭蓋軟骨）．弾性線維の色を反映して，弾性軟骨は淡黄色をしていて透明です．残り70％の線維は膠原線維です．

- 線維軟骨

  密性結合組織と軟骨の中間型にあたり，最も強靭な軟骨です（例：椎間板，恥骨結合，半月板）．多量の太い膠原線維が束をつくって密在し，その間に軟骨細胞が少量の軟骨基質を伴って存在しています．線維軟骨には，弾性線維が少量含まれています．

◆ 骨組織

「骨」というと，コンクリートのように形を変えない硬い構造と考えがちですが，それは，晒した骨から連想されるのであって，生体では骨は生きている組織です．骨表面では，絶えず骨吸収と骨形成が行われています．骨組織は，軟骨組織と同じく線維性結合組織の特殊型です．

1）骨基質

骨の細胞間質を，骨基質といいます．骨の働きは，主に骨基質が担っています．骨基質は，密に配列した膠原線維で形ができていて，膠原線維間に，カルシウム，リン，マグネシウム（総じてミネラル）が水酸化アパタイトの結晶として沈着しています．

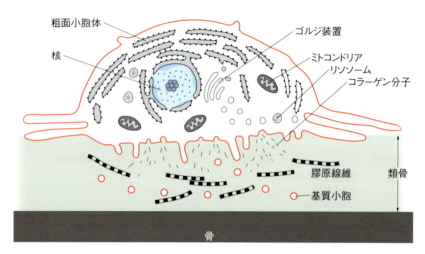

図 2-29　骨芽細胞
細胞膜と基質小胞の膜は，いずれもアルカリホスファターゼ活性を示す（——で示している）．

ミネラルは骨組織の50〜70％を占めていて，この中のカルシウムによって，骨組織は特有の硬さを保持しています．

2）骨の細胞

骨には，骨芽細胞，破骨細胞，骨細胞が存在します．

・骨芽細胞

　骨を形成する細胞です．骨表面にシート状に並んで，プロコラーゲンを分泌してコラーゲン分子の重合を促し，基質小胞を発芽します（図2-29）．基質小胞は細胞外液からカルシウムとリン，マグネシウムを呼び寄せて，この中で水酸化アパタイトの結晶の形成を促します．これが核となって，水酸化アパタイトの結晶は成長し，膠原線維間に沈着します．骨芽細胞には活動を休止している期間があり，このとき骨芽細胞の形は扁平になり，骨膜の中にいます．骨芽細胞は副甲状腺ホルモンの受容体をもっていて，ホルモンが受容体に付くと破骨細胞の分化と活動を促し，ホルモンが離れると，破骨細胞の活動を停止させます．

・破骨細胞

　前破骨細胞（単核細胞）が融合してできる大型で多核の細胞です（図2-30）．破骨細胞は造血幹細胞由来です．骨を溶かすときには骨に密着してサークル状の閉鎖腔をつくり，ここに波状縁とよばれる多数のヒダを出します．ヒダの細胞膜にはプロトンポンプが豊富にあります．破骨細胞は炭酸脱水酵素をもっていて，酸（H^+，プロトンともいう）をつくって，それをポンプで閉鎖腔に汲み出し，骨のカルシウムを溶かします．骨から溶け出たカルシウムは波状縁から取り込まれ，骨と反対側の細胞膜から組織液に放出されます．破骨細胞の細胞質にはポンプを動かすためのミトコンドリ

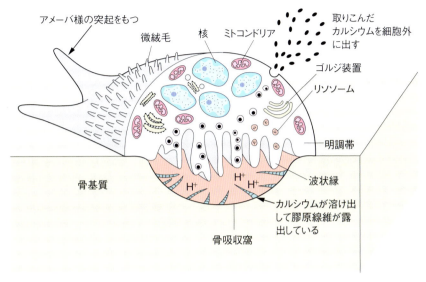

図 2-30 破骨細胞
炭酸脱水酵素をもっていてH^+をつくり，酸の力で骨を溶かす（$H_2CO_3 \leftrightarrow H^+ + HCO_3^-$）．

アが豊富です．骨には膠原線維もあるので，破骨細胞はカテプシンという酵素を波状縁から出して，膠原線維を分解します．分解された膠原線維は破骨細胞に取り込まれてリソソームで処理されます．

破骨細胞が溶かした骨の凹みを骨吸収窩といいます．その形はスプーンでプリンをすくった跡のように見えます．

- 骨細胞

骨細胞は骨基質の内部にある小さな部屋（骨小腔）に閉じ込められていますが，好気性代謝を営みます．多数の細胞質突起を骨の中に出して，ほかの骨細胞と突起で連なっています．突起どうしの間にはギャップ結合があり，骨細胞はたとえ毛細血管が遠い位置にあっても毛細血管に近い骨細胞からリレー方式で酸素と栄養を受け取ることができます．

3）体液のカルシウムの恒常性維持

血清カルシウム濃度を厳密に8.5～10 mg/dLに保つことは，生きていくうえでとても重要です．もし，この値が半分に下がれば，全身の筋肉が強直してテタニーを引き起こし，逆に値が高くなると筋力が低下します．このような制約を受けるようになった理由は，カルシウム濃度が常に一定に保たれている海の中で，細胞が誕生したことと関係があると考えられています．

血清カルシウム濃度を厳密に調整するために，副甲状腺には血清カルシウム濃度をチェックするセンサー機能があります．もし，低ければ副甲状腺ホルモンを出して，骨吸収を促進して血清カルシウム濃度を上げます．骨には体内のカルシウムの99％

第2章 組織

が集まっていて，体液に溶けているカルシウムは1％しかありませんので，血清カルシウム濃度の調節のために骨吸収が起こっても骨の強度に影響はありません．

カルシウムの血清濃度を調節するホルモンには，副甲状腺ホルモン，カルシトニン，活性型ビタミンD_3があります．

- 副甲状腺ホルモン（PTH）

副甲状腺から分泌されます．PTHの受容体は骨芽細胞にあります．PTHは血清カルシウム濃度が低下したときに分泌されて，受容体に結合します．すると骨芽細胞は破骨細胞の分化を促し，その機能促進に努めます．PTHの受容体は腎臓にもあり，Ca^{2+}の再吸収を促します．こうして低下した血清カルシウム濃度は元に戻ります．陸に棲むとどうしても血清カルシウム濃度が低くなりがちなので，PTHは血清カルシウム濃度の調節の主役として働きます．

- カルシトニン

甲状腺の傍濾胞細胞から分泌されます．カルシトニンの受容体は破骨細胞にあります．カルシトニンは血清カルシウム濃度が上昇したときに分泌されて，破骨細胞の受容体に結合して骨吸収を抑制し，血清カルシウム濃度を低下させます．脊椎動物は進化の過程でPTHよりも先にカルシトニンをもっていました．それは，生物が海で誕生したからです．海水のカルシウム濃度は高いので，海に棲む脊椎動物はカルシトニンが必要です．しかし，ヒトは陸に棲んでいるので，血清カルシウム濃度が上昇してカルシトニンが分泌されるということは通常はありません．

- 活性型ビタミンD_3

食物摂取により腸に吸収されたビタミンD_3と，紫外線があたって皮膚でつくられたビタミンD_3は，肝臓と腎臓でそれぞれ水酸基が付加されてはじめて活性化されます．活性化ビタミンD_3は腸のカルシウムとリンの吸収を促進し，PTHの産生を抑制し，骨芽細胞による骨形成を促進します．

3. 筋組織

筋組織は，細長い筋細胞からできています．筋細胞は細胞内に筋原線維という微細な糸状の構造を多数もち，その働きによって収縮します．

筋組織は横紋筋組織と平滑筋組織との2種に大別され，横紋筋組織はさらに骨格筋組織と心筋組織に分けられます（図2-31）．

◆ 骨格筋組織

骨格筋組織は，骨格筋細胞の集まりです．骨格筋細胞は長い円柱状の細胞で，太さは10〜100 μmで，長さは数mmから数10 cmまであります．まさに線維のような形をした細胞なので骨格筋線維ともいわれ，細胞の辺縁に核を多数もっています（図2-32）．骨格筋細胞は，胎生期に筋芽細胞という単核細胞が多数融合してできたもので

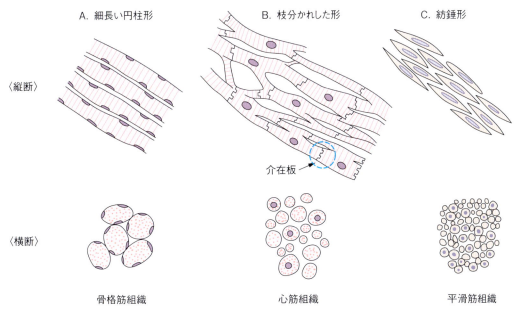

図2-31 筋組織の種類
横紋は骨格筋と心筋にみられる．

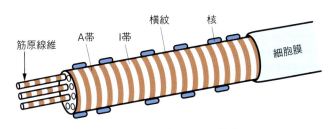

図2-32 骨格筋細胞の構造
横紋を示しているのは，筋原線維である．

す（図2-33）．筋芽細胞は，生後も筋線維の脇にわずかに残っていますので，骨格筋細胞の再生能力は低いながらあります．

骨格筋細胞には光学顕微鏡で横縞模様（横紋）がみられるので，横紋筋といいます．筋線維は枝分かれすることなく，平行に配列します．

1）骨格筋細胞の構造

細胞質には，細胞の長軸方向に走る多数の筋原線維が入っています．筋原線維は直径が1〜2μmで，明るい部分（I帯）と暗い部分（A帯）が交互に並ぶので，横紋が見えます（図2-32）．筋原線維を，さらに解像度が高い電子顕微鏡で観察すると，きわめて細い糸状の構造物が集まってできています．この糸状の構造物を筋細糸といいます．

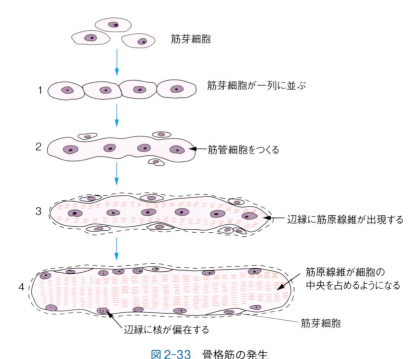

図 2-33　骨格筋の発生
筋芽細胞は筋が損傷されたときに再生に働く．

・筋細糸

　筋細糸には太いものと細いものがあり，互いに規則正しく配列しています．太い方をミオシン細糸（直径 15 nm，長さ 1.5 μm），細い方をアクチン細糸（直径 6 nm，長さ 1 μm）といいます（図 2-34）．ミオシン細糸を束ねている部分は暗い A 帯の中央にあり，M 線といいます．アクチン細糸を束ねている部分は明るい I 帯の中央にあり，Z 線あるいは Z 盤といいます（図 2-35）．

　I 帯は，アクチン細糸だけでできています．A 帯にはミオシン細糸があり，その一部にはアクチン細糸も重なっています．重なっている部分には，ミオシン細糸とアクチン細糸をつなぐ架橋がみえますが，これはミオシン分子の頭部にあたります．

・サルコメア（筋節）

　Z 線と Z 線までを筋収縮の単位と考えて，サルコメアと名付けられました．ギリシャ語でサルコは肉，メアは部分という意味です．サルコメアの長さは収縮時に約 2/3 になります．これによって筋線維全長ではかなりの収縮力を発揮できます．筋収縮によって短くなるのは I 帯であり，A 帯の長さは変わりません．

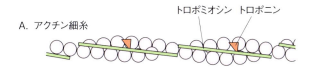
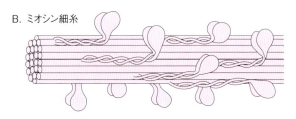

図2-34 アクチン細糸とミオシン細糸

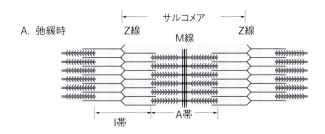
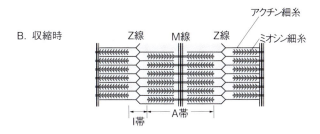

図2-35 弛緩時と収縮時の筋細糸の動き方
収縮しているときはミオシン細糸とアクチン細糸の重なりが大きくなっている．

2）骨格筋細胞の微細構造

　骨格筋細胞には，筋原線維のほかにも，筋原線維の収縮に必要な重要な構造がみられます．それは，筋小胞体，横小管，ミトコンドリアの3つです（図2-36）．筋小胞体は，筋原線維を網状に取り巻くカルシウムイオン（Ca^{2+}）を入れた袋（滑面小胞体）です．筋小胞体は筋収縮時にCa^{2+}を供給します．細胞膜の続きである横小管は細胞膜から直角に細胞内に入り筋原線維の周りを取り囲みながら横に走り，他の横小管ともつながります．横小管に沿う筋小胞体の部分は膨れていて，終末槽といわれ，大量のCa^{2+}を入れています．筋原線維間には，細胞長軸に沿ってミトコンドリアが密集して並んでいます．

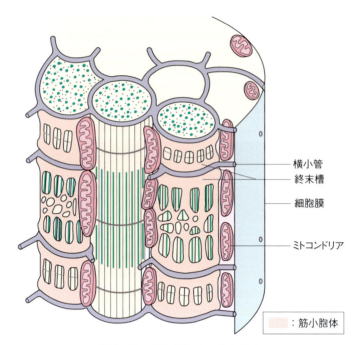

図 2-36　骨格筋細胞の立体構造
横小管の両脇には，終末槽がある．終末槽には Ca^{2+} が豊富に入っている（図中央の筋原線維の周りの横小管と筋小胞体は除いてある）．

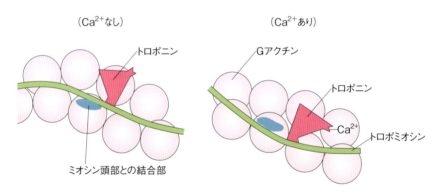

図 2-37　骨格筋細胞におけるカルシウムイオンの役割
アクチン上にあるミオシンとの結合部が露出するには，トロポニンへの Ca^{2+} の結合が必要である．トロポニンはトロポミオシンと結合している．

3）興奮収縮連関

　骨格筋細胞に届いた神経からの興奮が筋収縮を起こすまでの一連の流れを，興奮収縮連関といいます．

　骨格筋細胞の細胞膜の興奮が横小管を通して筋小胞体に届くと，終末槽のカルシウムチャンネルが開いて Ca^{2+} が大量に細胞質に放出されます．Ca^{2+} はすぐにアクチン細糸上のトロポニンというタンパク質に結合します．すると，ミオシン頭部との結合部を覆っていたトロポミオシンが動いて，結合部が露出されます（図2-37）．ミオシ

ン頭部は，すぐにここに結合します．ミオシン頭部はATP分解酵素をもっていて，ATPを使ってミオシン頭部をアクチンと結合したまま動かします．また，ミオシン頭部はアクチンとの結合を解くときにもATPを必要とします．これを何十回も繰り返すことで，ミオシン細糸とアクチン細糸の重なりが大きくなって，筋は収縮します．

収縮を終えるときには，筋小胞体はカルシウムポンプを使って細胞質に出ていたCa^{2+}を再び筋小胞体に戻します．

ミトコンドリアはATPを産生し，筋収縮に必要なエネルギーを供給します．

> **死後硬直** ヒトは，死後2〜12時間経つと，顎関節と頸部の筋肉に硬直が出現し，筋硬直は下に降りていきます．24〜48時間後には顎関節から筋硬直は解けていきます．死後硬直が始まるのはATPが枯渇したためにミオシンとアクチンの結合部分が離れることができなくなったからで，硬直が解けるのは，細胞の融解が始まったときです．

4）骨格筋細胞の収縮同期性

1本の運動ニューロンは骨格筋の近くで枝分かれをして，別々の骨格筋細胞へ行ってこれを支配します．これにより，同じニューロンによって支配されている骨格筋細胞は一斉に収縮して筋力を発揮します（図2-38）．1本の運動ニューロンが支配する骨格筋の数を運動単位といい，数が少ないほど精細な運動ができます．

5）筋肉のエネルギー代謝と筋疲労

骨格筋細胞はクレアチンリン酸を大量にもっていて，これを使うことによってもATPを産生することができます．クレアチンリン酸は，クレアチンキナーゼという酵素によってクレアチンとリン酸に分解され，このときにATPを産生します．クレアチンキナーゼはクレアチンリン酸を合成する酵素でもあるので，細胞内のATP量は常に一定に保たれます．

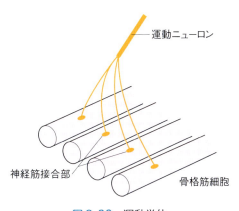

図2-38 運動単位
図の運動単位は4である．

第2章　組織

・筋疲労

　骨格筋を継続して長く使い続けると，クレアチンリン酸が無くなり筋は動かなくなります．これを，筋疲労といいます．筋疲労時には，解糖系が盛んになって乳酸がつくられます．このようなときには，筋を休ませると元に戻ります．適当な運動量であれば，ミトコンドリアとクレアチンリン酸によるATP産生によって，筋収縮に必要なエネルギーは十分に賄われます．

6）白筋と赤筋

　骨格筋は，白筋と赤筋の混合によってできています．白筋は急速に収縮することができますが，長く続けて収縮することはできません．一方，赤筋はゆっくりと長く収縮できます．すべての骨格筋は，これら両筋の割合を変えることにより個々の筋の動きに最も適したスピードと持続時間をもっています．白筋と赤筋の動きの違いは，ATPを得る方法が異なっているからです．

　白筋は，解糖によってATPを得ます．この方法では，酸素を使わずにATPを素早くつくれますが，TCAサイクルを使うよりもATPを少ししかつくれないので，手もちのグリコーゲンを使いきると動けなくなります．

　赤筋が赤いのは，ミオグロビンの含有量が多いからです．ミオグロビンは酸素と結合して細胞の中に酸素を貯蔵することができます．こうして，赤筋は，持続的にTCAサイクルを利用して好気性代謝でATPをつくります．TCAサイクルを利用する方法は，解糖による方法よりも時間がかかりますが，多くのATPをつくることができます．

　表2-2に，赤筋と白筋の特徴をまとめました．

◆ 心筋組織（横紋筋組織）

　心筋組織は，心臓の壁をつくる筋組織です．心筋は骨格筋と同じく横紋筋ですが，平滑筋と同様に不随意筋です．

表2-2　赤筋と白筋の特徴と主な筋

	赤筋	白筋
興奮収縮連関	遅い	速い
収縮持続時間	長い	短い
ATPを得る方法	好気性代謝	嫌気性代謝
酸素必要度	高い	低い
毛細血管	多い	少ない
ミトコンドリア	多い	少ない
ミオグロビン	多い	少ない
グリコーゲン量	少ない	多い
例	脊柱起立筋	上腕二頭筋

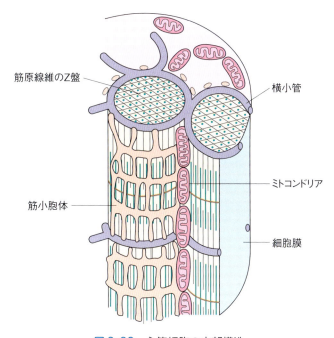

図 2-39　心筋細胞の内部構造
心筋細胞の筋小胞体は終末槽をもたない．

　心筋細胞は，直径約 15 μm，長さ約 80〜100 μm で，I，X，Y などの形をしていて，細胞が突起によって網状に連なります．細胞核は 1 個あるいは 2 個あります．
　心筋の性質は骨格筋の赤筋に似ています．

1) 心筋細胞の微細構造

　心筋細胞は，骨格筋細胞と同じく，太いミオシン細糸と細いアクチン細糸をもっていて，滑り込みで収縮が起こります．横小管，筋小胞体，ミトコンドリアもあります．違うのは，筋小胞体が終末槽をもたず，横小管と筋小胞体の接する部分が狭いことです（図 2-39）．また，横小管が入る位置が Z 盤の高さになっています．

2) 心筋の収縮同期性

　心筋細胞どうしが接続する境界線（介在板）は，Z 線を移りながら，かみ合っています．長軸に直角の面にはデスモソームが，平行な面にはギャップ結合が分布しています（図 2-40）．心筋細胞どうしが網状につながっていることと，ギャップ結合があることで，心房筋と心室筋はそれぞれがまるで 1 つの細胞のように一斉に収縮します．

◆ 平滑筋組織

　平滑筋細胞は細長い紡錘形で，直径 5〜8 μm，長さは 30〜100 μm あり，中央に 1 個の細長い核をもっています．平滑筋細胞には横紋がみられないので，平滑筋と名付けられました．

第 2 章　組織

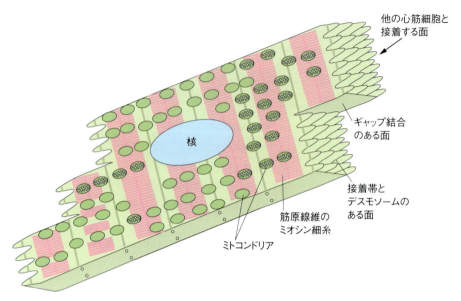

図 2-40　心筋細胞の細胞境界にみられる工夫
心筋細胞は細胞境界の位置を Z 盤から別の高さの Z 盤に移行することで細胞境界面を広げている．そして，ギャップ結合を縦の面に配置し，細胞間の興奮伝導を実現している．

　平滑筋組織は，消化管や気道，尿路，生殖器などの中空性器官の壁と血管壁にあって，内臓の運動や血管の収縮にあずかります．平滑筋は自律神経によって支配され，意志で動かすことができない不随意筋です．

1）平滑筋の収縮同期性
　平滑筋を支配する自律神経は，末端で何回か枝分かれをします．
　その枝には，5 μm 間隔で膨大部（直径 5 μm）が繰り返しあって，それぞれの膨大部が平滑筋とシナプスをつくるので，この方式をシナプス・アン・パサン（仏語で「通路にあるシナプス」の意味）といいます（図 2-41）．シナプス間隙は，平滑筋では骨格筋の 10 倍広くなっています．
　平滑筋細胞は紡錘形なので，細胞がびっしりと配列するところでは，幅が広いところと狭いところがうまく組み合わさるように同じ方向に並んでいます．このようなところでは隣り合う平滑筋細胞の間にギャップ結合が発達していて，ギャップ結合により，細胞間にも興奮の伝達が行われます．これらのしくみによって多くの平滑筋がゆっくりと，かつ一斉に興奮することができます．

2）平滑筋細胞の微細構造と収縮機構
　平滑筋細胞には，骨格筋細胞の Z 線に相当する暗調小体があります．暗調小体には，アクチン細糸と中間径細糸が付いています．細胞膜には，カベオラというフラスコ状

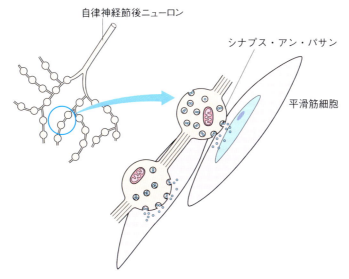

図 2-41　シナプス・アン・パサン
離れている平滑筋細胞を一斉に収縮させるための工夫である．

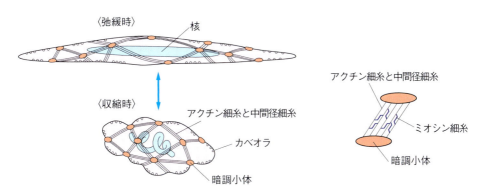

図 2-42　平滑筋細胞の収縮機構
ミオシン細糸は，平滑筋細胞では収縮時にのみ出現する．

の凹みがみられます．これは，骨格筋細胞の横小管に相当する構造です（図2-42）．平滑筋細胞では，筋小胞体の発達が悪く，収縮に必要な Ca^{2+} は細胞外から取り入れます．カルシウムが細胞内に入ってくると，ミオシン分子（ミオシンⅡ）は重合して，ミオシン細糸になります．

　平滑筋細胞を収縮時にみると，ミオシン細糸とアクチン細糸が，骨格筋のような整然とした配列を示していません（図2-43）．ミオシン細糸に対してアクチン細糸の数がきわめて多いのが特徴です．平滑筋細胞は，このために，ゆっくりとしか収縮できませんが，このスピードが内臓の運動や血管の緊張を変えるのに適当な速度なのです．

　骨格筋，心筋，平滑筋の特徴を，組織と細胞別に表にまとめました（表2-3, 4）．

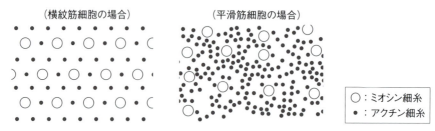

図 2-43 横紋筋と平滑筋における筋細糸の配列（横断面）

平滑筋細胞は Ca^{2+} を外から入れて，それをミオシン頭部に付けてミオシン細糸の重合を促し，アクチン細糸との間に滑り込みを行う．

表 2-3 骨格筋，心筋，平滑筋の特徴

	骨格筋組織	心筋組織	平滑筋組織
収縮速度	速い	骨格筋のなかで最も遅い赤筋と同程度	遅い
筋細胞の配列	平行	網状	平行
収縮同期性のしくみ	運動神経末端の枝分かれによる	ギャップ結合による	シナプス・アン・パサンとギャップ結合による

表 2-4 骨格筋細胞，心筋細胞，平滑筋細胞の特徴

	骨格筋細胞	心筋細胞	平滑筋細胞
直径（μm）	20～100	15	5～8
長さ	数mm～数10cm	80～100 μm	30～100 μm
横紋	有	有	無
核の数と位置	多数，辺縁	1個か2個，中央	1個，中央
筋原線維の量	きわめて多い	多いが骨格筋には劣る	少ない
筋小胞体の発達	良い	良いが骨格筋には劣る	きわめて悪い

4. 神経組織

　　神経組織は，身体のいろいろな器官・組織を連絡し，情報伝達のネットワークをつくり，身体全体の機能を統合・調整しています．

　　神経組織は，情報伝達を専門とするニューロン（神経細胞）と，これを支持する細胞からなります．支持細胞は，末梢神経系ではシュワン細胞であり，中枢神経系では神経膠細胞（グリア細胞）です．

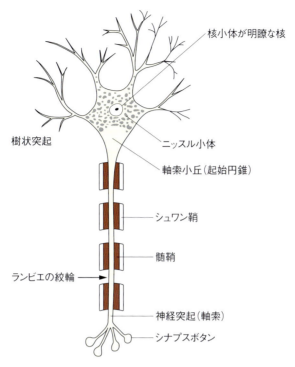

図2-44 運動ニューロン（脊髄前角細胞）
運動ニューロンは多極神経細胞で，軸索は髄鞘とシュワン鞘に覆われている．ニッスル小体は軸索小丘にはないので，軸索と樹状突起の根元を区別できる．軸索の太さは末端で枝分かれするまで変わらない．

◆ ニューロン（神経細胞）

　ニューロンは刺激を受けて興奮し，その興奮を遠くに速く伝えることができます．

　ニューロンは，細胞体と，そこから伸び出す樹状突起と神経突起（軸索）という2種類の細胞質突起をもちます（図2-44）．ニューロンは，神経組織の機能的単位とみなされ，ニューロンが互いに連絡することで，高度な仕事を成し遂げます．

1）神経細胞体の形と大きさ

　細胞核があるところを，細胞体といいます．円形，楕円形，紡錘形，錐体形，星形など，形はさまざまです．また，大きいものから小さいものまでいろいろありますが，一般的には大型のものが多くみられます．

2）神経細胞の構成

- 細胞核

　神経細胞の核は1個です．核は，一般に大きな球形で，核質は明るく核小体が大きいのが特徴です．

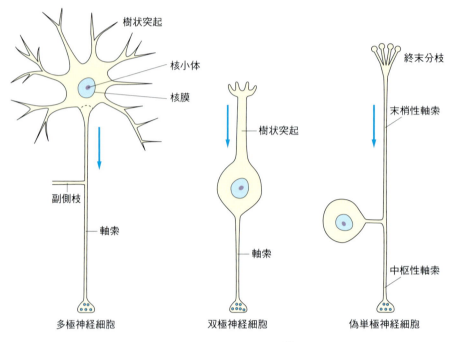

図2-45　ニューロンの形態

- 樹状突起

　軸索に比べると短く，数多く細胞体から出ていることが多いです．樹状突起は，細胞体から出るところは太く，枝分かれして，先端にいくほど細くなるので，樹のように見えるので，樹状突起と名付けられました．樹状になっているのは，興奮を受ける表面積を拡大するためです．樹状突起は受け取った興奮を細胞体に向かって伝えます．なお，嗅細胞や網膜にある双極神経細胞の樹状突起は1本です（図2-45）．

- 軸　索

　多くの場合，神経突起は軸索とよばれています．1個の神経細胞から出る軸索は1本です．軸索は長いものでは1 m近いものがあります．軸索は樹状突起の根元よりも細く，均一の太さで長く伸びています．軸索の中には微小管とニューロフィラメント（中間径細糸の一種）が走っています．軸索にある微小管は細胞体と軸索の末端にあるシナプスボタンとの間の物質輸送を担っています．脳では軸索から側副枝が何本も出て，多数の神経細胞と連絡をとります．

　特殊な例として，脊髄神経節細胞は偽単極神経細胞で，細胞体から出る突起は，2本とも髄鞘によって覆われ，太さも均一です（図2-45）．それで，区別するときは，神経節細胞より末梢側の突起を末梢性軸索，中枢側の突起を中枢性軸索といいます．

- 軸索小丘

　神経細胞体の軸索の根元にあたる円錐形の部分を，軸索小丘（起始円錐）といいます．軸索小丘の細胞膜にはNa^+チャネルが豊富にあり，細胞体で最も興奮しやすい部分です．軸索小丘で生じた活動電位は軸索の先端に向かって伝わります．

- **ニッスル小体**

　軸索小丘以外の細胞体と樹状突起には，斑紋のようなニッスル小体が見られます（図2-44）．ニッスル小体の本態は，粗面小胞体と自由リボソームの集まりです．粗面小胞体は，神経伝達物質を産生し，自由リボソームは構造タンパク質を2日に1回完全に入れ替えています．神経細胞体の中は，微小管やニューロフィラメントが束になって走っていて，粗面小胞体と自由リボソームはこれらによって区画されて斑状のニッスル小体として認められます．

3）神経の鞘

　末梢神経系で，軸索を包む鞘について述べます．

- **髄　鞘**

　鞘の成分は，脂質（ミエリン）が約80％，タンパク質が約20％です．髄鞘は電線にあたる軸索を包み，保護するとともに，絶縁体としても働きます．髄鞘は，一定の間隔を置いて切れ目をもちます．この切れ目をランビエ絞輪といい，ここでは軸索は裸になります（図2-46）．

- **シュワン鞘**

　髄鞘の外側に密接するシュワン細胞の細胞質からなる薄い鞘です．シュワン鞘は，末梢神経線維にのみあります．

4）有髄神経線維と無髄神経線維

　髄鞘が軸索の周りを取り巻いている場合，有髄神経線維といいます．軸索が髄鞘をもたない場合，無髄神経線維といいます．有髄神経線維は白色に，無髄神経線維は灰

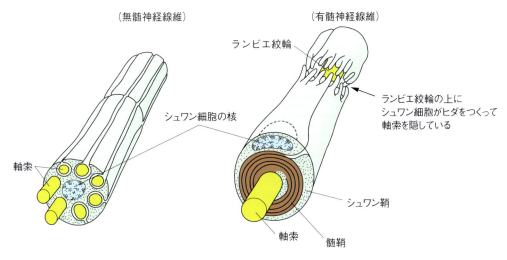

図2-46　末梢神経系で髄鞘とシュワン鞘をつくる細胞
シュワン細胞は末梢神経系のグリア細胞といえる．

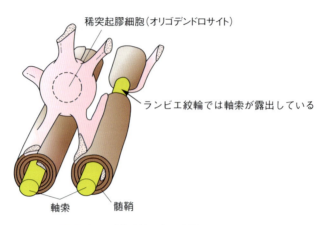

図 2-47 中枢神経系で髄鞘をつくる細胞

白色に見えます．髄鞘は，末梢神経系ではシュワン細胞が，中枢神経系では稀突起膠細胞が自分の細胞膜を巻き込んでつくります（図 2-47）．

5）神経膠（グリア）

中枢神経系において，結合組織の代わりをしているのが神経膠です．神経膠は，神経膠細胞（グリア細胞）でできています．神経膠細胞は一般にニューロンよりも小型で，多くの突起を出して連なり，網工をつくっています．神経膠はニューロンの細胞体および突起の間の隙間を埋めて，ニューロンを支持します．

神経膠細胞の数はニューロンの5～10倍あって，中枢神経系の体積の約半分を占めています．神経膠細胞には，星状膠細胞（アストロサイト），稀突起膠細胞（オリゴデンドロサイト），小膠細胞（ミクログリア）の3種類が区別されます（図 2-48）．

星状膠細胞は，最も数の多い神経膠細胞で，神経細胞と血管の間に介在し，血液-脳関門をつくります．

稀突起膠細胞は，中枢神経系の髄鞘をつくる細胞です．

小膠細胞は，食作用をもった細胞で，これだけが造血幹細胞由来です．

◆ 神経の電気生理学

1）神経細胞の興奮

どの細胞も刺激を受け取ると電気的に興奮しますが，なかでも神経細胞と筋細胞は興奮しやすくできています．電気的に興奮することが，これらの細胞の働きのうえで，きわめて重要です．

- 細胞の興奮に関わるイオンチャネル

細胞が興奮することができるのは，静止時に細胞内外にイオンの濃度差があるからです．濃度差が減少したとき，細胞は興奮状態になります．

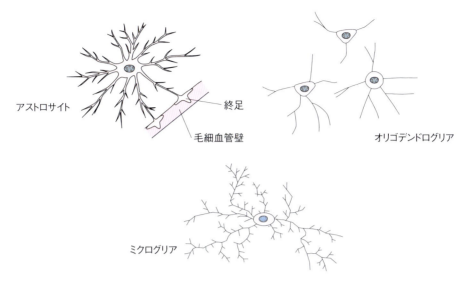

図 2-48 神経膠細胞
中枢神経系の毛細血管は，アストロサイトの終足で全面が覆われる．オリゴデンドログリアは，突起の数だけ髄鞘をつくる．ミクログリアは，造血幹細胞由来の細胞で貪食能がある．

　ナトリウムイオン（Na^+），カリウムイオン（K^+），カルシウムイオン（Ca^{2+}）などの無機イオンは，それぞれのイオンチャネルを通過します．イオンチャネルが開くかどうかが細胞膜内外の電圧差（膜電位）によって決まるものを，電圧依存性チャネルといいます．細胞膜は各種のイオンに対する電圧依存性チャネルをもち，脱分極（興奮して細胞膜内外のイオンの濃度差が消失する）が起こって膜電位が変化すると，さまざまな種類のチャネルが次々に開いて，細胞内外のイオン勾配を元に戻します．

　チャネル内のイオンの通り方には，素早く大量に通るもの（Na^+）と，ゆっくり少しずつ通るもの（K^+）があります．これらは，興奮の持続時間に関係します．チャネル内のイオン移動には，エネルギーを使わない単純拡散（Na^+チャネルとK^+チャネル）とエネルギー（ATP）を使う能動輸送（Na^+-K^+交換ポンプ）があります．

- **静止膜電位とその成因**

　神経細胞では，細胞が活動していないときの細胞膜の外側の電圧を0とした場合に，細胞内側の電圧が$-80\,mV$となっています．これを，静止膜電位といいます．

　細胞内外のイオン分布は，非活動時には細胞内にK^+濃度が高く，細胞外にNa^+濃度が高くなっています（図2-49）．細胞内にあるイオン化したタンパク質はマイナスに荷電しているので，これと平衡を保つためには陽イオンが必要です．静止時の細胞膜は，Na^+チャネルは閉じていて，K^+チャネルは開いているので，K^+は細胞内に引き込まれて，細胞外の20倍も濃度が高くなります．K^+が拡散によって細胞外に出ようとする力と細胞内のK^+を引きつけるマイナスの力がつり合ったときの細胞膜内外の電圧差を，静止膜電位といいます．このことから，静止膜電位はK^+がつくっているといえます．

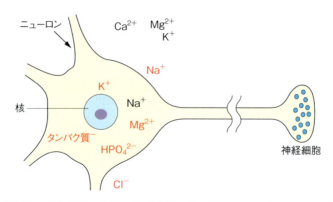

図2-49　静止状態における細胞内外の主な陽イオンと陰イオンの分布
濃度が高い物質を赤文字で示す．電解質の細胞内外のイオン分布はどの細胞も同じである．

- 活動電位と脱分極

　細胞に活動電位を起こすイオンは，Na$^+$です．細胞膜に，電気刺激あるいは別の刺激が加わると，細胞膜にあるNa$^+$チャネルが開きます．すると，細胞外の濃度が細胞内に比べてはるかに高いNa$^+$は，拡散によって細胞内になだれ込みます．このために細胞内にNa$^+$が多くなって，細胞膜の内外の電位差が消失し，さらには逆転するのを脱分極といい，活動電位が生じたといいます（図2-50）．

- 再分極と過分極

　脱分極をしたあとは，Na$^+$チャネルはすぐに（約1 msec後）閉じてしまいます．このときに開く電位依存性のK$^+$チャネルがあって，K$^+$をゆっくり外に出して細胞内を静止膜電位に戻していきます．これを，再分極といいます．通常，静止膜電位を過ぎてさらにマイナスになるので，これを過分極といいます．細胞膜には，Na$^+$とK$^+$を交換する能動ポンプがあって，常に働いているので，細胞内のイオン分布は静止時の状態に戻ります．

> **筋電図，心電図，脳波**　これらは，筋細胞や神経細胞が興奮したときの活動電位を身体の外表面から記録したもので，病気の診断に役立ちます．

- 閾値

　ほとんどすべての細胞は刺激を受けると興奮しますが，細胞によって興奮するのに必要な刺激の大きさが異なります．興奮するのに必要な刺激の大きさを，閾値といいます．閾値が低い，すなわち最も興奮しやすい細胞に，神経細胞と筋細胞があります．

- 全か無かの法則

　刺激を与えても，閾値よりも低ければ細胞は興奮しません．閾値を超えると興奮します．刺激の程度を閾値以上に上げても，興奮の程度が変わらないことを，全か無かの法則といいます．活動電位は，全か無かの法則に従います．

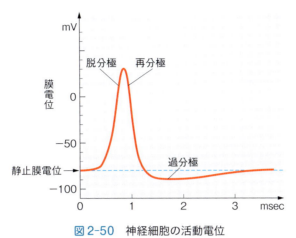

図 2-50　神経細胞の活動電位
脱分極は Na^+ の細胞内流入，再分極は K^+ の細胞外流出による．

- 不応期

　たとえ閾値以上の刺激を与えても細胞が反応できない時期があり，これを不応期といいます．はじめは反応しなくても刺激を大きくしていくと反応する場合には，「相対不応期にある」といい，どんなに刺激を大きくしていっても反応しない場合には「絶対不応期にある」といいます．絶対不応期は，脱分極と再分極の時期にあたります．相対不応期は過分極になって，それが静止膜電位に戻るまでの時期にあたります．

　神経細胞は 1 msec，骨格筋細胞は 2 msec，心筋細胞は 200 msec の絶対不応期をもちます．心筋細胞は心臓からの血液駆出という大役があるので，このために絶対不応期が長いのです．心筋細胞では，Na^+ による脱分極に続いて細胞膜にある Ca^{2+} チャネルが開き，細胞外から細胞内に Ca^{2+} が入ってきて脱分極の持続に寄与します．

2）興奮伝導のしくみ

　軸索内を活動電位が伝わることを，興奮の伝導といいます（図 2-51）．活動電位が最初に発生するのは，軸索小丘です．ここの細胞膜には Na^+ チャネルが豊富で，閾値が低いからです．軸索小丘に活動電位が発生すると，局所電流が生じます．局所電流は軸索の方へ流れて，そこに活動電位を起こします．活動電位が起こる位置は，次々に軸索の末梢側に移っていきます．細胞体側の軸索に活動電位が伝わることがないのは，細胞体側は常に不応期に入っているからです．

- 軸索の伝導速度

　線維の種類によって，軸索の太さはさまざまです．太い軸索ほど伝導速度が速くなっています．有髄線維には，次に述べる跳躍伝導が起こります．

- 跳躍伝導

　軸索が髄鞘に包まれている部分の細胞膜には Na^+ チャネルがきわめて少なく，ランビエの絞輪には Na^+ チャネルが豊富です．そこで，活動電位はランビエ絞輪だけ

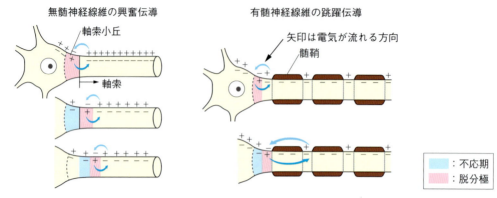

図 2-51　軸索の興奮伝導

軸索小丘は，Na⁺チャネルが多い．一方，軸索小丘以外の細胞体はNa⁺チャネルが少ない．これにより，活動電位は軸索小丘に発して軸索を先端に向かって進む．

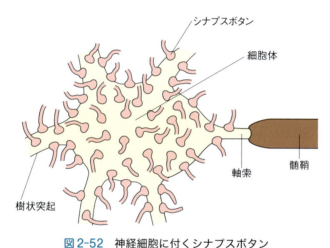

図 2-52　神経細胞に付くシナプスボタン
実際は，もっと密にシナプスボタンが付いている．

に起こり，絞輪間をジャンプして末梢側に伝わります．これを，跳躍伝導といいます（図2-51）．このために，有髄神経線維の興奮伝導速度は無髄神経線維の5～50倍も速くなります．

3）興奮伝達のしくみ

　　ニューロンがシナプスを介して，次のニューロンあるいは筋細胞に興奮を伝えることを，興奮の伝達といいます．

・シナプス

　興奮伝達が行われる場を，シナプスといいます．信号を与える側の終末は球状に膨らみ（シナプスボタン）（図2-52），細胞膜（シナプス前膜）は，信号を受け取る側の細胞膜（シナプス後膜）と，きわめて狭い間隙を隔てて向かい合っています．

表2-5　神経伝達物質

コリン類	アセチルコリン
アミン類	カテコールアミン（ノルアドレナリン，ドパミン），インドールアミン（セロトニン）
アミノ酸類	グルタミン酸 グリシン，γ-アミノ酪酸（GABA）※この2つは抑制性
ペプチド類	タヒキニン類：サブスタンスP オピオイド類：β-エンドルフィン，エンケファリン

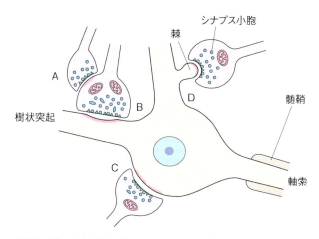

図2-53　中枢神経系のニューロンに付くシナプスの種類
A：軸索-軸索シナプス，B・D：軸索-樹状突起シナプス，C：軸索-胞体シナプス

シナプスボタンには，シナプス小胞という小さな袋が多数あり，この中には神経伝達物質が含まれています．活動電位がシナプスボタンに届くと，小胞から神経伝達物質がシナプス間隙に放出されて，シナプス後膜にあるレセプター（受容体）に付きます．神経伝達物質がアセチルコリンやグルタミン酸であれば興奮性シナプス後電位を，GABA（ガンマアミノ酪酸）であれば抑制性シナプス後電位を発生させます．神経伝達物質の種類を表2-5にまとめました．

ニューロンどうしでつくるシナプスには，軸索-軸索シナプス，軸索-樹状突起シナプス，軸索-胞体シナプスがあります．中枢神経系では，軸索-樹状突起シナプスが主です（図2-53）．

- **神経筋接合部（運動終板）**

神経筋接合部とは，運動ニューロンが骨格筋細胞に信号を伝達するところをいいます（図2-54）．これも，シナプスの一種です．信号を受け取る骨格筋の細胞膜は，シナプス後膜様に変化していて，溝が多数あり，溝の入口には神経伝達物質の受容体があります．

図2-55は，神経筋接合部における興奮伝達の流れをまとめたものです．ニューロンの活動電位がシナプスボタンに到着すると（①），シナプス前膜にあるCa^{2+}チャネルが開き，Ca^{2+}がシナプスボタンに流入します（②）．すると，シナプス小胞からア

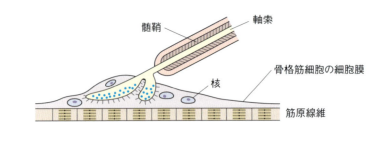
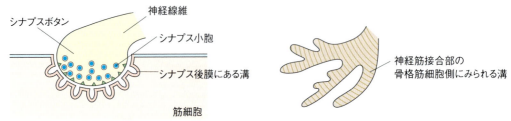

図2-54 神経筋接合部の構造

セチルコリンが分泌されます(③)．アセチルコリンは，骨格筋細胞のシナプス後膜にあるアセチルコリン受容体に結合して，信号の伝達を完了します(④)．

シナプス小胞がアセチルコリンを放出したあと，細胞膜は余剰となるので，ゴルジ装置に再利用されます(⑤)．

シナプス間隙に出たアセチルコリンは，アセチルコリンエステラーゼによって酢酸とコリンに分解されて(⑥)，コリンはシナプスボタン側に回収され(⑦)，これも再利用されます．

・興奮性シナプス後電位(EPSP)と抑制性シナプス後電位(IPSP)

シナプス後電位には，興奮性後電位(EPSP)と抑制性後電位(IPSP)があります(図2-56)．

EPSPは，シナプス後膜に生じる小さな脱分極です．1つだけでは小さくてニューロンに活動電位を起こすことはできませんが，ニューロンにはシナプスが多数付いているので，同時にあちこちから軸索小丘にEPSPが到達して，EPSPの加重によって閾値に達し，軸索小丘に活動電位を起こします．EPSPは興奮性の神経伝達物質(代表的なものはグルタミン酸とアセチルコリン)によって生じます．

IPSPはシナプス後膜に生じる過分極です．IPSPは抑制性の神経伝達物質(グリシン，GABA)によって生じます．IPSPとEPSPが重なると，ニューロンに活動電位が生じにくくなります．グリシンを神経伝達物質に使うのは，脊髄にある介在性抑制ニューロンです．

> **重症筋無力症** 神経筋接合部にあるアセチルコリン受容体に対して自己抗体ができると，アセチルコリン受容体の数が減少し，神経から筋への興奮伝達に支障をきたします．重症筋無力症の主な症状には，眼瞼下垂と複視があります．

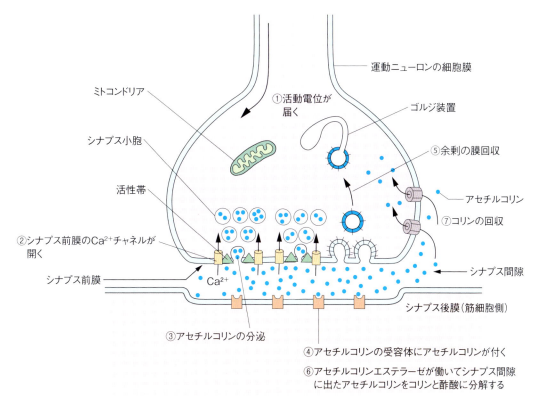

図 2-55 神経筋接合部における興奮伝達

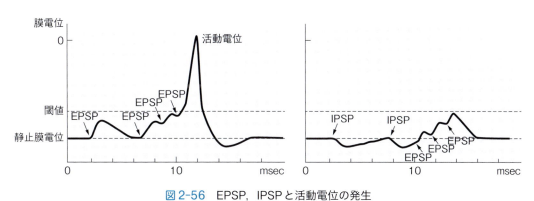

図 2-56 EPSP, IPSPと活動電位の発生

EPSPが重なってきて閾値に達すると活動電位を生じる（左図）. IPSPがきてすぐにEPSPがきた場合には, その後EPSPが重なってきても閾値に達しにくい（右図）.

第3章 身体の概要

　身体の構造と機能を細部にわたって学ぶ前に，身体各部の名称，人体を構成する器官系の役割，主要な構成器官の名称および位置を把握しておくのが，この章の目的です．

身体の切断面

　人体における水平面とは，地面に人が立ったときに地面に平行に切った面をいいます．矢状面は体を前から後に射抜く面，前頭面（前額面）は体を前後に分ける面をいいます（図3-1）．水平面，矢状面，前頭面を出すように切断することを，水平断，矢状断，前頭断（前額断）といいます．水平面，矢状面，前頭面は無数にあります．とくに，身体を左右対称に分ける面を正中矢状面といいます．

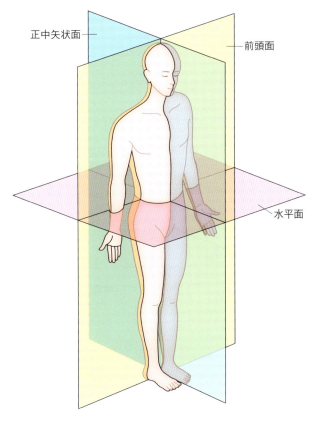

図3-1　身体の切断面

身体各部の名称

身体は，頭頸部，胸部，腹部，背部，骨盤部，上肢，下肢に分けられます．それぞれの部は，さらに細かく分けられて名称が付いています．よく用いられる身体の部位名を示します（図3-2）．

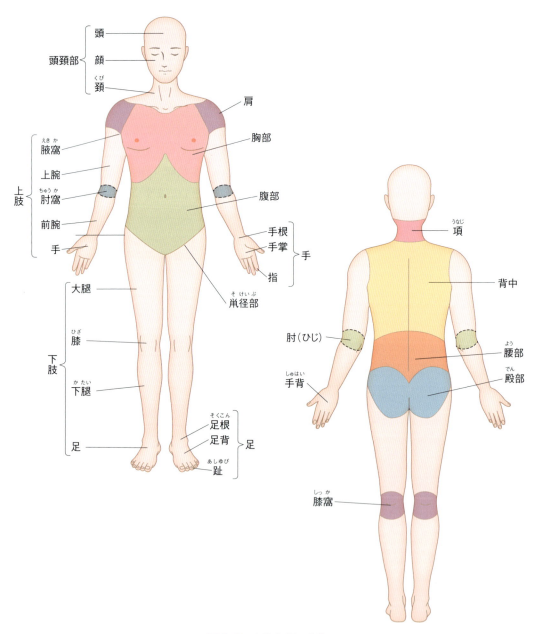

図3-2　人体各部の名称

身体内部の腔

身体内部には，頭蓋腔，胸腔，腹腔，骨盤腔の4つの腔があります（図3-3）．

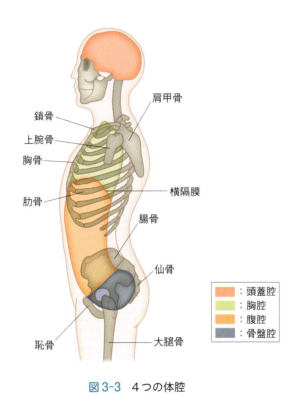

図3-3　4つの体腔

器官系の概観

人体は，器官系の集まりからできています．個体として生きるために，器官系は役割分担をしています．その役割を全器官系についてここで一括して述べておきます．また，器官系を構成する主な器官の名称と位置を人体図のなかに示します．

1. 運動器系

運動器系には，骨格系と筋系があります．骨格系は第4章，筋系は第5章で詳述します．

第3章 身体の概要

◆ 骨格系

骨格系は体の骨組みをつくるとともに，その中にいろいろな臓器を入れて保護しています（図3-4, 5）．また，筋系と組んで体の運動に関与し，食物の獲得に働きます．

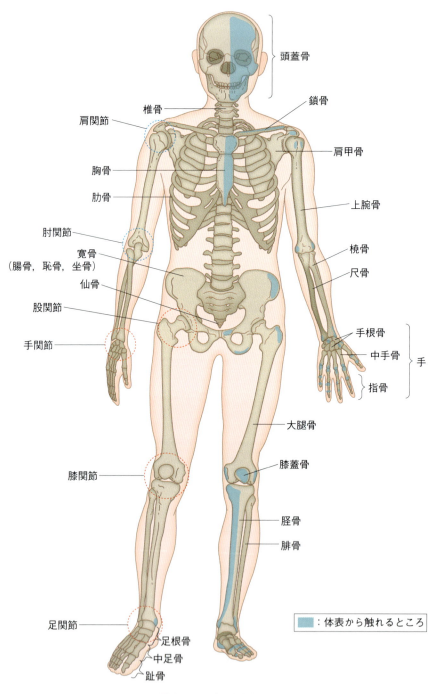

図3-4 骨格系（前面）

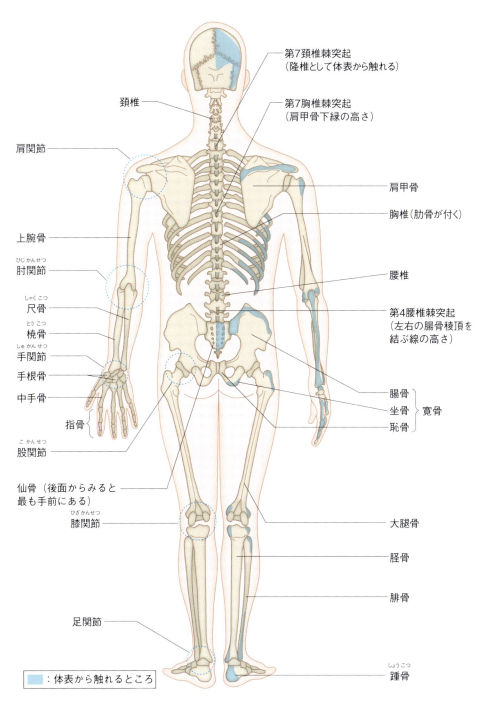

図 3-5　骨格系（後面）

◆ 筋　系

　筋系は，関節を越えて骨どうしを結び付けることにより，骨を動かして運動に関与します（図3-6〜8）．また，顔の皮膚に付いている筋は，表情を変えて，感情を外部に伝えます．これは，コミュニケーションに必要です．

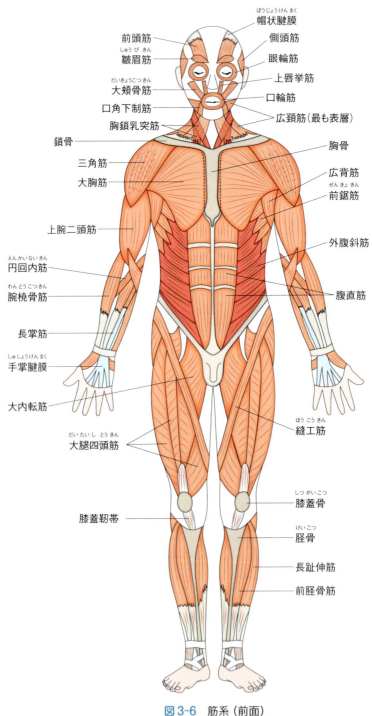

図3-6　筋系（前面）

ヒラメ筋と腓腹筋を合わせて下腿三頭筋という．どちらもアキレス腱となって踵骨につく．

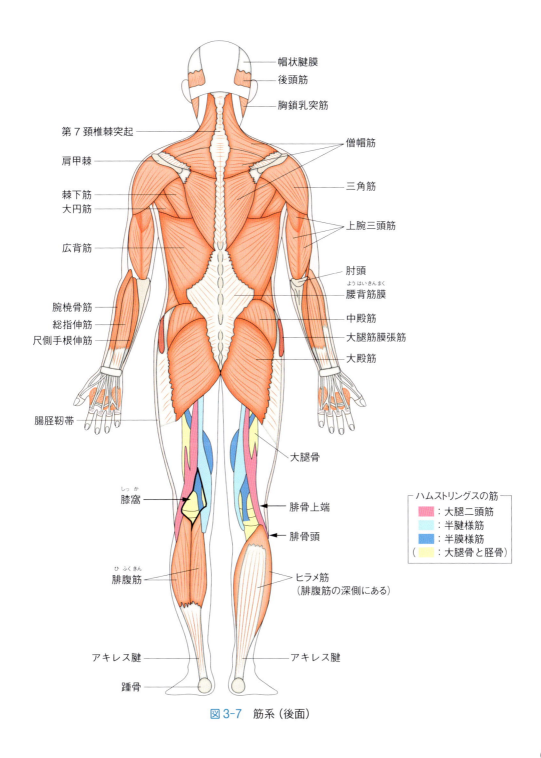

図 3-7　筋系（後面）

第3章　身体の概要

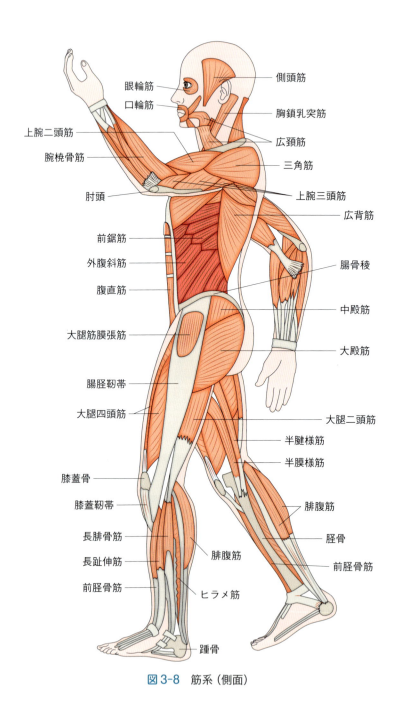

図3-8　筋系（側面）

2. 循環器系

　循環器系には脈管系とリンパ系があります．脈管系は第6章，リンパ系は第7章で血液や造血器とともに詳しく取り扱います．

◆ 脈管系

1）心臓と動脈系

　心臓は，全身に血液を送り出すポンプの働きをしています．動脈は，心臓から出ていく血液を入れる管です．細胞が生きていくために必要な酸素と栄養物を組織に輸送します（図3-9）．

2）心臓と静脈系

　静脈は，心臓に戻る血液を入れる管です．組織で代謝された結果，できた二酸化炭素と老廃物を回収して心臓に運びます．心臓に戻ってきた血液は，心臓のポンプ作用で肺と腎臓に運ばれ，そこできれいな血液に生まれ変わります（図3-10）．

◆ リンパ系

　リンパ管とリンパ節を図3-11に示しました．リンパ管は，血管に入りきれない大きなものを取り入れてリンパの流れに載せて静脈に運びます．リンパは，リンパ管の途中にあるリンパ節を通過中に，免疫機構によって濾過されます．リンパ管のもう1つの重要な働きは，小腸から吸収された脂肪を集めて，胸管を通して静脈に入れることです．リンパ系には，このほかに，粘膜免疫といって口や鼻から入った異物（病原微生物を含む）が体内に侵入するのを拒むための機構が備わっています．これに関わる組織を粘膜関連リンパ組織といい，扁桃やパイエル板，虫垂がこれに含まれます．

第3章 身体の概要

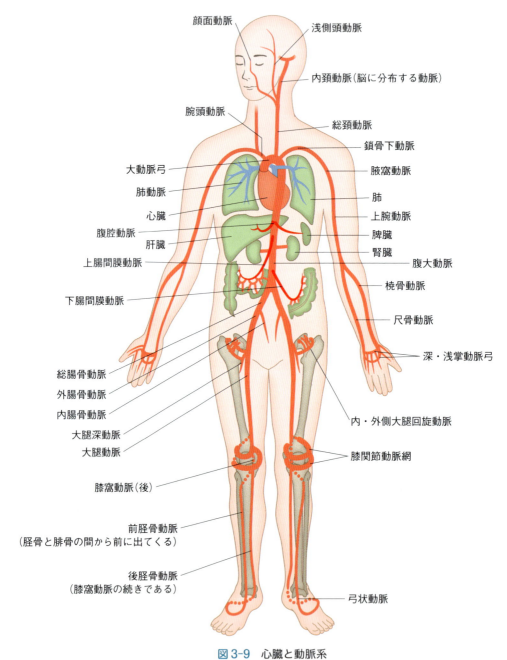

図3-9 心臓と動脈系
腕頭動脈は右側にのみある．腕頭動脈が右の総頸動脈と鎖骨下動脈とに分かれる．

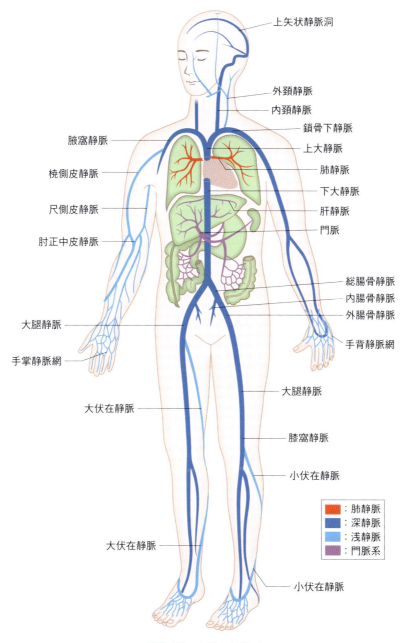

図 3-10　心臓と静脈系
総頚動脈はあるが同名の静脈はない．静脈には身体の深いところを走る深静脈と皮下の浅いところを走る浅静脈がある．

第3章　身体の概要

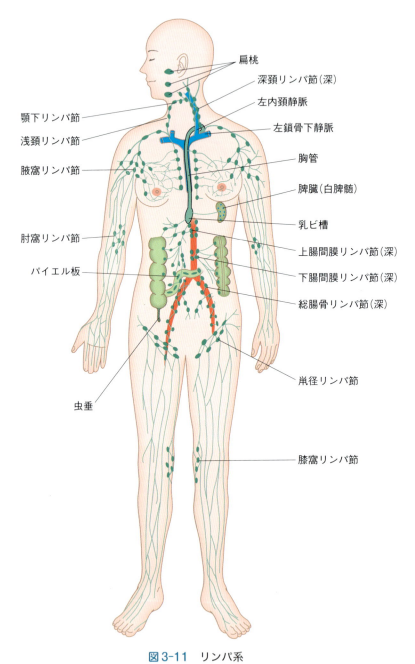

図3-11　リンパ系
リンパ節は，がんの転移や細菌の感染があると腫大する．
リンパの流れる方向は，静脈の血流と同じ方向である．

3. 造血器系

　造血器系は，赤血球，白血球，血小板などの血球をつくり，これを血管に入れます．赤血球は酸素の運搬に，白血球は免疫反応に，血小板は血液凝固に関与します．生後の造血は骨髄で行われます（図3-12）．胸腺はTリンパ球の産生に必要な器官です．脾臓は胎生期に肝臓とともに造血を行い，生後は老朽化赤血球の破壊と処理にあたります．骨髄，胸腺，脾臓は，造血器として，第7章で血液やリンパ系とともに詳しく取り扱います．

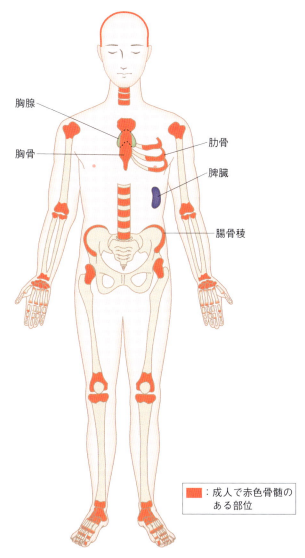

図3-12　造血器系

胎児や新生児の骨髄は，そのすべてで造血を行っているが，成人になるにつれて造血部位が限られてくる．骨の容積が成長とともに著しく増大するためである．胸骨と腸骨稜の骨髄は，白血病の検査に用いられる．

第3章 身体の概要

4．消化器系

　　消化器系は，食物を通す消化管と，消化液を分泌して消化を助ける消化腺からなります（図3-13）．消化器系は，食べたものを最小単位の栄養素（アミノ酸，グルコース，脂肪酸とモノグリセロール）にまで分解してから体内に吸収します（消化と吸収）．吸収した栄養素は，肝臓で体内で使える形に合成されます．肝臓は胆汁分泌を行うので消化腺に入れていますが，肝臓は化学工場としての働きがきわめて重要です．膵臓は消化酵素とホルモンを分泌する臓器です．消化器系は，第8章で詳しく取り扱います．

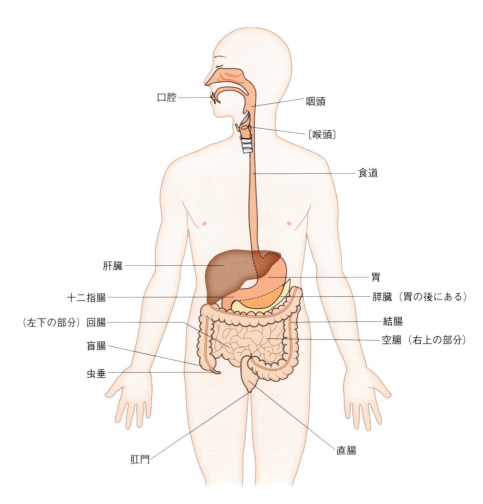

図3-13　消化器系
十二指腸，空腸と回腸は，小腸の区分である．盲腸，結腸と直腸は大腸の区分である．
喉頭は呼吸器系なので〔　〕に入れてある．

5. 呼吸器系

呼吸器系の主役は肺です（図3-14）．肺に吸い込んだ空気と，肺胞壁の毛細血管を流れる血液との間で行われる拡散によって，酸素を血液に取り込んで，二酸化炭素を肺胞気へ排出します．肺で行われるガス交換を外呼吸といいます．外呼吸が正常に行われるためには，胸腔を広げて肺に吸気を起こさせることと，気道に閉塞がないことが重要です．胸腔を広げるためには，横隔膜と外肋間筋が働きます．外呼吸が止まると，全身の細胞が行っている内呼吸も止まり，私たちは生きていくことができません．呼吸器系は，第9章で詳しく取り扱います．

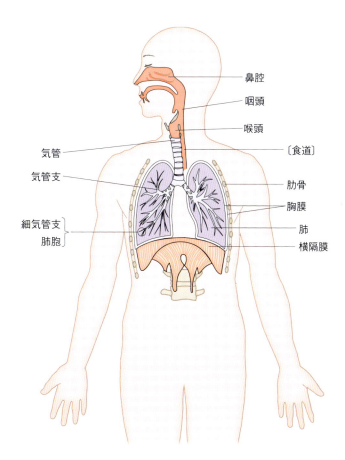

図3-14　呼吸器系
空気は鼻腔から吸って吐く．空気が喉頭へ吸い込まれるとき，食道は閉じている．
横隔膜が収縮しないと呼吸は停止する．食道は消化器系なので〔　〕に入れてある．

6. 泌尿器系

　泌尿器系は，腎臓が主役です（図3-15）．食物代謝の結果できた身体にとって不要なものを，尿に溶かして排泄します．これによって，体液の恒常性を維持することができます．尿管は，腎臓でつくられた尿をそのまま膀胱に送ります．膀胱は尿を一時的に貯留します．尿道は，膀胱から尿を体外に排泄するためにあります．尿道を開閉できる骨格筋が尿道の途中にあって，尿排泄のタイミングを大脳が決めることができます．泌尿器系は，第10章で詳しく取り扱います．

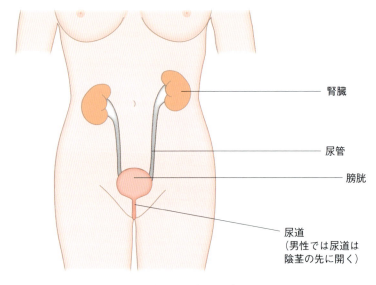

図3-15　泌尿器系

7. 生殖器系

　生殖器系は，種が絶滅しないように，子孫を残すためにあります．男女で構造が違っています（図3-16）．男性生殖器の主役は精巣で，女性生殖器の主役は卵巣です．精巣と卵巣でつくられた配偶子どうしが受精して，遺伝子を子に伝えます．受精が起こるのは卵管です．女性には子を育てるための子宮があります．生殖器系は，第11章で詳しく取り扱います．

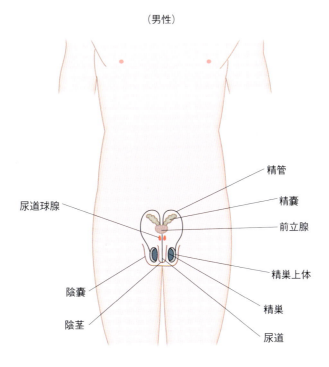

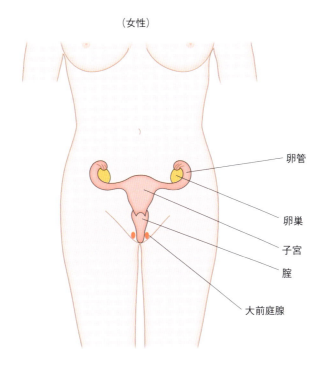

図3-16　生殖器系

8. 内分泌系

　　ホルモンを分泌して，ホルモン受容体をもつ標的器官の機能を統合的に調節します．内分泌系の総司令部は視床下部にあります（図3-17）．ホルモンによる調節は穏やかに行われるので，急激な変化を好まない成長，生殖，代謝の調節に適しています．体液の恒常性の維持は，内分泌系によるところが大きいです．内分泌系は，第12章で詳しく取り扱います．卵巣と精巣は第11章（生殖器系）で取り扱います．

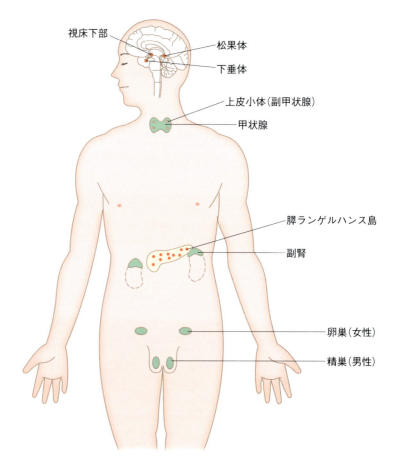

図3-17　内分泌系

9. 神経系

脳と脊髄からなる中枢神経系と，それ以外の末梢神経系に分けられます（図3-18）．身体のあらゆる感覚受容器からの情報は電気信号に変えられて，神経線維を通して脳に送られます．脳は情報を集めて総合的に判断し，急ぎの指令は神経系を通して出し，対応を緩やかに行いたいときには，内分泌系を通して指令を出します．こうして，神経系の主役である脳は，全身の器官系の働きを統合しています．神経系は，第13章で詳しく取り扱います．

10. 外 皮

皮膚，爪や毛，皮膚腺（汗腺，脂腺，乳腺）もふくめて外皮と総称します．皮膚は体内を乾燥と異物の侵入から守っています．小汗腺と毛は体温調節に役立っています．皮膚は温痛覚，触圧覚，痛覚の受容器を備えていて，中枢神経系に外部環境の情報を提供する感覚器としても重要です．外皮は，第14章で詳しく取り扱います．

11. 感覚器系

光刺激に応じる視覚器，音刺激に反応する聴覚器，頭の位置と動きを感受する平衡覚器，化学物質の味を感じる味覚器，匂いに反応する嗅覚器があります．これらを皮膚や関節・筋がもつ一般感覚と区別して特殊感覚といいます．特殊感覚に関わる感覚器は，第15章で詳しく取り扱います．

第3章 身体の概要

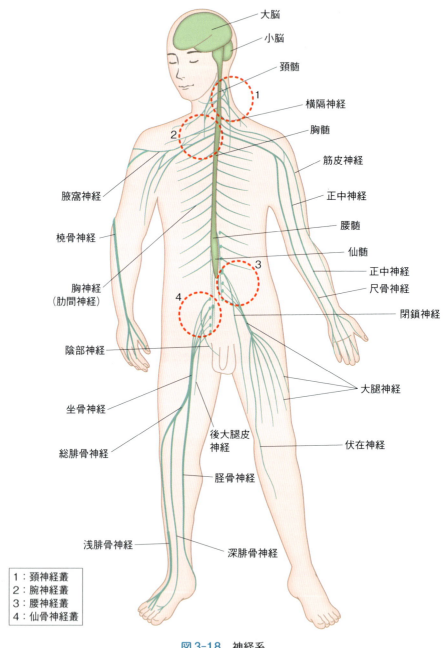

図3-18 神経系

第 4 章
骨格系

　骨格系は，身体の形や大きさをつくる土台となり，支柱となります．人体は全体で200個あまりの骨ででき，骨格系は体重の約18％を占めています．

　骨格は，人体のおおよその形を決めます．骨の名前，位置，形を覚えることは，人体という地図を読むために必要です．これから勉強する器官系が体の中のどこを占めているのかを，常に骨との関係で覚えていくのはよい方法です．そこで，各論は最初に骨格系をもってきました．

　骨には筋が付着し，これによって運動が行われます．骨格系は筋系とともに，運動器でもあります．

骨一般

1. 骨の形による分類

　　骨は，形によって，長骨，短骨，扁平骨，不規則骨の4種類に分けられます．
①長骨：代表的な例は大腿骨や上腕骨です．パイプのように中空になっているので，長管骨とも呼ばれます．中空構造は，丈夫さと軽さを兼ね備えています．
②短骨：手根骨や足根骨です．不整な立方体をしています．
③扁平骨：頭蓋骨や胸骨です．
④不規則骨：椎骨です．

2. 骨の構造

　　長骨を例に，骨の構造をみてみます（図4-1）．骨の両端の膨れているところを骨端，中央の細いところを骨幹といいます．

　　骨端と骨幹の間には，小児では骨端軟骨があります．これは，X線写真では写らないので，骨と骨の間の隙間として認められます．骨端軟骨は成人では骨に置き換わり，骨端と骨幹は骨でつながります．骨端軟骨は後述するように，長管骨の長さの成長に関わります．

　　骨の表層は，とくに硬く丈夫な骨質でできています．この骨を，緻密骨といいます．緻密骨は骨幹の中央では厚く，骨端に向かうとしだいに薄くなります．骨幹の内部には腔があり，この腔を髄腔といいます．骨端および骨幹の両端では，骨の内部は海綿骨という骨質でできています．海綿骨は，細い柱状の骨質（骨小柱または骨梁）が互いに連なり，その間に隙間があります．海綿骨の骨梁は荷重を支える走向をとります

83

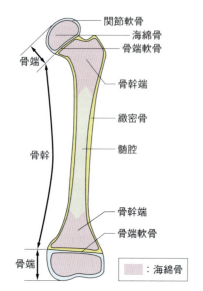

図 4-1　長管骨の構造（成長期）
骨端軟骨は成長期にのみみられる．骨幹のなかで海綿骨がある端の部分を骨幹端という．

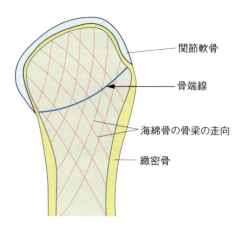

図 4-2　海綿骨の骨梁の走向（成人）
海綿骨の骨梁は，骨にかかる荷重を骨幹の緻密骨に伝える方向に走る．

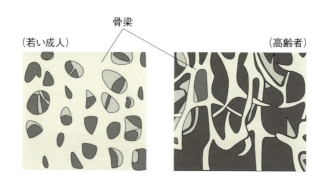

図 4-3　年齢による海綿骨の骨梁密度の違い
高齢になると，海綿骨の骨梁が細くなって，隙間（黒い部分）が広がる．

（図 4-2）．若いときには骨梁は太く隙間は狭いですが，高齢になると，骨梁は細くなって隙間は広くなります（図 4-3）．

　短骨，扁平骨，不規則骨では，緻密骨が表層をつくり，内部はすべて海綿骨でできています．椎骨の椎体には大きな荷重がかかるので，骨梁が細くなると圧迫骨折が起こりやすくなります．

3. 骨の組織

生きている骨は，骨組織，骨膜，骨髄からなります．

◆ 骨組織

骨組織は支持組織の一型で，細胞（骨細胞）と細胞間質（骨基質）でできています．間質の割合が高く，骨の形をつくっているのは膠原線維です．骨からカルシウムを抜く（脱灰する）と膠原線維が残るため，骨の形はそのままです．ただし，軟らかいので，タオルのように結ぶことができます（図4-4）．骨の硬さは，水酸化アパタイト〔$Ca_{10}(PO_4)_6(OH)_4$〕の結晶が沈着して生まれます．

骨組織の構造を，緻密骨で説明すると，緻密骨は，骨単位の集まりからできています．

1）骨単位（オステオン）

骨単位は，直径0.1～0.2 mm，長さ1～4 mmの円筒形で，中央の空洞部分をハバース管といいます（図4-5）．この管には，結合組織と血管が入っています．このハバース管を，同心円状に3～20層の骨層板（ハバース層板）が取り囲んでいます．

膠原線維は，同じ骨層板の中では同方向に走り，隣の層板とは直交しています（図4-6）．骨細胞は骨層板の境界にあって，骨細胞どうしは多数の細い細胞質突起で結ばれています．突起の結合部にはギャップ結合があり，ハバース管を通る血管からくる酸素と栄養をギャップ結合で受け渡ししています．骨単位の端には，セメントライン（接合線）があり，ほかの骨単位から独立しています．

骨単位のカルシウム含有度は一様ではなく，カルシウム含有度が低い骨単位は骨にかかる衝撃を緩和しています．

2）リモデリング

成長期に起こる骨のつくりかえをモデリングといい，成長が終わったあとも骨吸収と骨形成を繰り返すことをリモデリングといいます．どちらも，骨単位がつくりかえられます．

新しい骨単位の形成は，破骨細胞による骨の吸収で始まります．破骨細胞は，骨単位1個分の大きさの孔を開けて，その壁に骨芽細胞がシート状に並び骨形成を行いま

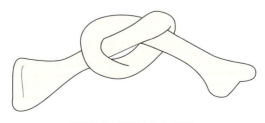

図4-4　脱灰された長骨

第4章　骨格系

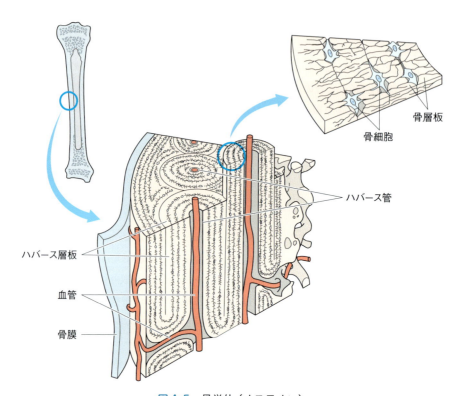

図4-5　骨単位（オステオン）
骨細胞どうしは突起でつながっている．

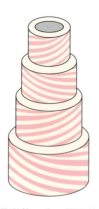

図4-6　骨単位の中の膠原線維の走向
骨層板ごとに走向が直交することで骨単位は丈夫さを増している．

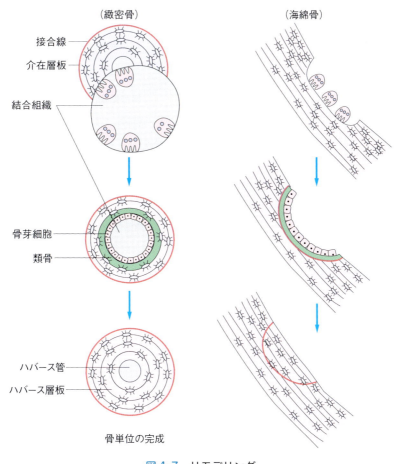

図 4-7　リモデリング
海綿骨は緻密骨よりリモデリングが起こりやすい.
左の図は骨単位を横断面でみている.

す．こうして，同心円状に並んだ骨層板ができます（図 4-7）．新しい骨単位の形成により，それまで骨単位であったものが不完全な形になったとき，これを介在層板といいます．

　リモデリングは，緻密骨よりも海綿骨に活発に起こります．海綿骨の骨梁は，破骨細胞によってその表面が骨吸収され，そこに骨芽細胞が層板状の骨をつくります（図 4-7）．基本的には海綿骨と緻密骨のリモデリングの仕方は変わりません．成長後に行われるリモデリングの目的は，体液のカルシウム濃度の調節です．

3）骨の血管

　骨細胞は好気性代謝を営むので，骨組織には血管が豊富です．長骨の中央から太い血管（栄養動脈）が髄腔に入り，これはハバース層板の中央を走る血管に続きます（図 4-8）．

第4章 骨格系

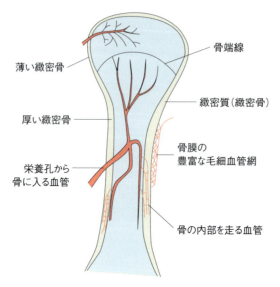

図4-8 骨組織の血管
緻密骨には，内外から血管が入り込む．外から太い血管が入る骨の孔を栄養孔という．
関節軟骨の内側の骨は薄い緻密骨でできている．

> **骨粗鬆症** 骨粗鬆症は，閉経期を迎えて10年以内の女性に多く発症します．その理由は，エストロゲンの急激な消退にあります．エストロゲンには，骨吸収を抑制する作用があります．椎骨の圧迫骨折が最も多く，転んだときに骨折が多いのは，大腿骨頸部です．

◆ 骨　髄

　骨髄は，海綿骨の小柱間の隙間を満たす軟らかい組織です．骨髄は，造血組織で取り扱います．

◆ 骨　膜

　骨膜は，骨の表面を包む線維性結合組織です．骨膜には骨表面細胞（休止状態の骨芽細胞）が骨表面に沿って並んでいます．骨膜には毛細血管と痛覚線維が豊富に分布しています．骨膜は骨の栄養にあずかるとともに，骨の新生や再生にも重要な働きをしています．骨膜が剥がれると，骨の再生は起こりません．骨膜の厚さは骨折が治る速度に影響します．若年層の人の骨膜は厚いです．

4. 骨ができる過程

　骨ができる過程には2種類あって，骨膜からできる膜性骨化と，軟骨が最初にできて，あとで骨に置き換わる軟骨内骨化があります．

◆ 骨　化

1）膜性骨化

　　骨芽細胞が軟骨を経ずに骨形成することを膜性骨化といいます．頭蓋骨，顔面骨，鎖骨などのように体表から触れる骨は，胎生期に未分化な間葉細胞が集まって骨芽細胞に分化し，骨芽細胞が分泌したコラーゲン分子が重合して細胞間に膠原線維をつくり，そこに水酸化アパタイトが沈着して骨ができます（図4-9）．こうして最初にできた骨は，沈着するカルシウムの量が少なく，線維性骨（網状骨）といいます．その後，線維性骨はしだいに緻密骨に置き換わります．

　　長管骨の太さの成長は骨膜で行われます．骨の外表面に骨芽細胞が並んで層状に骨を形成します．これにより骨幹が太くなります．これも膜性骨化です．

2）軟骨内骨化

　　発生の過程で起こる軟骨の骨化と，生後の成長期に骨端軟骨にみられる骨化を合わせて，軟骨内骨化といいます．

　　体軸になっている脊椎や四肢骨は，発生当初はそのすべてが軟骨でできていました．一次骨化中心が骨幹に現れ，次に二次骨化中心が骨端に現れて骨に置き換えられます（図4-10）．両骨化中心の間に軟骨のまま残ったのが，骨端軟骨です．骨端軟骨は，出生後も成長期が終わるまで残って骨の長さの成長を行います．

・骨端軟骨で起こる軟骨内骨化と骨の長さの成長

　　柱状帯の軟骨細胞は，次々に増殖する軟骨細胞に押されて下へ移動するにつれ，肥大します．これが肥大帯です．肥大した軟骨細胞は，間質に基質小胞を出して体液のカルシウムを呼び寄せ，石灰化柱をつくります．これが軟骨石灰化帯です（図4-11）．

　　軟骨細胞はここでアポトーシスに陥り，破軟骨細胞によって処理されます．すると，石灰化柱だけが残り，そこへ破骨細胞と骨芽細胞が現われて，石灰化柱の表面に並んで骨吸収と骨形成を行います．こうしてできた骨化帯はしだいに伸びていきますが，その長さは破骨細胞によって調節されます．これを繰り返すことにより，長管骨は長さの成長を遂げます．

> **アポトーシス**　プログラムされた細胞死であり，周囲に炎症などは一切起こさずにマクロファージによって処理されます．アポトーシスは，細胞に個別に起こります．

第4章 骨格系

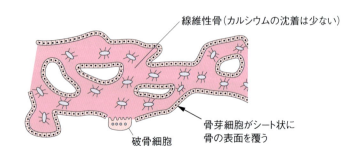

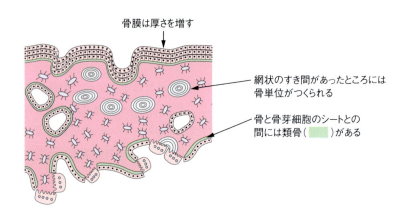

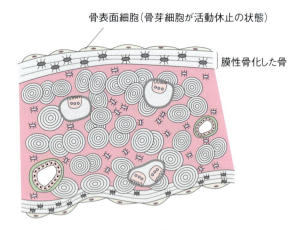

図4-9 膜性骨化
破骨細胞が骨単位の大きさの孔を開けて,そのあとに骨芽細胞がつくったハバース層板ができる.こうして最終的には線維性骨は骨単位に置き換わる.線維性骨は,生後も骨折部の修復過程において両骨折端を結合する骨として,最初にできてくる.

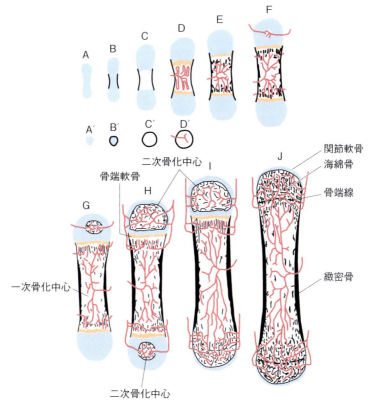

図 4-10 軟骨内骨化
軟骨が骨に置き換わる過程は，①体の深部にある骨の骨化（脊椎，四肢骨），②骨端軟骨で起こる長管骨の長さの成長でみられる．上図の ▆ の部分は軟骨内骨化が起こっていることを示す．

5. 骨の機能

◆ 骨がもつ5つの機能

骨には，支持，運動，保護，カルシウムの貯蔵，造血の機能があります．

1）支 持

身体の骨組みをつくり，身体の大きさと形を決定するとともに，その支柱となります．

2）運 動

筋肉とともに身体の運動を行います．骨は，あたかもテコのような働きをします．

第4章　骨格系

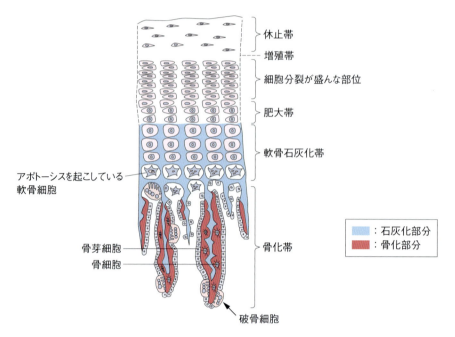

図 4-11　骨端軟骨で行われる軟骨内骨化

軟骨が骨化する過程は，①肥大した軟骨細胞が基質小胞を出芽してカルシウムを呼び寄せる．②肥大した軟骨細胞が石灰化した柱を残して消失する．③石灰化柱を足場にして骨芽細胞が骨をつくる．④破骨細胞が出てきて，骨化帯の長さを調節する．

3）保　護

重要な器官を入れて保護します．たとえば，頭蓋骨，胸郭，骨盤の骨などです．

4）カルシウムの貯蔵

骨組織には，体内のカルシウムの99％，リンの85％が含まれています．
カルシウムイオンは，血液凝固，筋の収縮，神経系の機能などに必要であり，広く細胞の働きに関係があります．カルシウムは骨組織に貯蔵され，体液のカルシウム濃度を一定にするように絶えず出し入れされています（p.39）．骨組織からのカルシウムの出し入れには，副甲状腺ホルモンが関与しています．

5）造　血

海綿骨の中で，骨髄は造血組織として働いています．骨髄は骨によって保護された造血組織といえるため，第7章で取り扱います．

6. 骨の連結

人体の骨組みは，骨が連結されてつくられています．骨の連結は，あまり動かない

不動連結と，骨が運動できる可動連結に大別されます．

◆ 不動連結

不動連結とは，骨と骨が膠原線維や軟骨で結ばれている場合をいい，若干の動きは可能ですが，その程度はきわめて限られています．たとえば頭蓋冠では，相接する骨が互いに鋸の歯のようにギザギザになって咬み合い，不動連結されます．この連結は，あたかも縫い目のように見えるので，縫合といいます．椎骨の椎体の連結や恥骨結合では，骨どうしは軟骨で結合されます．

◆ 可動連結

可動連結とは，向き合った骨の間に隙間があり，運動できるような連結で，いわゆる「関節」です．

1）関節の構造

互いに向かい合う骨の間には，関節腔という隙間があります（図4-12）．向かい合う骨の面は，一方が丸く突隆し，他方はそれに応じてくぼんでいます．突隆した方を関節頭といい，凹んだ方を関節窩といいます．関節面は，関節軟骨という薄い軟骨の層で覆われています．

関節軟骨は，弾力性があり，関節に加わる圧をクッションのように和らげる働きがあります．これによって，関節をつくる骨どうしの動きを滑らかにします．

関節をつくる骨は，関節包という丈夫な結合組織で包まれています．関節包の内側は軟らかな結合組織層で被われており，この結合組織層を滑膜といいます．滑膜は，滑液（関節液）という粘稠性の液（主な成分はヒアルロン酸）をつくって，関節腔を満たしています．

滑液は関節面（関節軟骨）を潤し，潤滑油のように摩擦を少なくし，骨の動きを滑らかにします．

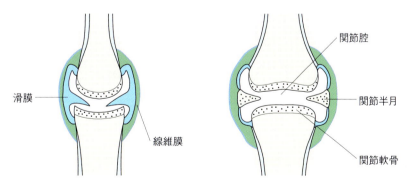

図4-12　関節の構造

滑膜で関節液がつくられ，かつ吸収される．分泌刺激は関節の運動である．滑膜と線維膜を合わせて関節包という．

関節包だけでは関節の動きを支えるには弱いので，その外側は，靭帯というきわめて丈夫な結合組織で補強されています．

関節面の適合性が悪い関節では，向かい合う骨の間に半月状あるいは円板状の線維軟骨（関節半月あるいは関節円板）が挟まって適合を良くし，安定性を高めています．

> **脱臼**　関節をつくる骨の関節面が正常な位置からずれたり，外れた状態をいいます．いったん外れると，関節包や靭帯が伸びたり断裂したりするので，再び脱臼しやすくなります．

> **捻挫**　関節の周りにある靭帯が無理に引き伸ばされて，一部ちぎれた状態です．「足をくじく」というのは，足首の関節の捻挫です．また，突き指は指の関節にみられる一種の捻挫で，過度の外力で正常な運動範囲を超えた場合に起こります．

> **変形性関節症**　関節軟骨の老化現象で，軟骨の表面がすり減って，滑らかさが失われ滑りが悪くなる状態になっています．軟骨の縁に余分な骨（骨棘）がつくられて，骨の形が変わってくるので，変形性関節症といいます．膝関節，股関節，脊椎の関節など，体重がかかり，重力の作用が大きいところに起こります．

> **関節リウマチ**　滑膜の炎症性疾患で，自己免疫機序で起こり，患者の80％が女性です．関節が腫れて痛み，動きが悪くなります．とくに朝起きたときに動きが悪く，これを朝のこわばりといいます．しだいに関節が破壊されて，動かなくなります．

2）関節の種類

関節頭と関節窩の形状によって，関節は次のように分類されます（図4-13）．

●球関節

関節頭が球形で，関節窩はそれに応じるように丸くくぼんでいます．球関節は，あらゆる方向に運動ができる関節です（多軸関節）．例は，肩関節と股関節です．

●楕円関節

関節面が楕円体になっています．楕円体の2つの軸を中心として回転できる関節です（二軸関節）．例は，手関節（橈骨手根関節）です．

●鞍関節

関節面が鞍のような形をし，これが直交するように向き合ってできる関節です．関節は，2つの軸を中心とする回転運動を行います（二軸関節）．例は，母指の手根中手関節です．

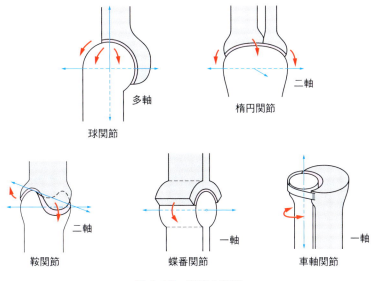

図 4-13　関節の種類

- **蝶番関節**

　関節頭が横になった円柱状で，関節窩はこれに応じる形をもっています．蝶番のように，一方向だけに回転運動が行われます（一軸関節）．例は，肘関節の腕尺関節です．

- **車軸関節**

　関節頭が車輪のような形状をもち，これに応じる関節窩の中を回転します（一軸関節）．例は，上橈尺関節と環軸関節です．

3）関節の運動

　関節は，その構造によって特有の運動方向と可動域をもっています．運動には，屈曲と伸展，外転と内転，外旋と内旋などがありますが，それぞれの関節で述べます．

> **関節拘縮**　関節の可動域が制限される場合を，拘縮といいます．たとえば，関節をある程度長期間動かさないでおくと，周囲の組織がしだいに硬くなって弾力を失い，可動域は減少します．関節自体の変化によって動かなくなる場合を，とくに関節拘縮といいます．

骨格の構成

　骨格を，頭蓋，脊柱・胸郭，上肢の骨格，下肢の骨格に分けて述べます．

第4章　骨格系

1. 頭　蓋

　　頭蓋（「ずがい」ともいう）とは，頭をつくる骨格で，15種23個の骨でできます．頭蓋は，脳頭蓋と顔面頭蓋に分けられます（図4-14）．脳頭蓋は脳を入れ，顔面頭蓋は顔面の枠組みをつくる骨です．ヒトでは脳頭蓋が大きく，脳頭蓋と顔面頭蓋の比率は4：1です．

◆ 脳頭蓋

　　脳頭蓋は8個の骨でできていて，頭蓋腔をもっています．この中に脳を入れます．上壁は丸く，頭蓋冠といい，下壁は頭蓋底といいます．

1）頭蓋冠

　　前方から，前頭骨，頭頂骨，後頭骨からなります．頭蓋冠をつくる骨は，扁平骨であり，外面と内面は緻密骨，その間が海綿骨になっています．

　・縫　合

　　前頭骨と頭頂骨，頭頂骨と後頭骨の間は，以下の縫合で連結されています（図4-15）．
　①冠状縫合：前頭骨と頭頂骨の間にある縫合です．
　②矢状縫合：左右の頭頂骨の間を前後方向（矢状という）に走る縫合です．
　③ラムダ縫合：頭頂骨と後頭骨の間がある縫合です．ギリシャ文字のλ（ラムダ）という字に似ているので，この名があります．

　・頭蓋泉門

　　乳児の頭蓋冠では，骨の境界にまだ縫合は形成されていません．膜状の結合組織があります（図4-16）．とくに，3個ないし4個の骨が接するところでは，膜状の結合組織が長く残っています．これを，頭蓋泉門といいます．頭蓋冠の上面には，大泉門と小泉門があります．
　①大泉門：左右の前頭骨と左右の頭頂骨との間にある，菱形の泉門です．大泉門は生後1年半～2年で閉じます．前頭骨は，胎生期には左右2個あります．生後しばらくしてから左右が合して，1個の前頭骨になります．
　②小泉門：左右の頭頂骨と後頭骨の間にある，三角形の泉門です．小泉門は生後6カ月～1年で閉じます．

> **泉門閉鎖不全症**　水頭症では，脳圧が高くなって，泉門が膨隆して閉鎖が遅れることがあります．

2）頭蓋底

　　頭蓋底を，内面の内頭蓋底と外面の外頭蓋底に分けて述べます．

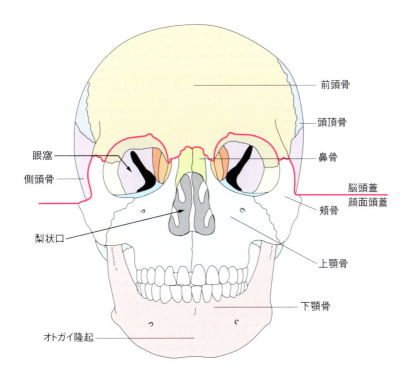

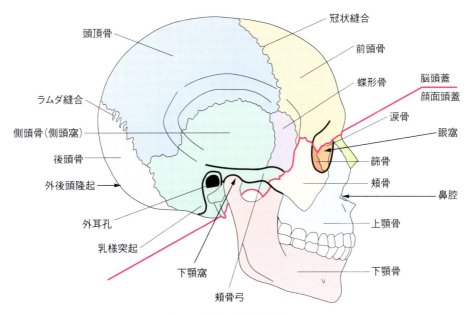

図 4-14　頭蓋骨を構成する骨
頭蓋骨を構成する骨の名称を覚える．────を境に脳頭蓋と顔面頭蓋に分ける．

第4章　骨格系

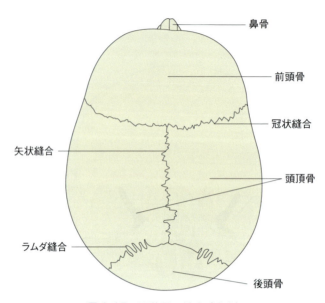

図4-15　頭蓋骨の縫合（成人）

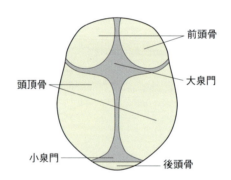

図4-16　新生児の泉門（上から見た）

骨と骨の間には，膠原線維の膜が張っている．骨化中心が何ヵ所もできて，骨がそこから広がっていくために隙間ができる．

- **内頭蓋底**

　内頭蓋底を見るためには，頭蓋冠を取り除かなければなりません．内頭蓋底は前方から前頭蓋窩，中頭蓋窩，後頭蓋窩に分けられます（図4-17）．前頭蓋窩，中頭蓋窩，後頭蓋窩の順番に，凹みは段階的に深くなります．
　前頭蓋窩には前頭葉の底部，中頭蓋窩には側頭葉の底部，後頭蓋窩には後頭葉と小脳を，それぞれ入れています．
　前頭蓋窩の中央には，篩板があります．篩板は鼻腔の天井にあたり，多くの細かい孔が開いていて，篩のようです．これは，嗅神経が通る孔です．
　中頭蓋窩前部の正中には，トルコ鞍（蝶形骨にある）があります．その中央部には下垂体を入れています（下垂体窩）．下垂体窩のすぐ前には，視神経管が眼窩に向かっ

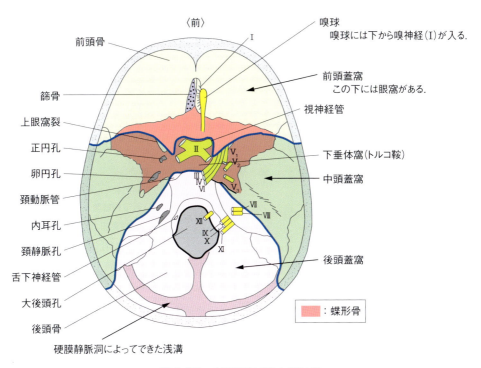

図 4-17 内頭蓋底の孔と脳神経
脳の形に合わせているため，前頭蓋窩，中頭蓋窩，後頭蓋窩は段階的に深くなっている．
正円孔は上顎神経，卵円孔は下顎神経の通路である．

て開いています．後方には錐体といわれる厚い骨（側頭骨にある）があり，中に内耳が入っています．

後頭蓋窩には，大きな大後頭孔があります．ここで，延髄が脊髄に移行します．

・外頭蓋底

外頭蓋底は，頭蓋の下面です（図 4-18）．最前部には，口腔の天井をつくる硬口蓋があります．

硬口蓋の前縁から側縁にかけて，堤防のように突出した骨があり，そこに歯が並んでいます．骨は，1本1本が骨のくぼみ（歯槽）の中にはまり込んでいます．

外頭蓋底の中央部には錐体の下面があり，ここに左右の頚動脈管がみられます．

外頭蓋底の後方正中部には，大後頭孔があります．その前外側には，左右両側に後頭顆という高まりがみられます．後頭顆の表面は関節面になっていて，第1頚椎（環椎）と関節をつくります．この関節で，頭蓋は脊柱の上に載ります．

ヒトは，直立すると，重い頭が脊柱によって支えられます．こうして，ヒトの脳は大きく発達することが可能になったのです．四肢動物では，頭が脊柱の前方にあり，後頭顆は後方に向いているので，頭蓋は筋肉で支えなければなりません．このために，脳はヒトのように大きく発達することができないと考えられています．

第4章 骨格系

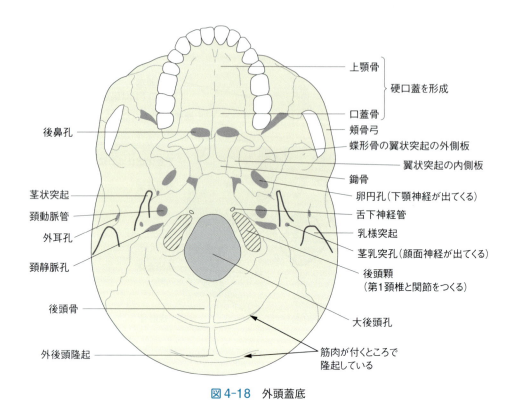

図4-18 外頭蓋底

◆ 顔面頭蓋

1）顔面頭蓋の前面と側面

・前　面

　額にあたるところは前頭骨でできていて，前頭部といいます．その下方には眼球を入れるくぼみ（眼窩）があります．眼窩の上縁が脳頭蓋と顔面頭蓋との境になります（図4-14）．

　眼窩の下方は上顎骨と頬骨でできています．上顎骨は下方に突出して馬蹄形を呈し，下面には歯が並んで歯列弓をつくります．

　前面の正中部には，鼻骨と上顎骨とで囲まれた梨状口があります．梨状口は鼻腔をつくります．鼻腔は鼻中隔で左右に仕切られます．

・側　面

　側面の中央は広い面になっていて，側頭窩といいます（図4-14）．側頭窩は生体では側頭筋で覆われています．側頭窩の下方には，頬骨弓があります．頬骨弓は頬骨と側頭骨の突起が連なって橋のようになったものです．頬骨弓の下面にある浅いくぼみは顎関節の関節窩です．

頬骨弓のすぐ下には，外耳孔がみられます．外耳孔は，側頭骨の内方に向かって外耳道となり，さらに鼓室に続きます．外耳道の後下方には乳様突起があります．乳様突起は生体で耳介の後下方に触れます．胸鎖乳突筋が起始するところです．

側面からみて後端にあたるところは，外後頭隆起という高まりです．ここでは，骨がとくに厚くなっています．

2）副鼻腔

鼻腔の周囲の骨には，鼻腔に通じる空洞があります．これを，副鼻腔といいます（図4-19）．上顎洞，前頭洞，篩骨洞，蝶形骨洞の4つの副鼻腔があります．

● 上顎洞

この空洞は，いくつかの骨に囲まれてできたものです．副鼻腔のなかで最大で，眼窩のすぐ下にあります．鼻腔への開口部は，中鼻道にあります．

● 前頭洞

前頭骨の内部にあり，前額に広がっています．前頭洞は中鼻道に開きます．

● 篩骨洞

左右の眼窩の間，篩骨の内部にあり，蜂の巣のように多くの小さな腔からできているので篩骨蜂巣ともいいます．篩骨洞の開口部は上鼻道と中鼻道にあります．

● 蝶形骨洞

鼻腔の後上方で，下垂体の直下にあります．鼻腔後上部の蝶篩陥凹に開きます．

3）下顎骨

下顎骨は，下顎（したあご）をつくる骨です（図4-20）．馬蹄形を呈する下顎体と，これにほぼ直角に上方に出る下顎枝に分けられます．下顎体の上面には歯が並んで，歯列弓をつくります．下顎体の前部は正中で突出しています．ここを，オトガイ隆起といいます．

下顎枝には前後に2つの突起があり，前方の突起を筋突起，後方の突起を関節突起といいます．筋突起は，側頭筋が付くところです．関節突起は先端が下顎頭となり，頬骨弓にある下顎窩と顎関節をつくります．顎関節で口の開閉ができます．

下顎体と下顎枝がつくる角を，下顎角といいます．下顎骨の形は，歯の発達と関係があります．歯が生え揃うまでは下顎角は鈍角で，成人になると直角に近くなり，歯が抜けると，下顎角は再び鈍角になります（図4-21）．

第4章 骨格系

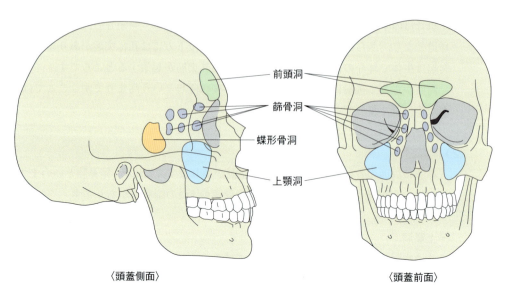

〈頭蓋側面〉　　　　　　　　　　　　　　　〈頭蓋前面〉

図4-19　副鼻腔

前頭洞，篩骨洞，蝶形骨洞は骨の内部にできた含気洞であるのに対し，上顎洞は，いくつかの骨がつくる骨の隙間である．副鼻腔は，空気の断熱効果を利用して，脳と脳神経を外界の急激な温度変化から守っている．

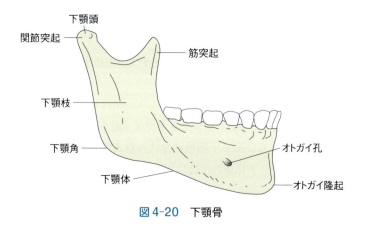

図4-20　下顎骨

顎関節の脱臼　下顎頭と顎関節をつくる下顎窩の前方には低い隆起があり，普通の口の開け方では下顎頭がこれを乗り越えることはありませんが，過度に大きく口を開けると，下顎頭がこの隆起を越えて，元に戻らなくなります．これが，「顎がはずれる」（脱臼）ということです．脱臼を整復するには，まず下顎骨を下方に引いてから，後上方に戻さなければなりません．

4）舌　骨

舌骨は，下顎骨の後下方にあるU字形の小さな骨で（図4-22），頭蓋とは筋・靱帯で結ばれています．甲状軟骨（のどぼとけ）のすぐ上方で皮下に触れることができます．

102

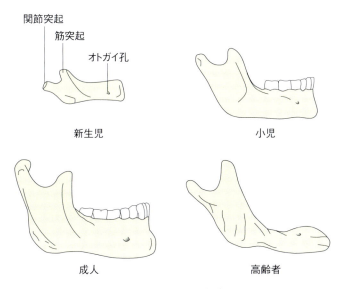

図4-21 下顎骨の齢変化
高齢者の下顎骨の形は，新生児のものに似てくる．

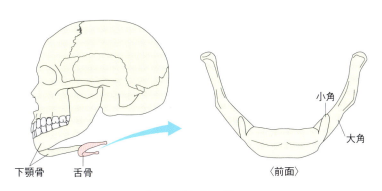

図4-22 舌 骨
舌骨は，頭蓋骨の一部である．

2. 脊柱・胸郭

◆脊 柱

　脊柱は，いわゆる背骨で，頭と体幹を支えています．脊柱は，32〜34個の椎骨が積み重なってできます．
　椎骨は，上方から，頸椎（7個），胸椎（12個），腰椎（5個），仙椎（5個），尾椎（3〜5個）が区別されます（図4-23）．

第4章　骨格系

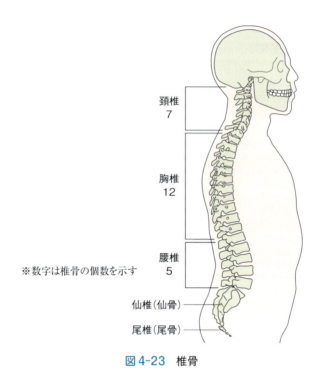

※数字は椎骨の個数を示す

図 4-23　椎骨

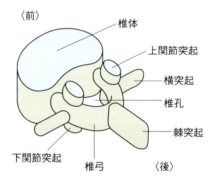

図 4-24　椎骨の基本構造
椎孔は，脊髄を入れる孔である．

1）椎骨の基本形

椎骨は，椎体と椎弓でできています（図4-24）．椎体が本体で，短い円柱形をしていて，その後方にアーチのように椎弓が付いています．こうして，椎弓は孔（椎孔）を囲んでいます．椎弓から，いろいろな突起（棘突起，横突起，上・下関節突起）が出ます．

棘突起は1個で，椎弓から後方に向かって出る長い突起です．横突起は椎弓から左右両側に出る2個の突起です．上関節突起と下関節突起は，椎弓の付け根のところから上方と下方に出る短い突起です．左右にそれぞれ2個ずつ，計4個あります．

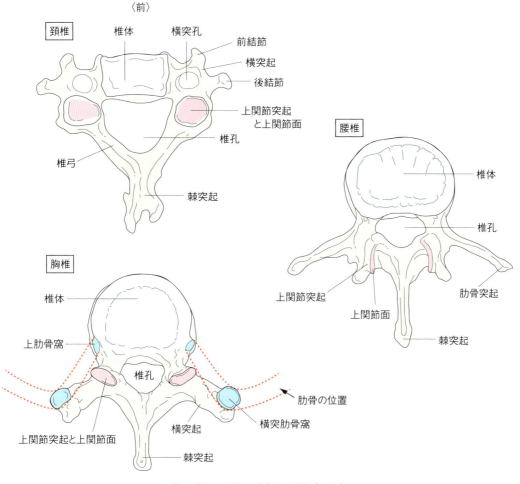

図 4-25　頚椎，胸椎，腰椎（上面）
いずれも，上から見た図である．上関節突起の関節面の向きに注目してほしい．この面が，頚椎では後方へ45°傾き，胸椎では前頭面，腰椎では矢状面になっている．この方向が脊柱の動きに制限をかける．

2）椎骨の特徴

椎骨は上下に積み重なって脊柱をつくりますが，その形は部位によってかなり違い，次のような特徴がみられます．

・頚　椎

頚椎の横突起には，横突孔という孔が開いています．この孔には脳に分布する椎骨動脈が通っています．棘突起は，頚椎では先端が二分しています（図4-25）．
　第1頚椎と第2頚椎は，ほかの頚椎とは形が違っています．
①第1頚椎：椎体にあたる部分がなくなって，全体として環状になっています（図4-26）．そのため，環椎ともいいます．横突起の付け根の上面には大きな上関節窩があっ

第4章　骨格系

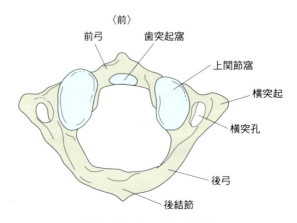

図 4-26　第1頸椎（環椎）
上面から見た図. 第1頸椎の上関節窩は, 後頭骨の後頭顆と環椎後頭関節をつくる.

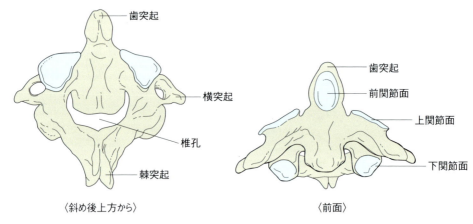

図 4-27　第2頸椎（軸椎）
第2頸椎の歯突起は, 第1頸椎の歯突起窩と車軸関節をつくり, 頭蓋骨を左右に回転させる.

て, 頭蓋の後頭顆を受けて関節をつくります. これを, 環椎後頭関節といいます.
②**第2頸椎**：椎体から上方に突き出る歯突起をもっています（図 4-27）. 歯突起は, もともと第1頸椎の椎体にあたるところですが, 第2頸椎に付いたのです.
　歯突起は, 第1頸椎の椎孔の前部と関節をつくり, 後方は靭帯で境されます. こうして環椎は頭蓋を上に載せたまま, 歯突起を軸にして水平に回旋します. このため, 第2頸椎は軸椎ともいい, この関節を環軸関節といいます.

> **ほとけさま**　遺体を火葬にしたときに, 第2頸椎の歯突起の形が残っていると, 第2頸椎が仏像に似ているので「ほとけさま」と呼ばれてとくに大切に扱われ, 骨壺の骨の中の最上部に収められます.

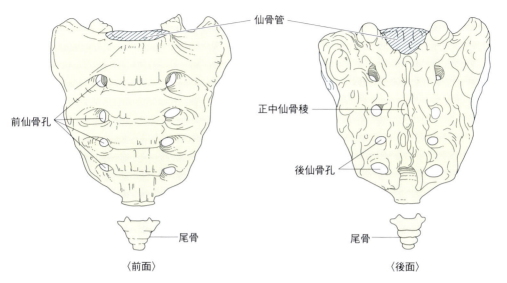

図4-28 仙骨と尾骨
坐骨神経は，前仙骨孔から出る．正中仙骨稜は，棘突起が骨癒合してできる．正中仙骨稜は寝ると床にあたるため，寝たきりになると表面の皮膚に褥瘡ができやすい．

環椎後頭関節は，頭蓋を載せて支えるとともに，頭蓋を前後左右に屈曲させます．一方，環軸関節は頭蓋を水平に回旋します．環軸関節は車軸関節です．

第7頸椎は，棘突起がとくに長く，頸部を前屈すると，第7頸椎の棘突起は最も上方で体表から触れることができ，このために，第7頸椎は隆椎とも呼ばれます．ほかの頸椎は，棘突起の先端に筋肉や靭帯が付いていて触れることはできません．

- 胸　椎

胸椎は頸椎よりも大きく，下方に行くほど大きさを増します（図4-23）．胸椎には肋骨が付きます．このため，椎体と横突起の両方に肋骨が付くくぼみがあります（図4-25）．

- 腰　椎

体重を支えるために，椎体がきわめて大きくなっています（図4-23，4-25）．横突起も大きく発達し，幅が広くなっています．腰椎の横突起は，もともとは肋骨にあたる骨が癒合してできたもので，肋骨突起ともいいます．

- 仙椎（仙骨）

仙椎は本来5個ありますが，17歳以降は癒合して，1個の骨，すなわち仙骨になります（図4-23，図4-28）．仙骨は上部が大きくて，下部は細く，逆三角形をしています．仙骨の後面には，棘突起が連なってできる正中仙骨稜があります．

仙骨の前面と後面には，前仙骨孔と後仙骨孔があります．これは，仙骨神経が出るところです．仙骨の外側には耳状面があり，腸骨と結合して，骨盤をつくります．

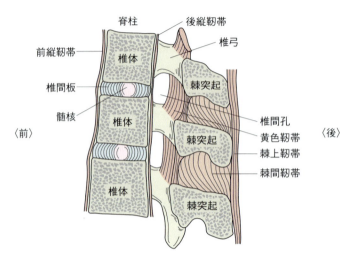

図 4-29 椎体の連結
椎骨は，上下の関節突起どうしで関節をつくるほかは，離れているので靱帯で結ばれている．黄色靱帯は弾性線維でできているので，肉眼的に黄色に見える．引き伸ばされると，元の長さに戻ろうとする．

- **尾椎（尾骨）**

　尾椎はヒトでは退化して，3〜5個の小さな骨が癒合して尾骨をつくります（図4-23, 28）．イヌやネコは20個ほどの尾椎があって，尾をつくります．

3）脊柱の連結

　脊柱の連結とは，椎骨の連結のことをいいます．椎骨は上下に積み重なって脊柱をつくります．椎体の連結と椎弓の連結に分けて述べます．

- **椎体の連結**

　上下の椎体の間には椎間板という厚い線維軟骨があって，上下を連結しています（図4-29）．椎体の前面と後面には，縦に走る前縦靱帯と後縦靱帯があって，前後にずれないように補強しています．

　椎間板は，中心に水分に富む寒天のような物質を入れており（髄核），その周囲を膠原線維（線維輪）が輪状に取り囲んでできます．髄核が水分に富んでいるので，椎間板は上下から力がかかってもつぶれず，かつボールベアリングのように椎体に可動性を与えます（図4-30）．

> **椎間板ヘルニア**　椎間板の線維輪が離開して髄核が圧迫され，はみ出ることがあり，これを椎間板ヘルニアといいます（図4-31）．線維輪は後方で薄いので，はみ出した髄核は後方に向かいます．後方には，脊髄やここに出入りする神経があり，ヘルニアによって圧迫されるといろいろな神経症状が出ます．

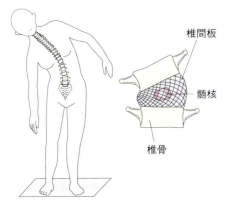

図4-30　椎間板の働き
椎間板はたわむことができ，このとき髄核はボールベアリングとして働く．

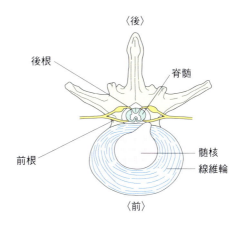

図4-31　椎間板ヘルニア
L4とL5の間，L5と仙骨の間に好発する．

- **椎弓の連結**

　上下の椎弓は，関節突起で連結されます（図4-24）．椎弓と棘突起の間は強力な靱帯で結合されています（図4-29）．

　後頸部では，外後頭隆起と第7頸椎の間に張った靱帯はとくに発達して三角形の板状になり，項靱帯といいます．生体でみると，頸部の後面の正中部は項靱帯で引っ張られて皮膚がくぼんでいます．

　椎孔は上下に連なって管状となり，脊柱管をつくります．脊柱管には脊髄が入っています．上下の椎弓の根元には椎間孔という隙間が開き，この孔から脊髄神経が出ます．

4）脊柱の全体像

　脊柱は，身長の約50％を占めます．脊柱の長さの約1/4は椎間板からなります．高齢になると身長が低くなるのは，椎間板の水分が減少して薄くなるからです．

- **脊柱の弯曲**

　成人の脊柱は，横からみると，穏やかなS字状カーブを描いています（図4-32）．頸椎と腰椎は前に凸のカーブ（前弯）をつくり，胸椎と仙骨は後に凸のカーブ（後弯）をつくっています（図4-23）．仙骨上縁は，第5腰椎との境界で前方に突出していて，ここを岬角といいます．

　脊柱の弯曲は二足歩行に伴って出現しました．胎児や生まれて間もない乳児は，背中を丸めた姿勢をとっています．脊柱は，全体として後方に凸のC字状弯曲を示します．生後3ヵ月頃に，頭をもち上げる（いわゆる「首がすわる」）ようになると，頭を支えるための筋が発達して，頸椎の前弯が現れます．生後1年頃には，しだいに筋力が強くなってきて，直立二足歩行を始めます．こうなると，身体のバランスを取るために腰椎の前弯が現れます．脊柱のS字状弯曲は，脊柱と筋との共同作用によって生じます．S字状弯曲はバネのように働き，歩行の際に下方から加わる衝撃を和らげます．

第4章 骨格系

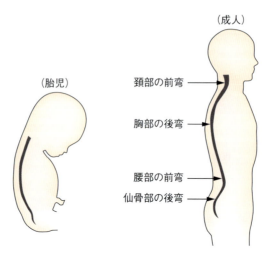

図 4-32 脊柱の弯曲
成人にみられる脊柱の弯曲は，二足歩行によって生じたものである．

> **腰痛** ヒトは，二足歩行によって，腰痛に悩む宿命をもつようになりました．脊柱は垂直に立ち上がるのに，仙骨は 30〜35°しか起き上がらなかったので，腰椎と仙骨との接合部および腰椎に力学的に無理がかかって腰痛が起こります．

> **円背** 胸部の後弯がとくに強い場合を円背（えんぱい）といいます．高齢女性にしばしばみられます．椎体の前部が骨粗鬆症のためにつぶれて低くなり，椎間板も萎縮して薄くなるためです．

> **側弯** 脊柱を後ろから見た場合に，側方へ弯曲することです．姿勢が悪いために起こることもあります．

5）脊柱の運動

上下に重なる2個の椎骨の間に起こる運動の範囲はわずかであっても，脊柱全体ではかなり大きな運動が可能になります．運動は，頚椎で最も大きく，腰椎がこれにつぎ，胸椎では最も小さくなっています．

脊柱各部の運動を説明する前に，脊柱の運動の定義を先に述べます．前方に曲げるのが屈曲で，後方に曲げるのが伸展です．側方に曲げることを側屈，回転することを回旋といいます．

・脊柱各部の運動

関節突起の形状と関節面の方向が，脊柱の運動と大いに関係があります（図4-25）．頚椎の上関節突起は，上方に45°傾斜し，関節面は後上方を向いています．関節面は

平らで，屈曲，伸展，側屈，回旋の4種類の運動をどれもできます．

　胸椎の関節突起は，上下ともほぼ垂直で前頭面上にあります．このために，屈曲と伸展は制限されますが，側屈は可能です．回旋はわずかしかできません．胸椎には肋骨が付き，棘突起が重なり合うようにあるので，できる運動も運動範囲が狭くなっています．

　腰椎では，関節面は主に矢状面を向いているので，屈曲と伸展は可能です．また，関節面の一部は前頭面を向いているので，側屈も少しは可能です．回旋は可能なように見えますが，椎体間の横の滑りがないので，かなり制限されます．

◆ 胸　郭

　胸郭は，12個の胸椎，左右それぞれ12個の肋骨，そして1個の胸骨でできる籠状の骨格です（図4-33）．胸郭の形状は，ヒトでは前後の長さに比べて横幅が広く，扁平です．

1）肋　骨

　肋骨は，細長い扁平骨です．肋骨は弓状に屈曲し，後方では胸椎に，前方では胸骨に付きます（図4-34）．胸骨に付く前方の部分は軟骨でできており，肋軟骨といいます．肋骨の後端はやや膨らんで肋骨頭といいます．肋骨頭から3～4cm離れたところに肋骨結節という小さな高まりがあります．肋骨は，肋骨頭と肋骨結節の2ヵ所で胸椎との間に関節をつくります．最も下位の肋骨2対は胸骨に達しないで，前端は遊離

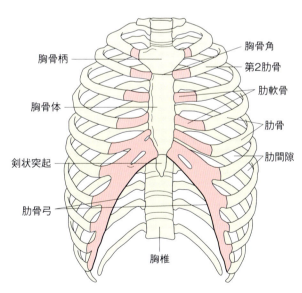

図4-33　胸郭

胸骨角は体表から触れるので，第2肋骨の指標として用いられる．
第7～10肋軟骨の下縁は連なって弓状を呈するので肋骨弓という．
肋間隙は，心電図の電極（胸部誘導）を付けるときや，心臓の超音波検査のときに用いられる．

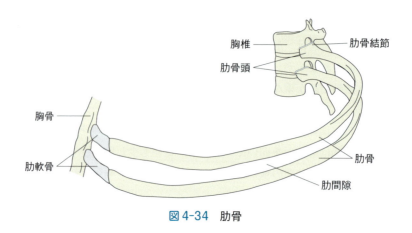

図4-34　肋骨

して終わっています.

- 肋軟骨

　上位の7対の肋骨は肋軟骨で,胸骨に直接付きます.第8〜10肋骨は,肋軟骨の部分で,すぐ上の肋軟骨に合して,間接的に胸骨に付きます(図4-33).肋軟骨は,その弾力で肋骨を骨折から守ります.

- 肋間隙

　上下の肋骨の間を,肋間隙といいます.たとえば,第1肋骨と第2肋骨の間の隙間は第1肋間隙です.

2)胸　骨

　胸骨は,胸郭の前部で,ほぼネクタイの位置にある細長い扁平な骨です.胸骨柄,胸骨体,剣状突起の3部からなります(図4-33).

- 胸骨柄

　胸骨柄は,胸骨上部の多角形をしているところです.側縁には鎖骨と第1肋骨が付きます.鎖骨は生体で体表から見ることも触ることもできますが,第1肋骨は鎖骨の深側にあるので,体表から触れることはできません.

- 胸骨体

　胸骨体は長く,側縁には肋軟骨が付きます.胸骨柄と胸骨体との境界はやや前方に突出し,胸骨角といいます.胸骨角は体表から触れることができ,ここに第2肋骨が付くので,心電図の電極を付けるときに,目印として用いられます.

　剣状突起は,胸骨の下端部で,細く尖った部分です.剣状突起のある部分は,生体ではややくぼみ,ミズオチ(ミゾオチ)といいます.

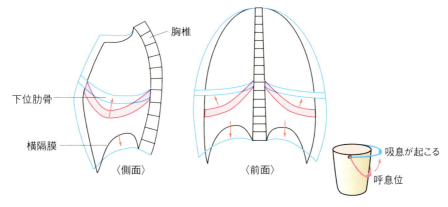

図4-35 肋骨の運動
肋骨は，バケツの取っ手が下りている状態と同じ．外肋間筋が収縮すると，肋骨がもち上がって胸郭を前後左右に広げる（━━）．

> **胸骨穿刺** 胸骨は，体表から太い針を刺して骨髄組織を採取するのに使われます．骨髄組織は造血機能の状態を知るのに使われます．

3）胸郭の機能

　胸郭は全体として籠状をしていて，その内側に肺や心臓を入れて保護しています．さらには，横隔膜が胸郭下口よりも上方へドーム状に突隆しているので，肝臓や胃も胸郭で保護されます．

　肋骨は，胸椎との間に関節をつくります．肋骨は，この関節を軸にして上下に動きます．肋骨が上に引き上げられると，胸郭は広がります．肋骨は，引き下げられると胸郭は元の大きさに戻って狭くなります（図4-35）．こうして，肋骨の上下運動とともに胸郭の容積は変動します．胸郭が広がると，肺は大きく広がって空気を吸い込みます．胸郭が元の大きさに戻ると，肺は空気を吐き出します．

- **胸式呼吸と腹式呼吸**

　胸郭の容積を変えることで起こる呼吸を，胸式呼吸といいます．4歳以下の小児では，肋骨が水平に走っているので，肋骨を挙上することができません．そこで，横隔膜を収縮させて胸腔を広げて行う腹式呼吸を行います．

3. 上肢の骨格

　ヒトは，直立二足歩行をするようになって，上肢が自由になり，物を運んだり，道具をつくったりと，複雑かつ微妙な作業ができるようになりました．人間の文化は，主として上肢を使ってつくられたということができます．

第4章 骨格系

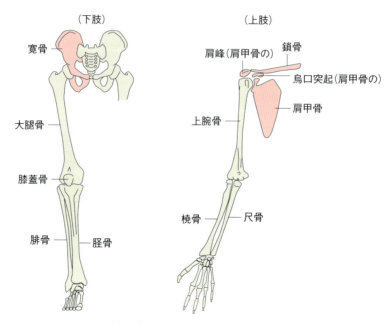

図4-36 上肢骨と下肢骨のつくり（どちらも前からみている）
下肢と上肢はつくりが似ている．■の部分は上肢帯と下肢帯の骨を示す．

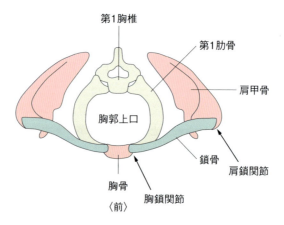

図4-37 体幹の骨と上肢帯の骨の連結
胸骨と鎖骨は胸鎖関節でつながっている．ここには関節円板があって，大きな可動性をもつ．

　　上肢の骨は，上肢帯の骨と自由上肢の骨に大別されます（図4-36）．これは，下肢の骨が下肢帯と自由下肢の骨に分けられているのと同じです．

◆ 上肢帯の骨

　　上肢帯は，上肢を体幹に連結する骨です．上肢帯は，胸郭（体幹）の上部をぐるりと取り囲むので，「帯」と名前が付きました（図4-37）．上肢帯は，鎖骨と肩甲骨からなります（図4-36）．

114

1）鎖　骨

　鎖骨は，頚部と胸部の境を水平に走る棒状の骨です．軽くS字状に弯曲し，内側端は胸骨柄に，外側端は肩甲骨の肩峰に付き，それぞれ胸鎖関節と肩鎖関節をつくります．

　全長にわたって皮下に触れ，体表からも見ることができます．鎖骨の上方のくぼみを鎖骨上窩といい，下方の浅いくぼみを鎖骨下窩といいます．

　鎖骨は，肩関節を体幹から離れた位置に保つために，つっかい棒のような役割をしています．こうして，肩関節で，上肢を各方向に自由に動かすことができ，その可動範囲はきわめて大きくなります．

> **鎖骨骨折**　鎖骨は，骨折が起こりやすい部位です．直接に外力が加わるときにも起こりますが，しばしば転倒して肩や手をついた場合に起こります．

2）肩甲骨

　肩甲骨は，胸部の背面にある逆三角形の扁平な骨です（図4-38）．この骨の後面には，上1/3部に肩甲棘という大きな隆起が横走します．肩甲棘の外側先端は突出し，肩峰といいます．

　肩甲棘と肩峰は，体表から触れることができます．とくに，肩峰の外側端は皮下に明瞭に触れて，上肢の長さを測るときの基準点として用いられます．

　肩甲骨の上外側の隅には，関節窩があります．関節窩は上腕骨頭と肩関節をつくります．関節窩の前内側には，前外方に向かって指を曲げたような突起が突き出ていて，烏口突起といいます．

　肩甲骨の前面は平らで，胸郭に対して回旋します．この運動によって，肩関節の位置が変わり，上肢の運動の範囲が大きくなります．

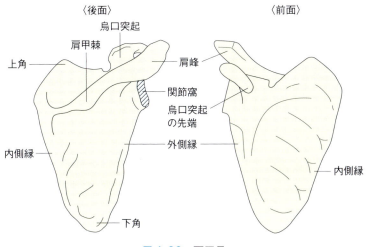

図4-38　肩甲骨

◆ 自由上肢の骨

自由上肢とは，肩から先の部分で，上腕，前腕および手の3部に分けられます．

1）上腕の骨

上腕にある骨は，上腕骨です．

・上腕骨

棒状の長管骨です．上端と下端は太くなっています（図4-39）．上端には，上腕骨頭という半球状の関節面があります．上腕骨頭は上内方に向かい，肩甲骨の関節窩と肩関節をつくります．

上腕骨の大結節と小結節の下方は急に細くなって，外科頚といいます．外科頚という名前は，中年以降の人が転んで肘をついたとき，ここに骨折が起こることが多いからです．

上腕骨の下端は左右両側に広くなっていて，次に述べる前腕の骨（橈骨と尺骨）との間に関節をつくる構造があります．すなわち，内側には糸巻きに似た形の上腕骨滑車があり，外側には上腕骨小頭があります．

上腕骨滑車は尺骨と連結し，上腕骨小頭は橈骨と連結します．

上腕骨の下端の後面には，肘頭窩（ちゅうとうか）という深いくぼみがあります．肘関節を屈曲すると肘頭窩には尺骨の肘頭がはまります．

上腕骨滑車と上腕骨小頭のすぐ上方は，骨が内外両側に突出して，内側上顆と外側

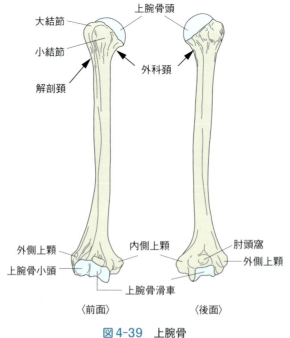

図4-39　上腕骨

上顆といいます．内側上顆と外側上顆は，いずれも皮下に触れることができます．内側上顆のすぐ後ろには尺骨神経が走っていて，ここを圧迫すると，手の小指側にピリッと電気が走るような感じがします．

> **上腕骨顆上骨折** 小児に多い骨折です．とくに，手をついて転んだとき，内側上顆と外側上顆の上方で骨折することがしばしばあります．

2）前腕の骨

2本の平行に走る骨，すなわち，橈骨と尺骨からなります（図4-40）．橈骨と尺骨の間には，骨間膜という結合組織性の膜があって，両骨を結合しています．

- **橈　骨**

橈骨は，前腕の外側（母指側）にあります．上部が細く，下部が太くなっています．上端部を橈骨頭といい，円盤状で，幅1 cmくらいの関節面（関節環状面）が環状に取り巻いています．橈骨の関節環状面を受ける関節面が尺骨にあります．尺骨側は，浅い凹みになっていて，車軸関節となります．これを上橈尺関節といい，橈骨頭は尺骨に対してぐるぐると回旋し，前腕の回内・回外運動を起こします（図4-41）．

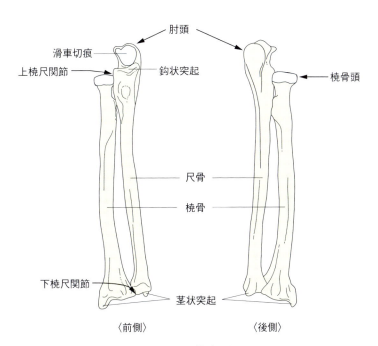

図4-40　前腕の骨
橈骨は遠位端が大きいのに対して，尺骨は近位端が大きい．両骨は，上下に関節をもっている．

第4章　骨格系

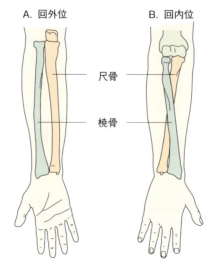

図 4-41　回内と回外
手を回外位から回内位にするには橈骨だけが動く．回外位とは肘を伸ばして上肢を下げたとき手の平を前に向けた状態をいう．

• 尺　骨

　尺骨は，前腕の内側（小指側）にあります．上部が太く，下部が細くなっています．上端には深い切れ込みがあります．この切れ込みは上腕骨の滑車がはまり込むところで，滑車切痕といいます．切痕の後上方は肘頭といい，前下方は鈎状突起といいます．肘頭とは，いわゆる「ひじがしら」で，肘の後方に触れます．肘をつくところです．

> **コーレス骨折**　橈骨下端部骨折のことです．中高年者が転んで手をついたときに起こりやすい骨折です．手は橈骨とだけ連結するので，力は手から橈骨に加わり，ここに骨折が起こります．

3）手の骨

　手は，手根（手首），中手，指が区別されます．中手は，手掌（手のひら）と手背（手の甲）です．手根は手根骨，中手は中手骨，指は指骨でできています（図4-42）．

• 手根骨

　8個の小さな骨からなります．4個ずつが2列に並び，互いに靱帯で連結されています．近位列には母指側から，舟状骨，月状骨，三角骨，豆状骨が，遠位列には母指側から，大菱形骨，小菱形骨，有頭骨，有鈎骨があります．
　手根骨の近位端は，全体として楕円体となり，橈骨の下端面との間に関節（橈骨手根関節）をつくります．こうして，手は手根で橈骨と連結し，橈骨の回旋（回内・回外）

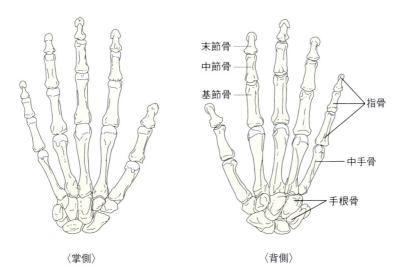

図 4-42　手

手根骨は8個あり，手掌の弯曲をつくっている．手根骨の数が多いのは，手につかんだ物の形に合わせて手掌の形を変えるためである．これにより，物をしっかりと握ることができる．

とともに動くことになります（図4-41）．

- **手根管**

　手根骨は，全体として，手掌側がくぼみ，手背側が突隆しています．こうして，手掌側に溝（手根溝）ができます．手根溝は，表を横に走る靱帯（屈筋支帯）によって管（手根管）となり，その中を手に行く筋（前腕の屈筋）の腱や正中神経が走っています．

- **中手骨**

　5本の細い長管骨からなります．中手骨は，手背の皮下に触れることができます．とくに中手骨の先端（中手骨頭）は，拳を握ると，指の付け根のところに明瞭な高まりとしてみられます．

- **指　骨**

　指をつくる指節骨は，基節骨，中節骨，末節骨の3個からなります．母指だけは例外で，基節骨と末節骨の2個でできています．末節骨の先端の手背側には爪があります．

◆ 上肢の関節と運動

1）肩関節

　肩関節は，肩甲骨の関節窩と上腕骨頭とでできる球関節です．このために，上腕骨はいろいろな方向に広範囲に動くことができます（図4-43）．

- **肩関節における運動**

　肩関節の運動は，屈曲と伸展，外転と内転，外旋と内旋の3方向に分けることができます．

第4章 骨格系

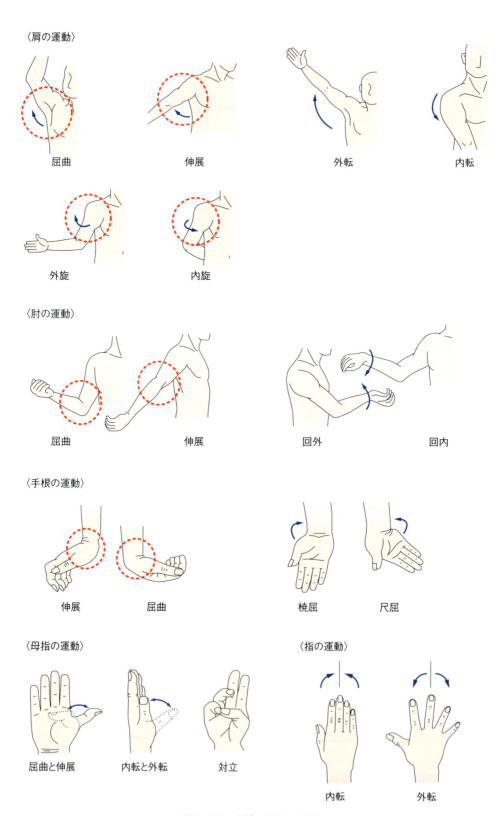

図4-43 上肢の関節と運動

上腕骨を，前方に上げる運動が屈曲，後方に下げる運動が伸展です．

上腕骨を身体側面から前頭面に沿って遠ざける運動が外転，近づけるのが内転です．

上腕骨を，長軸を中心として外方に回す運動が外旋で，内方に回す運動が内旋です．

これらの運動が重なって，上腕骨はいろいろな方向に動かすことができます．肩甲骨の関節窩が上方に向くように肩甲骨を回旋させると，上腕骨は「バンザイ」をするときのように，水平からさらに上方に上げることもできます．

このように，上腕骨は肩関節で広い可動域をもちますが，一方では，関節窩が浅く脱臼も起こりやすいところです．

2）肘関節

上腕骨，橈骨，尺骨の3個の骨の間にできる関節をまとめて肘関節といいます．腕尺関節，腕橈関節，上橈尺関節の3つの関節からできています．

①腕尺関節：上腕骨の滑車と尺骨の滑車切痕との間にできる蝶番関節で，上腕骨に対して尺骨の屈伸が行われます．

②腕橈関節：上腕骨の小頭と橈骨の上端部との間にできる関節で，腕尺関節と上橈尺関節で行われる運動に伴って動きます．

③上橈尺関節：橈骨上端部の環状の関節面と，これに対応する尺骨のくぼみとの間にできる関節です．橈骨の上端部が外れることがないように，輪状の靱帯で取り囲まれており，その中を橈骨の上端部がグルグルと回旋します（車軸関節）．これによって回内と回外が行われます．

・回内・回外運動

橈骨の上端部が回旋すると，下端部（下橈尺関節）は尺骨の下端の周りをぐるっと回り，前腕をねじることができます（図4-41）．このように，長軸の周りに回す運動を，回内・回外といいます．前腕を回した場合，手掌を前方に向ける（母指が外側にくる）運動を回外，反対に手掌を後方に向ける（母指が内側にくる）運動を回内といいます．

前腕を回外した場合には，橈骨と尺骨とは平行に並んでいますが，回内すると，橈骨は尺骨とX状に交叉するようになります．このとき，橈骨も尺骨も弯曲しているので，ぶつかることはありません．

手は，主として橈骨と連結するので（橈骨手根関節），前腕の回外・回内とともに，手掌は前方に向いたり，後方に向いたりします．こうして，手根のところで手を回すことができます．

ドアのノブを回すときや鍵を回すときには，回内・回外運動を行います．また，両手でタオルを絞るのもそうです．自然位では，手は半回内位にあります．

3）手根関節（手関節）

手根のところの関節を，まとめて手根関節といいます．近位列にある手根骨が，橈骨との間に橈骨手根関節をつくります．これによって，手は前腕と連結しています．

このほかに，手根骨の間には多くの小関節があります．

・手根関節における運動

　手の屈曲・伸展および内転・外転ができます（図4-43）．手を手掌側に曲げること
を屈曲（掌屈），手を手背側に曲げることを伸展（背屈）といいます．手を小指側（尺
骨側）に曲げることを内転（尺屈），手を母指側（橈骨側）に曲げることを外転（橈屈）
といいます．

4）手と指の関節

　手と指には，多くの関節があります．
①手根中手関節：遠位列の手根骨と中手骨との間の関節です．
②中手指節関節：中手骨と指の基節骨との間の関節です．

　指節間関節は指節骨の間の関節で，近位指節間関節（PIP関節）と遠位指節間関節
（DIP関節）があります．指節間関節は中手指節関節（MP関節）よりも皮下の浅いと
ころにあるので損傷を受けやすく，とくに近位指節間関節が損傷されると，指の機能
は著しく障害されます．

・手の運動

　ヒトの手は，精密かつ微妙な作業を行うことができます．手の位置は肩関節・肘関
節で身体の前方にあって，前腕の回内・回外運動で手の向きを変えることができます
（図4-41）．

　手の作業は，独立して動かすことができる長い指と，独特の運動ができる母指との
働きによります．

　指は，母指（おやゆび），示指（ひとさしゆび），中指（なかゆび），薬指（くすりゆ
び），小指（こゆび）の5本からなります．母指は，大きさ，位置，方向が他の4本の
指とは違い，これによって，ヒトの手は独特の運動が可能となります．

・指（母指以外）の運動

　4本の指は，中手指節関節で屈伸と内転・外転（指を閉じたり，開いたりする）を
します．また，指節間関節で屈伸を行います．

・母指の運動

　母指は，その長軸が手掌に対して，90°近く内側に向いた位置にあります．母指は，
他の指と同様に屈伸，内転・外転ができるほか，対立運動をすることができます（図4-
43）．

　対立というのは，母指末節の掌側面（おやゆびの腹）を他の指の掌側面（ゆびの腹）
と向き合わせる運動で，この運動によって，物をつかんだり，にぎったり（強力把握），
つまんだり（精密把握）することができます．

　母指の対立運動は，4本の長い指の運動とともに，いろいろな手指の運動（ゆびさ
ばき）の基本です．

指の微妙な運動は，手にある多くの小筋で営まれます．また，手とくに指頭（ゆびの腹）の皮膚はきわめて鋭敏な触覚をもち，手は感覚器官としても重要な役目を果たしています．このような運動と触覚は，脳ときわめて密接な関連をもち，手は脳の出先機関とも考えられ，「外なる脳」ともいわれます．こうして，ヒトの手は，脳の進化・発達とともに，独特の器用さをもつようになり，人間の文化をつくり上げてきたのです．

4．下肢の骨格

下肢の骨は，上肢の骨と同様に，下肢帯の骨と自由下肢の骨とに大別されます（図4-36）．

直立二足歩行は，ヒトにみられる特性のひとつで，下肢は直立した場合に体重を支え，さらに移動（前進運動）にも働きます．したがって，下肢の骨格をつくる骨は，上肢に比べて大きく頑丈です．

◆ 下肢帯の骨

下肢帯の骨は，下肢を体幹（脊柱）と結びつける骨で，寛骨でできます．寛骨は，左右1対あって，後方では仙骨としっかり連結し，前方では左右が互いに結合して骨盤をつくります．

1）寛　骨

寛骨は，文字通り「ひろい」骨で，人体で最も大きな扁平骨です（図4-44）．もともと，腸骨，坐骨，恥骨という3個の骨からでき，これが癒合してできる骨です．腸

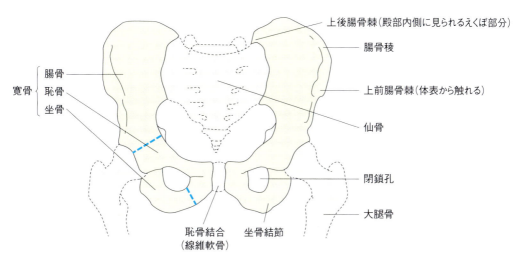

図4-44　寛骨
坐骨結節は，椅子に坐ったときに座面にあたる部分である．

第4章 骨格系

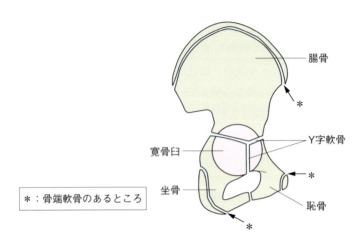

図4-45 寛骨の成り立ち
18歳頃までは，腸骨，恥骨，坐骨は，軟骨で分かれている（寛骨臼のところでY字軟骨を介してつながっている）．それ以降は骨癒合して1つの骨，すなわち寛骨となるが，依然として腸骨，恥骨，坐骨の名称は使われ続けている．

骨，恥骨，坐骨が接するところは，幼少時では軟骨からなりますが，18歳頃には骨となり，全体として1個の寛骨になります（図4-45）．

寛骨には，坐骨と恥骨が囲む骨の孔があります．これを，閉鎖孔といいます．生体では，この孔は結合組織性の膜で閉ざされているからです．

寛骨の外面で，腸骨，恥骨，坐骨が合するところには，寛骨臼という大きな深いくぼみがあります．ここに，大腿骨頭がはまり込んで，股関節ができます．

・腸 骨

腸骨は，外方に大きく広がっています（腸骨翼）．生体では，大きく広がった腸骨は上方に腸を載せているので，腸骨といいます．

腸骨翼の上縁は，腸骨稜といいます．腸骨稜は腰のところで，全長にわたって触れることができます．その前端に上前腸骨棘が触れます．また，腸骨稜の後端は上後腸骨棘といいます．上後腸骨棘は殿部のすぐ上で，正中線の外側にある皮膚のくぼみの位置にあります．腸骨は後方で仙骨の外側にある耳状面でしっかりと結合し，仙腸関節をつくります．

・坐 骨

坐骨は，寛骨の後下部にあります．坐骨の下端部は肥厚し，突出します．ここを，坐骨結節といい，椅子に座ると，椅子にあたるところです．

・恥 骨

恥骨は寛骨の前下部を占めています．左右両側の恥骨は身体の正中で結合し，恥骨結合をつくります．恥骨結合は側面からみると前方に突出しています（図4-46）．

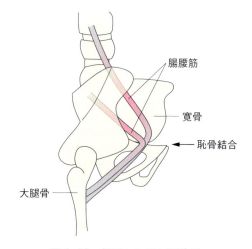

図 4-46　側面から見た下肢骨
腸腰筋は，恥骨の前に出てから後方に折れ曲がるので，股関節を屈曲できる（p.166）．

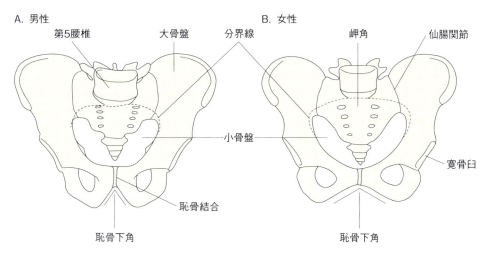

図 4-47　骨盤
男性の骨盤はバケツ型，女性は洗面器型をしている．女性の恥骨下角が広いのは，小骨盤が胎児が通る産道になるからである．

2）骨　盤

　骨盤は，左右の寛骨と，脊柱の下部（第5腰椎，仙骨，尾骨）とでできています（図4-47）．「底の抜けた鉢」のような骨格です．

　左右の寛骨は，前方では恥骨結合で互いに結合し，後方では仙骨と連結しています（仙腸関節）．恥骨結合は，線維軟骨で結ばれる軟骨性の連結です．恥骨結合も仙腸関節も，可動性の少ない不動連結です．

　仙骨上部の前縁は突隆して，岬角といいます．岬角から骨盤の内面を前方に向かって分界線という曲線（カーブ）が走ります．分界線によって，骨盤は上方の大骨盤と，

第4章 骨格系

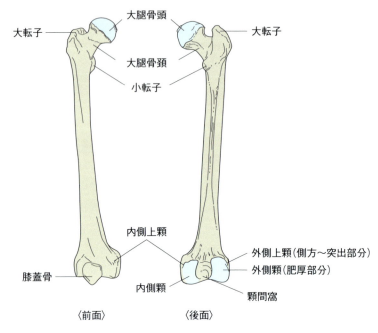

図 4-48　大腿骨
骨粗鬆症になると，転んだときに大腿骨頸部に骨折が起こりやすい．

下方の小骨盤とに分けられます．
　大骨盤は広く，腹腔の下部にあたります．小骨盤はやや狭く円筒状で，その内腔には生殖器，膀胱，直腸などいわゆる骨盤内臓を入れています．小骨盤の内腔を，とくに骨盤腔と呼んでいます．分界線で囲まれたところを骨盤上口，下方の出口を骨盤下口といいます．

- 骨盤の機能
　骨盤には，自由下肢が付き（股関節），直立歩行の運動中心となります．
　直立した人体では，上半身の体重は骨盤で支えられます．したがって，ヒトの骨盤は幅広く頑丈でかつ強大にできています．とくに男性の骨盤は女性に比べて頑丈です．骨盤は体重を支え，多くの筋が付くところだからです．
　骨盤は，骨盤内臓を保護します．とくに女性では，子宮で胎児が発育し，分娩時には産道となります．したがって，女性の骨盤は男性に比べると浅く広くできています．

◆ 自由下肢の骨
　自由下肢は，大腿（ふともも），下腿（すね），足の3部に分けられます．

1）大腿の骨
　大腿の骨は，大腿骨です（図 4-48）．

・大腿骨

　人体で最も長くて大きな長管骨です．全長40〜42 cmあり，身長の約1/4を占めます．上端には，半球状の大腿骨頭があります．大腿骨頭の下方には，やや細い大腿骨頚が外方に向かって斜めに走ります．大腿骨頚の根元のすぐ下方には，外側に向かって大転子という大きな突出があり，前内側に向かっては小転子というやや小さな突出がみられます．また，人体最大の種子骨が膝蓋骨です．種子骨とは，腱が擦り切れるのを防ぐために，腱に埋まって腱の代わりに関節部分の動きに対応する骨です．

> **大腿骨頚部骨折**　大腿骨頚は，骨幹に対して斜めに屈曲しています．体重は，大腿骨頚に対して大きな負荷をかけます．とくに高齢の女性では骨質がもろくなり（骨粗鬆症），転倒などで骨折が起こりやすいところです．大腿骨頚は大部分が関節包内にあって骨膜を欠くので，骨折すると，骨の新生が起こらないために難治性です．このため，金属でできた人工骨頭に置き換える手術が広く行われています．

　大転子，小転子は，筋が付くところです．大転子は体表から触れることができます．大腿骨の下端部は太くなり，内側顆と外側顆に分かれます．内側顆と外側顆は下腿の脛骨と膝関節をつくります．内側顆と外側顆は側方へ突出して内側上顆，外側上顆といい，体表から触れることができます．

2）下腿の骨

　下腿の骨は，脛骨と腓骨です（図4-49）．下腿には，そのほかに膝関節の前に膝蓋骨があります．

・脛　骨

　脛骨は下腿の内側にあり，人体で2番目に長く，かつ太く強大な骨です．生体では体重を支えています．上端面には，内外両側に浅いくぼみがあります．上端面は大腿骨下端の内側顆と外側顆に対する関節面で，膝関節をつくります．骨幹は三角稜柱状で，その前縁は尖っています．前縁と前内側面は脛骨全長にわたって皮下に触れることができます．とくに前縁はぶつけるときわめて痛く「弁慶の泣きどころ」といわれています．下端部は内側に突出し，内果（うちくるぶし）となっています．

・腓　骨

　腓骨は脛骨の外側に，脛骨と平行にならぶ骨です．脛骨よりもはるかに細い骨です．上端は腓骨頭で，膝の外下方で皮下に触れます．下端部は外側に突出し，外果（そとくるぶし）となっています．脛骨の内果と腓骨の外果とは，それぞれ，下腿の下端部で皮下にみられ，かつ触れることができます．腓骨の下端は，脛骨の下端とともに，足根（足首）の距骨に対して関節窩となり，距腿関節をつくります．

第4章　骨格系

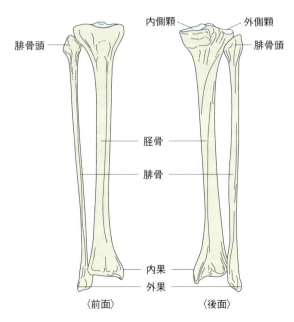

図4-49　下腿の骨
脛骨が主体となって体重を支えている．内果と外果は，足根の距骨を左右から固定する．

- 膝蓋骨

　膝蓋骨は，膝の前面にある逆位の栗の実の形をした骨です．後面は軟骨で被われて大腿骨とは，膝関節で面します．膝蓋骨は大腿四頭筋の腱にある種子骨です．

3）足の骨

　足は，足根，中足，趾（あしゆび）に分けられます（図4-50）．ヒトの足は前後に長く，とくに踵（かかと）が発達し，中足は大きく，趾は短くできています．
　中足は足底（足の裏）と足背（足の甲）とに区別できます．ヒトは足で体重を支え，足底は地面に付きます．したがって，足は直立二足歩行に適する構造になっています．

- 足根の骨

　足根は，7種類の足根骨（距骨，踵骨，舟状骨，内側・中間・外側楔状骨，立方骨）でできます（図4-50）．とくに，距骨と踵骨とは大きく発達します．
　距骨の上面は滑車状に突隆し，下腿の骨（脛骨と腓骨）の下端にはまり込んで関節（距腿関節）をつくって体重を受けます．
　踵骨は，足根骨のなかで最も大きく，距骨の下にあります．後下方に突出し，踵をつくり，ここに体重の大部分を受けます．

- 中足の骨

　5本の中足骨からなります．趾の骨（足の趾）は，手の指に比べると，はるかに短くできています．

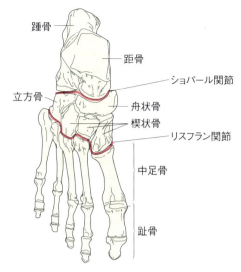

図4-50 足の骨

ショパール関節は舟状骨の後ろにある関節で，リスフラン関節は遠位列の足根骨と中足骨との間にできる関節である．これらは多種類の関節を含むが，機能的にひとつの関節とみなされる．

> **外反母趾** 母趾が小趾側に屈曲し，その付け根が内側に突出している状態で，一種の脱臼による変形です．

◆ 下肢の関節と運動

1）股関節

股関節は，寛骨臼と大腿骨頭でできる球関節です．

・股関節の運動

股関節は上肢の肩関節にあたりますが，運動は肩関節よりもはるかに制限され（図4-51），安定した関節で，脱臼もあまりありません．丈夫な関節包で包まれ，強い靱帯で補強されています．

大腿を前方に上げる運動（屈曲），大腿を後方に伸ばす運動（伸展）ができます．

大腿を外方に動かす（股を開く）運動である外転，大腿を内方に動かす（股を閉じる）運動である内転ができます．

大腿の前面が内方に向かうように回す内旋と，外方に向かうように回す外旋を行うことができます．

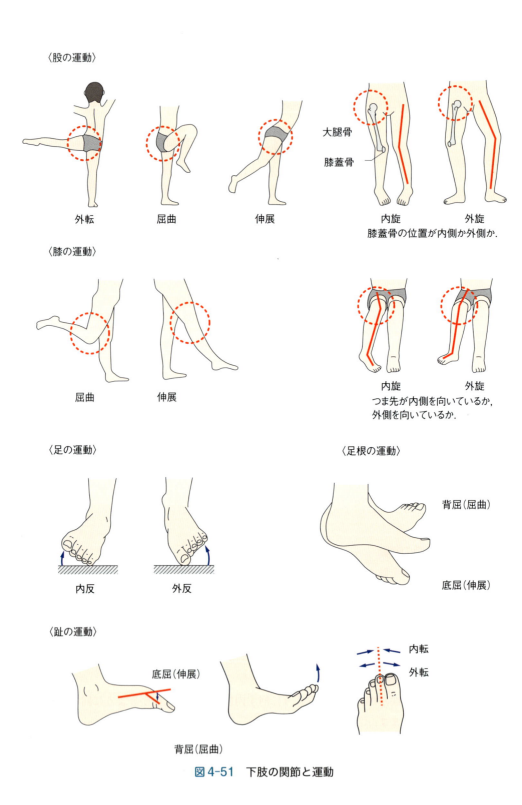

図 4-51 下肢の関節と運動

> **先天性股関節脱臼** 寛骨臼は，生後に発達して深くなります．生まれたときには寛骨臼が浅いので，乳幼児期に大腿骨頭の位置が不適当であると寛骨臼は深くならずに，成人後に脱臼しやすくなります．乳幼児期に大腿を外転位に置くことで寛骨臼は深くなります．乳幼児健診で見つけ出されるようになってから，この疾患は減少しました．

2）膝関節

膝関節は，大腿骨，脛骨，膝蓋骨でできます．股関節とともに人体で最も強大で，複雑な構造をもつ関節です．

大腿骨と脛骨との間には，半月状の線維軟骨があります．これは半月板と呼ばれ，内側半月と外側半月とがあります（図4-52）．

膝関節の関節包は，周りが強力な靱帯（内側・外側側副靱帯）で補強されています．内側側副靱帯と外側側副靱帯は，膝関節が横にずれるのを防いでいます．その結果，膝関節は蝶番関節となります．さらに，大腿骨と脛骨は関節包内でも2本の丈夫なヒモ状の靱帯で結び付けられています．この関節内靱帯はX字状に交叉しているので，十字靱帯（前・後十字靱帯）といいます．十字靱帯は関節が前方または後方に過度にずれることを防いでいます．

・膝関節の運動

膝関節の運動は，屈曲と伸展です．屈曲は，下肢の膝関節では後方に曲げる運動です．

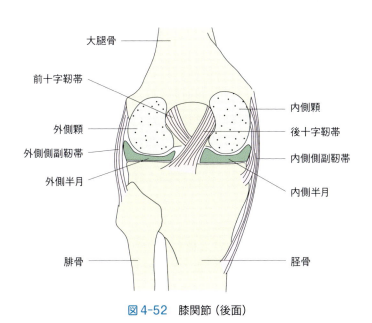

図4-52　膝関節（後面）

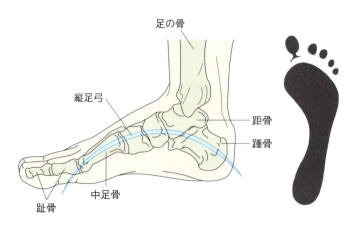

図4-53　足弓
足根骨は，足底にアーチをつくる．足のアーチには縦アーチと横アーチとがある．右図の足跡を見てわかるように，縦のアーチは内側で高い．

> **半月損傷，靱帯損傷**　スポーツ外傷によって起こることが多いです．

> **変形性膝関節症**　膝関節には絶えず体重がかかるので，ほかの関節に比べて長い年月の間に関節軟骨の摩耗が起こりやすく，関節の痛み，腫れ，運動障害が起こります．これが変形性膝関節症で，中高年で，特に肥満した女性に多くみられます．

3）距腿関節（足関節）

距腿関節は，下腿と足との間にできる関節です．脛骨の内果と腓骨の外果によって足根骨の距骨の左右の動きが制限され，蝶番関節になっています．

・距腿関節の運動

足の屈曲と伸展が行われます．屈曲は足の先端（つま先）を挙上するような運動（足の背屈）で，伸展は足の先端を下げる（かかとを上げる）運動（足の底屈）です．足には，このほかに，足根間関節，足根骨と中足骨との間の関節，中足骨と趾節骨との間にできる関節など，30個以上の関節があります．こうして，足は下腿に対して直角に背屈した状態にあり，足底を地面につけて立ち，歩きます．

4）足　弓

足は，全体として，縦（前後）と横（左右）の両方向にアーチをつくっています（図4-53）．これを足弓といいます．とくに，縦方向のアーチ（縦足弓）は足の内側で強く弯曲し，いわゆる「土踏まず」ができます．

足弓は骨の形と連結のほか，靱帯や筋の働きでつくられ，維持されています．

足弓は，ヒトの足に特有で，直立二足歩行と関係がある構造です．直立したときに，体重は下腿から距骨にかかりますが，ここで，前後に分かれ，踵と中足骨の先端（頭）とにかかります．

　歩行時には，足弓がバネのように弾力的な構造として働き，足が地面に着くときに受ける衝撃を緩和します．

第5章
筋系

筋系は，体の肉付けとなり，骨格系とともにヒトの姿・形をつくり，運動を行います．この系は約600個の筋からでき，体重の約40％を占めています．

筋一般

1. 筋の構造

筋系は，骨格筋からできます．形は紡錘状のものが多くみられます．中央の太いところを筋腹といい，両端は細くなって腱となって骨に付いています．

◆ 筋の起始と停止

骨に付く端のうち，体幹（胴），すなわち身体の中心に近い方を起始といい，体幹（中心）から遠い方を停止といいます（図5-1）．一般に停止は起始に比べて，より動く方の端となっています．

◆ 筋の形

紡錘形の筋（紡錘状筋）ほかに，筋頭が2つあるもの（二頭筋），3つあるもの（三頭筋），筋の途中に腱（中間腱）があって筋腹が2つに分かれているもの（二腹筋），さらに多くの筋腹に分かれているもの（多腹筋），筋の一端が鋸の歯のようにギザギザになっているもの（鋸筋），中央に腱があり，その両側に羽毛状に筋線維が走るもの（羽状筋），片側に筋線維をもつもの（半羽状筋），などがあります（図5-2）．

◆ 筋系の補助装置
1）筋　膜

筋膜は密性結合組織でできていて，個々の筋細胞（筋線維）を包み（筋内膜），それが束ねられた筋束を包み（筋周膜），筋束が集まった筋全体を包みます（筋上膜）．筋に分布する血管は，筋膜の中を通って内部に入ります．

> **肉ばなれ**　スポーツなどで，筋の急激な瞬間的収縮により，筋膜や筋束に断裂を生じることをいいます．

135

第5章 筋系

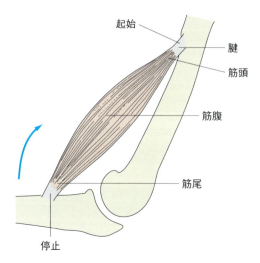

図5-1 筋の起始と停止
矢印は，筋の収縮によって骨が動く方向を示す．大きく動く方が停止である．

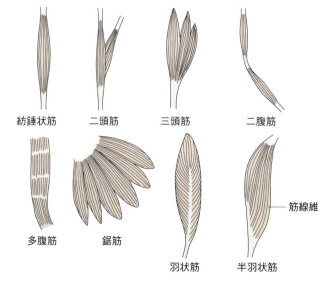

図5-2 さまざまな筋の形
筋線維の方向に収縮する．

2）滑液包と腱鞘

　筋や腱が骨に接するところ，あるいは筋と筋が接するところには，滑液を入れた袋があり，これを滑液包といいます（図5-3）．筋や腱は常に動くので，滑液包が間に入ることで，摩擦を少なくしています．長い腱では，滑液包が鞘のようになって腱の周りを取り巻き，これを腱鞘といいます（図5-3）．

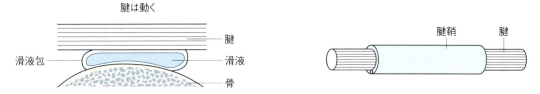

図 5-3 滑液包と腱鞘
滑液包は，一方が他方に対して動くときにその間に入り，摩擦を減らす．

腱鞘炎 筋の使い過ぎなどで腱鞘に炎症が起こると，腱のすべりが悪くなって，痛みます．たとえば，手の指，なかでも母指に付く腱によく起こります．

筋の作業肥大 激しい筋運動を続けると，筋線維が太くなり，筋の収縮力は強くなります．これを作業肥大といいます．たとえば，ボディビルをしている人や，運動選手の筋にみられます．

筋の廃用萎縮 萎縮とは，いったん成長とともに大きくなったものが，細く小さくなることをいいます．筋を長期間使わない場合や，運動神経が障害されて，筋が収縮できない状態が続くと，筋は萎縮して細くなり，収縮力も弱くなります．たとえば，安静臥床を1週間続けると，筋力は約20％低下します．

2. 筋と神経

◆ 運動神経

骨格筋は，神経から刺激（指令）を受けて収縮します．刺激を筋に伝える神経を運動神経といい，その神経細胞（ニューロン）を運動ニューロンといいます．

◆ 運動単位

運動ニューロンの軸索は末端で枝分かれをして，枝分かれした枝の1本ずつが筋線維に接して終わっています．1個の運動ニューロンと，その支配を受ける筋線維を1つの単位としてみることができ，これを運動単位（神経筋単位）といいます．運動単位の大きさは，小さいものでは10以下（例：眼球を動かす筋），大きいものでは1,000以上あり（例：背中の筋），平均は150前後です．

運動麻痺 神経が外傷で切れたり，外部から圧迫されたりすると，その支配を受ける筋は麻痺し，次第に萎縮して細くなります．これを，運動麻痺といいます．

第5章 筋系

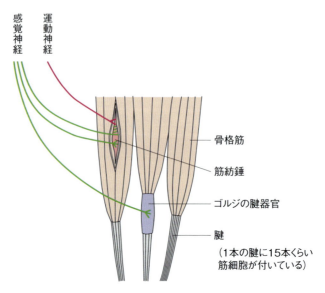

図 5-4 筋の感覚受容器
筋紡錘は，筋線維に対して並列に並び，ゴルジの腱器官は直列になっている．

◆ 筋の感覚受容器

　筋には，筋の収縮・緊張状態を脊髄と脳（まとめて中枢神経系という）に知らせる感覚神経も分布しています．筋の状態は絶えず中枢神経系に伝えられ，その情報に基づいて筋の動きは調整されています．感覚受容器として働いているのは，筋紡錘とゴルジの腱器官です（図 5-4）．
　①筋紡錘：筋に並列し，両端が筋に付着しています（図 5-5）．筋の伸展時に錘内線維が引き伸ばされて，これに巻き付いている感覚神経が興奮します．
　②ゴルジの腱器官：筋に直列し，筋の収縮時に腱をつくる膠原線維の間に感覚神経の末端が挟まれて興奮します（図 5-6）．

3. 筋の機能

◆ 筋の働き

　筋には，運動，姿勢の保持，熱の発生という3つの働きがあります．

1）運　動

　筋は収縮することで長さが短くなり（等張性収縮），付着する骨を引っ張って動かします．これが運動で，筋の最も重要な働きです．関節運動が行われる場合には，通常，数個の筋が協調して収縮します．そのなかで主役を演じる筋を主力筋といい，これに協力する筋を協力筋といいます．一方，主力筋，協力筋と反対の働きをもつ筋を拮抗筋（きっこうきん）といいます．主力筋，協力筋が収縮しているときには拮抗筋は弛緩するので，

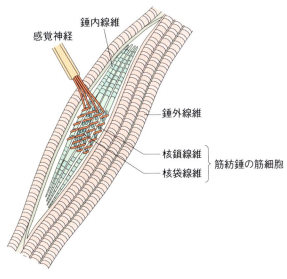

図5-5 筋紡錘
錘内線維は，錘外線維よりも細く，横紋をもつ．核袋線維と核鎖線維からなる．
核袋線維は細胞の中央に核を多数入れている．核鎖線維は核が1列に並んでいる．

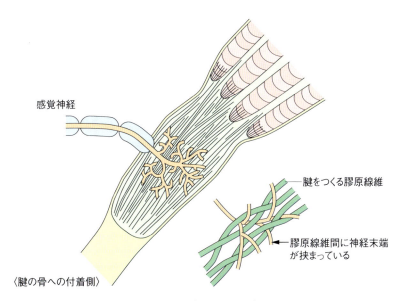

図5-6 ゴルジの腱器官
筋線維の末端は多くの溝をもち，そこへ細網線維が入り込み，筋線維と腱とを強固に結合している．

関節運動ができます．筋肉の運動は，多くの筋の協調によって，スムーズに行われます．

2）姿勢の保持

　身体の姿勢を保持できるのは，筋の働きによります．この場合，筋は短縮しない収縮を行い（等尺性収縮），姿勢を保ちます．

第5章　筋系

　身体には，常に重力が作用します．たとえば，起立しているときには，頭や胴は，重力の作用で前方に倒れようとしますが，後頭部や背部の筋が等尺性収縮を行って重力に対抗し（抗重力筋），起立姿勢を保ちます．抗重力筋の働きがなければ，身体の姿勢を保つことはできません．

3）熱の発生

　細胞がエネルギーを使って活動するときには，必ず熱の発生が起こります．骨格筋の重量は体重の40％にも達し，多少にかかわらずいつも活動しているので，合計すると相当な熱を発生しています．体温の維持に必要な熱は骨格筋によるところが大きいのです．また，走ると身体が熱くなるのは，筋の活動によって熱の発生が高まるからです．

筋系をつくる主な筋

1. 頭部の筋

　頭部の筋は，顔面の浅いところにある顔面筋と，深いところにある咀嚼筋とに分けられます．

◆ 顔面筋（表情筋）

　顔の表層には，約20種あまりの筋があります．これらの筋は，普通の骨格筋と違い，少なくとも一端が皮膚に付いているので，皮筋といい皮膚を動かすことができます．
　顔面筋は，本来は顔にある開口部（眼，鼻，口，耳）を閉じたり，形を変える働きをする筋ですが，ヒトではとくに発達し，顔の皮膚を微妙に動かして，感情を表現できます（図5-7）．そこで，顔面筋を表情筋ともいいます．

主な顔面筋

　顔面筋として，前頭筋，皺眉筋，眼輪筋，上唇挙筋，大頬骨筋，口輪筋，笑筋，頬筋，口角下制筋，下唇下制筋，広頚筋があります．これらは，すべて顔面神経の支配を受けます．
①前頭筋：眉部の皮膚から起こり，上方に向かって走り，頭蓋冠を覆う帽状腱膜に続き，さらに後方で後頭筋になります．前頭筋は，眉を引き上げて，額に横じわをつくります．
②皺眉筋：眉間の骨から起こり，眼輪筋の深部に付く筋で，眉をひそめます．
③眼輪筋：眼裂を輪状に取り囲むように走る筋で，眼を強く閉じる働きがあります．
④上唇挙筋：上顎骨眼窩の下縁から起こり，上唇の外側半分に付き上唇を上に引きます．

140

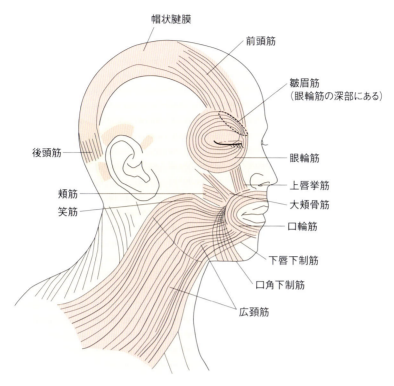

図 5-7　顔面筋
顔面筋の主な働きは，目や口という開口部を開閉することにある．

⑤大頬骨筋：頬骨外側面の後部から起こり，口角に付きます．口角を上げて笑顔をつくる筋です．
⑥口輪筋：口裂の周りを輪状に取り囲む筋で，口唇を閉じる働きがあります．この筋の一部の筋束は上下の歯槽骨正中部から起こり，口角に付いて，口を尖らせる働きがあります．
⑦笑筋：咬筋筋膜から起こり，口角に付いて，脂肪に富む場合にはえくぼをつくります．
⑧頬筋：頬の粘膜にあって，頬を緊張させます．口輪筋とともに働いて，咀嚼時に食塊を上下の歯の間に置きます．
⑨口角下制筋：下顎体の下縁から起こり，上方に集まって口角に付きます．口角を下に引きます．
⑩下唇下制筋：下顎体の下縁から起こり，下唇に付く筋で，下唇を外下方に引きます．本来は広頚筋の一部です．
⑪広頚筋：下顎体の下縁から起こり，一部は顔面皮膚に，大部分は頚部の皮下を下方に向かい，鎖骨部の皮下組織に付きます．前頚部の皮膚を緊張させます．

◆ 咀嚼筋と咀嚼運動

咀嚼筋は、顎関節を動かし、咀嚼に働く筋で、側頭筋（図5-8）、咬筋（図5-9）、内側翼突筋（図5-10）、外側翼突筋（図5-10）の4つの筋をいいます。咀嚼筋は、ほかの顔面筋が顔面神経支配であるのに対して、三叉神経（下顎神経）の支配を受けます。これによって、歯で感じた食物の食感を受け取った三叉神経感覚核の神経細胞が、咀嚼筋の運動を司る三叉神経運動核の神経細胞に単シナプス結合することができ、食物の状態に合わせて反射的に咀嚼の力を変えることができます。

①側頭筋：側頭部にある扇形の大きな筋で、頭蓋側面から起こって、下顎骨の筋突起に付きます。ものを噛むときには、この筋が収縮するので、側頭部の体表でその動きを触れることができます。コメを噛むときに動くので、側頭部を「こめかみ」といいます。

②咬筋：頬骨弓から起こって、下顎角に付く筋です。

③内側翼突筋と外側翼突筋：下顎骨の内側にある筋です。いずれも蝶形骨翼状突起から起こり、内側翼突筋は下顎角内面に付き、外側翼突筋は下顎骨関節突起に付きます。

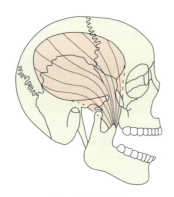

図 5-8　側頭筋
側頭筋は、下顎骨の筋突起に付いている。口を閉じる筋（閉口筋）である。

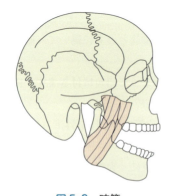

図 5-9　咬筋
咬筋は、口を閉じる筋（閉口筋）である。

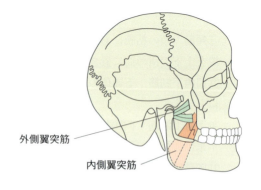

図 5-10　外側翼突筋と内側翼突筋
外側翼突筋は口を開く筋（開口筋）、内側翼突筋は閉口筋である。

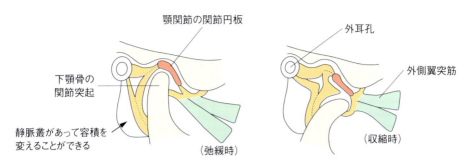

図 5-11 咀嚼運動時の外側翼突筋
外側翼突筋が収縮すると，関節円板も下顎骨の関節突起とともに前方へ動く．これにより開口する．

2）咀嚼運動

　　顎関節における下顎の運動で，咀嚼筋が互いに協力し，また，左右両側が協調して行われます．咀嚼のための下顎の運動としては，①下顎を引き上げる（側頭筋，咬筋，内側翼突筋），②下顎を前方に引き出す（外側翼突筋）（図 5-11）または後方に引く（側頭筋），③下顎を左右に動かす運動（臼磨運動）（外側と内側翼突筋を片方ずつ収縮）などがあります．

　　なお，下顎を引き下げる（開口する）のは，重力と，舌骨上筋群と舌骨下筋群の働きによります．

2. 頚部の筋

　　頚部には，多くの筋が存在します．前頚部，側頚部，後頚部に分けて述べます．

◆ 前頚部の筋

　　舌骨に関係がある筋で，舌骨筋群といい，舌骨上筋群と舌骨下筋群に分けられます（図 5-12）．

1）舌骨上筋群

　　舌骨と頭蓋底との間にある4対の筋（顎舌骨筋，茎突舌骨筋，オトガイ舌骨筋，顎二腹筋の前腹）で，下顎を引き下げて開口します．これらの筋は口腔底をつくり，嚥下の際に，喉頭を引き上げる働きもあります．

2）舌骨下筋群

　　舌骨と甲状軟骨，胸骨，肩甲骨との間を結ぶ4対の細長い筋で，舌骨上筋群とともに働くと舌骨を固定し，舌骨下筋群のみ働くと嚥下後に喉頭を元の位置に引き下げる働きがあります．

第5章 筋系

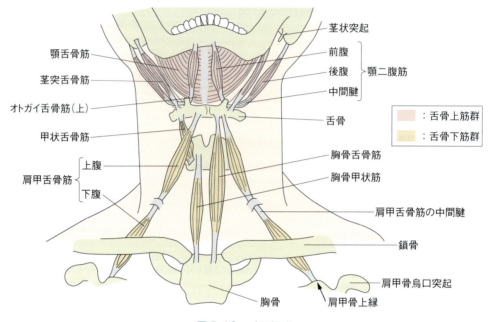

図5-12 舌骨筋群
この図は顎を下からみているので，オトガイ舌骨筋は顎舌骨筋に隠れて見えていないが，下顎の正中（オトガイ）から起こって正中線の両側を走って舌骨につく細長い筋である．

3）舌骨上筋と舌骨下筋の働き

舌骨上筋と舌骨下筋は，開口と嚥下反射に関わります．

舌骨上筋と舌骨下筋の両筋が収縮して舌骨の動きを止めて，舌骨上筋の収縮をより強めると，口が開きます．

舌骨下筋が弛緩し舌骨上筋が収縮すると，舌骨が前上方に引かれて，喉頭もともにもち上げられ，喉頭蓋が閉じます．これが，嚥下反射です．

◆ 側頸部の筋

胸鎖乳突筋

胸鎖乳突筋は，名前のように，胸骨と鎖骨から起こって，後上方に斜めに走り，耳介の後下にある乳様突起に付く強大な筋です（図5-13）．筋が両側同時に働くと，頭を前屈します．一側のみ働くと，頭は斜めに傾き，顔は斜め上方に向きます．胸鎖乳突筋は体表から見ることができます．とくに，顔を側方に向けると，はっきりと見ることができます．

◆ 後頸部の筋

後頸部の筋は，斜角筋群と椎前筋群に分けられます．

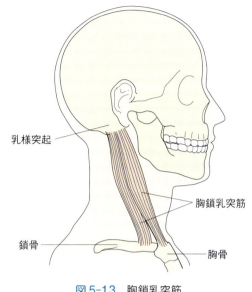

図 5-13　胸鎖乳突筋

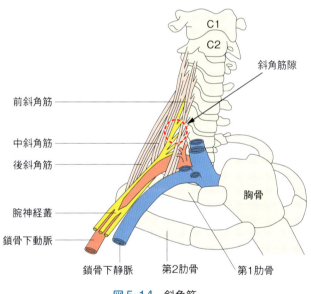

図 5-14　斜角筋
鎖骨下静脈は，中心静脈カテーテルを入れるのに使われる．

1）斜角筋群

　頸椎の横突起から起こって，第1肋骨と第2肋骨に付く筋で，前斜角筋，中斜角筋，後斜角筋の3つの筋からなります（図5-14）．肋骨を上げて胸郭を広げるので，深い吸息にあずかります．

第5章 筋系

・斜角筋隙

　前斜角筋と中斜角筋との間の狭い隙間をいいます．ここを，腕神経叢と鎖骨下動脈が通ります．

> **斜角筋症候群**　腕神経叢と鎖骨下動脈が前斜角筋によって圧迫されて，腕のしびれと痛み，手指の運動麻痺，筋萎縮が起こることがあります．これを，（前）斜角筋症候群といいます．

2）椎前筋群

　頚椎の前面に沿って走る小筋群（頚長筋，頭長筋，前頭直筋，外側頭直筋）で，主として頚椎の運動（前屈，側屈）にあずかります．

3. 胸部の筋

　胸部の前部と側部にある筋で，浅胸筋群と深胸筋群に分けられます．

◆ 浅胸筋群

　肋骨から起こり上腕骨や肩甲骨に至る筋で，主に上腕を動かす働きがあります．

1）大胸筋

　大胸筋は，前胸部にある大きな扇状の筋です（図 5-15）．主に鎖骨と胸骨から起こり，外上方に走り，上腕骨の上部に付きます．

　体表から観察でき，筋が上腕に至る部分は，その下縁を体表から触れることができます．下縁の後側はくぼんでおり，腋窩といいます（「わきのした」のくぼみ）．

　大胸筋は，上腕を前方に上げ，内方に引く（内転）ように働きます．たとえば，物を抱きかかえたり，ボールを投げるときに働きます．

　女性では，大胸筋の上に乳房があります．乳がんの外科手術で，大胸筋も同時に切除されることがしばしばあります．

2）小胸筋

　小胸筋は，大胸筋の下にある小筋です（図5-15）．第3～5肋骨から起こり，烏口突起に付きます．肩甲骨を前下方に引き，上腕を前方に伸ばすときに働きます．

3）前鋸筋

　前鋸筋は，第1肋骨から第9肋骨の9個の肋骨から起こり，胸郭を取り巻くように後方に走って，肩甲骨の内側縁に付きます（図5-16）．肋骨から起こるところが鋸の歯のようにギザギザになっているので，鋸筋という名前が付けられました．肩甲骨を

146

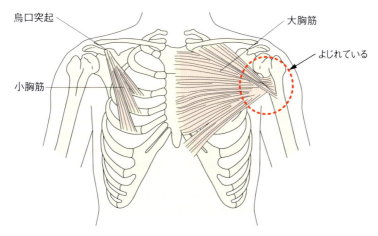

図5-15 大胸筋と小胸筋

大胸筋は，上腕骨の停止部の近くでよじれている．腕を挙上すると，筋のよじれはなくなる．大胸筋は上腕の運動に，小胸筋は肩甲骨の運動にあずかる．

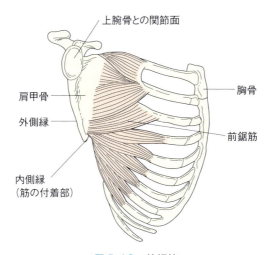

図5-16 前鋸筋

側面より見た図．筋の停止部が肩甲骨の内側縁の全長にわたるので，前鋸筋は肩甲骨の内側が後方に突出して翼のようになるのを防いでいる．

　胸郭に沿って前方に引き，ついで上方に回転します．肩甲骨の上方回転により，「バンザイ」をするときのように，上腕を水平より上方に上げることができます．

　深い吸気時によく腕を左右に広げますが，大胸筋も前鋸筋も肋骨に付いているため，深呼吸のさいに上腕を上げると，肋骨がもち上がり胸郭を広げ，吸気を助けます．

◆ 深胸筋群

主なものは，肋間筋と横隔膜です．ともに呼吸運動に関与します．

1）肋間筋

各肋骨の間にある隙間，すなわち肋間隙にある筋で，外肋間筋と内肋間筋からなります（図5-17）．

外肋間筋は外層にあり，内肋間筋は内層にあります．外肋間筋の筋線維は，後上方から前下方に向かって斜めに走ります．これは，ポケットに手をつっこむ方向です．内肋間筋の筋線維は，外肋間筋の走向と直交するように斜走します．外肋間筋は肋骨を引き上げ，内肋間筋は肋骨を引き下げるように働きます．外肋間筋は通常の吸気時に働きますが，内肋間筋は，深い呼気の場合にのみ働きます．

2）横隔膜

横隔膜は，胸腔と腹腔との間にある膜状の骨格筋からなります（図5-18）．横隔膜の筋線維は胸郭の底の周辺から起こり，中央に向かって走り，中心部でクローバーの葉のような形の腱中心となって終わります．横隔膜は食道，大動脈，下大静脈によって貫かれます（食道裂孔，大動脈裂孔，大静脈裂孔）（図5-19）．

> **食道裂孔ヘルニア** 食道裂孔から胃の上部が胸腔側に移動するのを，食道裂孔ヘルニアといいます．こうなると，胃酸が食道に逆流して逆流性食道炎になり，胸やけが起こります．

> **吃逆（しゃっくり）** 横隔膜のけいれんによって起こる，不随意的で急速な吸気運動です．

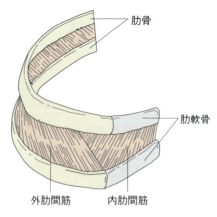

図5-17　肋間筋
外肋間筋と内肋間筋は互いに直交しているので，外肋間筋は肋骨をもち上げ，内肋間筋は肋骨を引き下げる．

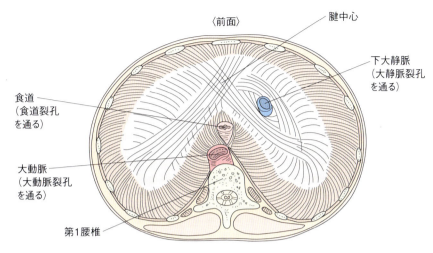

図5-18　横隔膜
横隔膜の中央は膠原線維からなる膜であるが，外側縁は骨格筋からなる．横隔膜は，収縮すると平坦になり，胸腔が広がり，肺に吸気が起こる．

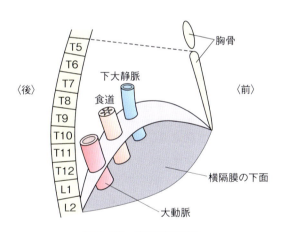

図5-19　横隔膜の裂孔
大動脈は脊椎の椎体のすぐ前，食道は心臓の左心房のすぐ後ろを通る．

3）腹式呼吸と胸式呼吸

　横隔膜は，胸腔に向かってドーム状に突隆しています．横隔膜が収縮するとドームの天井は低くなり，胸腔が広がって吸気が起こります（図5-20）．このとき，腹腔は狭くなります．このために横隔膜の収縮と弛緩に伴い，腹壁が前に膨れ出たり，引っ込んだりします．横隔膜による呼吸は同時に腹壁の動きを伴うので，腹式呼吸といいます．これに対して，外肋間筋による呼吸を胸式呼吸といいます．

第5章　筋系

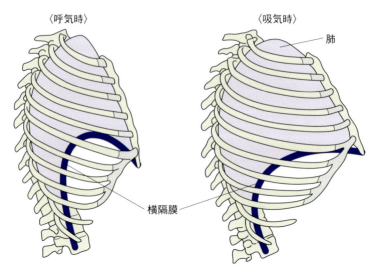

図5-20　呼吸時の横隔膜
吸気時には外肋間筋の収縮により胸郭が前後・左右に広がり，横隔膜は収縮によって下降し，胸腔が広がる．これによって肺が広がり，吸気を起こす．

4. 腹部の筋

◆ 腹筋群

1）腹直筋

　腹直筋は，腹壁の前面を縦走する細長い帯状の筋です（図5-21）．背中にある脊柱起立筋と引き合って，姿勢を保ちます（図5-22）．筋は恥骨上縁から起こり，正中線の左右を真っすぐに上方に走り，胸骨の下端（剣状突起）と下位の肋骨に付きます．
　筋には，途中にいくつかの腱（腱画）があって，筋が伸びすぎるのを防いでいます．腹直筋は，腹直筋鞘という厚い鞘で包まれます．この鞘は，次に述べる外腹斜筋，内腹斜筋，腹横筋の腱膜からできています．腹直筋鞘は正中部で合して，白線というヒモ状の線となります．

2）外腹斜筋，内腹斜筋，腹横筋

　外腹斜筋，内腹斜筋，腹横筋の3筋は板状の筋で，側腹壁（わき腹）をつくります（図5-23）．外腹斜筋は最外層にあり，第5～12肋骨から起こり，後上方から前下方に斜めに走ります．これは，ポケットに手を入れる方向です．内腹斜筋は中層にあり，筋線維は外腹斜筋と直交するように前上方から後下方に斜めに走ります．腹横筋は最も内層の筋で，筋線維は水平に横走します．

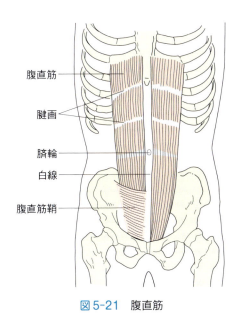

図 5-21 腹直筋

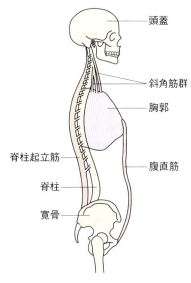

図 5-22 固有背筋（脊柱起立筋）
腹直筋は，脊柱起立筋と引き合う．

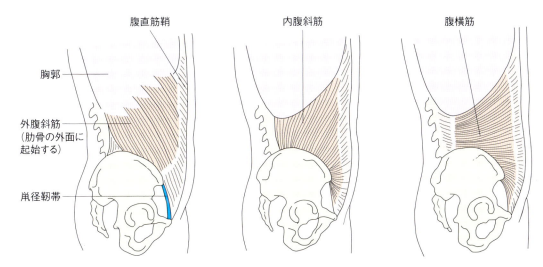

図 5-23 外腹斜筋，内腹斜筋，腹横筋
外腹斜筋が最も表層にあって，わき腹を締める．

3）鼠径靱帯

　外腹斜筋の腱膜の下縁はとくに厚くなって，上前腸骨棘と恥骨結合との間にヒモ状に張っています．これを，鼠径靱帯といいます．鼠径靱帯があるところ（鼠径は大腿の付け根）は，体表から見ると線状にややくぼみ，腹部と大腿部との境になっています．

4）鼡径管

鼡径靭帯のすぐ上に，これと平行に走る鼡径管があります．鼡径管は側腹壁の3筋を貫く管状の隙間で，男性では精索，女性では子宮円索が通ります．鼡径管の長さは約4 cmです．鼡径管の後上口を深鼡径輪，前下口を浅鼡径輪といい，浅鼡径輪は恥骨結合のすぐ上にあります．

> **外鼡径ヘルニア**　鼡径管は，腹壁のなかでも抵抗の弱いところです．ここを通って，腸管などの腹腔内容が皮下に押し出されることがあります．これが，外鼡径ヘルニアです．男児に多く，陰嚢が膨れます．男児に多い理由は，胎児期に精巣下降が起こるからです．腹腔の内壁は精巣に引っ張られるように陰嚢内に下降しますが，まもなく閉じます．これが完全に閉じないと，腹圧が上がったときに鼡径管を通って小腸などが陰嚢に膨れ出してきます．

5）腰方形筋

腰椎の外側にあり，第12肋骨と腸骨稜の間に張っています．後腹壁をつくる筋です．

6）腹筋の働き

腹筋は，脊柱の運動，腹腔内臓の保護と支持，腹圧を高めるといった働きをします．

- **脊柱の運動**

腹筋は，脊柱（胴）を動かします．たとえば，腹直筋が収縮すると，胴を前方に屈曲し，外・内腹斜筋が収縮すると，胴を側方に屈曲したり，ねじったり（回旋）します．

- **腹腔内臓の保護と支持**

腹筋は，全体として腹壁をつくり，コルセットのように腹腔内の内臓を保護し，直立するときに内臓が下垂しないように支持します．

- **腹圧を高める**

腹筋が全体として収縮すると，腹腔内圧すなわち腹圧を高めることになります．腹圧は，排便，咳，嘔吐や分娩などの場合に高められます（いきみ）．

5. 背部の筋

背部には，後頚部（うなじ）から背中にかけて，多くの筋があります．浅背筋群と深背筋群に大別されます．

◆ 浅背筋群

背中の表層にあり，一般に脊柱や肋骨から起こって上肢の骨（肩甲骨，鎖骨，上肢骨）に至る筋です．前側にある胸部の浅胸筋群とともに，上肢の運動に関係する筋です．

1）僧帽筋

　僧帽筋は，背中の上半分にある大きな筋で，後頭骨，頚椎と胸椎の棘突起から起こり，肩甲骨と鎖骨に付きます（図5-24）．体表から見ると，僧帽筋は後頚部から肩先に向かうカーブをつくります．僧帽筋という名前は，カトリックのある宗派の修道士が被る長頭巾（フード）が垂れた部分に似ていることで付けられました．

　僧帽筋は，肩甲骨を背中の真ん中（正中線）に向かって近付けたり（「気を付け」の姿勢），肩甲骨を上げたりします（肩をすくめる）．筋の上部や下部だけが働くと，肩甲骨を回旋します．

> **肩こり①**　肩にものを担いだり，手に重いものを下げたりすると僧帽筋が収縮します．こうして僧帽筋が疲労して，肩がこることがあります．僧帽筋をマッサージすると（肩をたたくなど），気持ちがよいのはこのためです．

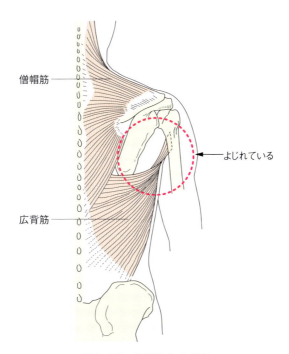

図5-24　僧帽筋と広背筋
広背筋は，腕を後ろに回すとよじれがとれる．腕を背部に回すときに使う．

2）広背筋

　腰椎と腸骨から起こり，上腕骨の上部に付く大きな筋です（図5-24）．上腕を後方に引き（伸展），内方に回す（内転，内旋）働きがあります．たとえば，手で背中を掻いたり，尻ポケットの物を取り出す，あるいは排便後に肛門部を拭くのには，広背筋の働きが必要です．

◆ 深背筋群

　背部の深層には，脊柱の周囲にきわめて多くの筋がびっしりと付いています．浅背筋群は，働きの上で，いわば上肢の筋であるのに対して，深背筋群は脊柱に付く本来の背筋で，固有背筋ともいわれます．これらの筋は重力に抗して姿勢を維持するのに必要なため，抗重力的といいます．

1）後頭下筋

　後頭下筋は，頭蓋骨の下方で，深部にある小筋です（図5-25）．大・小後頭直筋，上・下頭斜筋の4筋からなります．頭を立てるには，これらの筋が働くことが必要です．

2）脊柱起立筋

　脊柱全長にわたって，その両側にある筋で，棘突起や横突起に付き，脊柱を固定し，背筋をピンと伸ばすために必要な筋なので，脊柱起立筋といいます（図5-26）．また，脊柱の屈伸やねじり（回旋），すなわち脊柱の運動にも関与します．脊柱に近い方から，棘筋（きょくきん），最長筋，腸肋筋と名付けられています．

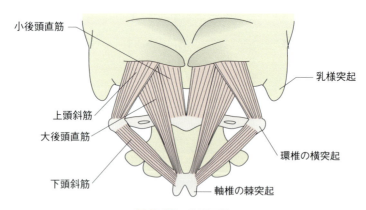

図5-25　後頭下筋

椅子に座って居眠りをすると頭が前に傾くのは，後頭下筋が働かなくなるからである．すなわち後頭下筋は抗重力筋である．

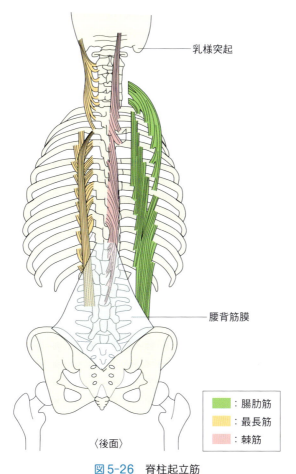

図 5-26 脊柱起立筋
棘筋は，棘突起どうしを結ぶ筋である．

> **肩こり②** 頚椎の周囲にある筋や靭帯は，重い頭を支えるのに重要な役割を果たしています．筋や靭帯が弱い場合や，頚椎の椎間板の加齢変化，前かがみの姿勢を長時間にわたって続けることで，頭の重みで頚椎に負担がかかり，周囲の筋が緊張すると肩こりが起こります．

6. 上肢の筋

　　上肢の筋は，一側で50個以上あり，上肢の運動に働きます．上肢帯の筋，上腕の筋，前腕の筋，手の筋の順に解説します．上肢の運動をまとめた図とその名称は第4章（図4-43）を参照して下さい．

◆ 上肢帯の筋

　　上肢帯の骨（肩甲骨と鎖骨）から起こって，上腕骨に付く筋で，肩関節の運動に関与します．

1) 三角筋

肩甲骨と鎖骨から起こって，肩関節を前・外・後方から覆い，上腕骨に付く筋です．肩の丸い膨らみをつくります（図5-27）．三角筋は，主として，上腕を水平の高さまで上げる（外転する）ときに働きます．上腕をこれよりも高く上げる（たとえば「バンザイ」をする）ためには，肩甲骨の関節窩を上方に向けなければなりません．このためには，僧帽筋などが働きます．

> **筋肉内注射と三角筋**　三角筋は，しばしば筋肉内注射に用いられます．注射部位は肩峰の約2～3横指（指2～3本の幅）下方の外側部です．注射のさいは腋窩神経や橈骨神経を損傷しないように注意する必要があります．

2) 回旋筋腱板（ローテーター・カフ）

回旋筋腱板をつくる筋は，棘上筋，棘下筋，小円筋，肩甲下筋の4筋です（図5-28，29）．これらの筋は，三角筋の深側にあります．肩甲骨から起こり，板状の腱となり，肩関節を上・前・後の3方から袖口のように囲み，肩関節の脱臼を防いでいます．

> **肩関節周囲炎（五十肩）**　肩関節の周囲を取り囲む板状の腱は，50歳頃になると，擦り切れたり，石灰分（リン酸カルシウム）が沈着して炎症を起こし，肩関節に痛みや運動障害を起こすことがあります．これは，加齢変化です．

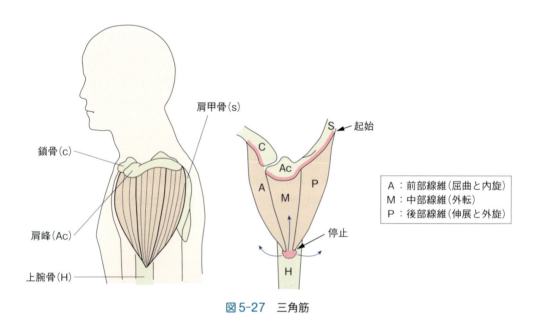

図5-27　三角筋

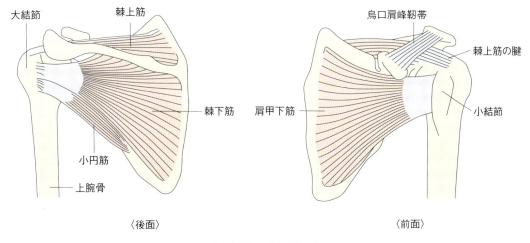

図5-28 上肢帯の筋

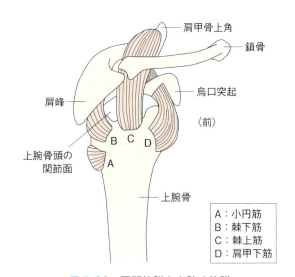

図5-29 肩関節脱臼を防ぐ筋群

◆ 上腕の筋

　上腕の筋は，上腕の前側にある筋と，後側にある筋に分けられます（図5-30）．いずれも肘関節の運動にあずかります．前側の筋は屈筋で，後側の筋は伸筋です．

1) 上腕二頭筋

　上腕の前面にある長い紡錘状の屈筋で，2関節にまたがります．長頭と短頭があり，いずれも肩甲骨から起こり，下方に走ってから二分して一端は橈骨の上部に付きます（図5-31）．このときに内側から後に回って橈骨に付くので，上腕二頭筋は回外筋としても働きます．他端は腱膜となって前腕の外側の筋群の筋膜の上に広がって終わっています．この腱膜のおかげで，その表側にある肘正中皮静脈を採血に使うことができるのです（p.208）．

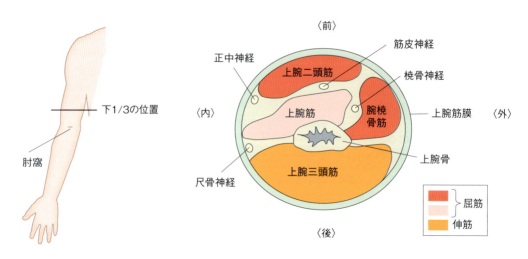

図 5-30 上腕の横断面（下 1/3）

上腕二頭筋の筋腹は太く，肘を曲げると，力こぶができます．前腕を回外すると，力こぶはさらに大きくなり強い力が出ますが，回内位では弱くなります．

2）上腕筋

上腕筋は，上腕二頭筋の深部にあって，体表からは触れることはできませんが，肘の屈筋として最も強力です（図5-32）．

3）上腕三頭筋

上腕三頭筋は，上腕の後面にある伸筋です．3頭が肩甲骨および上腕の上部・中部から起こり，合して大きな筋腹をつくって下行し，尺骨の肘頭に付きます（図5-33）．肘関節で前腕を伸ばす働きがあります．すなわち，上腕三頭筋は上腕二頭筋と上腕筋の拮抗筋です．

◆ 前腕の筋

前腕の筋は，上腕骨，前腕の橈骨あるいは尺骨から起こり，大部分は手の骨に終わり，手や指を動かします．一部の筋は橈骨に付いて，前腕の骨を回す運動（回内・回外）にあずかります．前腕の筋は前面にある屈筋群，後面にある伸筋群および回内・回外筋群に大別できます（図5-34）．

1）屈筋群

前腕の屈筋群は，橈側および尺側手根屈筋，長掌筋，浅指屈筋，深指屈筋，長母指屈筋からなります．上腕骨下端の内側上顆や橈骨・尺骨の前面から起こり，前腕の前面を下行します．筋腹は前腕の上半部にあり，下半部は長い腱となって手掌に達し，

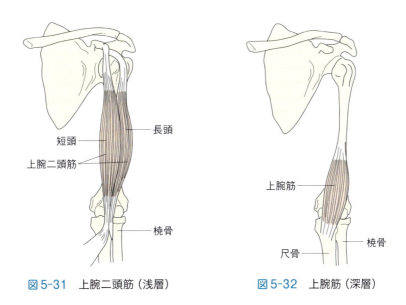

図 5-31　上腕二頭筋（浅層）　　　図 5-32　上腕筋（深層）

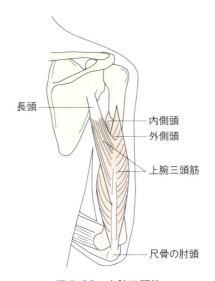

図 5-33　上腕三頭筋
上腕三頭筋は上腕筋の拮抗筋である．

手根骨あるいは指の骨に付きます．屈筋腱は手首のところで集まって縦走するので，ここで体表から触れて，かつ見ることができます．手掌では腱は腱鞘に包まれ，その上を長掌筋の腱膜が覆っているので，体表から腱に触れることはできません．

2）浅指屈筋と深指屈筋

　浅指屈筋と深指屈筋は，指を曲げるときに働きます．浅指屈筋は橈骨と上腕内側上顆の2頭をもって起こり，一方，深指屈筋は尺骨とこれに接する骨間膜から起こります．いずれも4本の腱となって下行し，第2〜5指に至ります（図5-35）．

159

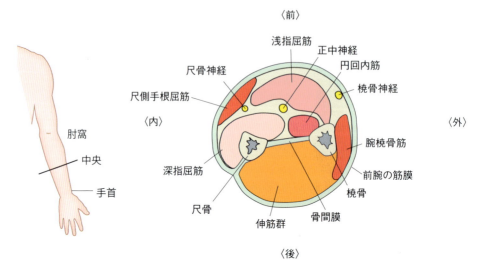

図 5-34　前腕中央の横断面（左腕）

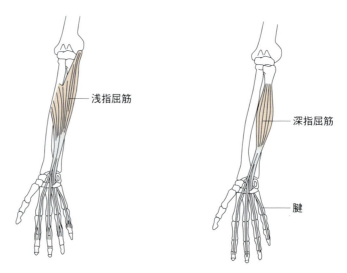

図 5-35　浅指屈筋と深指屈筋
指を動かす筋は前腕にある．

　浅指屈筋腱は指の基部で2股に分かれて中節骨に付きます．深指屈筋腱は浅指屈筋腱の股の中央を通って末節骨に付きます．この構造によって，指はPIP関節とDIP関節を個別に曲げることができます（図5-36）．

> **no man's land**　手掌の遠位横線と指の中間横線の間で腱鞘を損傷すると，腱鞘を縫い合わせただけでは腱どうしが癒着して指が動かなくなります（図5-37）．ここは，一昔前は，no man's land（無人地帯）として，外科医の間で知られていました．現在は，手の外科を専門とする医師によって治療されています．

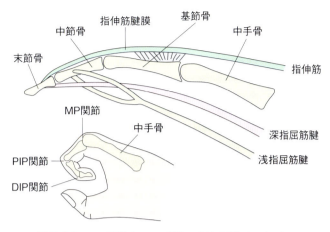

図 5-36　PIP 関節と DIP 関節で指を屈曲するしくみ

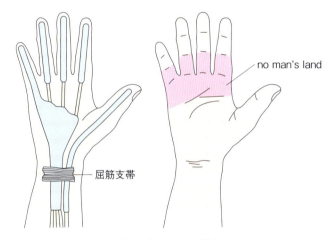

図 5-37　手の腱鞘

腱鞘のないところで起こった炎症は拡大しやすく，腱の癒着を起こしやすいので，治療は手の専門医へ任せる．

3）腕橈骨筋

　腕橈骨筋は，上腕骨外側縁の遠位部から起こり，橈側を下行して橈骨遠位端の外側縁に付きます（図 5-38）．手を半回内位にしたときに，屈筋として最も強い力を発揮するので，ジョッキを傾けてビールを飲むときや，手に重いものをぶら下げるときに働きます．

4）伸筋群

　伸筋群は，長・短橈側手根伸筋，指伸筋，小指伸筋，尺側手根伸筋の5筋からなります．前腕の後面（手背側）にある筋群です．上腕骨下端の外側上顆と橈骨・尺骨の後面から起こり，手に至り，手首で手を伸ばしたり（背屈），指を伸ばします．伸筋群は，前腕の橈側（親指側）と背側の膨らみをつくります．長い腱は，手背（手の甲）で，手首から指に向かって走り，体表から「すじ」として触れ，見ることができます．

第5章 筋系

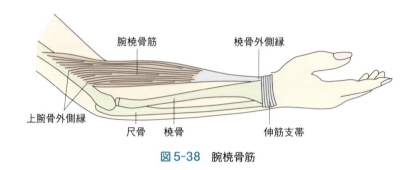

図 5-38　腕橈骨筋

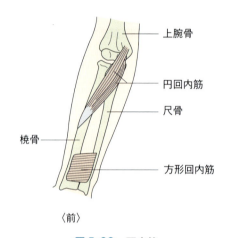

〈前〉

図 5-39　回内筋
前側より見た図．回内する力は，回外する力よりも弱い．

> **上腕骨外側上顆炎（テニス肘）**　上腕骨の外側上顆（肘の外側）の炎症です．前腕の伸筋を使いすぎると，上腕骨の外側上顆（伸筋の起始部）に過度の負担がかかり，そのために炎症が起こって痛みを感じます．テニスのバックハンドを繰り返すとなるので「テニス肘」という名前がありますが，家事などで，前腕や手の運動を繰り返し行う主婦にも起こります．

5）回内筋と回外筋

　前腕の前側を斜めに走る円回内筋と方形回内筋は，回内に働きます（図5-39）．後側にある回外筋は，回外に働きます（図5-40）．これらの筋の力は，それほど強くないのに，回外する力は回内よりもはるかに強力です．それは，上腕二頭筋が回外に働くからです（図5-41）．このために，ビンの栓や蓋，ドアのノブは，右利きの人が多いため，右手の回外運動を利用するようにできています．

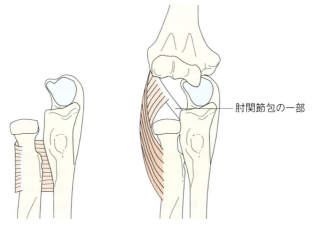

図 5-40　回外筋
強く回外するには，回外筋だけでは弱く，上腕二頭筋の助けを必要とする．

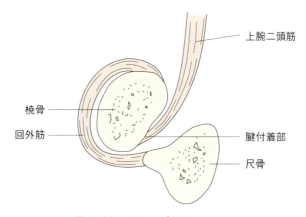

図 5-41　ドアノブを回すしくみ
上腕二頭筋の腱が橈骨の前から後方へ回りこんで付着しているので，強力な回外筋になる．

◆ 手の筋

　手には，多くの小筋があります．筋は手掌側に存在し，すべて屈筋です．手の屈筋はとくに指の精細な運動にあずかります．手掌を見ると，母指の付け根のところと小指側に，それぞれ，母指球・小指球という膨らみがあります．

1）母指球と小指球の筋
  ・母指球の筋
　　母指の運動（屈曲，外転・内転，対立）にあずかる筋です．長母指屈筋，長母指外転筋，母指内転筋，母指対立筋からなります．
  ・小指球の筋
　　小指の運動にあずかる筋です．母指球の筋に比べると，発達はよくありません．

第 5 章　筋 系

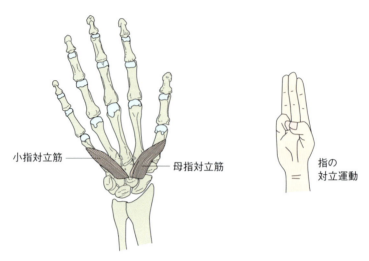

図 5-42　母指対立筋と小指対立筋

2）中手筋

　手掌には，深いところに多くの小筋があります．これは中手筋といい，指の運動にあずかります．

3）母指対立筋と小指対立筋

　ヒトの手には，対立運動をするための母指対立筋と小指対立筋があります（図5-42）．これは，ヒトにしかありません．手の対立運動によって，ヒトは道具を使いこなせるようになりました．

4）手根管

　手根管とは，8個ある手根骨と屈筋支帯とがつくる管です（p.118）．屈筋支帯は，長方形の横走する靱帯です．手根管には，10本の指屈筋腱と正中神経が通っています（図5-43）．

> **手根管症候群**　手根管を通る腱鞘が炎症を起こすと，正中神経を圧迫して，指の先がしびれ，母指球の筋が萎縮して手で物をつかむことができなくなります．これを手根管症候群といい，手を酷使する中年女性にみられます．

5）手掌腱膜

　手掌には厚い手掌腱膜が広がっていて，手掌の表面に腱が浮き上がらないように抑えています（図5-44）．これは，長掌筋腱の続きです．

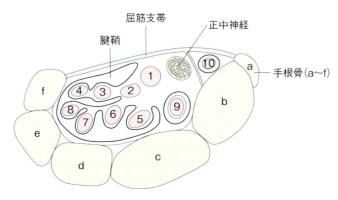

図 5-43　手根管を通る正中神経

浅指屈筋腱（1〜4）と深指屈筋腱（5〜8）は，共通の腱鞘で包まれている．長母指屈筋腱（9）と橈側手根屈筋腱（10）は，個別に腱鞘に包まれている．手掌にある腱は，腱鞘に包まれているので，摩擦なく動くことができる．

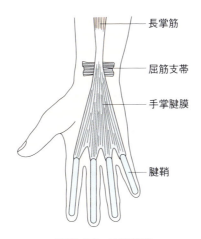

図 5-44　手掌腱膜

長掌筋は上腕骨内側上顆より起こる．手掌腱膜は，下にある腱が浮き上がるのを防いでいる．

◆ 手と指の運動

　前腕の筋は，手指の屈曲・伸展や手くびの内転と外転（橈屈・尺屈）を行います．前腕の筋は手や指の力強い運動を行うのに対して，手の小筋は指の微妙な運動を行います．ヒトの手は，骨格の構造や筋の働きで精巧な運動器官となります．とくに，指の精密・微妙な運動（指さばき）によって，ヒトは独特の手作業・手仕事ができるのです．また，とくに指先の皮膚はきわめて敏感な触覚をもち，感覚器官となります．手の運動・感覚は，その中枢である大脳の働きと密接な関連があり，手は「脳の出先機関」または「外部の脳」ともいわれています．人間の文化は，このような手の働きによってつくられてきたのです．

第5章 筋系

7. 下肢の筋

ヒトの姿勢や移動は，直立二足歩行という独特の様式をとるために，下肢の筋はきわめて強大であり，その重量は上肢のほぼ3倍にもなっています．

下肢の筋は，上肢と同様に一側で50個以上あります．下肢の筋を下肢帯の筋，大腿の筋，下腿の筋，足の筋の4群に分けて説明します．運動については第4章（図4-51）を参照して下さい．

◆ 下肢帯の筋

腰椎や骨盤から起こり，大腿骨に付く筋群で，股関節や大腿を動かします．骨盤の前面にある筋を内寛骨筋といい，骨盤の後面にある筋を外寛骨筋といいます．

1）内寛骨筋

主に，大腰筋と腸骨筋からなります．大腰筋と腸骨筋を併せて，腸腰筋といいます．

・腸腰筋

大腰筋は腰椎から，腸骨筋は腸骨の内面から起こり，両筋は合流して，鼡径靱帯の下をくぐって恥骨の前に出ます（図5-45）．それから向きを後方に転じて，大腿骨の上内側部（小転子）に付きます．このために，股関節における大腿の屈曲を行います．また，大腿を固定するときには，体幹を前に曲げることができます．たとえば，仰臥位から上体を起こすときに働きます．

2）外寛骨筋

骨盤の後面の表層には大殿筋があり，その深側に中殿筋があります．最も深側には，小殿筋があります．

・大殿筋

腸骨と仙骨から起こり，大腿骨の上部に付く強大な筋です（図5-46）．股関節における大腿の伸展を行います．大殿筋は腸腰筋の拮抗筋です．歩行するときには，大殿筋と腸腰筋が交互に働いて大腿を前後に動かします．また，直立するときには，身体の重心線は股関節のやや前方を通るので，前方に倒れないように大殿筋が働いています．すなわち，大殿筋は抗重力筋です．ヒトは，直立することにより，大殿筋がきわめてよく発達し，脂肪組織とともに殿部に特有の大きな丸い膨らみをつくります．大殿筋には，大腿外側面を覆う腸脛靱帯を緊張させて膝関節を伸ばす働きもあります．

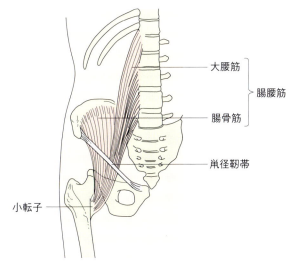

図 5-45　腸腰筋

腸腰筋は，恥骨前部を経由して大腿骨の小転子に付く．よって腸腰筋が収縮すると，股関節が屈曲する（図 4-46）．

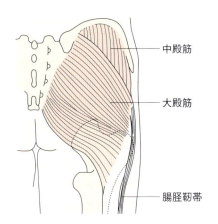

図 5-46　大殿筋

大殿筋は，座った状態から立つときに働く．すなわち股関節の伸展を行う．
腸脛靭帯とは，大腿の筋全体を被う筋膜が大腿の外側でとくに厚くなっている部分をいう．大殿筋の 3/4 は腸脛靭帯についている．残りは大腿骨後面に付く．

- 中殿筋と小殿筋

腸骨から起こり，大腿骨の大転子に付きます（図 5-47）．大腿を外転します．歩行のさいには，大腿を外転させることにより，骨盤を傾け，前に振り出す下肢の足が地面を擦らないようにしています．

殿筋注射　殿部は，筋肉内注射にしばしば用いられます．大殿筋の深側には，人体で最大の神経である坐骨神経が走るので，これを避けるために，殿部の外上方 1/4 部（腸骨稜の下に沿った半月部）で注射します（図 5-48）．ここは，中殿筋がある部位です．

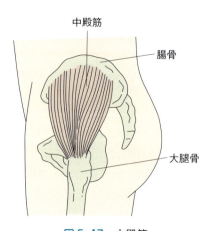

図 5-47　中殿筋
中殿筋は，大腿を外転する．

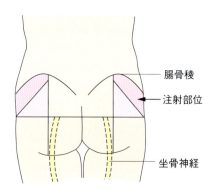

図 5-48　筋肉内注射の安全域（中殿筋）
坐骨神経の走行は，個体差が大きいので，筋肉注射は安全を期して上外側にする．ここには中殿筋がある（図5-46）．

◆ 大腿の筋

大腿の筋を，伸筋群，屈筋群，内転筋群の3群に分けて述べます（図5-49）．

1）伸筋群

大腿の前面にあって，膝を伸ばす筋です．大腿四頭筋が代表格です．

・大腿四頭筋

人体で最大の筋です．大腿（ふともも）の前面の膨らみをつくります．筋は，大腿直筋，内側広筋，外側広筋，中間広筋の4筋からできます（図5-50）．4筋が合流して1本の腱となり，膝蓋骨に付いたのち，さらに膝蓋骨から膝蓋靭帯となって脛骨の上部前面に付きます．大腿四頭筋の働きは膝の伸展です．この働きは，歩くときやボールを蹴るときにみられます．

膝を伸ばすと，大腿四頭筋は緊張するので，体表から筋の輪郭を見ることができます．膝蓋靭帯は体表で膝蓋骨の下方に太いすじとして触れることができます．

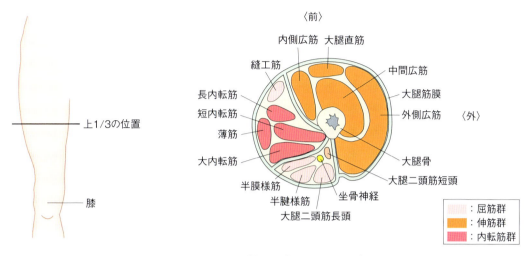

図5-49　大腿の横断面（上1/3の位置）

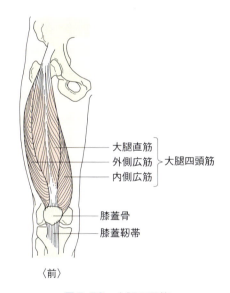

図5-50　大腿四頭筋

大腿四頭筋が萎縮すると，大腿の膨らみがなくなる．中間広筋は深部にあるので，この図では見えない．

> **膝蓋腱反射**　膝蓋靱帯（膝蓋腱）を検査用のハンマーでたたくと，膝は一瞬で伸びます（図5-51）．その機序は，膝蓋靱帯を叩くことで大腿四頭筋が引き延ばされて筋紡錘が興奮し，この興奮が感覚神経を通して脊髄（腰髄2〜4）にある大腿四頭筋の運動ニューロンに届き，大腿四頭筋が収縮したからです．これを膝蓋腱反射といいます．神経が健全でなければこの反射は起こらないので，神経の検査として用いられます．

第 5 章　筋系

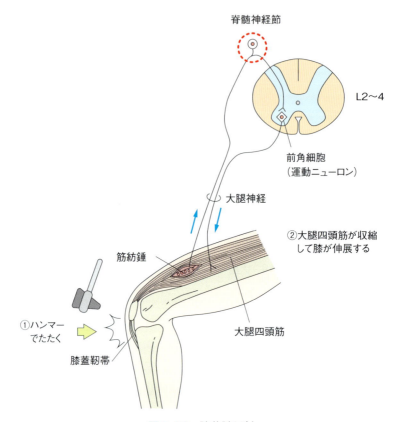

図 5-51　膝蓋腱反射
大腿四頭筋が引き伸ばされて，筋線維が断裂しないように，この反射が起こる．

- 縫工筋

　上前腸骨棘から起こって，大腿四頭筋の前を斜めに内下方に向かって走り，脛骨上端部に付く細長い筋です．股関節と膝関節を屈曲させ，かつ大腿を外転する働きがありますが，その力は弱いです．縫工筋の名前の由来は，昔，西洋の仕立師（縫工）が布を縫うときにあぐらをかいた姿勢をとっており，筋はそのときに働くと考えられ，縫工筋と名付けられました．

2）屈筋群

　大腿の後面にあって，膝を曲げる筋です．大腿二頭筋，半腱様筋と半膜様筋からなります．

- 大腿二頭筋，半腱様筋と半膜様筋

　大腿二頭筋は，下肢の屈筋群の代表格です．坐骨結節と大腿骨後面から起こる2頭をもち，腓骨の上端に付きます．膝の後面に見られる菱形のくぼみを膝窩（ハムストリング）といいますが，このくぼみの上半部は外側が大腿二頭筋，内側が半腱様筋と半膜様筋で囲まれます．そこで，この3筋をハムストリングスといいます（図5-52，

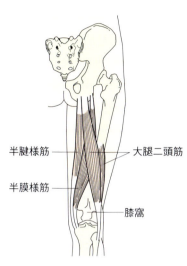

図5-52 ハムストリングス（後面）

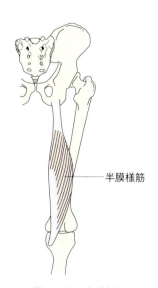

図5-53 半膜様筋
半膜様筋は，半腱様筋の深側にある幅広い筋である．

53)．半腱様筋と半膜様筋は，いずれも坐骨結節に起始し，脛骨上端に停止する長い筋です．半腱様筋と半膜様筋だけを収縮させると脛骨を内旋させて足のつま先が内側を向きます．また，大腿二頭筋だけを収縮させると，脛骨を外旋させて足のつま先が外側を向きます．

　ハムストリングスの作用は，股関節を伸展させて膝を屈曲させます．ハムストリングスを鍛えると，これらの筋の柔軟性が高まり，その結果，骨盤が前に出て姿勢がよくなり，股関節と膝関節を自由に動かせるようになります．

3) 内転筋群

　大腿の内側にあって，恥骨から起こり，斜めに外下方に走って大腿骨に付きます（図5-54）．薄筋，恥骨筋，長内転筋，短内転筋，大内転筋からなります．内転筋群は，大腿を内転する（股を閉じる）働きがあります．ヒトは，直立するとき，股が開かないように，大腿を互いに近づけなければなりません．このために，内転筋群はヒトできわめて発達しています．

◆ 下腿の筋

　下腿の筋を，伸筋群，腓骨筋群，屈筋群の3群に分けて述べます．いずれも足や趾に付き，その運動にあずかります．横断面で見ると，図5-55のようになっています．

1) 伸筋群

　下腿で，脛骨の前縁（むこうずね）のすぐ外側にある筋で，前脛骨筋，長趾伸筋，長母趾伸筋があります．筋は下半部で長い腱となって，足首から趾に付きます．足を

第5章 筋系

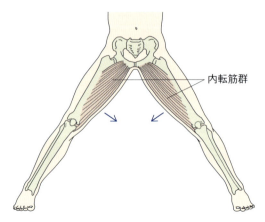

図 5-54　内転筋群

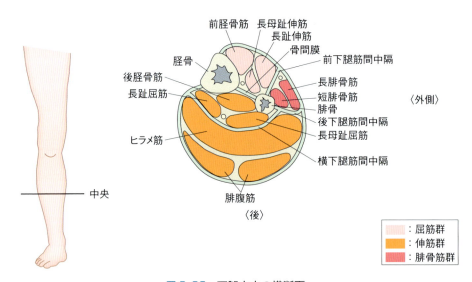

図 5-55　下腿中央の横断面

背屈し（足の伸展），趾を伸ばす（趾を足背側にそらす）働きをもちます．

・前脛骨筋

　伸筋群のうちで，最も内側にある強力な筋です（図 5-56）．前脛骨筋は，とくに歩行の際，つま先を上げるために働きます．体表で，前脛骨筋の腱は太く触れます．

2）腓骨筋群

　腓骨筋群は，長腓骨筋と短腓骨筋からなります．下腿の外側部にある筋で，主に腓骨から起こり，外果（そとくるぶし）の後を回って，足の外側縁に達します．足を外反する働きがあります（図 5-57）．外反とは，足の外側縁を上げて足底を外方に向ける運動です．

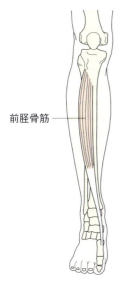

図5-56 前脛骨筋
足を背屈する働きがあり，前脛骨筋が侵されると，つま先が下がって歩けなくなる．

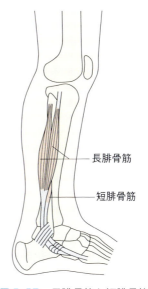

図5-57 長腓骨筋と短腓骨筋
両腓骨筋は，足の外反に働く．

コンパートメント症候群 下腿には筋間中隔が発達していて，骨折や筋打撲によって出血あるいは筋が腫れると，厚い筋膜に囲まれた筋区画（コンパートメント）の内圧が上昇し，下腿の筋の循環障害や神経圧迫による筋の機能障害が起こります．

- 足の内反と外反

内反とは，足の内側縁を上げて足底を内方に向ける運動です．足の内反と外反は，とくに歩行時に平坦でない地面に足底を適応させて安定にするために使われます．

内反足 両側の足底が，内側で向き合うような位置に拘縮するのが内反足です．先天性内反足は，先天性変形で最も多いものです．

3）屈筋群

- 下腿三頭筋

浅層の腓腹筋と深側のヒラメ筋でできる強大な筋で，ふくらはぎ（こむら）をつくります．

腓腹筋は，大腿骨の下部両側から2頭をもって起こり，ヒラメ筋は脛骨と腓骨の後面から起こります（図5-58）．

腓腹筋とヒラメ筋は下方に走り，下腿のほぼ中央で合して，強大な腱となり，踵骨に付きます．この腱をアキレス腱といいます．下腿三頭筋は足を底屈する（かかとを上げる）働きがあります．

第5章 筋系

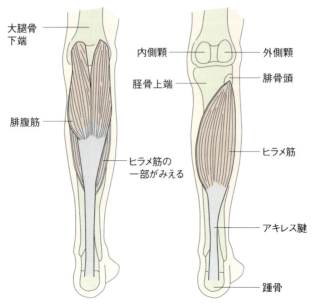

図 5-58　下腿の筋

・アキレス腱

アキレス腱は人体で最大の腱で，足首の後に，太いすじとして体表からもはっきりと見ることができます．

> **アキレス腱断裂**　疾走や跳躍運動の際に，アキレス腱に断裂が起こることがあります．

> **ハイヒールによるふくらはぎの発達**　ハイヒールの靴を履くと，足は足関節（距腿関節）で底屈し，不安定になるので，下腿三頭筋が緊張して関節を安定させます．このために，ハイヒールの靴を履き慣れた頃には，ふくらはぎが立派になります．

ヒラメ筋の深側には，足を内反・底屈する後脛骨筋，母趾および趾を底屈する長母趾屈筋と長趾屈筋があります．これらの筋は脛骨あるいは腓骨の後面から起こり，腱は，内果（うちくるぶし）の後を回って，足底に至ります．

◆ 足の筋

主として足底に，趾を動かす多くの小筋があります．しかし，足の筋はすべて退化的で，その働きも限定されています．足の筋は，下腿の筋とともに，足弓を維持・安定するのに役立ちます．

第6章 循環器系

　すべての細胞は，生きて活動を続けるために，絶えず酸素や栄養の供給を受け，代謝の結果生じる炭酸ガスや老廃物を取り除いてもらわなければなりません．このために，物質輸送を目的として血液を循環させるのが循環器系で，心臓と血管からなります．心臓は，血管に血液を送り出すポンプの役目をしています．血管は，動脈，毛細血管，静脈からなります．

　動脈は，心臓の収縮（拍動）に応じて「脈を打つ」動く血管なので，この名前があります．毛細血管は最も細い管で，血液と組織液との間で物質交換を行います．静脈は，心臓に血液を戻す血管です．静脈は血流の勢いが弱く，脈を打たないので，静かな血管という意味で，名付けられました．

心血管系一般

1. 肺循環系と体循環系

　循環系は，肺循環系と体循環系からなります（図6-1）．右心室を出て左心房に戻る血管系を肺循環系といい，左心室を出て右心房に戻る血管系を体循環系といいます．肺循環系と体循環系は，心臓を挟んで直列に配置しています．

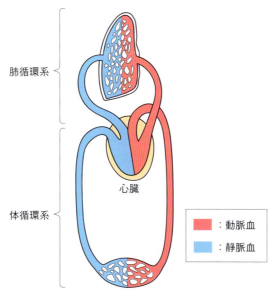

図6-1　肺循環系と体循環系
心臓は循環系のポンプとして働く．

第6章 循環器系

　心臓は、肺循環系に血液を送り出す右心系と、体循環系に血液を送り出す左心系が合体してできています。右心系と左心系を切り離してみたのが図6-2です。肺循環系の血圧は低いので、肺に血液を送り出す右心室の壁はそれほど厚くありません。一方、体循環系の血圧は末梢血管抵抗が大きいために高くなっているので、左心室の壁の厚さは右心室の約3倍あります。

　肺に送り出される血液は静脈血です。肺でガス交換が行われ、動脈血になって心臓に戻ってきます。この血液が体循環系に送り出され、全身の細胞に酸素を供給し、細胞の代謝の結果できた二酸化炭素を受け取り、静脈血になって心臓に戻ってきます。

2. 動・静脈血と動・静脈の定義

　動脈血とは酸素が多く二酸化炭素が少ない血液のことで、静脈血とは酸素が少なくなり、二酸化炭素が増えている血液のことです。一方、心臓から出る血管を動脈、心臓に入る血管を静脈といいます。動脈を流れる血液が必ずしも動脈血ではないのは、このためです。肺でガス交換が行われるので、肺動脈には静脈血が流れており、肺静脈には動脈血が流れています（図6-2）。

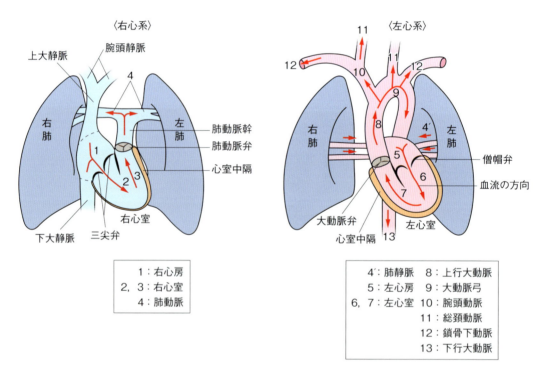

図6-2　右心系と左心系

心　臓

　心臓は，左右の肺の間にあり，大きさは握りこぶし大（手拳大）で，重さは250～300 gあります．胸骨のすぐ後にあり，横隔膜の上に載っています．

　形はハート形をしていて，長軸を右後上方から左前下方に向けています．心室の上部を心底といい，下部を心尖といいます．心底には大きな血管が出入りしています．心尖は身体の正中線よりも左側にあり，心臓が拍動するたびに心尖が前胸壁にぶつかり，体表からその拍動を触れることができます（心尖拍動）．心尖拍動が力強いときには，心臓は十分な血液を身体に送り出しているといえます．心臓は1分間に約5 Lの血液を身体に送り出します．

1. 心臓の内腔

　心臓の内部は心房と心室に分かれ，心房と心室には，それぞれを左右に分ける仕切り，心房中隔と心室中隔があります．すなわち，心臓は右心房，右心室，左心房，左心室の4つの部屋からなります（2心房・2心室）（図6-3）．心房は血液を静脈から受け入れる部屋で，心臓の後部にあり，心室は血液を動脈へ押し出す部屋で，心臓の前部にあります．

　心臓を血液が流れる順番は，図6-4の通りです．枠で囲んだところが心臓の部屋です．静脈血が流れるところを青文字，動脈血を流れる部位を赤文字で示しています．

2. 心臓の弁と線維輪

　心房を取り除いて，心底（心基部）を上から見た図を図6-5に示します．心房と心室の間，心室とここを出る動脈の間に弁があります．弁の枠をつくっているのは線維輪といい，密性結合組織でできていて，軟骨様の硬さをもっています．また，心臓の弁にも枠と同質の芯が入っています．

　線維輪は電気を流さない絶縁体であり，心房筋は線維輪の上に付き，心室筋は線維輪の下に付くことで，別々に収縮することができます．

◆ 心臓の弁

1）房室弁

　心房と心室の間にある弁を房室弁といいます（図6-6）．右房室弁は弁尖が3つに分かれている三尖弁で，左房室弁は弁尖が2つに分かれている二尖弁です．通常，左房室弁は僧帽弁と呼ばれています．

　房室弁は腱索によって心室の乳頭筋の先端につながれています．心室の収縮時には，心房に向かう血液は房室弁をパラシュートのように膨らませて，弁を閉鎖します．

第6章 循環器系

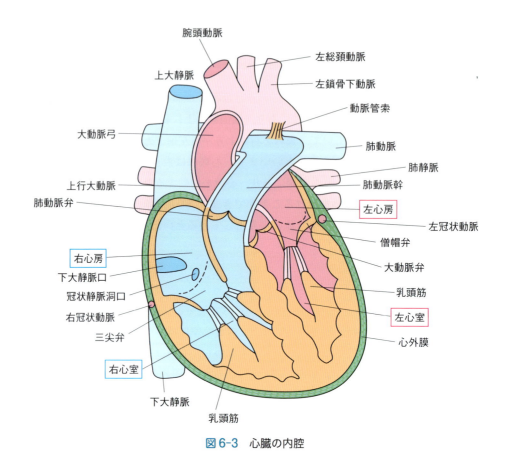

図6-3 心臓の内腔

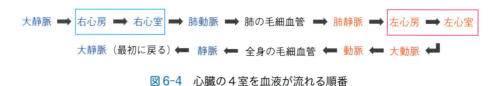

図6-4 心臓の4室を血液が流れる順番

2）動脈弁

　動脈弁は，右心系では肺動脈幹の開始部に，左心系では大動脈の開始部にあり，それぞれ肺動脈弁と大動脈弁といいます．動脈弁は3枚の半月状の弁膜からなり，心臓の弛緩期には，大動脈側にある弁膜のポケットに血液が満たされて弁が膨らみ，互いに密着して閉じます（図6-7）．

> **心臓弁膜症**　弁膜の病気には，弁が十分に開かない弁狭窄症と，弁が完全に閉じない弁閉鎖不全症があります．弁膜症の2/3は僧帽弁に起こったもので，その次が大動脈弁です．

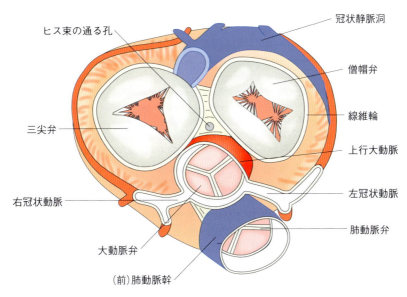

図 6-5 心底に見える4つの弁と冠状動脈
冠状動脈は，上行大動脈基部から左右に出る．

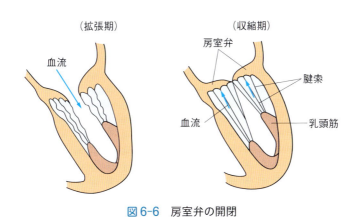

図 6-6 房室弁の開閉
房室弁が閉じると，乳頭筋が収縮して弁が反転するのを防ぐ．

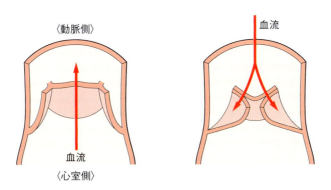

図 6-7 動脈弁の開閉
動脈弁が閉じると逆流する血液が弁のつくるポケットに流れ込み，弁をさらにしっかりと閉じる．

僧帽弁狭窄症 僧帽弁が十分に開くことができないと，左心室に血液を十分に送ることができません．その結果，全身の細胞は酸素欠乏状態になります．肺の血管は，前方が狭まっているので血液が渋滞し，肺高血圧症になります．

◆ 心音の聴診

心尖部に近い左前胸壁に聴診器をあてると，「ドックン」という音が聞こえます．この音を心音といいます．最初に聞こえる音「ドッ」を第Ⅰ音，後に聞こえる音「クン」を第Ⅱ音といいます．第Ⅰ音は僧帽弁が閉じるときの振動によって生じる音で，比較的低い音でやや長く続きます．第Ⅱ音は大動脈弁が閉じるときの振動によって生じる音で，やや高くて鋭い音です．心音の聴診部位は，弁が閉じるときの振動がどこに一番伝わるかで決まります（図6-8）．

肺高血圧症 僧帽弁狭窄があって肺高血圧症になると，肺動脈弁と大動脈弁の閉じる時期がずれて，第Ⅱ音が分裂します．

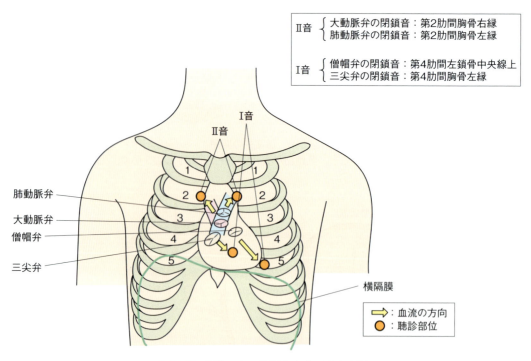

図6-8 心臓の弁の位置と心音の聴心部位
心音は血流にのって伝わる．肺動脈の血流は左上方へ，大動脈の血流は右上方へ行く．僧帽弁の閉鎖音（Ⅰ音）は，血流にのって心尖部で最もよく聞こえる．

> **心雑音** 心雑音は, 狭い通路を血液が流れるときに渦流を生じて音を発するもの
> です. たとえば, 僧帽弁狭窄症では第Ⅰ音と第Ⅱ音の間 (収縮期) に, 僧帽弁閉
> 鎖不全症では第Ⅱ音と第Ⅰ音の間 (弛緩期) に心雑音が聞こえます.

3. 心臓壁

◆ 心臓壁の構造

内腔側から心内膜, 心筋層, 心外膜の3層を区別します.

1) 心内膜

内腔の表面は1層の内皮細胞に被われ, その下に薄い結合組織があります.

2) 心筋層

心筋層はきわめて厚く, 心臓壁の大部分を占めています. 心筋は横紋筋です.

3) 心外膜

心内膜よりも厚く, 脂肪組織に包まれた心臓の栄養血管を入れています.

◆ 心耳と心房

心臓を外側から見ると, 心房の一部が「垂れている犬の耳」のように見えるので,
ここを右心耳と左心耳と呼んでいます. 右心耳は肺動脈幹を, 左心耳は大動脈基部を
抱くように囲んでいます (図6-9). 心耳の内面には, 櫛のように並んだ肉柱が見ら
れます.

心耳以外の心房は, 内面が平滑です. これは, 心臓が発生するときに大血管が右心
房と左心房の形成に加わったからです.

◆ 肉 柱

心耳と心室の内面が凹凸不整になっているのは, 心内膜層が薄く, 心筋の形がその
まま表面に表れているからで, これを肉柱といいます.

◆ 乳頭筋

右心室には3つ, 左心室には2つの指状の突起, 乳頭筋があります. この突起の先
端に房室弁の腱索が付きます (図6-3, 図6-6).

第6章 循環器系

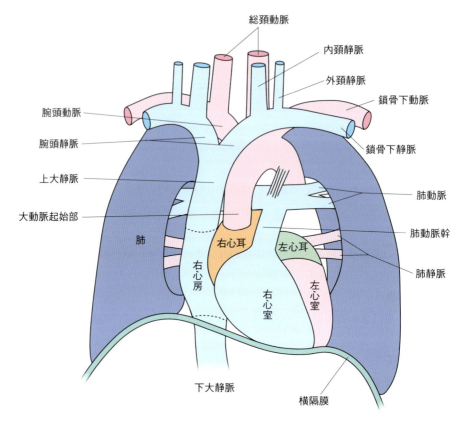

図6-9 心臓と大血管系
右心房と左心房は右心房と左心房の後方にあるため，大部分は正面から見えない．

4. 心　膜

　　心臓の外表面は心膜に覆われています（図6-10）．心膜は薄い袋状で，この袋の中（心膜腔）には少量の漿液（50 mL程度）が含まれています．この漿液の存在によって，心臓は収縮・弛緩に伴う周囲組織との摩擦が防がれます．
　　心臓を直接に包んでいる心膜を臓側板といいます．これは，心臓に出入りする大血管のところで折れ返って壁側板になります．壁側板のさらに外側には厚い結合組織層（線維性心膜）があって，これら全体を心囊といいます．

> **心タンポナーデ**　心膜腔に，血液あるいは漿液が貯留して，心臓が十分に拡張できなくなった状態です．外傷による心破裂や上行大動脈解離によるものは，急激に液がたまるので急速に死に至りますが，長い時間をかけて液が溜まった場合には臨床症状が現れないこともあります．

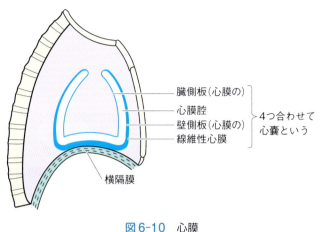

図 6-10　心膜
線維性心膜と横隔膜は癒合している.

5. 心臓の栄養血管

　心臓を栄養する血管は，冠状動脈といいます（図 6-5）．上行大動脈起始部（バルサルバ洞）から左右に 1 本ずつ，計 2 本出ています（右冠状動脈と左冠状動脈）（図 6-11）．左右の冠状動脈は，心臓を出ると，心外膜内の心房と心室の境界にある溝，冠状溝を走ります．このために冠状動脈と名付けられました．

　心臓を還流した血液は，冠状静脈洞に集められます．冠状静脈洞は短く太い静脈で，心臓後面の冠状溝を走って右心房に注ぎます（図 6-12）．

◆ 冠状動脈

　左冠状動脈は，大動脈から出ると前下行枝と回旋枝に分かれます（図 6-11）．前下行枝は前室間溝に沿って心尖に向かって走ります．回旋枝はそのまま冠状溝を走り，左心室の後面に回ります．右冠状動脈は冠状溝に沿って後方に向かい，後面で後下行枝を出して後室間溝に沿って心尖に向かって走ります．左冠状動脈の前下行枝と右冠状動脈の後下行枝の間の吻合は細くて機能しないので，冠状動脈は機能的終動脈です．前室間溝と後室間溝は左右の心室の境界を走るので，この名前があります．

　左右の冠状動脈の分布域を，心室の横断図で示します（図 6-13）．左冠状動脈前下行枝（左前下行枝）は左心室の広い範囲に血液を送っています．心筋梗塞の 50 ％は左前下行枝の閉塞によるものです．

> **虚血性心疾患**　冠状動脈は，アテローム性動脈硬化症の好発部位です．内膜直下にできたアテローム（コレステロールのプール）が冠状動脈の内腔を狭め，身体の運動時に作業量が増えた心筋が虚血に陥って，胸が締め付けられるような痛みを感じる疾患を狭心症といいます．狭心症と言われる段階では心筋細胞の壊死はなく，休むと元に戻ります．一方，心筋細胞の酸素欠乏が長引いて心筋の壊死が起こると心筋梗塞です．

183

第6章 循環器系

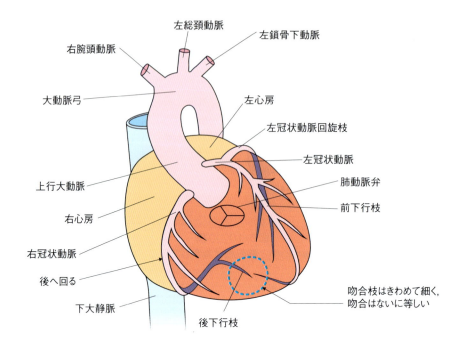

図 6-11 冠状動脈
右心室の肺動脈口付近を除去して大動脈起始部が見えるようにした．上行大動脈起始部から左右の冠状動脈が1本ずつ出る．

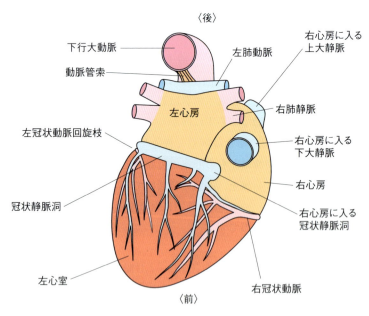

図 6-12 心臓の下面
この図は下面から見たものなので，心房が後ろで，心室が前にある．冠状静脈洞は，冠状溝を走って右心房へ入る．

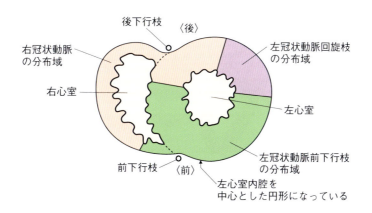

図6-13 冠状動脈の分布域（心室）
左冠状動脈が左心室の3/4に血液を送っている．

6. 刺激伝導系

　心筋細胞は，お互いに連なって網状となって，全体としてはラセン状に内腔を取り囲むように走っています．心筋細胞は心筋細胞間にあるギャップ結合によって，1つの細胞のように一斉に収縮することができます．ここで重要なのは，心房と心室の心筋は連続していないということです．両者は房室弁の根元にある線維輪によって隔絶されていて，つながりは刺激伝導系によるものだけです．

　心筋細胞には，もともと自動収縮能が備わっています．心筋には，大部分を占める普通心筋と，少数の自動収縮頻度が高い特殊心筋があります．刺激伝導系は特殊心筋でできています．普通心筋細胞は，より収縮頻度の高い特殊心筋細胞から刺激を受け取ると，そのリズムに従って収縮します．刺激伝導系は，あたかもオーケストラの指揮者のようです．

　刺激伝導系を構成しているのは，洞房結節，房室結節，ヒス束，右脚と左脚，そしてプルキンエ線維です（図6-14）．

◆ 心筋の自動収縮頻度

1）特殊心筋

　特殊心筋のもつ自動収縮頻度を表6-1に示します．

2）普通心筋

　普通心筋のもつ自動収縮頻度は30〜40/分です．

◆ 洞房結節（洞結節）

　洞房結節は，心拍動のリズムを決めるペースメーカーです．洞房結節は，上大静脈と右心耳の境界（分界稜）の心外膜にあります．

第6章 循環器系

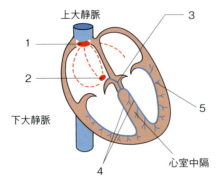

図6-14　刺激伝導系

1：洞房結節
2：房室結節
3：ヒス束
4：右脚と左脚
5：プルキンエ線維

表6-1　特殊心筋の自動収縮頻度

洞房結節	60～100/分
房室結節	50～60/分
ヒス束	45～55/分
右脚と左脚	40～50/分
プルキンエ線維	35～45/分

洞房結節は最も収縮頻度が高いので，ペースメーカーとなる．

◆ 房室結節（田原結節）

　房室結節は，右心房の中の，冠状静脈洞の開口部のすぐ前の心内膜にあります．房室結節を構成する特殊心筋は細胞間にあるギャップ結合の数が極端に少なく，このために興奮が伝わるのに時間がかかります（普通心筋の1/20の速度）．このしくみによって，心房筋の収縮期が終わってから心室筋が収縮することができます．

◆ ヒス束からプルキンエ線維，そして普通心筋へ

　興奮が房室結節を抜け出てヒス束に入ると，興奮が伝わるスピードは再び上がります．ヒス束は線維輪を通り抜けて心室中隔に入り，心室中隔で右脚と左脚に分かれて，心尖に向かいます．心室中隔を構成する普通心筋は，左脚から出るプルキンエ線維から興奮が伝えられます．プルキンエ線維の中を興奮が伝わる速度は，普通心筋の約4倍です．プルキンエ線維から興奮を受け取った心室の普通心筋は，内膜側から外膜側に向かって興奮していきます．

◆ 普通心筋の興奮が静まる順番

　普通心筋の興奮が静まるのは，心房では内膜側から，心室では外膜側からです．

7. 心電図

体表に付けた電極によって、心筋の拍動を電気の流れとしてとらえることができることが発見されて以来、これを心臓の検査に用いることを目標に開発が進められ、そして確立されたのが標準十二誘導心電図です。心電図は、英語のelectrocardiogramからECG、またはドイツ語のelektrokardiogramからEKGとも呼ばれます。

◆ 心電図の原理

静止状態にある心筋細胞の細胞膜は、外側がプラス、内側がマイナスに荷電しています。これを分極といいます。一方、興奮すると、心筋細胞の細胞膜は外側がマイナス、内側はプラスになります。これを脱分極といいます。

心筋細胞の脱分極は、Na^+の細胞内流入に引き続いて、細胞外からのカルシウムの細胞内流入もあるので、長く続きます。興奮が静まるときにはK^+の細胞外流出が起こり、細胞膜は再分極します。

心臓を挟むようにして体表の2ヵ所に電極を付け、その間に心電計を入れると、高さが異なる上向きの波3つからなる規則的な波形を、等間隔で繰り返し描きます（図6-15）。

心電図にみられる波は、普通心筋の脱分極と再分極を表しています。刺激伝導系から出る電流はあまりに小さいので、心電図上には現れません。刺激伝導系の働きは心電図上には時間経過となって現れます。

◆ 心電図をとる方法

心電図をとる方法には、双極誘導法と単極誘導法があります。標準十二誘導心電図は、これらを組み合わせたものです。

1) 双極誘導法

右手首と左手首、そして左足首の3ヵ所に電極を付けます。これによる心電図は3種類です（第Ⅰ誘導、第Ⅱ誘導、第Ⅲ誘導）（図6-16）。電極にはプラスとマイナスがあり、これを間違えると波形が上下逆転します。

第Ⅰ誘導では、左手首にプラスの電極を付けます。第Ⅱ誘導と第Ⅲ誘導では左足に

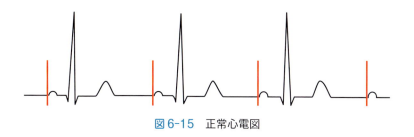

図6-15　正常心電図

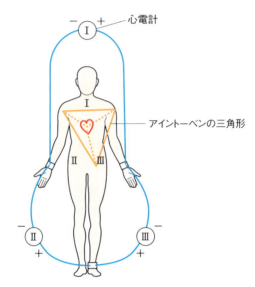

図 6-16　双極誘導法
電極は左右の手首と左の足首につける．手首の電極は肩に，足首の電極は鼠径部につけても心電図の波形は変わらない．

プラスの電極を付けます．プラスの電極側からマイナスの電極側を眺め，興奮が近づいてくるときには心電図上で上向きの波を，遠ざかっていくときには下向きの波を描きます．第Ⅱ誘導は心筋の興奮が向かっていく方向にプラスの電極があるので，上向きの波形が最も大きく出ます．このため心電図は，まず第Ⅱ誘導の心電図からみます．

・アイントーベンの三角形

　右手首，左手首，左足首の3ヵ所に電極を付けた場合と，右肩，左肩，左足の付け根に電極を付けた場合とは同じ心電図が得られるので，右肩，左肩，左足の付け根として描き直したのが図6-16の三角形です．これは，アイントーベンの三角形として有名です．

2）単極誘導法

　単極誘導法は，不関電極をつくって不関電極と単電極との間の電位差をみるものです．単極肢誘導と単極胸部誘導の2種類があります．

・単極肢誘導

　右手首，左手首，左足首の3点につながるコードに高い抵抗を付け，1点に結び付けてこれを不関電極とします．この不関電極をウィルソンの結合電極といいます（図6-17）．そして，不関電極と右手，左手，左足首との電位差を測定します．これを，V_R，V_L，V_Fとします．V_Rは心臓を右肩から見たもの，V_Lは心臓を左肩から見たもの，V_Fは心臓を下から見たものです．

この方法を改善して，波の大きさを増大するのに成功したのがゴールドバーガーの増大単極肢誘導です（図6-18）．変更点は，測定する電極のコードからは抵抗を取り除き，右足首にも電極を付けて抵抗を入れます．測定しない2ヵ所の電極にいくコードにも抵抗を入れて，これら3つの電極を結合して不関電極をつくります．そして，

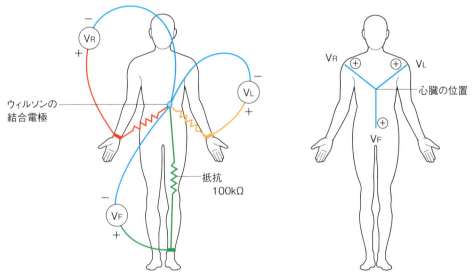

図6-17　単極肢誘導法
V_R：右腕の電位，V_L：左腕の電位，V_F：左足の電位．

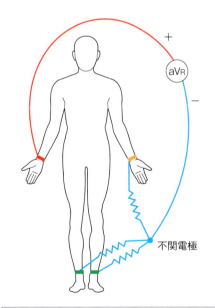

aV_R：右腕の電位（心臓を右肩から見たことになる）

図6-18　ゴールドバーガーの増大単極肢誘導法（aV_R測定時）
不関電極のつくり方を変えることで電位が1.5倍になるので，こちらがより用いられるようになった．aV_L，aV_Fは図では省略した．

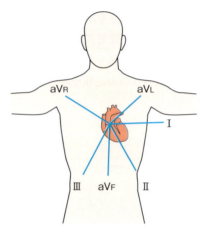

図6-19 誘導名とその方向

aV_Rは II の逆になるだけであるが，aV_LとaV_Fは新しい方向から心臓を見ることができる点に価値がある．誘導名のところには目があり，そこから心臓を見ると考える．

測定する電極を不関電極につなぐと，心電図の波形は変わらずに，波の高さが1.5倍になります．この方法で得た電位をaV_R，aV_L，aV_Fといいます．aは増大されたという英語augmentedの頭文字からきています．

I，II，III，aV_R，aV_L，aV_Fを組み合わせると，心臓を6方向から見ることができます（図6-19）．I，II，III，aV_R，aV_L，aV_Fの心電図の1例（20歳男性）を示します（図6-20）．

・単極胸部誘導

心臓がある前胸壁の皮膚の上に，6個の電極を取り付けます（図6-21）．不関電極は単極肢誘導のものを用います．このため，単極胸部誘導を単独で行うことはできません．

単極胸部誘導では，QRS波が下向きから上向きに変わるところを見ます．ここが，心室中隔のある位置です．基準はV_2とV_4の間にあります．V_1とV_2の間にあれば右室肥大，V_4とV_6の間にあれば左室肥大を疑います．

◆ 心電図の読み方

心電図を読むときには，心臓の電気軸，心拍数，心電図の波形に注目します．

1）心臓の電気軸

心臓の電気軸とは，心室筋の興奮が進む方向をいいます（図6-22）．右へ水平に引いた線を0°，下に垂直に引いた線を+90°とし，-30°以下の場合を左軸偏位，+110°以上の場合を右軸偏位と判定します．第I誘導，第II誘導，aV_F誘導から偏位の有無を判定します（表6-2）．

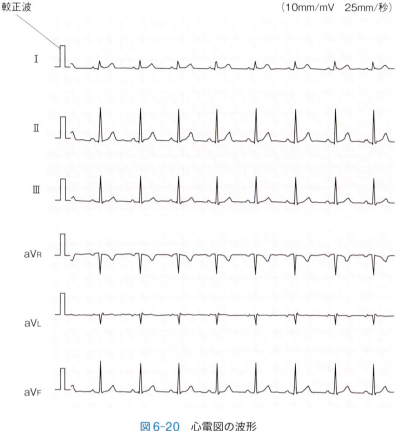

図6-20 心電図の波形

2）心拍数

　第Ⅱ誘導の心電図で，P波とR波が常に同じ間隔をもって組み合わさって出ているかどうかをみます．このときに，心拍の欠損がないかどうかもみます．P波とR波が常に同じ間隔で組み合わさって出ているときには洞調律であるといい，R-R間隔（あるいはP-P間隔）を用いて心拍数を計測します．

　ここで心拍数を細かく計算して出す必要はなく，目測法で十分です．グラフ用紙の5mmごとにある太い線による枠を1コマとして，R-R間隔が5コマであれば心拍数は60/分です．4コマで心拍数75/分，3コマで100/分です．心拍数の基準値は60～100/分なので，R-R間隔が3コマと5コマの間であれば正常範囲といえます．

3）心電図の波形

　心電図に現れるP波，QRS波，T波のもつ意味は，次の通りです（図6-23）．
①P波：心房筋が脱分極する過程を表す．
②QRS波：心室筋が脱分極する過程を表す．
③T波：心室筋が再分極する過程を表す．
　プラス電極の方に向かって脱分極が近づいているときには，上向きの波形を描きま

第6章 循環器系

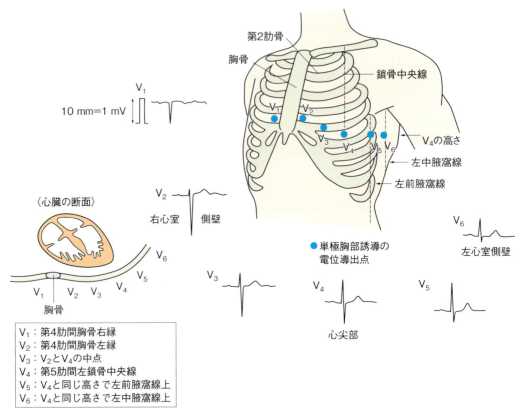

図6-21 胸部誘導と心電図
胸部誘導では心臓を水平面で見ている．上向きの波と下向きの波が同じ大きさの部分（V_4）が心尖部のある所である．

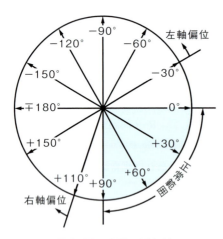

図6-22 心臓の電気軸
0〜+90°が正常範囲である．+110°以上を右軸偏位，−30°以下を左軸偏位とする．

表6-2 心臓の電気軸の目測法

	第Ⅰ誘導	第Ⅱ誘導	aV_F誘導
正常	+	+	+
左軸偏位	+		−
右軸偏位	−		+

192

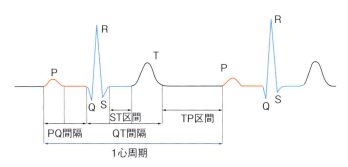

図 6-23　心電図の波形につけられた名称

す．どちらの電極も脱分極あるいは分極している心筋の上にあるときには両電極の間の電圧差はゼロなので，電流は流れません．

4）脱分極

心筋の脱分極は，刺激伝導系の導きによって，①心房筋の脱分極，②心室中隔の心筋の脱分極，③心室の外側壁を心尖から心底に向かう心筋の脱分極の順に進みます．

5）再分極

- 心房筋の再分極

心房筋が脱分極する方向と同じです．心室筋の脱分極の時期に重なるので，この波を心電図で見ることはできません．

- 心室筋の再分極

心室筋の再分極は最後に脱分極した外膜側の心筋から始まり，内膜側の心筋に向かって進みます．これは内膜側の心筋の脱分極が長く続くためです．それで，T波はR波と同じ向きになります．

6）横軸に現れる時間の意味

時間的経過は，刺激伝導系によって決まります．心筋が休んでいる間（TP区間）は電流が流れないため，このときに描く線を基線といいます．ST区間は心室筋が全部興奮していて電流が流れないために基線の高さに一致します．

①PQ間隔：洞房結節から心房筋，房室結節を通って興奮が心室筋へ伝わるまでの時間です．
②QT間隔：心室筋の興奮開始から興奮終了までの時間です．
③ST区間：心室筋が最高に興奮している時間で，この間は電流は流れません．
④TP区間：心房筋も心室筋も弛緩している時間で，電流は流れません．

第6章　循環器系

> **ST下降**　狭心症発作中にとった心電図では，虚血した心内膜側の心筋細胞が出す傷害電流によって，TP区間が上昇し，相対的にST区間は低下して見えます.

> **ST上昇**　心筋梗塞では，壊死した心筋細胞は電流を一切出しません.しかし，壊死部の両側にある虚血した心筋細胞からは傷害電流が健常な心筋細胞に流れるので，TP区間が低下し，相対的にSTは上昇して見えます.

8. 心臓の自律神経支配

心臓には自律神経が分布しています.自律神経は，洞房結節に働いて心拍数を調節するほか，心拍出量の調節も行います（表6-3）.

表6-3　心機能の自律神経性調節

	交感神経	副交感神経
心拍数	増える	減る
PQ時間	短縮する	延びる
収縮力	増強	減弱
心筋の興奮性	興奮しやすい	興奮しにくい

◆ 心拍出量と心拍数

心臓の「1回拍出量」は70〜80 mLです.「心拍出量」とだけいえば，1分間に心臓が送り出す血液量をいい，成人では4〜8 L/分（平均5 L/分）です.心拍出量は，骨格筋を使っているときには安静時の5〜6倍まで増加します.

$$心拍出量＝1回拍出量×心拍数$$

心拍数の基準値は60〜100/分です.頻脈とは心拍数が100/分を超えるものを，徐脈は心拍数が50/分未満のものをいいます.

9. 心周期

大動脈圧，左心房圧，左心室圧，左心室容積，心電図，心音図の関係を図にしました（図6-24）.

• 等容収縮期

左心室圧が左心房圧を上回ると僧帽弁は閉鎖しますが，大動脈弁は閉まったままで

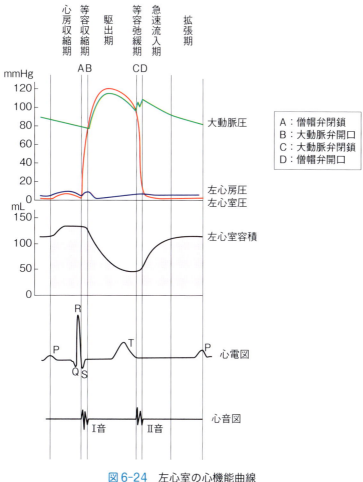

図6-24 左心室の心機能曲線
心電図と心音図を補足している．

す．左心室筋がさらに収縮をし続けて，左心室圧が大動脈圧を上回るまでは，大動脈弁は閉じています．僧帽弁と大動脈弁が閉まっていて，左心室筋が収縮をし続ける期間を等容収縮期といいます．

- 駆出期

左心室圧が大動脈圧を上回ると，左心室から大動脈へ血液が流れます．

- 等容弛緩期

大動脈圧が左心室圧を上回ると大動脈弁は閉鎖しますが，僧帽弁は閉まったままです．左心室筋がさらに弛緩し続けて，左心房圧が左心室圧を上回るまでは，僧帽弁は開きません．大動脈弁と僧帽弁が閉まっていて，左心室筋が弛緩し続ける期間を等容弛緩期といいます．

- 急速流入期

左心房圧が左心室圧を上回ると，僧帽弁が開き，左心房から左心室へ血液が急速に流れこみます．

第6章　循環器系

心電図のQRS波は心室筋の収縮期の直前にあります．

心音図の第Ⅰ心音は等容収縮期にあり，第Ⅱ心音は等容弛緩期にあります．

◆ 弛緩期末期の左心室容積と「スターリングの心臓の法則」

「弛緩時の心筋線維（心筋細胞）の筋長は，つぎの収縮時に発生するエネルギーを調節する」というのがスターリングの心臓の法則です．

左心室には拡張期末期に120 mLの血液が残っています（図6-24）．この120 mLが拡張期末期の左心室容積に相当します．弛緩時の心筋線維の筋長は，この左心室容積に比例するので，つぎの収縮力は大きくなり，収縮期末期の血液量は50 mLと減少します．

血管系

血管は，動脈，毛細血管，静脈に分けられます．

1. 動　脈

心臓から出る動脈の本幹は，大動脈と肺動脈です．どちらも起始部で最も太く，直径3 cmあります．壁の厚さは大動脈が約2 mm，肺動脈は約1 mmです．

大動脈は，部位によって名称が変わります．左心室から出て上方に向かう部分を上行大動脈といい，次にステッキの柄のように弓状に左後方に曲がるので，ここを大動脈弓といいます．次いで，脊柱の前を下行します．これが下行大動脈です．下行大動脈は，胸腔にある部分を胸大動脈といい，横隔膜を貫いて腹腔に出ると腹大動脈といいます．腹大動脈は第4腰椎の前で左右の総腸骨動脈に分かれます（図6-25）．

◆ 上行大動脈

上行大動脈は，心臓から出たところで少し膨れます．ここをバルサルバ洞といい，ここから左右に1本ずつ冠状動脈が出て，心筋に酸素と栄養を与えます．

◆ 大動脈弓

大動脈弓は，凸側に腕頭動脈，左総頚動脈，左鎖骨下動脈の3本の太い動脈を出します（図6-25）．

1）腕頭動脈

腕頭動脈は右にだけあります．腕頭動脈はすぐに右総頚動脈と右鎖骨下動脈に分かれます（図6-26）．

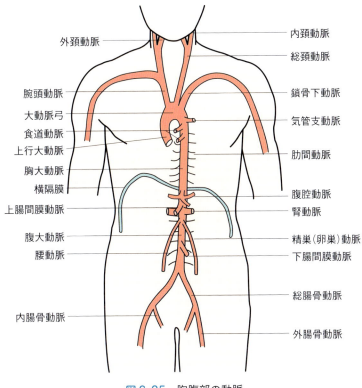

図 6-25　胸腹部の動脈

2）総頚動脈

　総頚動脈は気管と喉頭の側壁に沿って上行し，甲状軟骨上縁の高さで外頚動脈と内頚動脈に分かれます（図 6-26）．総頚動脈は，胸鎖乳突筋の前縁で拍動を触れることができます．

・総頚動脈の枝

　外頚動脈は，頭蓋骨の外に分布します．上行しながら，頚部，顔面，頭蓋部に多くの枝を出します．代表的なものは，顔面動脈，浅側頭動脈，顎動脈です．

　内頚動脈は，頚動脈管を通って頭蓋腔に入り，脳の前 2/3 に分布します．その一部は眼窩から顔面に出て，眉間や鼻上部の皮膚に分布します．

3）鎖骨下動脈

　鎖骨下動脈は上肢に向かいます（図 6-27）．その途中で，腋窩動脈，上腕動脈と名前を変えます．

第6章　循環器系

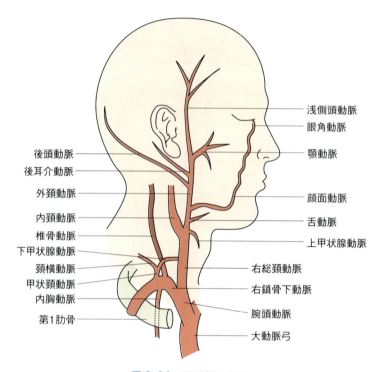

図 6-26　頭頸部の動脈
顎動脈は，咀嚼筋と歯に分布する．

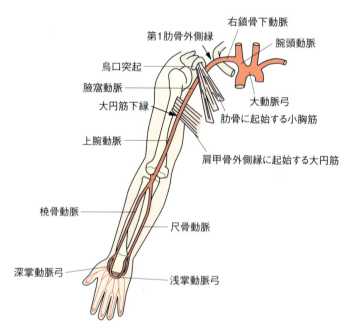

図 6-27　上肢に向かう動脈
鎖骨下動脈は，第1肋骨と鎖骨の間を通り抜けると腋窩動脈と名前が変わり，腋窩動脈は大円筋下縁を通り抜けると上腕動脈と名前が変わる．

- 腋窩動脈

　鎖骨と第1肋骨の間を抜けたところから，肩関節の下方，大円筋の下縁までを腋窩動脈といいます．

- 上腕動脈

　肘窩のやや内側で脈拍を触れます．ここは心臓と同じ高さにあるので，血圧測定に用いられます．上腕動脈は，肘窩で橈骨動脈と尺骨動脈とに分かれます．

- 橈骨動脈と尺骨動脈

　橈骨動脈と尺骨動脈は，それぞれ前腕の橈側と尺側を走って手掌に至ります．両動脈は手掌で吻合して，浅掌動脈弓と深掌動脈弓をつくり，ここから指の側縁に沿って走る枝を出します．橈骨動脈は，手首のところで橈骨のすぐ表側を走るので，脈拍を触れることができます．このため，橈骨動脈は「脈をとる」のに用いられます．

- 鎖骨下動脈の枝

　鎖骨下動脈の枝には，内胸動脈と椎骨動脈があります（図6-26）．

　鎖骨下動脈は，起始部で内胸動脈という枝を出します．内胸動脈は胸骨の左側縁，右側縁に沿って下行し，胸壁と腹壁に分布します．

　椎骨動脈は，頚椎の横突孔を通って上行し，大後頭孔から頭蓋腔に入ります．頭蓋内で左右の椎骨動脈は合流して脳底動脈になり，脳の後方1/3に分布します．

◆ 胸大動脈

　胸大動脈から起こる枝には，肋間動脈，気管支動脈と食道動脈があります（図6-25）．

1）肋間動脈

　肋間動脈は胸壁に分布する動脈で，11対あります．肋間動脈は，体の後方では肋骨の下縁を走りますが，腋窩中央線より前方では肋骨上縁と下縁の二手に分かれて走ります．なお，第1および第2肋間動脈は鎖骨下動脈から起こります．また，第12肋骨の下方には肋間がないので，肋下動脈といいます．

2）気管支動脈

　肺に分布する細い動脈で，胸大動脈から数本出ます．気管支動脈は肺の栄養動脈です．肺動脈は，肺の機能動脈です．

3）食道動脈

　胸大動脈から4～5本出て，食道に分布します．

◆ 腹大動脈

　腹大動脈は腹腔を下に走り，第4腰椎の前で左右の総腸骨動脈に分かれます．腹大動脈の枝には，腹部の内臓に分布する枝と腹壁に分布する枝があります．内臓に分布する枝には，腹腔動脈，上腸間膜動脈，下腸間膜動脈，腎動脈，精巣動脈（卵巣動脈）

第6章　循環器系

があり，腹壁に分布する枝には腰動脈があります（図6-25）.

1）内臓に分布する枝

- **腹腔動脈**

横隔膜のすぐ下で起こる1本の動脈です．左胃動脈，脾動脈，総肝動脈に分かれ，胃，十二指腸前半部，肝臓，胆嚢，膵臓，脾臓に分布します.

- **上腸間膜動脈**

1本の動脈で，腸間膜の中を走り，小腸（十二指腸の後半以降）と大腸（横行結腸の右2/3まで）に分布します.

- **下腸間膜動脈**

1本の動脈で，大腸（横行結腸の左1/3以降，下行結腸，S状結腸）に分布します.

- **腎動脈**

左右に起こる太い動脈です．腎臓に分布します.

- **精巣動脈/卵巣動脈**

左右に出る細く長い動脈です．精巣/卵巣に分布します．精巣/卵巣は胎生期に腎臓のすぐ下に発生するので，動脈は腹大動脈から枝分かれします.

2）腹壁に分布する枝

- **腰動脈**

左右4対あって，腹壁に分布します.

> **腹部大動脈瘤**　大動脈瘤は，動脈壁が瘤のように外側に膨れ出たものです．70歳以上の高齢男性の腹大動脈に好発します．原因の多くは，動脈硬化による大動脈壁の弱さによるものです.

◆ 総腸骨動脈

総腸骨動脈は，内腸骨動脈と外腸骨動脈とに分かれます（図6-25）.

1）内腸骨動脈

内腸骨動脈は骨盤の動脈で，主として骨盤臓器（直腸，膀胱，前立腺，子宮，腟など）に分布します.

2）外腸骨動脈

外腸骨動脈は，下肢に分布する幹動脈です（**図6-28**）．外腸骨動脈は，鼠径靭帯の下をくぐって大腿前面に現れると，大腿動脈という名前に変わります.

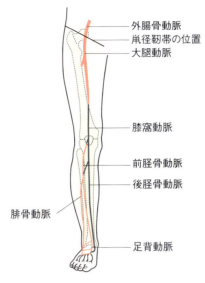

図 6-28 下肢の動脈
動脈の黒い部分は，下肢の骨の後面を走ることを表す．

- 大腿動脈

　大腿動脈の上1/3は大腿前面の比較的浅いところを走りますが，下2/3は深いところを走ります．大腿の内側を下行して大腿後面に回り，膝窩で膝窩動脈になります．大腿動脈は鼡径靱帯の2～3 cm下方で拍動を触れることができます．この部分は，心臓カテーテル検査のカテーテル挿入部位になります．

- 膝窩動脈

　下腿の上部で，前方の細い前脛骨動脈と後方の太い後脛骨動脈に分かれます．

- 前脛骨動脈

　前脛骨動脈は，下腿の前面と足背に分布します．足背では，足背動脈といいます．足背動脈は足首の近くで浅いところを走るので，体表から拍動を触れることができます．下肢の動脈は閉塞が起こりやすく，その有無は足背動脈の拍動から知ることができます（図6-29）．

- 後脛骨動脈

　後脛骨動脈は下腿後面の深いところを走り，脛骨の内果の後を回って，足底に達します．後脛骨動脈は内果の後下方で，体表から拍動を触れることができます．

> **下肢の動脈の慢性閉塞性疾患**　下肢の動脈の慢性閉塞性疾患には，バージャー病と閉塞性動脈硬化症があります．動脈の内腔が狭くなると，歩行中に筋の痛みを感じ途中で歩けなくなりますが，休むとまた歩くことができるという症状（間欠性跛行）が出ます．

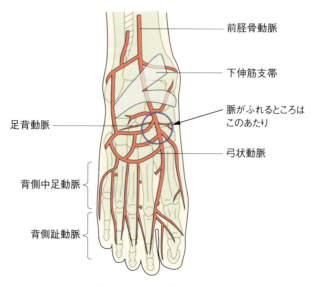

図6-29 足背動脈の位置
足背動脈のすぐ内側には長母指伸筋の腱が走っている．

◆ 肺動脈

　心臓を出るときは，1本で出ます．これを肺動脈幹といい，太さは約3cmです．左上方に5cm走ってから左右に分かれて肺動脈となり，肺門から肺に入ります．その後は気管支の分岐に合わせて2分岐を重ねていき，肺胞中隔の毛細血管網になります．

2. 静　脈

　毛細血管から細静脈になり，あとは何度も合流を繰り返して，次第に太くなり，心臓に戻ります．
　静脈には，深部を走る深静脈と皮下を走る皮静脈があります．深静脈は動脈に沿って走り，動脈と同じ名前が付いています．皮静脈は上肢と下肢でとくに太く，皮膚の表面からよく見ることができます．

◆ 深静脈

1）上大静脈

　上大静脈は，上半身（頭頸部と上肢）の血液を集めて心臓に注ぐ太い静脈です．上大静脈は，左右の腕頭静脈が合流してできます．上行大動脈の右側を下行して，右心房の上部に注ぎます（図6-30）．

・腕頭静脈

　腕頭静脈は左右にあり，内頸静脈と鎖骨下静脈が合流してできます．内頸静脈と鎖骨下静脈が合流するところを静脈角といい，ここに右のリンパ本幹と胸管が注ぎます．

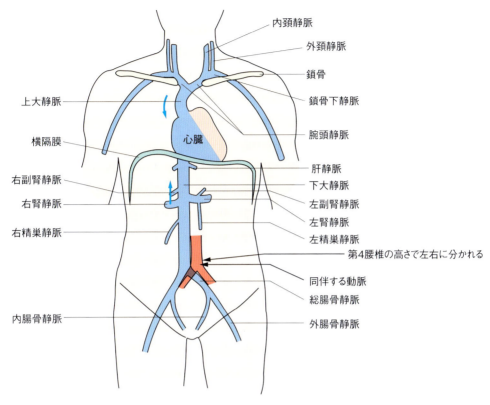

図6-30　胸腹部の静脈
左総腸骨静脈の根元の前には，右総腸骨動脈の根元がある．仰臥位では動脈が静脈の上にくるので，骨盤内に腫瘍があると左足の静脈の還流が妨げられる．

- **内頸静脈**

　頭頸部の血液を集める太い静脈です．内頸動脈，ついで総頸動脈に沿って走り心臓に戻ります（図6-30，図6-31）．内頸静脈は，脳からだけでなく，顔面，舌，甲状腺からも血液を集める太い静脈です．

- **鎖骨下静脈**

　上肢の血液を集める静脈です．右鎖骨下静脈は，経静脈栄養（中心静脈栄養）のためのカテーテルの挿入部位です．中心静脈栄養には内頸静脈が使われることもあります．

　上肢では，鎖骨下静脈とこれより細い静脈は同名の動脈に伴行しています（図6-32）．上腕静脈よりも細い静脈は，2本に分かれて動脈を挟んで配置しています．これは，動脈ポンプを利用して血液を心臓に戻すためです（図6-33）．

2）下大静脈

　下大静脈は，下半身の血液を集める本幹にあたる太い静脈で，第4腰椎の高さで左右の総腸骨静脈が合流してできています．下大静脈は腹大動脈の右側に沿って上行し，

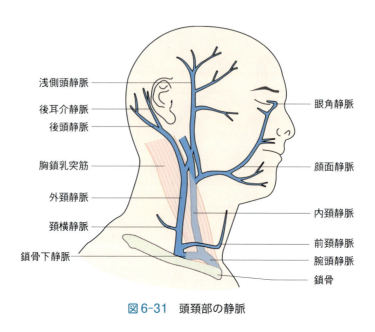

図 6-31　頭頸部の静脈

図 6-32　上肢の静脈を血液が流れる方向

腰静脈,腎静脈,肝静脈を受けます(図6-30).横隔膜を大静脈孔で貫いたあとに,2〜3cm走って右心房に注ぎます.

・総腸骨静脈

　内腸骨静脈と外腸骨静脈が合流してできます.内腸骨静脈は骨盤内の臓器や殿部からの静脈が集まってできる静脈で,外腸骨静脈は下肢からの静脈が集まってできる静脈です.

　前脛骨静脈・後脛骨静脈とこれらの静脈につづく細い静脈は,それぞれが2本に分かれて動脈の両側に沿って走ります.これは,動脈ポンプを利用して血液を心臓に戻すためです(図6-33).血液は前脛骨静脈・後脛骨静脈→膝窩静脈→大腿静脈→外腸骨静脈に向かって流れます.

3) 門　脈

　門脈は脾静脈・上腸間膜静脈・下腸間膜静脈の3本の静脈が合してできます.長さは約6.5cmあり,右枝と左枝に分かれて肝臓の右葉と左葉に入ります.

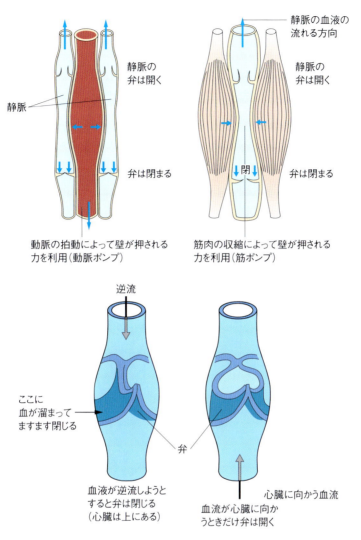

図 6-33 静脈における血液の環流

- 門脈の機能

　門脈は肝臓の機能血管です．門脈は小腸で吸収した栄養物と脾臓でできた赤血球の分解産物を肝臓に運び入れます．

- 門脈と大静脈系との連絡

　門脈は，食道下部の静脈を介して上大静脈と，直腸下部および腹壁の皮静脈を介して下大静脈と吻合しています（図 6-34）．肝硬変や肝臓がんになって肝臓に血液が入れなくなると門脈圧亢進症となり，門脈の側副血行路を通して血液が流れ始め，食道静脈瘤，痔，腹壁皮静脈の怒張などの症状を引き起こします．

第6章 循環器系

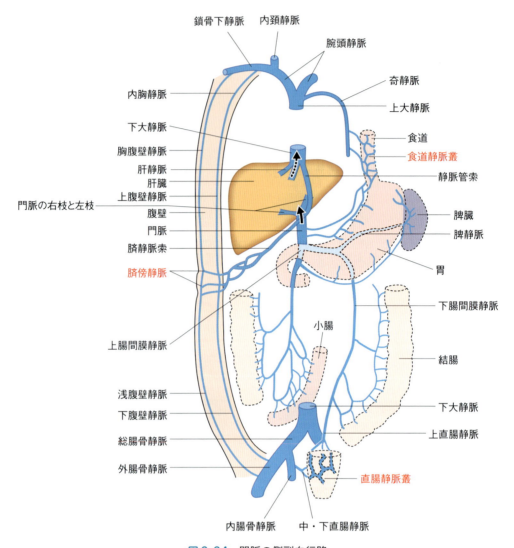

図6-34　門脈の側副血行路
臍を含む腹壁は，便宜上，横に倒してある．
赤文字になっている静脈は，門脈圧亢進症で症状を引き起こす．

食道静脈瘤　食道下部の粘膜に分布する静脈は，門脈とつながる一方で，縦隔を縦走する奇静脈（後述）を経て上大静脈とも連絡があります．門脈圧亢進症になると，食道下部の静脈に門脈から大量の血液が流れ込んできて著しく拡張し，食道粘膜の表面に盛り上がってきます．これが食道静脈瘤です．食物の通過時や排便時のいきみでこれが破れると大出血を引き起こします．

痔　通常，直腸上部から集められた血液は下腸間膜静脈を通って門脈に入ります．また，直腸下部から集められた血液は，内腸骨静脈を通って下大静脈に流入します．直腸上部と直腸下部の静脈は吻合しているので，門脈圧亢進症になると，直腸上部の静脈（上直腸静脈）の血液は吻合を経て直腸下部の静脈（下直腸静脈）の方に流れてきて，このために直腸下部の静脈は太く怒張して痔核となります．

> **腹壁皮静脈の怒張** 臍を中心として放射状に走る腹壁の皮静脈（臍傍静脈）は，胎生期に使われていた臍静脈につながっています．臍静脈は出生後に閉じますが，門脈圧が亢進すると再び開通して側副血行路として使われます．その結果，腹壁の皮静脈は怒張し，臍を中心として放射状に蛇行するようになります．メズサとは，ギリシャ神話に登場する頭髪を蛇に変えられた女神の名前で，腹壁皮静脈の怒張・蛇行する様子がメズサの頭髪に似ているため名付けられました．

4）奇静脈系

奇静脈系は脊柱の左右両側に沿って縦走する静脈で，右側の奇静脈と左側の半奇静脈からなります（図6-35）．上方では上大静脈に注ぎ，下方では下大静脈，総腸骨静脈と連絡しています．半奇静脈は第8胸椎の高さで右側に屈曲して奇静脈に注ぎます．これより上にある半奇静脈を副半奇静脈といいます．

奇静脈の「奇」というのは奇数の奇であり，「対になっていない」という意味です．これらは胸大動脈の分布域（肋間静脈，気管支静脈，食道静脈）から血液を集め，上大静脈，下大静脈，総腸骨静脈とも連絡しているので，下大静脈が閉塞したときには側副血行路として働きます．

5）肺静脈

肺胞壁（肺胞中隔）と肺胸膜の毛細血管から血液を集めた肺静脈は，小葉間結合組織を走ります．小葉間を出ると肺動脈の枝に伴走して肺門に至り，その後は左心房に開口します．

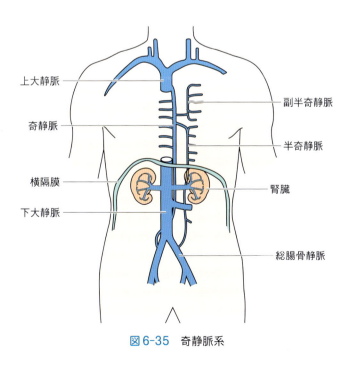

図6-35　奇静脈系

◆ 皮静脈

1) 頭頸部の皮静脈

- **外頸静脈**

  側頸部の皮下を斜めに前下方に向かって走る皮静脈で，後耳介静脈や前頸静脈から血液を集めて直接に鎖骨下静脈に注ぎます．外頸静脈は，上半身を水平位に保つと，血液を満たして体表からよく観察できます．

2) 上肢の皮静脈

上肢には皮静脈が発達しています．とくに，前腕の掌側と手背（手背静脈網）では，皮静脈を体表から明瞭に見ることができます．前腕の掌側にみられる皮静脈には，橈側皮静脈，尺側皮静脈，肘正中皮静脈，前腕正中皮静脈があります．とくに肘正中皮静脈は，上腕二頭筋腱膜によって正中神経や上腕動脈と隔てられているので，静脈内注射，輸液の注入や血液検査のための採血にしばしば使われます（図6-36）．手背静脈網も静脈内注射に使われます（図6-37）．

3) 下肢の皮静脈

下肢の皮静脈には，大伏在静脈と小伏在静脈があります．これらの皮静脈は，深静脈との間に交通枝をもっています（図6-38）．

- **大伏在静脈**

  足背部にある皮静脈（足背静脈網）から始まり，内果の前を通り，下腿と大腿の内側面を上行し，鼠径靱帯の下方で大腿静脈に注ぎます．大伏在静脈には，外陰部，鼠径部，腹壁下部（浅腹壁静脈）からの皮静脈も注ぎます．

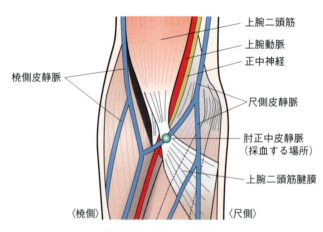

図6-36　肘正中皮静脈
上腕二頭筋腱膜は肘正中皮静脈を採血に使うのを助けている．

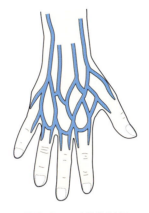

図6-37　手背静脈網
手背静脈網は静脈内注射に用いられる.

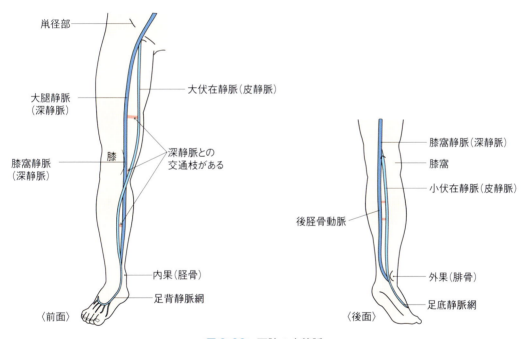

図6-38　下肢の皮静脈

- 小伏在静脈

　足底部にある皮静脈（足底静脈網）から始まり，外果の後を通り，下腿の後面を上行して膝窩静脈に注ぎます．なお，足底静脈網と足背静脈網とは吻合しています．

- 下肢の静脈還流を促す筋ポンプと静脈弁

　下肢の静脈の血液は，ずっと高い位置にある心臓に戻らなければなりません．このために働くしくみがあります．歩行すると下肢の筋が収縮して，静脈を圧迫します．これが筋ポンプとなります．下腿の静脈には弁が豊富にあり逆流を防いでいるので，血液は心臓に向かって押し上げられます（図6-33）．

第6章 循環器系

> **下肢静脈瘤** 大伏在静脈あるいは小伏在静脈がコブ状に膨らんで，屈曲・蛇行するようになった状態を下肢静脈瘤といい，これは体表から見えます．長時間立ちっぱなしの仕事をする職業の人に多くみられます．下肢の筋ポンプが長時間働かないとき，交通枝を通して深静脈に血液を送れず，皮静脈に著しい拡張が起こったものです．

3. 血管壁

血管壁の構造は，内膜，中膜，外膜の3層に分けて説明されます．中膜が血管の壁の性質を決める最も重要な部分です．

◆ 血管壁の構造

1）内膜

血管内腔に面するところは上皮組織で覆われ，これを内皮といいます．内皮は単層の扁平上皮からなります．内皮のすぐ下には結合組織があります．内皮とその下の結合組織を合わせて内膜といいます．

2）中膜

輪走する平滑筋があります．

3）外膜

中膜の外側に付いている結合組織です．周囲とは明確な境界はありません．

◆ 動脈壁の構造

動脈には心臓の拍動によって勢いよく血液が流入するので，動脈はその圧に耐えるように厚く丈夫な壁を備えています．動脈の壁の構造を太い動脈から細い動脈まで順にみていくと，中膜の構造に，明らかな差があります．その違いは働きの違いからくるものなので，動脈は中膜の構造の差による分類がより重要になります．

中膜の構造による分類

動脈は，太い方から細い方に向かって，中膜の構造によって次の3型が区別されます．中膜に弾性線維でできた膜が何十層も重なる弾性型動脈，中膜に輪走する平滑筋がびっしりと配列している筋型動脈，そして，中膜にある輪走する平滑筋が1層あるいは2層の抵抗血管（細動脈）の3種類です．

• 弾性型動脈

弾性型動脈に分類される動脈は，上行大動脈，大動脈弓，下行大動脈，腕頭動脈，総頸動脈，鎖骨下動脈，総腸骨動脈，それと肺動脈です．

210

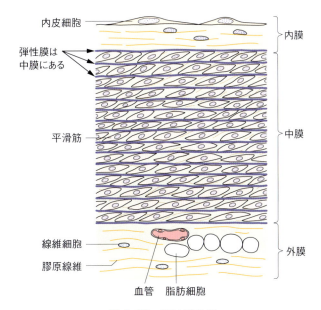

図 6-39 弾性型動脈
弾性膜には，孔があいていて，栄養物などは通ることができる．

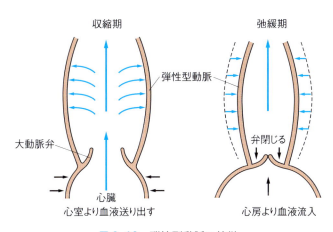

図 6-40 弾性型動脈の特徴

　弾性型動脈の中膜は，弾性線維が織り込まれてできた弾性膜が何十層も重なってできています（図 6-39）．平滑筋層が弾性膜と交互に並んで配列していますが，この平滑筋層は上下の弾性膜をつなぎ，弾性膜が伸びすぎないように調節するのが仕事です．中膜の主役は，あくまでも弾性膜です．
　弾性型動脈は，壁がゴムに似た弾性をもつので，心臓の収縮期に拡張したのち，弛緩期に元の太さに戻ります．元の太さに戻るときに血流を生じて，心臓の弛緩期にも血流が途切れることなく末梢に血液を送ることができます（図 6-40）．すなわち，弾性型動脈のおかげで末梢血管の血流が滑らかになります．

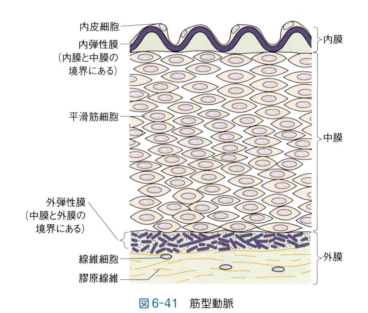

図6-41 筋型動脈

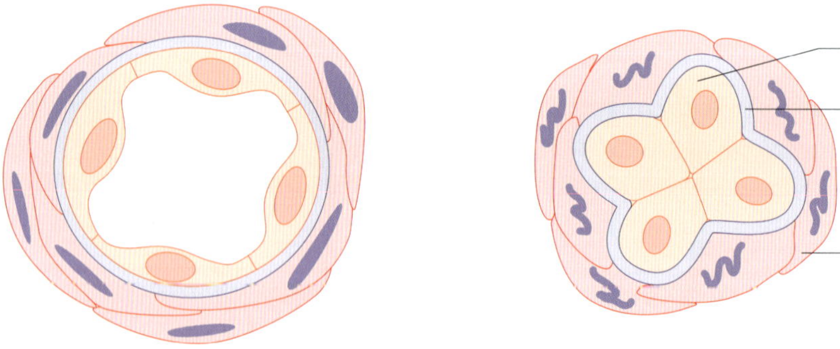

図6-42 前毛細血管括約筋として働く細動脈

- 筋型動脈

　筋型動脈は弾性型動脈の次に太い動脈です．弾性型動脈に入らない中動脈と，直径1 mm以下の小動脈が筋型動脈に入ります．筋型動脈の中膜には平滑筋が密に配列しています（図6-41）．筋型動脈は壁の平滑筋を収縮させて血管の直径を変えることで，末梢に送る血液量を調節しています．筋型動脈の中膜には弾性膜はありません．弾性膜は，内膜と中膜の境（内弾性膜）に1層と，中膜と外膜の境（外弾性膜）に数層あります（図6-43）．

- 抵抗血管（細動脈）

　細動脈は，中膜の平滑筋細胞層が1〜2層で，直径は約40 μmです（図6-42）．壁

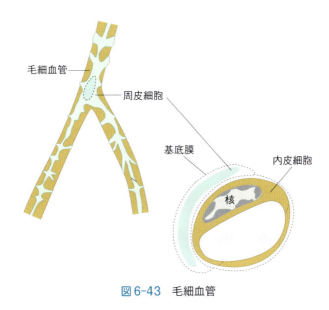

図 6-43　毛細血管

の平滑筋の収縮によって内腔を完全に閉じることができます．身体の中にきわめて多数ある細動脈が収縮すると血管抵抗が増し，血圧が上がるので，細動脈は抵抗血管ともいわれます．

◆ 毛細血管

　毛細血管は，細動脈から分岐します．毛細血管の開始部位には毛細血管前括約筋があって，毛細血管へ流す血液をオン/オフすることができます．

　毛細血管の太さは，赤血球が1列になって通れるくらいです（直径約8 μm）．壁は，1層の内皮細胞と，その外側を囲む周皮細胞からなります（図6-43）．周皮細胞は内皮細胞の周りを多数の突起を出して取り囲み，毛細血管の壁を支持します．周皮細胞は収縮する機能をもっていません．毛細血管の基底膜は周皮細胞の外側にあります．

毛細血管壁を介した物質交換のしくみ

　毛細血管の内皮細胞は，血漿タンパク質以外の血漿成分（水分，電解質イオン，栄養素，ホルモンなど）を通します．毛細血管の中の血漿成分と組織液（細胞を取り巻く環境）との間の物質交換は，毛細血管の血圧と血漿膠質浸透圧との差で行われます（図6-44）．

　毛細血管の血圧は，動脈側では35 mmHg，静脈側では15 mmHgあります．血圧は血漿の液体成分を毛細血管外に押し出す力となります．一方，血漿タンパク質（主にアルブミン）は，約25 mmHgの力で組織液を毛細血管に引き込む力となります．これを血漿膠質浸透圧といいます．

　血管壁を境にして外向きに働く力（血圧）と，内向きに働く力（血漿膠質浸透圧）を差し引きすると，動脈側毛細血管では10 mmHgの力で血漿の液体成分を組織液のほ

第6章 循環器系

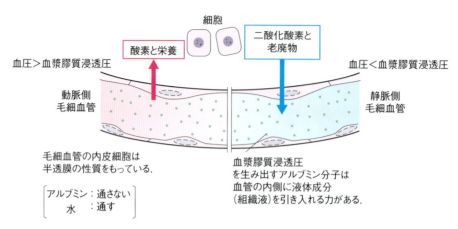

図6-44 毛細血管壁を介した物質交換のしくみ

表6-4 静脈壁の特徴

- 太さによる壁の構造上の違いはない.
- 壁の厚さが同名の動脈に比べて薄い.
- 中膜にある輪走する平滑筋細胞がまばらである.
- 横断面の形が不整である.
- 弁がある.

うへ押し出し，静脈側毛細血管では10 mmHgの力で毛細血管の中に組織液を引き込みます．これが，毛細血管と組織液の間で行われる物質交換のしくみです．

◆ 静脈壁
細静脈から大静脈へ
　毛細血管は，細静脈に合流します．細静脈の直径が30〜50 μmのうちは壁の性状が毛細血管と同じなので，組織との間で物質交換が行われます．
　細静脈の直径が50〜100 μmになると，中膜に平滑筋が出現しますが，まばらです．細静脈が集まって小静脈になり，これがさらに集まって太さを増すと中静脈といいます．最終的には大静脈となって心臓に入ります．静脈は，太さと壁の構造との間に動脈のような関連性はありません．しかし，部位による差はあります．たとえば，静脈が骨格筋の活動によって縦に引っ張られるところでは，外膜に縦走する平滑筋が出現し，静脈を守ります．
　静脈は動脈に比べて壁が薄いことから，拡張して大量の血液を入れることができます．静脈は血液全体の60％をプールしています．
　静脈壁の特徴を箇条書きにすると，表6-4のようになります．ここでは，静脈壁の特徴のひとつに弁があるとなっていますが，小静脈以下の細い静脈には一般的に弁がありません．また，下大静脈，肺静脈，頭蓋内静脈，脊柱管の静脈にも原則的に弁がありません．

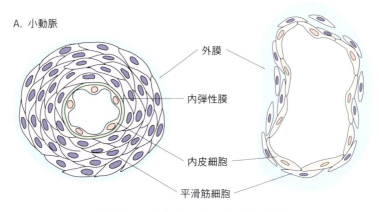

図6-45 小動脈と小静脈の壁の比較

小動脈と小静脈の壁の違いを比較するために，それぞれの横断面を示します（図6-45）．

4. 血管の吻合

　動脈は，隣の動脈と並列につながることがあります．これを，動脈吻合といいます．小腸に分布する動脈には動脈吻合がとくに発達しています．

　静脈は，動脈よりも吻合がよく発達しています．吻合がとくに発達しているところを静脈叢といいます．静脈叢は血液を入れて拡張することによって急速に容積を拡大することができます．また，壁が薄いので，温度が周囲に伝わりやすいという特徴があります．これらの特徴を生かして，そのときどきの状況に応じた働きをすることが可能です．たとえば，鼻腔の粘膜下静脈叢は，冷たい空気が鼻腔に吸い込まれてくると血液を満たして膨らみ，空気の通路を狭めて，吸気を効率よく温めます．

　動脈と静脈の間に短絡路（バイパス）があるものを動静脈吻合といいます．これが開くと，動脈は毛細血管を通さずに血液を静脈に送ります．動静脈吻合は手掌や足底，指の皮膚などに発達しています．

◆ 終動脈

　吻合をもたない動脈を終動脈といいます．吻合をもつ動脈の支配域では，1本の動脈が閉塞しても，他の動脈を通して血液が届くので細胞が死ぬことはありませんが，終動脈が閉塞すると，それよりも末梢側にある細胞は酸素が届かなくなるので，集団で死にます．これを壊死あるいはネクローシスといいます．心臓と脳に栄養を与える動脈は終動脈なので，閉塞すると壊死が起こります．心筋も神経細胞も再生しないので，後に障害を残します（心筋梗塞，脳梗塞）．

第6章 循環器系

5. 胎生期～出生後の血液循環

◆ 胎生期の血液循環

　胎生期には，母親の子宮の中に形成された胎盤が，胎児の消化器系，呼吸器系，泌尿器系の機能を肩代わりするので，これらの器官は出生までは働く必要がありません．したがって，胎生期にこれらの器官に供給される血液量はごく少量でまに合います．

　胎児の血液循環は，胎盤を中心として，次のような経路で営まれます（図6-46）．

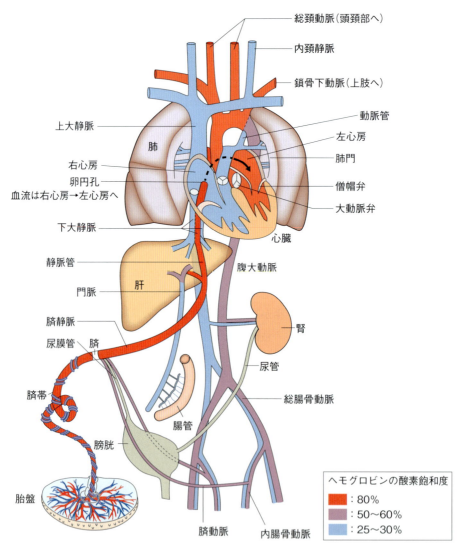

図6-46　胎生期の循環
臍静脈から静脈管を通って下大静脈へ入った血液（■）は，肝や下大静脈から来た血液（■）とは混じらずに心臓に入り，卵円孔へ向かう．

胎盤絨毛の中を流れる血液は，胎児の血液です．胎児の血液は，絨毛間腔を満たす母体の血液から酸素と栄養分を受け取り動脈血となります．そして，1本の臍静脈に集められて胎盤を出て，臍帯の中を通って臍から胎児の体内に入ります．

臍静脈は，臍から，正中線上にあるヒダの中を通って肝臓に向かいます．肝臓に至ると細い枝を左葉に入る門脈の枝に出します．枝を出した後に，臍静脈は静脈管（アランチウス管）と名前を変えます．静脈管に入った血液は直接に下大静脈に注ぎます．

静脈管を経て下大静脈から右心房に入った胎児の血液は，酸素飽和度を高く保ったまま卵円孔を通って左心房に入り，左心室から上行大動脈に送り出されます．そして，腕頭動脈，左総頚動脈，左鎖骨下動脈へ血液を送り，胎児の上半身に供給されます．このために，胎児の上半身は下半身よりもよく発育します．一方，胎児の上半身と下半身から上大静脈と下大静脈を通って心臓に戻った静脈血は，右心室に送られ，次いで肺動脈幹に送り出されて，血液の大部分は動脈管（ボタロー管）を通って下行大動脈に入ります．

動脈管を経て下行大動脈に入った静脈血と大動脈弓を通り抜けてきた動脈血は，混じり合って胸部と腹部の内臓に栄養と酸素を供給しながら，下行して総腸骨動脈に至ります．外腸骨動脈に入った血液は下肢に酸素と栄養を届けます．一方，内腸骨動脈に入った血液は臍動脈に入ります．左右の臍動脈は，2本のまま臍を出て臍静脈に巻き付いて臍帯を通り胎盤に入ります．

胎児の血液循環では臍静脈には動脈血が流れ，臍動脈には静脈血が流れています．

◆ 出生後の血液循環

出生後は，血液循環は肺，腸，肝臓，腎臓が機能し始めるために，相当変わります．臍静脈と臍動脈，静脈管，動脈管の内腔はすべて閉じて紐（索）状になり，臍静脈は肝円索，静脈管は静脈管索，動脈管は動脈管索と名称を変えて，遺残物として残ります．卵円孔は閉じて卵円窩（窩は「くぼみ」の意味）となります．

> **先天性心疾患**　子供の心臓病のほとんどは生まれたときにすでにあり，先天性心疾患といいます．頻度が最も高いのは心室中隔欠損症です．医療技術の進歩により，先天性心疾患の子供の90％以上が生存可能になりました．

> **ファロー四徴症**　心臓の発生時に，大動脈と肺動脈の間の隔壁が肺動脈側に偏在してしまうことが原因で，肺動脈狭窄，大動脈騎乗，右室肥大，心室中隔欠損が起こります．生後1年以内に，2/3にチアノーゼが出現します．

第6章　循環器系

血管の生理学

1. 脈　拍

　　手首の掌側の母指側に指を触れると，リズミカルな拍動を指に感じます．これは橈骨動脈の壁の振動であり，脈拍といいます．心臓の収縮期に大動脈壁が拡張し，元の大きさに戻ろうとするときに生じる大動脈壁の振動が，橈骨動脈まで伝わってくるものです．

　　脈拍をとれる動脈には，橈骨動脈のほかに，尺骨動脈，浅側頭動脈，顔面動脈，総頸動脈，上腕動脈，大腿動脈，膝窩動脈，後脛骨動脈，足背動脈があります．

> **不整脈**　リズミカルな拍動が2回に1回，あるいは3回に1回抜けるようであれば，不整脈といい，刺激伝導系に故障があると考えます．不整脈にはいろいろな種類があって，心室細動という不整脈は心臓がブルブル震えるだけで血液を送り出さないので，脈はとれません．このときは，一刻を争って自動体外式除細動器 automated external defibrillator（AED）を使えば，命を救うことができます．

2. 血　圧

　　心臓が収縮するたびに，大動脈の壁には大きい外向きの力が働きます．大動脈の壁は弾性線維からできた弾性膜が50〜70層も重なっており，収縮期にはこの弾性膜が伸びて大動脈は太さを増します．その後，弛緩期になると太くなった大動脈が元に戻ろうとするので，血液を末梢に送り出します．心臓の収縮期に動脈壁に働く外向きの力を最高血圧（収縮期圧）といい，弛緩期に動脈壁に働く外向きの力を最低血圧（拡張期圧）といいます．最高血圧/最低血圧は，120/80 mmHgのように示します．最高血圧と最低血圧の差を脈圧といいます．平均血圧は，最低血圧に脈圧の1/3を足した値（脈拍が75であるとき）に近くなります．

　　大動脈（弾性型動脈），中・小動脈（筋型動脈），細動脈，毛細血管，細静脈，静脈，大静脈の順に血圧をみたものを図6-47に示します．細動脈になると，血圧は急激に下がります．それでも，毛細血管の血圧は動脈側で35 mmHg，静脈側で15 mmHgあります．大静脈に至ると血圧は2〜4 mmHgになります．

　　血圧は，心拍出量と血管抵抗の積に比例します．また，ナトリウムイオンの体内蓄積によって循環血液量が増えると血圧は上がります．脱水になると血圧は低下します．

> **高血圧の定義**　最高血圧が140 mmHg以上，あるいは最低血圧が90 mmHg以上を高血圧といいます．

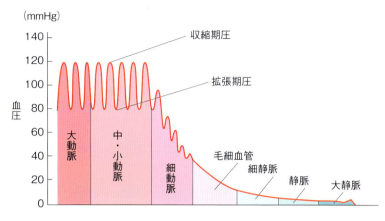

図6-47　血管の部位による血圧の違い

> **動脈硬化**　動脈硬化が起こると，細動脈が十分に開かなくなり，血管抵抗が増すので血圧が上がります．血圧が上がると動脈硬化が進む，というように悪循環を生じます．加齢とともに動脈硬化が進行すると，最高血圧は上がるけれども，最低血圧はそれほど上がらないので，脈圧は大きくなります．

◆ 血圧の測定原理

　血圧測定には，上腕動脈を使います（図6-48）．測定部位は必ず心臓の高さにします．あらかじめ肘窩の内側を指で触れて，上腕動脈の拍動が触れるところを探しておきます．次にマンシェットを巻き，聴診器を拍動する箇所にあてます．マンシェットに空気を注入して上腕を締め付けます．

　マンシェットを強く締め付けていき，上腕動脈の血流を止めるところまでいくと，聴診器から音が聞こえなくなります．さらに20〜30 mmHg圧を上げてから腕にかかる圧を徐々に緩めていくと，途中から血管音が聞こえ始めます．これは，わずかにできた隙間から血液が勢いよく流れ始める音で，コロトコフ音といいます．このときの血圧が最高血圧です．

　さらに腕を締める圧を下げていくと，音が急に弱くなって聞こえなくなります．血管の締め付けがなくなったので音が消えたのです．このときの圧が最低血圧です．

◆ 血圧の自動調節機構

　内頸動脈の根元の膨らみの部分と大動脈弓には，血圧の受容器があります．それぞれ，頸動脈洞と大動脈洞といいます．どちらも血管外膜にある伸展受容器です．血圧が上昇すると頸動脈洞は舌咽神経，大動脈洞は迷走神経を通して延髄の孤束核にこれを伝えます．すると，反射的に徐脈が起こり，血圧が下がります．

第6章　循環器系

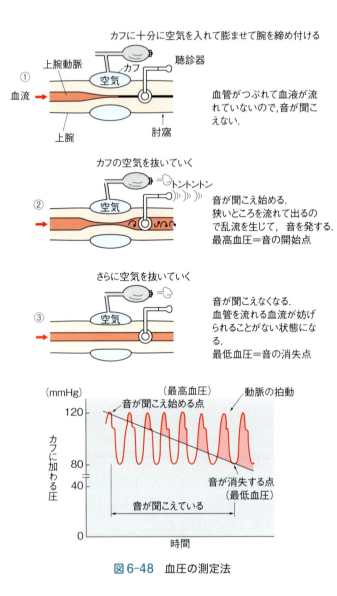

図6-48　血圧の測定法

> **頸動脈洞マッサージ**　片側の頸動脈洞を指で圧迫することにより，舌咽神経を刺激し，副交感神経の働きによって徐脈を起こします．発作性上室性頻拍の治療法のひとつです．

◆ 血圧を上げるホルモンと下げるホルモン

　血圧を上げるホルモンは，アルドステロン，アンジオテンシンⅡ，バソプレシン，カテコールアミン（アドレナリンとノルアドレナリン），甲状腺ホルモン，成長ホルモンと数多くありますが，下げるホルモンは，心房性ナトリウム利尿ペプチド（ANP）のみです．

第7章 血液・造血器・リンパ系

　血液は，血球と血漿（けっしょう）に分けられます．血液は造血器にもリンパ系にも関わりが深いので，本章では血液・造血器・リンパ系をまとめて取り扱うことにします．章の最後では，リンパ系が深く関わる免疫について取り扱います．

血　液

　血液は体重の約1/12を占めています．血液の量は，男性では約5 L，女性では約4 Lあります．血液を血球と血漿に分けて，それぞれの成分の割合を示したものが図7-1です．

　採血した血液をきわめて少量のヘパリン（血液凝固防止剤）をつけた試験管に入れて遠心分離すると，底の方から，赤，白，透明の3層に分かれます．赤い層は最も厚く，男性で40～50％，女性で35～45％を占めています．これは，赤血球からなる層です．白い層は約1％を占め，バフィコートといい，白血球と血小板からなります．その上にある透明な淡黄色の液体を，血漿といいます（図7-2）．

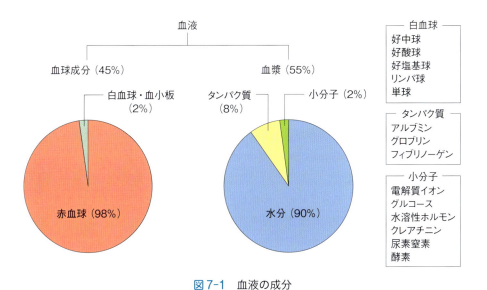

図7-1　血液の成分

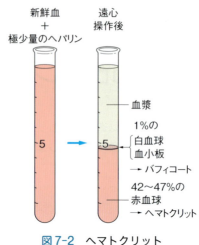

図7-2　ヘマトクリット

1. ヘマトクリット値

　赤血球の層が血液全体に占める体積比を，ヘマトクリット値（Ht）といいます．ヘマトクリット値は貧血で低下し，脱水があると上昇します．ヘマトクリット値は，血液の粘度を反映します．血液の粘度が上がると，血管が詰まりやすくなります．

2. 血球成分

　血球に属するのは，赤血球と白血球，それと血小板です．白血球はさらに顆粒球と無顆粒球に分けられます．顆粒球には好中球，好酸球，好塩基球があり，無顆粒球には単球とリンパ球があります（図7-3）．

◆赤血球

　赤血球数の基準値は，男性で400万～550万/μL，女性で350万～500万/μLです．
　赤血球は，酸素を運搬します．直径7.5 μmの円板状で，その中央は上下ともややくぼんで薄くなっています．円板状の方が球形よりも表面積が約30％大きくなり，酸素の出し入れに有利です．さらに，円板状の方が変形にも有利です．
　赤血球は，酸素と結合できるヘモグロビン（血色素）を大量に含んでいます．ヘモグロビンは酸素と結合している割合（酸素飽和度）が高いときは鮮紅色に，低いときは暗赤色になります．
　赤血球には核がありません．赤血球の前身である赤芽球には核がありますが，骨髄で核を捨てて血液中に出ます．ヘモグロビンをつくった後は核が不要になるうえ，核があると変形しにくいからです．
　赤血球生成の刺激は，エリスロポエチンというホルモンです．エリスロポエチンは，腎臓の組織が低酸素状態になると，腎臓の間質にある細胞から分泌されます．

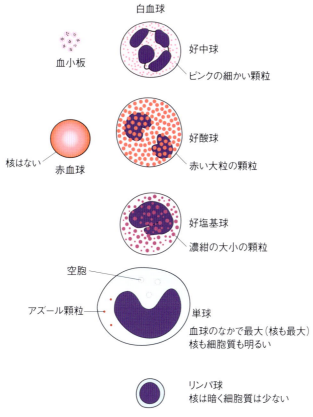

図 7-3 血球の種類（塗抹標本，ギムザ染色）

できたばかりの赤血球は細胞小器官を少量もっていて，これを網状赤血球といいます．網状赤血球は正常では1％以下の出現率ですが，これが2〜3％に上昇していれば，体のどこかに出血があることを疑います．

赤血球の寿命は，約120日です．老朽化した赤血球は，細胞膜の裏打ち構造が硬くなり，変形しにくくなります．こうなると，脾臓でマクロファージによって処理されます．

1）ヘモグロビンと酸素の結合

ヘモグロビンは，赤血球のもつ固形成分のほとんど（97％）を占めます．血清に含まれるヘモグロビンの基準値は，男性で14〜18 g/dL，女性で12〜16 g/dLです．

ヘモグロビンは，鉄を含む赤い色素（ヘム）と，タンパク質（グロビン）が結合してできます（図7-4）．ヘモグロビンは，ヘムの部分で酸素と結合します．酸素と結合したヘモグロビンを酸素化ヘモグロビンといいます．酸素を離すと，そこに水素イオンが結合します．酸素を離したヘモグロビンを，還元ヘモグロビンといいます．

第7章 血液・造血器・リンパ系

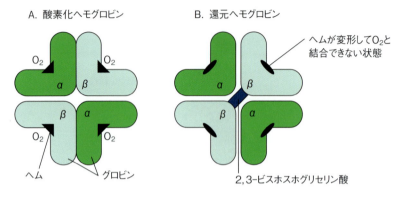

図7-4 ヘモグロビン

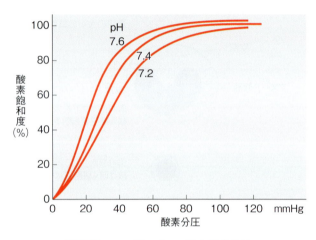

図7-5 ヘモグロビンの酸素解離曲線

- ヘモグロビンの酸素解離曲線

　縦軸には酸素飽和度，横軸に酸素分圧をとると，S字型曲線が得られます．これを，ヘモグロビンの酸素解離曲線といいます（図7-5）．この曲線が右に動けばヘムは酸素を離し，左に動けば酸素と結合します．

　酸素解離曲線が右方移動する（酸素を離す）条件は，①pHの下降，②CO_2分圧の上昇，③体温の上昇，④2,3-ビスホスホグリセリン酸（2,3-BPG）の上昇の4つです．2,3-BPGは，赤血球の代謝産物です．これは，βグロビンに橋渡しをしてヘモグロビンの三次元構造を変え，効率良く酸素を離すようにします（図7-4）．

2）肺と組織におけるガス交換

　肺胞と毛細血管の間で起こるガス交換を外呼吸といいます．外呼吸によって肺から心臓に戻る動脈血の酸素分圧は100 mmHg，二酸化炭素分圧は40 mmHgになります．細胞と細胞間質の間で起こるガス交換，すなわち内呼吸を終えると，肺に戻る静脈血の酸素分圧は40 mmHgに減少し，二酸化炭素分圧は46 mmHgに上昇します．

• 酸素と二酸化炭素の血中の運搬形態

酸素のほとんどは，赤血球によって運ばれます．

二酸化炭素は，赤血球と血漿の両方で血中を運ばれます．二酸化炭素はいったん赤血球に取り込まれて，赤血球がもつ炭酸脱水酵素によって重炭酸イオンに変えられて血漿に出て行くもの（80%），カルバミノ化合物となってヘモグロビンに取り込まれるもの（15%），血漿に入って二酸化炭素ガスとして運ばれるもの（5%）に分かれます．

• 外呼吸と内呼吸のしくみ

外呼吸と内呼吸のしくみは，ボーア効果とホールデン効果で説明されます．

血液のpHが低下した状態では，ヘモグロビンは酸素との親和性が低くなります．いい換えると，酸素を離しやすくなります．これを，ボーア効果といいます．

酸素を離したヘモグロビンは，速やかに二酸化炭素と結合してカルバミノ化合物をつくります．これを，ホールデン効果といいます．

肺では，二酸化炭素を放出して血液のpHは上がるので，ヘモグロビンは酸素と効率よく結合し，酸素は末梢組織へ運ばれていきます．一方，末梢組織では代謝が行われる結果，二酸化炭素が増加してpHが低下するので，ヘモグロビンは酸素を離します．その結果，ヘモグロビンは二酸化炭素と結合しやすくなり，二酸化炭素を効率よく肺に運ぶことができます．

> **貧血**　貧血の定義は，成人男性で13 g/dL未満，成人女性で12 g/dL未満です．貧血になったときには，貧血の原因を調べる必要があります．

> **チアノーゼ**　チアノーゼとは，血液の還元ヘモグロビンの量が5 g/dL以上ある場合をいいます．チアノーゼになると口唇が紫色になります．貧血の人はヘモグロビンの量が減っているので，チアノーゼにはなりません．

3）鉄代謝

体の鉄含有量は4 gです．その2/3は，赤血球のヘモグロビンに含まれています．1/4は貯蔵鉄（フェリチンやヘモシデリン）に含まれ，肝臓や脾臓に貯えられます．残りは，ミオグロビンや，ヘム鉄を含む酵素（シトクロムなど）に含まれています．

鉄の1日あたりの必要量は，成人男性で1 mgです．腸からの吸収率は5〜10%なので，1日にその10倍から20倍を摂る必要があります．肉に含まれる鉄（ミオグロビンのヘム鉄）は2価であり，そのまま十二指腸から吸収されますが，野菜や果物に含まれる鉄は3価なので，このままでは吸収されません．3価の鉄は，胃に入ると胃酸によって還元されて2価に変えられ，吸収されるようになります．

> **胃摘出の有害作用** 胃がんなどで胃を全摘された後は野菜や果物に含まれる3価の鉄が胃で還元されないために十二指腸から吸収されなくなり，鉄欠乏性貧血になります．

- **十二指腸から吸収されたあとの鉄**

十二指腸で吸収された鉄は，アポフェリチンと結合してフェリチンとなって，肝臓に貯えられます．フェリチンとなった鉄は3価です．

肝臓からは，トランスフェリン鉄（3価）として放出されます．トランスフェリン鉄は別名を血清鉄といいます．血中には鉄と結合していないトランスフェリンがあり，これを鉄の結合能力に置き換えて不飽和鉄結合能といいます．血清鉄と不飽和鉄結合能を足したものが総鉄結合能です．血清鉄と不飽和鉄結合能を測ると，貧血の鑑別に役立ちます（図7-6）．

- **女性が貧血になりやすい理由**

成人男性では，身体の代謝によって1日に1 mgの鉄が失われます．女性では，これに加えて，1回の月経で20〜30 mgの鉄が失われ，授乳時は，1日に1 mgの鉄が失われます．生殖年齢にある女性は，喪失分を補うために，男性よりも多くの鉄を食物から摂る必要があります．

◆ 白血球

白血球は，身体を外来異物から守る免疫細胞です．

1）白血球の種類

白血球は，特殊顆粒をもつ顆粒球と特殊顆粒をもたない無顆粒球が区別されます．

顆粒球は，特殊顆粒の染色性の違いにより，好中球，好酸球，好塩基球の3種類に分けられます．無顆粒球には，リンパ球と単球があります．

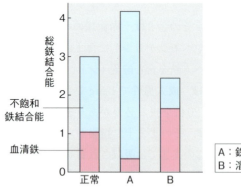

図7-6 血清鉄と不飽和鉄結合能
縦軸の値は相対的比較のために示してある．

血液中の白血球数の基準値は，3,500〜9,000個/μLです．その内訳は，表7-1のようになります．

表7-1 白血球の内訳

好中球	60〜70%
好酸球	3%
好塩基球	0.5%
単球	7%
リンパ球	20〜30%

• 好中球

好中球は，ほぼ球形で，直径は7〜9 μmあります．特殊顆粒は，酸性色素（エオシンなど）と塩基性色素（ヘマトキシリンなど）の両方に染まるので，好中球と名付けられました．核は2〜6個にくびれていて，これを分葉核といいます．

好中球は，細菌あるいは真菌が体内に侵入すると，その場に集まってきてこれを貪食して，食胞内で殺菌し，分解処理します．このときの好中球の活躍はすさまじく，特記する価値があります．

好中球の特殊顆粒に含まれるある成分と，細胞質の成分が合わさってつくられたNADPHオキシダーゼ（酵素）が食胞の膜に組み込まれて，食胞の中にスーパーオキシド（O_2^-）を産生します．これは，すぐに過酸化水素（H_2O_2）に変わり，続いてヒドロキシラジカル（・OH）ができると，殺菌力が増します．

この時期に，食胞にアズール顆粒（リソソーム）が融合し，リソソームに含まれるミエロペルオキシダーゼ（酵素）によって活性酸素はさらに強力な殺菌力をもつ次亜塩素酸（HOCl）になります．O_2^-，H_2O_2，・OH，HOClを総称して，活性酸素といいます．

血漿タンパク質の一種である補体も血管外に出て活性化され，細菌あるいは真菌の外壁に付着します．これを，オプソニン化といいます．オプソニンとは，マクロファージと好中球の貪食作用を促進する物質をいい，抗体と補体がこれにあたります．

このように，細菌あるいは真菌に感染したときに生体防御に重要な役割を果たす好中球は，その一方で，自己免疫疾患や気管支喘息においては，過剰に産生した活性酸素を細胞外に向かって放出し，組織を損傷する有害な一面ももっています．

好中球は，骨髄には5日間，血管内には6時間程度滞在し，組織に出てからの寿命は2〜5日です．好中球は，特殊顆粒の中身を全部使い尽くすと死にます．

病原菌の勢いが強いと好中球は大量に死ぬので，これを補うために骨髄での好中球産生が高まります．すると，核の分葉数が2個の若い好中球が血中に増えます．これを，好中球の左方移動といいます．

膿と化膿　病原菌と好中球の戦いが長引くと，炎症部位に黄白色の液体の塊ができます．これを膿といい，その大部分は好中球の死骸です．膿ができる過程を化膿といいます．

第7章　血液・造血器・リンパ系

• 好酸球

　好酸球は，好中球よりもやや大きい球形です（直径10〜12 μm）．特殊顆粒は好中球のものよりもはるかに大きく，酸性色素（エオシンなど）に好染し，好酸性顆粒といいます．この中には，寄生虫を殺すことができる物質が含まれています．核は2分葉で，「い」の字型をしています．好酸球の寿命は，好中球よりもいくらか長いとされています．

> **好酸球増加症**　寄生虫疾患やアレルギー疾患（気管支喘息）でみられます．

• 好塩基球

　好塩基球は，ほぼ球形で，大きさは好中球と同じかやや小さく，塩基性色素（ヘマトキシリンなど）で濃く染まる粗大な特殊顆粒をもちます．特殊顆粒には，ヘパリン（血液凝固阻止物質）やヒスタミン（血管透過性を高める物質）が含まれています．核は，一般にU字形です．好塩基球は，IgGによる（IgEではない）全身性のアナフィラキシーショックに関わるとされています．

• リンパ球

　リンパ球は，後に述べる獲得免疫で主役になる細胞です．末梢血の白血球の20〜30％を占めます．リンパ球の寿命は，1週間から数年のものまであります．

　血液中のリンパ球の約85％は小リンパ球（直径約5 μm）で，約15％は中リンパ球（直径約12 μm）です．

• 単　球

　単球は，直径が12〜20 μmあり，血球のなかでは最も大型です．寿命は数時間から数日です．細胞質は広く，空胞やアズール顆粒（リソソーム）がみられます．淡く染まる大型の核をもち，核の形は腎臓形，C字形，あるいはS字形を呈します．単球は，組織に出てマクロファージとなって働きます．

　マクロファージは「組織の掃除屋」であり，病原菌，異物，細胞の死骸などを貪食し，これらを分解処理します．そのために，細胞内にリソソームを豊富にもっています．細菌や真菌と戦う力は，好中球ほど強くありません．マクロファージには，このほかに抗原提示細胞としての働きがあります．

　なお，肝臓の洞様毛細血管（類洞）内に居住するクッパー細胞はマクロファージです．クッパー細胞は，マクロファージとしては例外的に血管内で「血液の掃除屋」として働きます．

◆ 血小板

　血小板は，直径1〜2 μmの楕円体をしています．血液の中に15万〜40万/μL含まれます．骨髄にある巨核球が，細静脈の内皮細胞の隙間から細胞体の一部を血管内に入れて，細胞質を切り離して血中に放出したものが血小板です．すなわち，血小板は

細胞片であり，細胞ではありません．血小板の寿命は7～10日です．血小板は顆粒を含み，顆粒には血小板凝集を促進する物質を入れています．血小板の役割は，血管内皮細胞が欠損したときに，欠損部を塞いで出血を止める（止血）ことです．止血には，一次止血と二次止血があります．

1）一次止血（白色血栓の形成）

血管の内皮細胞が壊れると，血漿に含まれるフォン・ヴィレブランド因子が膠原線維と結合し，そのフォン・ヴィレブランド因子に血小板が結合します．血小板は活性化されて顆粒の中身を放出し，血小板の凝集を引き起こします．血小板は細胞膜に接着因子（インテグリン）を発現し，フィブリノーゲンと結合します．フィブリノーゲンはトロンビンによって不溶性のフィブリンになり，血小板を絡めて血栓を丈夫にし，血管内皮細胞の欠損部を完全に塞ぎます（白色血栓の形成）．これを，一次止血といいます（図7-7）．

> **血小板減少症**　毛細血管や細い静脈の内皮細胞は，常に損傷を受け，あちこちに欠損部ができます．血小板が不足すると，この孔をふさぐことができず，赤血球が損傷部位から血管外に出てしまい，直径5 mmほどの紫斑を皮下に生じます．紫斑が皮下に多数できるのを，紫斑病といいます．

2）二次止血（赤色血栓形成）

血液凝固過程が進行してフィブリンが網をつくると，その網に赤血球や白血球，血小板が捉えられてさらに大きな凝血塊を形成します．これを赤色血栓といいます（図7-8）．血栓が大きくなって，血管の内腔をふさぐこともあります．

フィブリンが網をつくるまでには，不活性の血液凝固因子が次々に活性化される必要があります（図7-9）．血液凝固過程は，原因により内因性と外因性に分けられます．内因性は細い血管が自然に破れるもので，外因性は切り傷など血管損傷の原因が明瞭なものです．共通部分は，第X因子の活性化以降です．第X因子が活性化されると，プロトロンビンが活性化されてトロンビンになり，トロンビンは，フィブリノーゲンの重合を起こさせてフィブリンにします．

血液凝固因子は，全部で12種類あります（Ⅰ～ⅩⅢ，Ⅵは欠如）．血液凝固因子のどれが欠けても，血液凝固は起こりません．このうち，第Ⅰ～Ⅳ因子は名前で呼ばれています．第Ⅰ因子はフィブリノーゲン，第Ⅱ因子はプロトロンビン，第Ⅲ因子は組織トロンボプラスチン，第Ⅳ因子はカルシウムイオンです．

● ビタミンK依存性凝固因子

血液凝固因子のうち，第Ⅱ，第Ⅶ，第Ⅸ，第X因子は，ビタミンK依存性に肝臓でつくられます（ニク・ナットウと覚える）．血栓形成を防止するワルファリン（薬の名前）は，ビタミンKの代謝を阻害して，血液の凝固を妨げます．

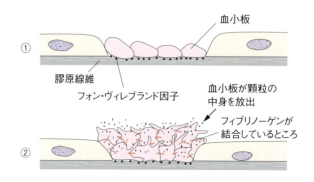
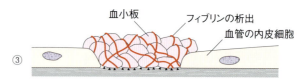

図7-7 白色血栓の形成過程

フォン・ヴィレブランド因子は，膠原線維と血小板を結合させる．
①血管内皮細胞が欠損すると，血小板と膠原線維は結合する．
②血小板は活性化して突起を伸ばし，もっていた顆粒の中身を放出する．顆粒の中身が外に出ると，他の血小板を次々と活性化していく．血小板の表面にフィブリノーゲンを結合させる膜タンパク質が発現して，ここにフィブリノーゲンが結合し，血小板どうしを結び付ける．
③フィブリノーゲンが重合して，太いフィブリンになって，血小板はフィブリン網によって絡められる．

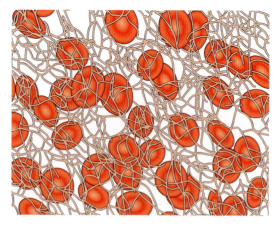

図7-8 赤色血栓の形成
フィブリンの網に赤血球が引っかかっている．

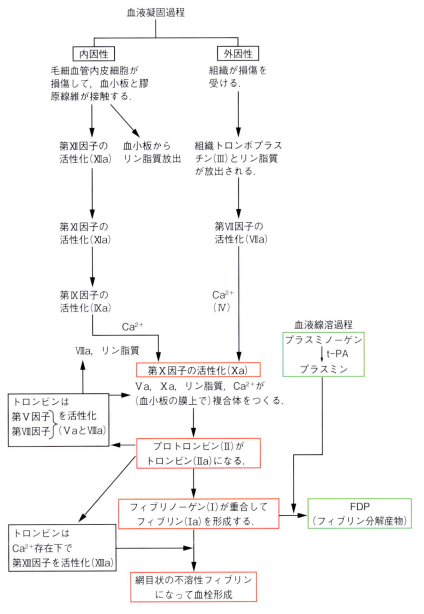

図7-9 血液凝固過程と線溶過程

tPA：組織プラスミノーゲンアクチベーター．アクチベーターとは活性化するものという意味．フィブリンは長鎖の不溶性物質で線維素ともいう．XIIaのaは活性型（activated）であることを表す．

・血栓形成を促進する要因

　血流の緩やかさと血液の粘稠度の増加は，どちらも血栓形成を促進します．血流が緩やかになると血栓ができる例は，エコノミークラス症候群です．血液の粘稠度の増加は脱水で起こります．

第7章 血液・造血器・リンパ系

> **エコノミークラス症候群** 飛行機の狭い座席に座りじっと動かずにいると，下肢の静脈が圧迫されて血流が緩かになり，深部静脈に血栓ができることがあります．深部静脈に血栓ができると，動いたときに静脈血栓が血管壁からはずれて肺動脈に引っかかり肺塞栓症を起こします．肺塞栓は突然死の原因となります．全身麻酔後に起こる肺塞栓症も同じ理由です．

> **血友病A** 第Ⅷ因子の欠損あるいは活性低下によって出血傾向になる疾患を，血友病Aといいます．突然変異によって生じる場合と遺伝によって生じる場合があります．第Ⅷ因子はX染色体の上にあるので，遺伝によって血友病Aになる患者のほとんどが男性です．女性は，保因者になります．

3）血栓の融解

血栓ができてしばらく経つと，損傷された組織と血管内皮細胞から組織プラスミノーゲンアクチベーター（t-PA）が放出され，血栓の中に閉じ込められていたプラスミノーゲンを活性化してプラスミンに変えて，内部から血栓を溶かします．これを，線維素溶解（線溶）といいます（図7-9）．

> **血栓溶解薬** t-PAは，遺伝子組換え製剤として市販されています．心筋梗塞や脳梗塞が発症して3時間以内にt-PAを点滴で静脈に入れると，血栓を溶かすことができます．

> **血小板抑制薬** 非ステロイド性抗炎症薬として広く使われているアスピリンを低用量で用いると，血小板による血栓形成作用を抑制することがわかり，心筋梗塞や脳梗塞の予防薬としてこれまで以上に広く使われるようになりました．

3. 血漿成分

血漿は，水分が90％を占めていますが，その中には，タンパク質，糖質，脂質，無機塩類，酵素など種々の物質が含まれています（図7-1）．

◆ 血漿と血清の違い

血清を得るには，血液を試験管に入れて放置します．すると，下に血餅，上に血清の2層に分かれます．血餅とは，赤血球と白血球がフィブリンに絡まれて塊状になったものです．よって，血清にはフィブリノーゲン（フィブリンの前駆体）が含まれていません．

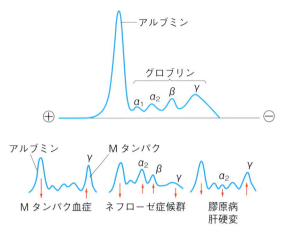

図 7-10　血清タンパク質の電気泳動
正常では血清タンパク質の60〜70％はアルブミンが占めている．Mタンパクは，多発性骨髄腫（形質細胞のがん）がつくるγグロブリンの1種．

◆ 血清成分

1）タンパク質

アルブミン分画とグロブリン分画（α_1, α_2, β, γ）があります．このなかで，γ（ガンマ）グロブリン以外は肝臓でつくられます．γグロブリンは，リンパ組織で形質細胞によってつくられます．血清総タンパク質の基準値は，6.5〜8.0 g/dLです．

・血清タンパク質の電気泳動

血清タンパク質は，pH 8.6以上の緩衝液中ではすべて負に荷電するので，電気泳動によって陽極側に移動します．分子量や電荷の違いによって，陽極に移動する程度に差があるので分画に分けることができます．血清を電気泳動して得たグラフを図7-10に示します．

・アルブミン分画

アルブミンの血清濃度の基準値は，4.0〜5.0 g/dLです．アルブミンは，短鎖脂肪酸や間接ビリルビンなどの脂溶性の物質を自身の3次元構造の穴の中にある結合部に結合させて運搬します．アルブミンは腎臓から排泄されないので，アルブミンによって輸送される脂溶性物質は，小分子であっても安全に目的地まで運ばれます．

アルブミンは，粒子の大きさが直径10^{-7}〜10^{-5} cmの範囲にあり，膠質（コロイド）に分類されます．血管内皮細胞はアルブミン粒子を通さないので，内皮細胞を境にして濃度勾配ができます．このために，アルブミンは浸透圧を生じて血管内に水を引きつけます．これを，血漿膠質（コロイド）浸透圧といいます．アルブミンの血漿膠質浸透圧のおかげで，いったん血管外に出た液体成分を，再び血管内に戻すことができます．

> **浮腫** 液体成分が組織に貯留するのを，浮腫といいます．浮腫の原因として低タンパク血症があるので，栄養失調，腎臓疾患，肝臓疾患の有無を確かめる必要があります．

- **グロブリン分画の成分**

　①$\alpha 1$グロブリン：そのほとんどが，$\alpha 1$–トリプシンです．$\alpha 1$–アンチトリプシンは，炎症の急性期に肝臓でつくられます．血清総タンパク質の2〜3％を占めます．

　②$\alpha 2$グロブリン：ハプトグロビン（ヘモグロビン運搬体）と$\alpha 2$–マクログロブリン（分子量72万）がこれに含まれます．血清総タンパク質の5〜10％を占めます．

　③βグロブリン：トランスフェリン（鉄運搬体）とβ–リポプロテインがこれに含まれます．β–リポプロテインとはHDL以外のリポプロテインのことです．血清総タンパク質の7〜10％を占めます．

　④γグロブリン：抗体（IgG，IgA，IgM）です．血清総タンパク質の7〜10％を占めます．

2）血糖

　血糖とは，血液中のグルコースのことをいいます．グルコースは，細胞のエネルギー源として利用されます．通常，空腹時で70〜100 mg/dLです．

3）リポタンパク質

　脂肪組織から肝臓に向かう遊離脂肪酸は，アルブミンにかくまわれて移動します．このほか，リポタンパク質の形をとって血中を移動する中性脂肪，コレステロール，リン脂質があります．脂質は，細胞のエネルギー源として利用されるほか，ステロイドホルモンの材料になり，また，細胞膜の構成成分にもなります．

　リポタンパク質は，血液中の脂質運搬体です．親水基を外に向けたリン脂質と，アポタンパク質からできた殻をもち，中に疎水性の中性脂肪（トリアシルグリセロール）とコレステロールエステルを入れています（図7-11）．

　比重によって，カイロミクロン，VLDL，LDL，HDLに分けられます（図7-11）．アポタンパク質は比重が脂質よりも大きいので，殻の全体に占める割合が大きいと比重は大きくなります．

- **カイロミクロン**

　小腸で吸収された脂質の運搬体として，小腸吸収上皮細胞が形成したものです．カイロミクロンはリポタンパク質のなかで最も大きく（直径$0.1〜1\,\mu m$），毛細血管に入ることができません．そこで，カイロミクロンは小腸絨毛の中心にある中心リンパ管に入ります．カイロミクロンを含んだリンパはミルク色をしているので，「乳び」といいます．乳びは，乳び槽に集められて胸管（太いリンパ管）を通って静脈に入ります．

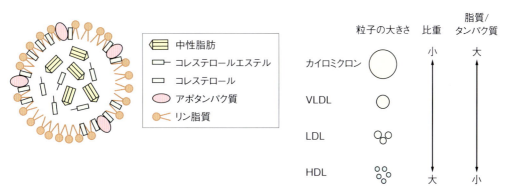

図 7-11 リポタンパク質の構造と種類

カイロミクロンは，中性脂肪を豊富に含んでいます．カイロミクロンは脂肪組織や筋肉などの毛細血管内皮細胞表面にあるリポタンパク質リパーゼ（LPL）によって中性脂肪が分解され，脂肪酸を筋組織や脂肪組織に配りながら肝臓に向います．肝臓に着いたときには，中性脂肪は10％に減少しカイロミクロンレムナントになっています．

- VLDL (very low density of lipoprotein)

超低比重（密度）リポタンパク質のことです．VLDLは，肝臓でつくられた中性脂肪とコレステロールを末梢へと運びます．血中に出ます．中性脂肪の含有率が高く，毛細血管を通過中にLPLの作用を受けて，中性脂肪を分解して脂肪酸を脂肪組織や筋組織に配りつつ，末梢組織に向かいます．

- LDL (low density of lipoprotein)

低比重リポタンパク質のことです．VLDLが中性脂肪を失ったあとにLDLとなります．LDLはコレステロールの含有率がかなり高くなっているので，コレステロールを末梢組織に運ぶ運搬体といえます．

- HDL (high density of lipoprotein)

高比重リポタンパク質のことで，肝臓でつくられます．肝臓を出発するときには内部は空で円盤状ですが，肝臓に戻ってくるときにはコレステロールを含んで球形になっています．HDLは，コレステロールを末梢組織から肝臓に運んでくる運搬体です．

> **悪玉・善玉コレステロール** LDL値が高いと動脈硬化になりやすく，HDLが高いと動脈硬化になりにくいことから，LDLは悪玉コレステロール，HDLは善玉コレステロールといわれています．

> **脂質異常症** LDLが140 mg/dL以上，あるいはHDLが40 mg/dL未満を脂質異常症といいます．

4）無機質

　無機質は，ミネラルともいいます．生体をつくる主要元素であるH（水素），C（炭素），O（酸素），N（窒素）以外の必須元素とその元素を含む物質をいいます．血清に含まれる主な無機質には，陽イオンとしてNa^+，K^+，Ca^{2+}，Mg^{2+}が，陰イオンとしてCl^-（クロールイオン）とHPO_4^{2-}（リン酸水素イオン）があります．

　血漿浸透圧は285〜295 mOsm/kgですが，その90％はNa^+濃度によるものです．各イオンの基準値はNa^+は135〜145 mEq/L，K^+は3.5〜4.5 mEq/L，Ca^{2+}は8.5〜10 mg/dL，Mg^{2+}は1.7〜3.0 mg/dL，Cl^-は100〜110 mEq/Lです．

> **生理食塩水**　0.9％のNaCl水（食塩水）は，血清（血漿でも同じ）と等張（浸透圧が同じ）で，生理食塩水といいます．

> **リンゲル液**　リンゲル液は，食塩水にK^+とCa^{2+}を追加したもので，体液の代用として輸液に用いられます．

5）水溶性ホルモン

　インスリン，グルカゴン，副甲状腺ホルモン，副腎皮質刺激ホルモン，甲状腺刺激ホルモン，黄体化ホルモン（LH），卵胞刺激ホルモン（FSH）などは水溶性なので，そのまま血漿の中を移動します．

造血器

　血球には寿命があります．血球をつくり，これを壊し，また補充する器官を，造血器といいます．

　造血の場は，胎生初期には卵黄囊にあります．その後肝臓と脾臓に移り，胎生4ヵ月から徐々に骨髄に置き換わっていきます（**図7-12**）．このような経緯から，骨髄に造血障害が起こると，肝臓と脾臓において造血が再開されます．これを，髄外造血といいます．

1. 骨　髄

◆ 赤色骨髄と黄色骨髄

　新生児では，全身の骨髄が造血に参加しています．成長するとともに骨格が大きくなってきて，全身の骨髄で造血すると血液が過剰になるので，骨髄は長管骨の骨幹部から脂肪組織に置き換わります．造血している骨髄は赤いので赤色骨髄といい，脂肪

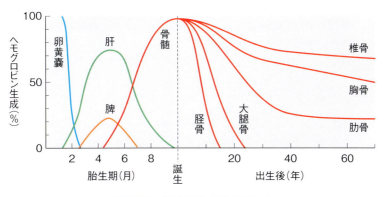

図 7-12　造血部位の移り変わり

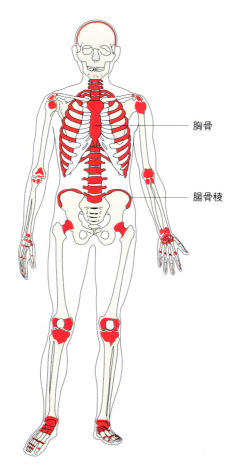

図 7-13　赤色骨髄が成人でも残る部位
成人における骨髄の造血部位を赤で示した．長管骨では，造血部位は骨端に限局している．

組織で置き換わったものを黄色骨髄といいます（図 7-13）．椎骨，胸骨，肋骨は，一生の間，造血が続きます（図 7-12）．

> **骨髄穿刺（骨髄生検）** 血液疾患の診断のために，骨髄に生検用の針を刺して少量の組織を採取し，光学顕微鏡で検査します．胸骨と腸骨は，一生の間，造血が続き，かつ皮下の浅いところにあるので，骨髄穿刺に用いられます．

◆ 造血幹細胞

　成人の骨髄の全重量は2,600 gあり，このうち1,200 gが赤色骨髄です．骨髄は，まとまると，肝臓に匹敵するくらいの大きさになります．
　骨髄をはじめとする造血器官の基本構造は，細網組織（細網細胞と細網線維）がつくる立体的な空間です（図7-14）．赤色骨髄では，この空間に幼若なものから分化したものまでいろいろな段階の血球が入っています（図7-15, 16）．
　骨髄には，1種類の造血幹細胞（多能性幹細胞）があり，これから赤血球や各種の白血球の幹細胞が分化します．多能性幹細胞は骨髄の造血細胞のなかで，常に一定数（0.1％）を維持しながら，細胞分裂して分化します（図7-17）．

◆ 赤血球の生成

　赤血球の生成は，エリスロポエチンによって刺激されて始まります．エリスロポエチンは，組織の低酸素を感じて腎臓から出るホルモンです．
　赤血球系は，造血幹細胞が分化してできた骨髄系幹細胞から分化した前赤芽球から始まります．赤芽球になると，最初はリボソームを多数含んでいて塩基好性ですが，徐々にヘモグロビンに置き換わり酸好性になります．赤芽球は最後に核をマクロファージに渡して，網状赤血球になります．網状赤血球とは細胞小器官がまだ少量残っている赤血球です．すぐにこの細胞小器官は消えて，成熟赤血球になります．

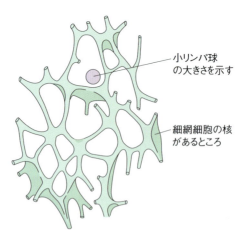

図7-14　細網組織の立体構造
細網細胞と細網線維が網状につながって立体的な空間をつくる．これは，造血器の基本的な組織構造となる．

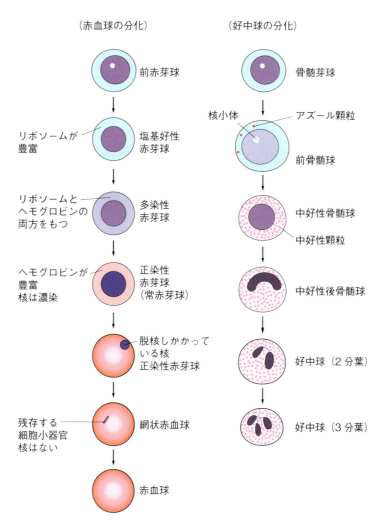

図7-15 赤血球と好中球の分化
網状赤血球に残存する細胞小器官は，ブリリアントクレシル青で染色してはじめて見えるようになる．

　末梢血に出てくる網状赤血球の比率は，赤血球全体の1％以下が基準です．これが2～3％もあれば，体内で赤血球の産生が急ピッチで行われていることが示唆され，体のどこかに出血があることを疑います．

◆ 顆粒球の生成

　骨髄系幹細胞から骨髄芽球が分化して，次の段階の前骨髄球のときに，3種類の特殊顆粒のどれか1種類をもつようになります（図7-15）．骨髄球以降は，特殊顆粒の性状から，中好性骨髄球，酸好性骨髄球，塩基好性骨髄球のどれかに分類されます．核の大きさを比較すると，この系列では前骨髄球の核が最も大きく，骨髄球では骨髄芽球とほぼ同じ大きさになり，その後は核は小さくなります．

第 7 章　血液・造血器・リンパ系

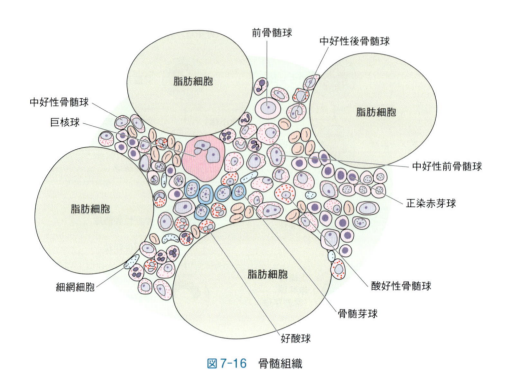

図 7-16　骨髄組織

◆ 単球の生成

　　骨髄系幹細胞から単芽球が分化して，次に前単球になり，単球ができます．

◆ 血小板の生成

　　骨髄系幹細胞から巨核芽球が分化して，次に前巨核球になり，これから巨核球が分化します．巨核球は核分裂を何度も行いますが，細胞体は分かれずに大きくなった細胞です．巨核球の核は16nのものが多く，ときに64nのものもあります．nは1ゲノムを表します．1個の巨核球からは4,000～6,000個の血小板ができます．

◆ リンパ球の生成

　　造血幹細胞がリンパ系幹細胞に分化し，これからリンパ芽球からできて，リンパ球に分化します．リンパ球は骨髄でつくられたあと，骨髄と胸腺で分化します．骨髄で分化したリンパ球はBリンパ球（B細胞），胸腺で分化したリンパ球はTリンパ球（T細胞）と呼ばれます．T細胞のTは，胸腺thymusのTです．B細胞のBは，B細胞が分化する器官として最初に発見された鳥のファブリキウス嚢 bursa of Fabriciusから名付けられましたが，ヒトにはファブリキウス嚢はなく，骨髄 bone marrowで分化します．

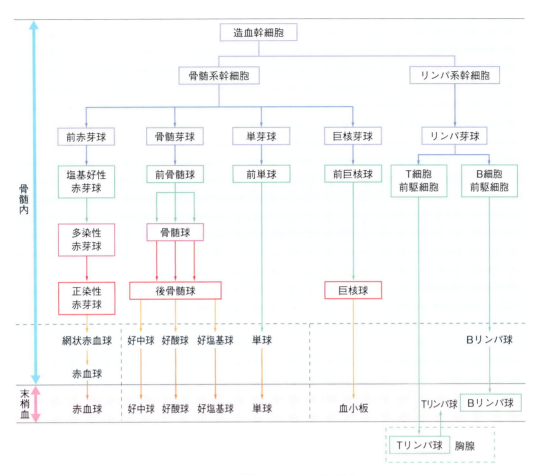

図7-17 骨髄における血球の分化

骨髄球はもっている特殊顆粒によって3種類（中好性骨髄球，酸好性骨髄球，塩基好性骨髄球）に分けられる．

2. 胸腺

　胸腺は，胸骨のすぐ後ろでかつ，心臓に出入りする大血管の前にあります．新生児から乳幼児に，体重比でいえば最もよく発達しています（図7-18）．総重量では10～12歳をピークとし，その後は次第に減少し，脂肪組織に置き換わります（図7-19）．これを，胸腺の加齢変化といいます．胸腺実質（脂肪組織は除く）の重さは10～12歳のピーク時には約40 gありますが，60歳以降はこの1/20になってしまいます．胸腺の重量の低下は免疫機能の低下として表れます．

> **加齢による免疫機能の低下**　高齢者に肺炎ワクチンやインフルエンザワクチンの接種が特に勧められる理由は，胸腺の加齢変化による免疫機能の低下を補うためです．

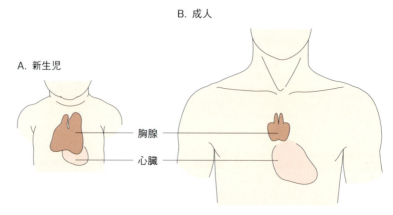

図7-18 胸腺の位置と大きさ

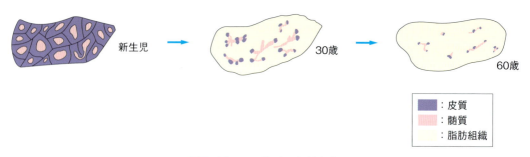

図7-19 ヒト胸腺の加齢変化
胸腺は，新生児から思春期までは発達するがその後は退縮していく．

◆ 胸腺の構造

　新生児の胸腺は被膜に覆われていて，被膜から続く中隔により，不完全な小葉構造をとります．内部は皮質と髄質からなります（図7-20）．皮質も髄質も上皮性細網細胞が網状につながり，細網線維がこれを補強して，遊走細胞（リンパ球やマクロファージ）のための空間をつくっています．皮質はリンパ球が多く上皮性細網細胞が少なく，髄質はリンパ球が少なくて上皮性細網細胞が多くなっています．
　胸腺におけるT細胞の分化は，次の3段階で行われます．

◆ T細胞の分化

1）遺伝子再編成

　骨髄でできた未熟なリンパ球は，胸腺の被膜直下に移動して増殖します．そして，TCR可変部（T細胞が抗原と結合する部位）構造を決定する遺伝子の再編成を起こして，胸腺皮質で無限の種類の抗原に対応できるTCRをもつ$CD4^+$T細胞と$CD8^+$T細胞が誕生します．

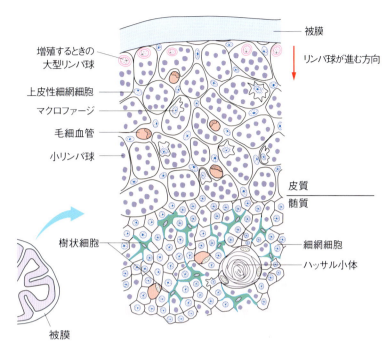

図7-20　新生児の胸腺

皮質：上皮性細網細胞が自己のMHC分子を提示しており，これを認識するT細胞は生き残ることができる．
髄質：樹状細胞が骨髄からきて，自己抗原を小リンパ球に提示する．髄質では，自己を抗原として強く反応してしまうT細胞は死滅する．
ハッサル小体：上皮性細網細胞が同心円状に集まってつくられる．核は，中心部で失われて退化的である．ハッサル小体は髄質のみにみられる．
毛細血管：上皮性細網細胞が取り囲んでいて，リンパ球と接することはない．

　　CDとは，clusters of differentiationの頭文字で，白血球が分化した結果，出現する細胞膜タンパク質群のことです．CDには番号が付けられています．
　　TCR可変部の構造を決定する遺伝子は，親から遺伝するものではありません．T細胞が分化するときに，いくつかある遺伝子群から偶然に選ばれた遺伝子の断片どうしが結合して新しい遺伝子をつくります．それだけでも多くの組合せができるのですが，遺伝子の断片どうしの接合部に，近くにある塩基が1～2個挿入されて，多様性は無限大になります．

2）自己を見分けられるT細胞の選択

　　無限大の種類の抗原と結合できる多様性をもったCD4$^+$T細胞とCD8$^+$T細胞は，皮質の上皮性細網細胞が提示する主要組織適合性遺伝子複合体 major histocompatibility complex（MHC）と結合できるものだけが生き残ります．MHCは，自己であることを示す身分証明書のようなものです．MHCと結合できないものは細胞死に陥り，マクロファージに処理されます．生き残ったものは，CD4$^+$T細胞，CD8$^+$T細胞あるいは制御性T細胞のいずれかになって髄質に入ります．

第7章　血液・造血器・リンパ系

3）自己に対しては攻撃しない細胞の選択

　髄質に入ったT細胞は，骨髄由来の樹状細胞とここで出会い，自己の身体を構成するタンパク質を提示されます．ここで，自己のタンパク質と強く反応するT細胞は細胞死を遂げます．胸腺髄質に入るときにはT細胞はすでに5％まで減っているのに，この選択によって髄質を出るときには2〜3％になってしまいます．胸腺は，しばしばT細胞の学校にたとえられますが，なかなか厳しい学校であるといえるでしょう．分化したT細胞は，皮質と髄質の境界を走る細静脈に入って，胸腺を去ります．

　樹状細胞は，単球系前駆細胞から分化した免疫細胞です．いくつかのサブタイプが知られています．

◆ 中枢性自己寛容と末梢性自己寛容

1）中枢性自己寛容

　胸腺皮質で自己を見分けることができるT細胞が選別され，髄質では自己抗原に強く反応するT細胞は除去され，弱く反応するT細胞は生き残ります．これを，中枢性自己寛容といいます．

2）末梢性自己寛容

　非自己（異物）と反応するT細胞と自己抗原に弱く反応するT細胞は，胸腺を出て末梢組織に移ります．自己抗原に弱く反応するT細胞は，アナジー（不応答），プログラム細胞死，制御性T細胞による抑制のどれかによって，排除されるか不活性化されます．これを，末梢性自己寛容といいます．

> **自己免疫疾患**　制御性T細胞の機能が失われると，自己免疫疾患になります．また，細菌感染が引き金になって，自己抗原に弱く反応するT細胞が活性化して，自己免疫疾患が発病することもあります．

リンパ系（末梢性リンパ組織）

　骨髄と胸腺は，リンパ球が分化する場になるので，中枢性リンパ組織といいます．それ以外のリンパ組織を，末梢性リンパ組織といいます．ここでは，末梢性リンパ組織としてリンパ節，脾臓，扁桃を取り上げます．リンパ節は，リンパ管とリンパ管の間にあるリンパの濾過装置なので，末梢性リンパ組織の話は，まずリンパ管から始めます．

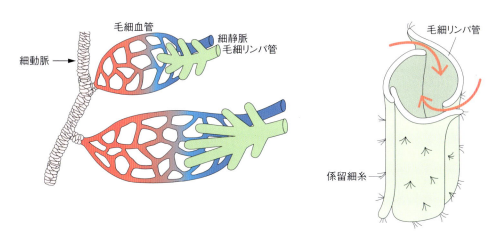

図 7-21　毛細リンパ管
毛細リンパ管の内皮細胞は，係留細糸によって周囲の細胞あるいは膠原線維につなぎとめられている．これは，内腔を開いておくためである．細胞間の結合は緩く，がん細胞や細菌などの大きなものも毛細リンパ管に入ることができる．

1. リンパ管

　リンパ管は，結合組織の中にある毛細リンパ管からスタートします（図7-21）．動脈側の毛細血管から組織へと漏出した液体の一部（15％）は，毛細リンパ管に吸収されてリンパ（液）となります．毛細リンパ管は毛細血管に比べるとはるかに太く，20～75μmあります．リンパ管の内皮細胞どうしの結合はゆるく，ところどころ瓦のように重なり合っているところがあります（図7-21）．このような場所では内皮細胞間の隙間が大きく開くので，がん細胞や細菌など，血管には入れない大きなものがリンパ管内に取り込まれます．このため，リンパ管は「組織の下水道」と呼ばれています．

　リンパ管には，このほか小腸で吸収された中性脂肪を太い静脈まで運ぶという役割もあります．

　毛細リンパ管は，ほかの毛細リンパ管と合流して集合リンパ管になります．集合リンパ管は太くなると，壁に平滑筋が見られるようになります．この平滑筋は自発的に収縮して，ポンプの働きをします．リンパ管は静脈と同じ方向に走り，壁が薄くて弁があるところも静脈に似ています．リンパ管は最終的には左右2本の本幹（胸管と右リンパ本幹）となって，静脈角に注ぎます（図7-22）．

◆ 胸　管

　胸管は，ストローくらいの太さのリンパ管です．胸管には，左右の下半身と左上半身のリンパが流入します．胸管は大動脈に沿って上行し，左の静脈角に注ぎます．静脈角とは，内頸静脈と鎖骨下静脈とが合流するところをいいます．

第7章 血液・造血器・リンパ系

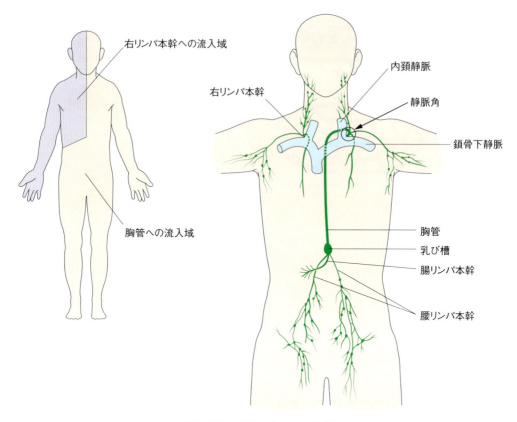

図 7-22 胸管と右リンパ本幹
胸管は小腸の絨毛にある中心リンパ管から乳びを集めるほか，腹部内臓からもリンパを集める．

◆ 右リンパ本幹

　　右リンパ本幹は，右上半身のリンパを集めて，右の静脈角に注ぎます．

2. リンパ節

　　リンパ管には，がん細胞や細菌なども入ってくるので，静脈に注ぐ前にリンパを濾過する器官，リンパ節をいくつか通ります．

◆ リンパ節の構造

　　リンパ節は通常，大豆大から小指頭大までの大きさで，片側が凸面，他側が凹面となっています（図7-23）．凸面からは輸入リンパ管が数本入り，凹面からは輸出リンパ管が1～2本出ます．
　　リンパ節の表面は被膜で包まれています．骨組みは，骨髄と同様に，細網細胞の突起と細網線維が立体的な網目をつくり（図7-14），網目の中に遊走細胞であるリンパ球，樹状細胞，マクロファージを入れています．

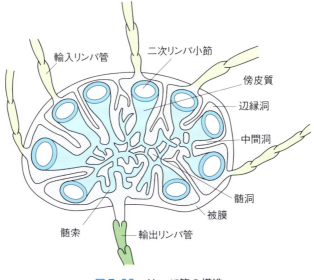

図7-23　リンパ節の構造

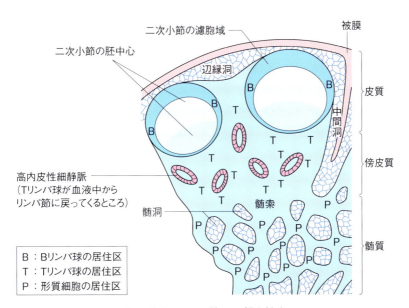

図7-24　リンパ節の一部を拡大

◆ リンパ洞

　リンパ節の中にあるリンパが流れる通路をリンパ洞といいます．リンパ洞は，辺縁洞，中間洞，髄洞の3つを区別します．リンパはリンパ節に入ると，被膜直下にある辺縁洞を流れ，続いて被膜と垂直に走る中間洞に入り，最後に網状に配列する髄洞を通って輸出リンパ管からリンパ節を出ていきます．

　リンパ節は，皮質，傍皮質，髄質の3層が区別されます（図7-24）．皮質には二次

小節が並んでいます．二次小節の明るい部分を「胚中心」，その周りを囲む暗く見える部分を「濾胞域」といいます．1つの二次小節は，1種類のBリンパ球がクローン増殖している場所です．皮質に二次小節がいくつも見られるということは，数種類の病原体に感染中であることを示しています．

　傍皮質は，皮質の深層にある，Tリンパ球が集まっているところです．傍皮質には背の高い内皮細胞をもつ高内皮性細静脈があって，ここから体内を循環していたTリンパ球がリンパ節に戻ってきます．傍皮質にはTリンパ球に抗原を提示しようとする樹状細胞が待っています．

　髄質の髄索（髄洞と髄洞の間）には，形質細胞が集まって，抗体をつくって髄洞に流しています．ここにある形質細胞は，皮質で増殖したBリンパ球が抗体を産生できる形になったものです．形質細胞は髄索にとどまり，つくった抗体だけをリンパに入れて流します．

◆ 所属リンパ節

　身体の一定領域にある組織液を吸収する毛細リンパ管は，集まってリンパ管になり，決まったリンパ節を経由します．このリンパ節を，所属リンパ節といいます．

1）頭頸部のリンパ節

　リンパ節があるのは，頭蓋骨の外です．頭蓋骨の内部では，脳脊髄液がリンパに代わって仕事をします．頭部の皮膚から集められたリンパは，顎下リンパ節，耳下腺リンパ節，後頭リンパ節などに流入します（図7-25）．口腔の炎症や虫歯などでは，顎下リンパ節が腫れます．

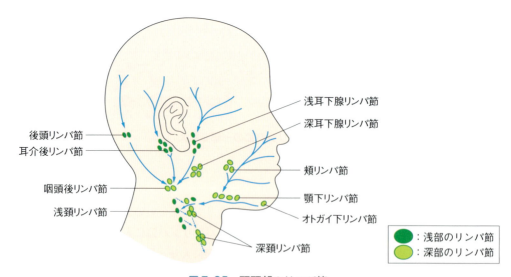

図7-25　頭頸部のリンパ節
矢印は，頭頸部のリンパの流れる方向を示す．

2）腋窩リンパ節

　上肢と体幹上半部の皮膚を流れるリンパは，腋窩リンパ節に流入します（図7-26）．乳腺と乳房のリンパも，腋窩リンパ節に流入します（図7-27）．

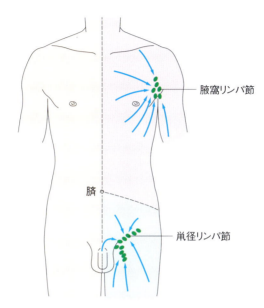

図7-26　体幹・上肢・下肢のリンパ節
体表に近いリンパの流れは，臍ラインより上部は腋窩リンパ節，下部は鼠径リンパ節へ向かう．
腋窩リンパ節と鼠径リンパ節はそれぞれ浅在性のものと深在性のものがある．

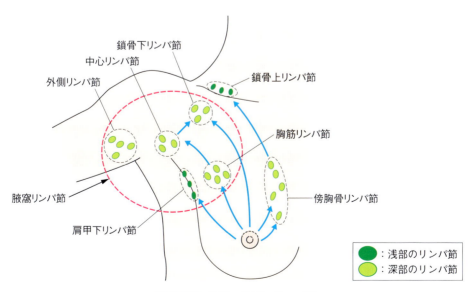

図7-27　乳腺・乳房のリンパ節
→ はリンパの流れる方向を示す．この流れは，乳がんのリンパ節転移に関わる．

第7章　血液・造血器・リンパ系

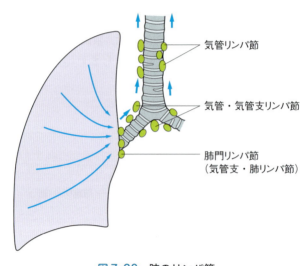

図7-28　肺のリンパ節
矢印はリンパの流れる方向を示す．

3）鼠径リンパ節

下肢と体幹下半部の皮膚を流れるリンパは，鼠径リンパ節に流入します（図7-26）．

4）内臓の所属リンパ節

肺のリンパは，すべて肺門に向かって流れます．特に肺門には多くのリンパ節が集まり，これを肺門リンパ節といいます（図7-28）．片側の肺にできた肺がんが他側の肺に転移するのは，肺門リンパ節と気管・気管支リンパ節を通ってリンパ行性に対側の肺へ転移したものです．

胃，肝臓，腸間膜にもリンパ節があります．これらのリンパ節は，最終的に腹腔動脈周囲にある腹腔リンパ節に注ぎます（図7-29）．

骨盤には，内腸骨リンパ節（内腸骨動脈に沿ってある），外腸骨リンパ節（鼠径リンパ節からのリンパを受ける），総腸骨リンパ節（内・外腸骨リンパ節からのリンパを受ける）があります（図7-30）．

> **ウィルヒョウのリンパ節**　胃がんが左鎖骨上窩にあるリンパ節に転移したものを，特にウィルヒョウのリンパ節転移といいます．

3．脾　臓

脾臓は，腹腔の左上の隅，横隔膜のすぐ下にあります．腹膜に包まれています．暗赤色で，扁平な卵円形の器官で，重さは約150gです．前面はややくぼんでいて脾門と呼ばれ，ここから血管が出入りします（図7-31）．

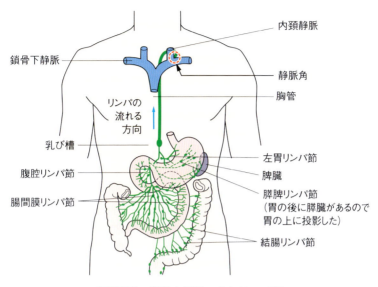

図7-29　腹腔内臓器の主なリンパ節

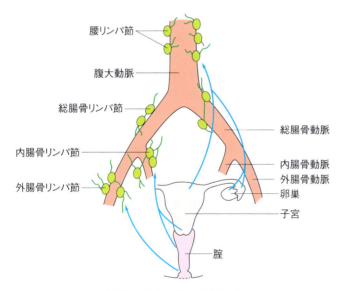

図7-30　骨盤内臓器のリンパ節
矢印はリンパの流れる方向を示す．

◆ 脾臓の構造と機能

脾臓は，白脾髄と赤脾髄からなります（図7-32）．

1）白脾髄

白脾髄はリンパ性組織です．白脾髄の仕事は血液の濾過です．赤脾髄は老朽化赤血球の処理を行います．赤脾髄に向かう中心動脈は，白脾髄の中を通過します．このときに，細い枝を放射状に辺縁帯（赤脾髄と白脾髄の境界）に向かって出します．血液

第7章 血液・造血器・リンパ系

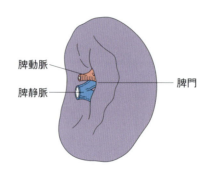

図7-31 脾臓（前面）

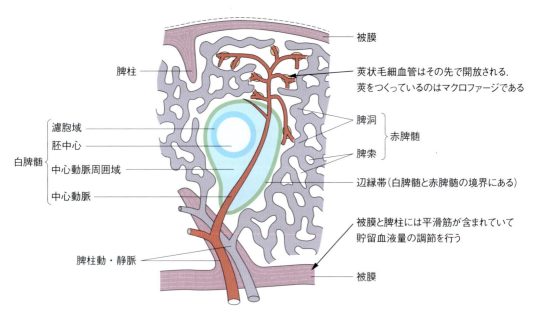

図7-32 赤脾髄と白脾髄を走る脾臓の血管
中心動脈からは，辺縁帯に向かって放射状に動脈を出す．ここから，Tリンパ球，Bリンパ球，（あれば）異物が白脾髄に入る．

の中に異物や細菌が入っていると，白脾髄はこれに反応し，抗原特異的なBリンパ球を増殖して形質細胞に変換し，抗体をつくって結合させ，毒性の中和をはかります．白脾髄におけるTリンパ球，Bリンパ球，形質細胞の分布を図7-33に示しました．

2）赤脾髄

　赤脾髄には，大量の血液（600〜800 mL）を貯蔵しておくことができます．被膜や脾柱には平滑筋が多く含まれていて，この平滑筋の働きで身体全体の血液量を調節しています．血小板の1/3は，脾臓に集まっています．
　赤脾髄には，脾洞（細静脈）が網状に連なった状態で配置されています．脾洞の周囲には，脾細胞と呼ばれるマクロファージが多数います．このマクロファージは，老

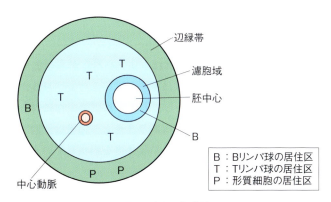

図7-33 白脾髄
辺縁帯には，Bリンパ球が分布するが，一部に形質細胞も出現する．

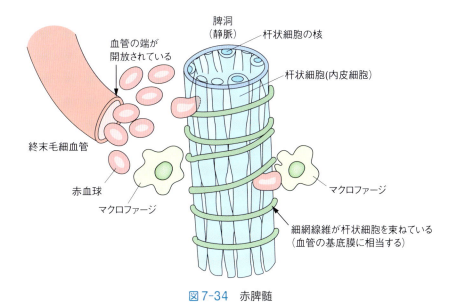

図7-34 赤脾髄
赤血球は，寿命がくると細胞膜の裏打ち構造が硬くなって変形しにくくなる．そのため，杆状細胞間の隙間を通り抜けることができない．脾臓のマクロファージはこれを処理する．

朽化した赤血球を取り込み，分解処理を行います．赤脾髄に注ぐ終末毛細血管は開放性で，赤血球はいったん脾洞と脾洞の間の組織（脾索）にばら撒かれます．老朽化した赤血球は変形しにくいため，脾洞の壁をつくる杆状細胞（内皮細胞）どうしの隙間を通り抜けることができずに，引っかかります．そこをマクロファージが捉えて処理します（図7-34）．

脾臓摘出術 特発性血小板減少症で，薬剤による治療が効かないときに，脾臓を摘出することによって血中の血小板数を増やす策がとられることがあります．

第7章　血液・造血器・リンパ系

4. 扁　桃

　　口腔と咽頭の粘膜には，扁桃と呼ばれるリンパ器官があります．舌扁桃，口蓋扁桃，咽頭扁桃，耳管扁桃が集まって輪状に配置しているので，ワルダイエルの咽頭輪といいます（p.281）．扁桃は，口と鼻から侵入する病原微生物に対して生体防御反応を起こすリンパ組織です．輸入リンパ管はありません．扁桃は，回腸にあるパイエル板や盲腸下端につづく虫垂の仲間であり，粘膜免疫を担当しています．粘膜免疫については，次の免疫の項で説明します．

> **アデノイド**　咽頭扁桃が病原微生物の侵入を受けて反応して大きくなった状態をアデノイドといいます．咽頭扁桃は5〜6歳のころに最も発達しています．そこへ感染が起こって腫れてさらに大きくなると気道を塞ぎ，口で呼吸するようになります．こうなると身体に負担がかかります．

免　疫

　　免疫とは，疫病を免れるという意味です．生体には，免疫機構が備わっていて，感染症にかかりにくくするとともに，あとで同じ病原体に感染しても，きわめて軽く経過します．全身的な免疫と粘膜免疫の2種類があります．

1. 全身的な免疫

　　全身的な免疫には，自然免疫と獲得免疫があります．

◆ 自然免疫

　　自然免疫は，一次と二次を区別します．

1）一次自然免疫

　　一次自然免疫は，生体内への異物の侵入を阻止するため，身体に備わっているバリアです．皮膚の角質層，気道の線毛，胃の粘液層，唾液に含まれるリゾチーム（細菌の細胞壁を構成する多糖類を加水分解する酵素）あるいは胃酸がこれにあたります．

2）二次自然免疫

　　二次自然免疫は，生体内に異物が侵入した場合に，免疫細胞を出動させて異物を破壊して処理する機構です．マクロファージと樹状細胞が異物の種類によって異なるサイトカインを出して，自然リンパ球をTh17細胞，Th2細胞あるいはTh1細胞に分

化誘導します．自然リンパ球とは抗原受容体をもたないリンパ球で，獲得免疫に関わるヘルパーT細胞と同等の役割を果たす自然免疫系の細胞です．

サイトカインとは，細胞がほかの細胞に対してお互いの連携をはかるために分泌する可溶性タンパク質のことです．ホルモンとの違いは，サイトカインは血流にのって移動することはなく，近くにいる細胞に働きかけます．

• Th17細胞

細菌あるいは真菌の侵入があったときに，Th17細胞が分化誘導されます．Th17細胞は，IL-17というサイトカインを分泌して，肥満細胞やマクロファージにケモカイン（走化性因子）を出させます．これらの走化性因子に引き寄せられて好中球が集まり，好中球が細菌あるいは真菌を貪食します．ILとは，インターロイキンinterleukinのことで，リンパ球やマクロファージが出すサイトカインの一種です．

• Th2細胞

寄生虫感染があった場合には，Th2細胞が分化誘導されます．Th2細胞はIL-5を出して好酸球を活性化します．好酸球は活性化すると顆粒の中身を放出して寄生虫を攻撃します．

このほかに，Th2細胞は環境アレルゲンによっても分化誘導され，好酸球を活性化してアレルギー反応を惹起します．

• Th1細胞

結核菌を取り込んだマクロファージ，ウイルス感染細胞あるいは腫瘍細胞は，細胞表面に異物を差し出します．これによって活性化された樹状細胞は，IL-12というサイトカインを出して，Th1細胞を分化誘導します．

Th1細胞が出すガンマインターフェロン（IFNγ）によって，二次自然免疫に関わるNK細胞が活性化されて顆粒の中身を放出して，結核菌を取り込んだマクロファージ，ウイルス感染細胞あるいは腫瘍細胞を細胞死に導きます．NK細胞もまた，IFNγを分泌してマクロファージを活性化するので，死んだ細胞はマクロファージによって素早く処理されます．

• 補　体

肝臓がつくる酵素タンパク質で，不活化された状態で血漿に含まれて全身を巡ります．9種類（C1〜9）の補体成分があり，いったん補体が活性化されると次々に別の補体を活性化して（カスケード），炎症反応を引き起こします（表7-2）．

表7-2　炎症反応における補体の働き

①肥満細胞を活性化して血管透過性を高める物質を放出させる．
②ケモカイン（走化性物質）として働き，好中球を呼び寄せる．
③オプソニン効果を発揮する．
④細菌あるいは赤血球の細胞膜に孔を開けて殺す．

◆ 獲得免疫（特異的免疫）

　　獲得免疫で働くT細胞とB細胞は，成熟したリンパ球です．T細胞には，ヘルパーT細胞と細胞傷害性T細胞の2種類があります．これら3種類のリンパ球には，抗原と1：1の特異性をもって結合する受容体があります．さらには，感染後に記憶細胞（記憶T細胞，記憶B細胞）を残すので，2回目以降の感染では素早く活動を始めることができ，しかも1回目よりも強く反応することができます（図7-35）．記憶細胞の寿命は数年です．本人が意識することなく感染を起こしては治っているので，そのつど記憶細胞は新しくなっています．

1）結核菌に感染した細胞，ウイルス感染細胞，またはがん細胞が攻撃の対象の場合

　　ナイーブCD8⁺T細胞は，樹状細胞あるいはマクロファージから抗原提示を受けて，細胞傷害性T細胞（キラーT細胞）に分化します．ナイーブとは，まだ抗原提示を受けていないT細胞につける冠詞です．

　　キラーT細胞は，ヘルパーT細胞の司令によって増殖し，結核菌に感染した細胞，ウイルス感染細胞あるいはがん細胞を攻撃して細胞死に陥らせます．その方法は，感染細胞あるいはがん細胞に結合してパーフォリンを放出して細胞膜に孔を開け，続いてグランザイム（殺菌物質）を細胞膜の孔から細胞内に注入して細胞をアポトーシスに陥らせます（図7-36）．これを，細胞性免疫といいます．

2）抗原が細菌や真菌の場合

　　ヘルパーT細胞は，菌に抗原特異性のある受容体をもったB細胞を増殖させます．B細胞は姿を形質細胞に変えて抗体をつくります．形質細胞がつくった抗体は，リンパと血液にのって全身を巡り，抗原に出会うと抗原抗体複合体となって，オプソニン効果を発揮し，マクロファージによって処理されます．形質細胞はリンパ節あるいはリンパ組織内にとどまり，抗体だけがリンパと血液という液体にのって体内を循環するので，これを液性免疫といいます．

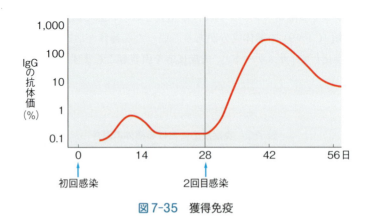

図7-35　獲得免疫

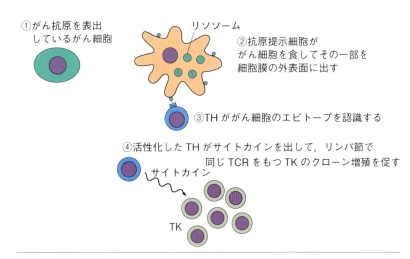

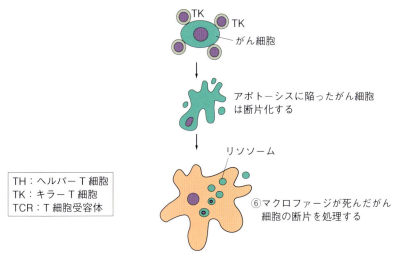

図7-36 細胞性免疫
アポトーシスはプログラム死ともいわれ，細胞膜は破れずに細胞が断片化し，マクロファージによって処理される．

◆ 抗体の基本構造

　抗体は，抗原とは鍵と鍵穴の関係にあります．すなわち，抗原と1：1の対応をします．抗体の可変部は，L鎖とH鎖の先端の部分からなります（図7-37）．B細胞が骨髄で分化するときに，抗体の可変部の構造を決める遺伝子は，L鎖は2群，H鎖は3群の遺伝子群から偶然に任せて選択され，しかも遺伝子接合部に1～2個塩基が挿入されたり，逆に除去されたりする遺伝子の再編成によって決まるので，無限の多様性のある抗原結合部をもった抗体ができます．

　B細胞の細胞膜にある抗原受容体の構造は抗体と同じです．また，T細胞の抗原受容体の構造もT細胞が胸腺で分化するときの遺伝子の再編成によって決まります．T

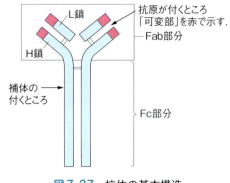

図7-37 抗体の基本構造

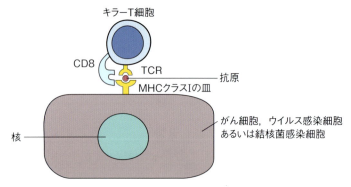

図7-38 ウイルス感染細胞の抗原とキラーT細胞の抗原受容体が結合する場面
膜タンパク質であるCD8は，結合部分を支えるのに必要である．

細胞の抗原受容体はTCR（T細胞受容体）といいます．
　抗原が抗体と結合してできた複合体（抗原抗体複合体）は，オプソニン効果により，マクロファージの食作用を受けやすくなります．
　図7-38は，がん細胞，ウイルス感染細胞あるいは結核菌感染細胞が細胞膜表面に差し出す抗原とキラーT細胞の抗原受容体であるTCRが結合する場面です．抗原は，MHCクラスⅠの皿に載せられて提示されます．両者の結合を支えるタンパク質は，キラーT細胞のもつ膜タンパク質のCD8です．
　MHCクラスⅠは赤血球以外のすべての細胞がもつ自己を示す身分証明書であり，免疫応答のうえで重要な役割を果たします．抗原提示細胞はMHCクラスⅠのほかに，MHCクラスⅡももっています．
　図7-39は，抗原提示細胞（樹状細胞あるいはマクロファージ）が提示する抗原と，ヘルパーT細胞の抗原受容体とが結合する場面を示した図です．抗原はMHCクラスⅡの皿に載せられて提示されます．両者の結合を支える膜タンパク質は，ヘルパーT細胞のCD4です．
　図7-40は，細菌あるいは真菌抗原と抗体が結合することで，マクロファージによる貪食が促進される様子を示しています．

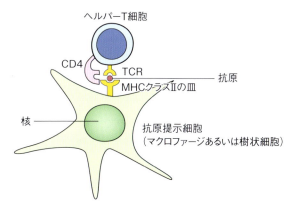

図7-39 抗原提示細胞とヘルパーT細胞の抗原受容体が結合する場面
膜タンパク質であるCD4は，結合部分を支えるのに必要である．

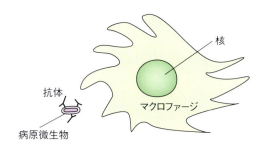

図7-40 オプソニン効果
病原微生物に抗体が付くと，オプソニン化されて，マクロファージの貪食欲をかきたてる．

自然免疫と獲得免疫の相違点を表7-3にまとめました．

表7-3 自然免疫と獲得免疫の相違点

自然免疫	獲得免疫
効果が出るのが早い．	1回目の感染時には抗体ができるのに約1週間かかる．
1回目も2回目も強さは変わらない．記憶にも残らない．	記憶細胞が残ることで，2回目は抗体のできる速さ，強さすべて1回目よりも増強する．
パターン認識できる構造は約1000種類ある．認識する構造は微生物にとって生きるのに必要な部分である．	エピトープ[*1]を認識する．何百万種類も認識できる．自己抗原や微生物以外の抗原も認識できる．
受容体の種類には，トル様受容体（病原体関連分子パターン）とNOD様受容体（傷害関連分子パターン）がある[*2]．	T細胞はTCRを，B細胞は抗体と同じ構造の抗原受容体を細胞膜にもっていて，抗原と1：1の対応をする．抗原との結合部の構造はT細胞もB細胞も分化の途中に起こる遺伝子再編成によって決まるので，無限大の種類がある．
昆虫からヒトまでみられる．	脊椎動物だけにみられる．

*1：エピトープとは，抗原物質の全体ではなく，その一部をいう．
*2：トル（Toll）様受容体は細胞膜にあり，NOD（nucleotide-binding oligomerization domain）様受容体は細胞質にある．Tollには「不可思議な」という意味がある．

2. 粘膜免疫

　消化管と呼吸器など粘膜に覆われる器官は，全身性免疫とは異なるやり方で免疫を行っているので，これを粘膜免疫とよびます．粘膜免疫を行うリンパ組織を，粘膜付属リンパ組織（MALT）と呼びます．消化管粘膜と気道粘膜を合わせると，その表面積は広く，テニスコート1.5面分もあるので，病原微生物の上皮内侵入を阻止するIgA抗体は日々大量につくられています．IgA抗体によって守られている部位は，ほかにも，唾液腺，涙腺，乳腺があります．

　IgA抗体をつくる形質細胞になるB細胞は，回腸にあるパイエル板でつくられます．回腸にあるパイエル板を覆う粘膜上皮には，M細胞という特殊な細胞が高頻度（5〜6個の細胞に1個の割合）に挿入されています．M細胞は，外部から入ってきた病原微生物を取り込んで，すぐ下で待っている樹状細胞とBリンパ球に渡します（図7-41）．

　ヘルパーT細胞はパイエル板のリンパ組織にいて，樹状細胞から抗原情報を提示されると抗原特異性のあるBリンパ球を活性化し，パイエル板で増殖させます．増殖したBリンパ球は，リンパ管を通って移動し，消化管粘膜のみならず広く粘膜免疫を行っている部位へ行き，形質細胞になりIgAを粘膜上皮下に分泌します．

　IgAは二量体となり，粘膜上皮細胞に取り込まれて上皮の表面を覆う粘液層に分泌され，病原微生物の体内への侵入を阻止します．IgAは毒素やウイルスに対しても有効に働きます．

　消化管上皮，呼吸器上皮にはリンパ球が数多く侵入していて，その大部分がキラーT細胞です．ウイルス感染した粘膜上皮細胞はキラーT細胞によって除去されます．

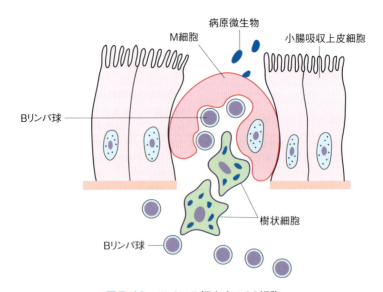

図7-41　パイエル板上皮のM細胞

粘膜免疫において働くリンパ球は，胸腺や骨髄で分化したものではなく，腸管の中で分化すると考えられています．Tリンパ球が分化するとみられる組織（クリプトパッチ）が，陰窩に見つかっています．

◆ 腸内細菌と腸管免疫

ヒトの腸内細菌の数は，約1,000種類で100兆個に達します．重さでいえば，1.5 kgにもなります．腸内細菌は種類ごとに集まって壁に張りつき，その様子が花畑に似ていることから，腸内フローラといわれます．腸内細菌の種類と割合がバランスよく取れているときには，腸内細菌は腸の粘膜上皮細胞および免疫細胞と良好なコミュニケーションをとっていて，腸の免疫細胞が自分たちを攻撃しないように，そして外来の病原菌を攻撃するように仕向けています．

◆ 経口免疫寛容

腸管免疫には，食品によるアレルギー反応を抑えるしくみが備わっています．これを経口免疫寛容といいます．食品に含まれる抗原の量が多いときには，ヘルパーT細胞にアナジー（麻痺）を起こさせて働けないようにし，抗原の量が少ないときには，抗原提示細胞がヘルパーT細胞に抗原提示ができないようにします．後者を応用した食物アレルギーの治療が始まっています．

3. 能動免疫と受動免疫

◆ 能動免疫

能動免疫とは，その人がつくる抗体によって免疫される場合をいいます．能動免疫の例としてよくあげられるのは，ワクチン接種です．ワクチンは抗原性を保持しているが病原性をもたないように処理された微生物を用い，ワクチンを受けた人自身が抗体をつくって感染から身を守ります．能動免疫は，受動免疫よりも効果が長く続きます．

◆ 受動免疫

受動免疫とは，他人あるいは動物がつくった抗体をそのままもらって免疫に利用する場合をいいます．受動免疫の例は，新生児免疫です．新生児は，母親の体内にいる間に胎盤を通して母親の抗体（IgG）を受け取っています．また出生後も，授乳により母親の抗体を受け取ります．このために母親が一度かかった感染症と母親がワクチン接種を受けた病原体から生後しばらくは守られます．しかし，生後3ヵ月くらいで母親からもらった抗体はなくなるので，そのあとは感染します．

抗体の種類とその役割を，表7-4にまとめました．

第7章　血液・造血器・リンパ系

表7-4　抗体の種類とその役割

	抗体の種類				
	IgG	IgA	IgM	IgD	IgE
血清中に出現する抗体に占める割合（重量比）	80％	13％	6％	1％	0.002％
抗体の形		単量体／二量体	五量体		
特　徴	液性免疫の中心となる.	粘液中に分泌される二量体，血清中にある単量体の2種類がある.	感染早期に出現する.	リンパ球の働きに影響を与える.	アレルギーを引き起こす.

4. 輸血と血液型

　輸血とは，出血による血液補充あるいは造血能力に障害があるために不足した血液成分を補充するために，静脈を通してほかの人の（1人あるいは複数の）全血あるいは血液成分を入れることをいいます.

　このときに，ABO血液型不適合とRh血液型不適合の2つが生命を脅かす輸血反応を引き起こします.

◆ABO血液型

　赤血球の膜には，両親から遺伝的に引き継いだA，B抗原（A，B凝集原）が付いています. 自分のもっていない抗原が入ってくると，自然抗体（IgM）がつくられます. 自然抗体には，抗A凝集素と抗B凝集素があります. A凝集原は，抗A凝集素と出会うと赤血球凝血を起こします. B凝集原は，抗B凝集素と出会うと赤血球凝血を起こします. 血液型を表す遺伝子型は，A型はAAあるいはAO，B型はBBあるいはBO，AB型はAB，O型はOOです（表7-5）. これはメンデルの法則で遺伝します. 片方は父親から，もう片方は母親からきたものです. 日本人における血液型の比率は，A：O：B：AB＝4：3：2：1です.

◆Rh血液型

　Rh血液型には数多くの抗原がありますが，生命を脅かす輸血反応を引き起こすものはD抗原だけです. 最初，この抗原（D抗原）がアカゲザルrhesus monkeyで見つかったので，英語名の2文字をとってRh血液型という名前が付きました. 赤血球の膜に多くのヒトがもっているD抗原が欠如あるいは変異している場合に，Rh陰性といいます. 日本人では，Rh陰性の頻度は0.5％，白人では15％です.

表7-5 ABO血液型

ABO血液型	遺伝子型	赤血球膜 凝集原	血清 抗体
A	AA AO	A	B凝集原に対する抗体
B	BB BO	B	A凝集原に対する抗体
AB	AB	A B	なし
O	OO		

遺伝子型は父と母からきた対立遺伝子からなる．抗体は，生後，自然にできる．

Rh不適合を原因とする新生児溶血性疾患 父親がRh陽性，母親がRh陰性の場合に，子どもはRh陽性になります．第一子の出産時に児の血液が母の血液に混じると，母の血液に不規則抗体（抗D抗体）ができます（図7-42）．かつては不規則抗体が第二子妊娠中に胎盤を通して児に入ることで溶血を引き起こし，重症型では児が胎内で死亡したり，新生児核黄疸のために後遺症を残したりしましたが，今では予防的治療として第一子の出産後72時間以内に抗ガンマグロブリン抗体を母親に投与することで，児は後遺症もなく助かるようになりました．

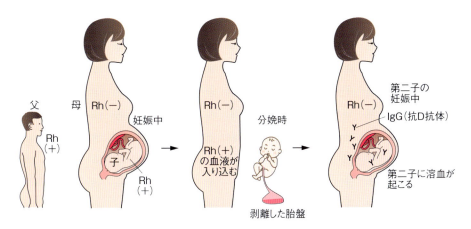

図7-42 Rh不適合を原因とする新生児溶血性疾患
第一子分娩後に，抗D抗体が母親にできると，第二子を妊娠中にその抗D抗体が，胎盤を通して胎児へ移行し，胎児の赤血球を破壊する．

第 **8** 章
消化器系

　私たちは，毎日，食物を摂取します．摂取した食物は消化管から吸収され，身体はこれを利用して生きています．栄養分を吸収するには，食物を消化管の中で細かく砕き（機械的消化），化学的に分解（化学的消化）して，細胞が取り込めるほど小さな分子にしなければなりません．化学的消化に必要な胆汁と消化酵素を消化管に分泌するのが消化腺です．消化腺と消化管とを合わせて消化器といいます．

消化器系一般

　消化管は，口から肛門に至るまで全長約9mあり，このうち小腸は約6mあります．このことが示すように，ほとんどの栄養分は小腸から吸収されます．吸収されなかったものは糞便として肛門から排泄されます．

　消化腺は消化管から独立した器官で，消化液を，導管を通して消化管の中に分泌します．消化腺には，大唾液腺，肝臓，膵臓外分泌部があります．

1. 消化管壁の一般構造

　消化管の壁は，粘膜，固有筋層，漿膜（あるいは外膜）の3層からなります（図8-1）．漿膜と外膜の違いについては後述します．

◆ **粘　膜**

　粘膜は管の内面を覆う膜で，赤味を帯びて，表面が粘液で湿っています．消化管の粘膜は，粘膜上皮，粘膜固有層，粘膜筋板，粘膜下組織（粘膜下層）の4層からなります．

1）粘膜上皮

　上皮組織でできています．管腔（外界）と体内を隔てています．

2）粘膜固有層

　疎性結合組織でできています．

第8章　消化器系

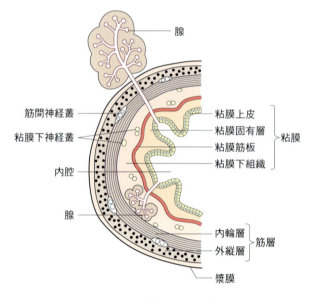

図8-1　消化管壁の一般構造

3）粘膜筋板

平滑筋の薄層です．粘膜筋板は粘膜にある分泌腺からの分泌を促します．咽頭は粘膜筋板を欠く代わりに，弾性線維網をもちます．固形の食物が入ってくる際にこれに柔軟に対応するためです．

4）粘膜下組織

疎性結合組織からなり，血管，神経，リンパ管の通路となっています．疎性結合組織であることで，固有筋層の運動を容易にします．

◆ 固有筋層

固有筋層は，粘膜の外側に位置する厚い平滑筋の層です．一般には，内輪外縦の2層からできています．例外的に，胃の固有筋層は3層になっています．これは，胃が広くなっているので胃に入ってきた食物と胃液とをよく混和するためです．また，咽頭と食道上部は固有筋層が横紋筋からできています．横紋筋は平滑筋よりも素早くかつ，力強く動くことができるため，固形の食物を素早く運ぶときや，口から入った毒物を勢いよく吐き出すときに役立ちます．

内側にある輪走筋が収縮すると管を絞り，外側にある縦走筋が収縮すると管の長さが縮まります．この2層の筋の働きによって消化管は食物と消化液を混和して消化を促しながら，食物を前に向かって輸送します．このために，平滑筋はゆっくりとした動きをします．

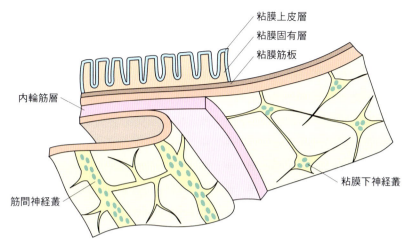

図8-2　消化管に分布する粘膜下神経叢と筋間神経叢
●は1個の神経細胞を表す．

◆ 漿膜と外膜

漿膜と外膜は，最も外側にある薄い結合組織の層です．外面が腹膜のつづきで覆われている場合には漿膜といい，外面が隣接する器官に結合組織でつづいている場合には外膜といいます．外膜をもつ消化管の代表例は食道です．

◆ 粘膜下神経叢と筋間神経叢

腸管には約1億個の神経細胞があり，粘膜下神経叢（マイスネル神経叢）と筋間神経叢（アウエルバッハ神経叢）を構成しています（図8-2）．粘膜下神経叢は粘膜下組織にあり，分泌腺の活動をコントロールしています．筋間神経叢は内輪層と外縦層の間にあり，両筋層の運動をコントロールしています．

2. 消化管の運動

消化管の運動には，蠕動運動，分節運動，振り子運動の3種類があります．蠕動運動は消化管の全域でみられますが，分節運動は小腸に，振り子運動は結腸近位部に限ってみられます．

◆ 蠕動運動

食物が入って消化管が拡張すると，食物の後側にくびれ（収縮輪）を生じ，食物の前側が拡張します．これによって食物が前に進みます．くびれの部分が次々と前へ移っていくことで食物が前へ送られます（図8-3）．これを，蠕動運動といいます．

◆ 分節運動

腸管が一定の間隔をおいてくびれを生じることで，分節に分けられます．ついで，

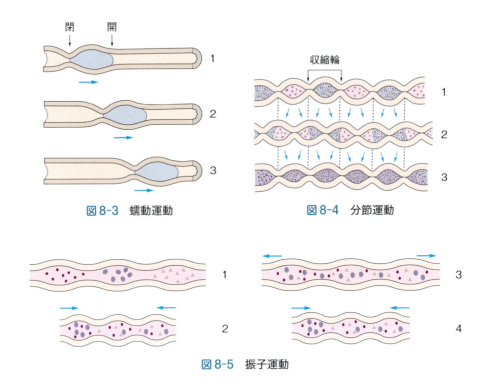

図 8-3　蠕動運動　　図 8-4　分節運動

図 8-5　振子運動

くびれだったところが弛緩して，その両脇に新しいくびれを生じることを繰り返すのが分節運動です（図 8-4）．これにより，腸の内容物は混和されます．

◆ 振子運動

腸管の外側にある筋層（縦走筋）だけが収縮と弛緩を繰り返します．このため，腸管は太くなったり細くなったりします（図 8-5）．内容物は腸管の中を振子のように行ったり来たりするので，内容物はよく混和されます．

3. 嚥下

人が物を食べるときには，まず口の中で咀嚼をします．次に，物を飲み込む動作である嚥下をします．

◆ 嚥下の過程

嚥下は口腔期，咽頭期，食道期の 3 期に分けられます．

1）口腔相

口唇を閉じて，舌尖を口蓋につけ，頬もつかって口腔内圧を高めて食塊を咽頭に送ります．この相は随意的あるいは半随意的に行われます．

2）咽頭相

　この相では嚥下反射による舌骨の動きに注目です.

　舌骨は，上を下顎骨に，下を胸骨および肩甲骨と筋肉で結ばれています（p.144, 図5-12）.

3）食道相

　後述する嚥下反射によって喉頭が前上方に移動すると，喉頭の後にある食道が開き，食物は食道に送り込まれます. 食道に食物が入ると，蠕動運動が起こって，食物は胃に送られます. 食道相は不随意的に行われます.

◆ 嚥下反射

　嚥下反射では，素早い動きが要求されるので，働く筋はすべて横紋筋です. 食物が口峡（口腔と咽頭の境目）の粘膜に触れた刺激により，次の①〜③で示すような一連の反射（嚥下反射）が起こります.

①口蓋帆挙筋の収縮によって，軟口蓋は水平の位置まで持ち上げられます. さらに上咽頭収縮筋の最上部の筋線維が収縮して，咽頭後壁を隆起させます. 軟口蓋は咽頭後壁に押し付けられて咽頭鼻部と咽頭口部の間を遮断します.

②つづいて舌骨上筋（顎舌骨筋とオトガイ舌骨筋）が収縮して，舌骨を前上方に引き上げます. このとき，舌骨と膜や筋肉でつながる喉頭も前上方に引き上げられて，喉頭蓋は舌根の下で閉まります. 食物は喉頭蓋の上にのり，それからその両側にある梨状陥凹という溝を流れて咽頭喉頭部に入ります（図8-6C）.

③喉頭蓋は弾性軟骨を芯にもっているので，反射が終了すると元の立ち上がった状態に戻り，喉頭口は開きます.

◆ 嚥下反射で重要な働きをする筋

1）顎舌骨筋

　下顎骨の内面から広く起こって内方に向かって水平に走る板状の筋で，その後部が舌骨につきます.

2）オトガイ舌骨筋

　顎舌骨筋のすぐ上にある前後に細長い筋で，正中線の両側にあり，下顎骨中央部内面から起こり，舌骨につきます.

　これらの筋が素早く動けない場合には，誤嚥が起こります.

第8章　消化器系

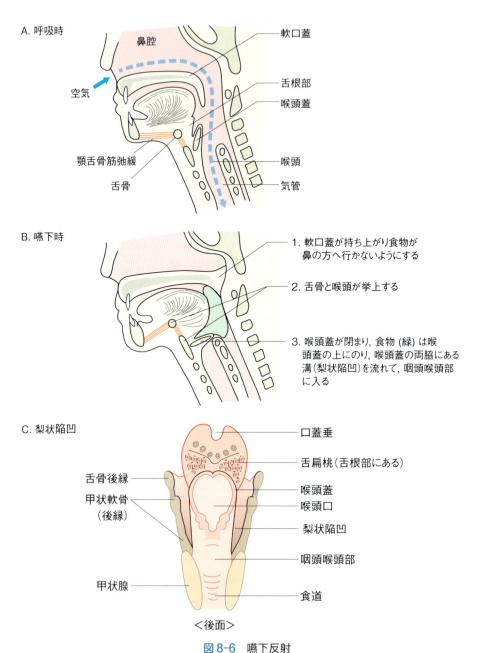

図 8-6　嚥下反射

呼吸時には喉頭口は開いていて鼻腔－咽頭－喉頭はつながっているので，空気は肺へ吸いこまれていく．嚥下時には喉頭口は閉じて，食物は梨状陥凹を通って咽頭喉頭部へ入る．

> **誤嚥**　誤嚥とは飲食物（唾液を含む）が気管へ入ることをいいます．通常は，飲食物が気管に入ると激しい咳が出て，誤嚥したものを排出しようとしますが，睡眠時などには咳が起こらないこともあります．誤嚥は，筋力が弱くなった高齢者および脳梗塞を起こした人に起こりやすく，とくに免疫機能の低下がある人では肺炎を引き起こす確率が高くなります．

口部

1. 口腔

口腔の入り口は口唇（くちびる）で囲まれています．口裂の左右両端を口角といいます（図 8-7）．

口唇と歯列の間にある隙間を口腔前庭といいます．歯列の奥が固有口腔です．固有口腔の上壁を口蓋といいます．下壁は口腔底です．口腔の大部分は舌で占められています．口腔の左右両壁は頰です．口腔は，後方で咽頭に続きます（図 8-8）．

◆ 口腔粘膜

口腔粘膜は，機械的な摩擦に強い重層扁平上皮で覆われています．角質層はなく，粘膜の表面は唾液で覆われています．

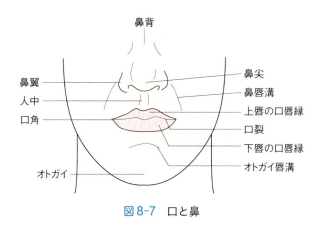

図 8-7　口と鼻

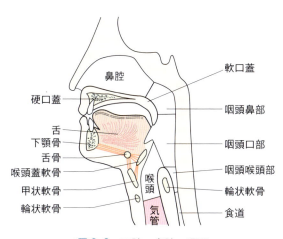

図 8-8　口腔・鼻腔・咽頭

第8章 消化器系

◆口　唇

口唇は上唇と下唇でできています．口唇の外面は皮膚で被われ，内面は口腔粘膜で被われています．両者の移行部である口唇縁は角質層を欠き，上皮直下にある毛細血管の血液の色が透けて赤く見えます．

口唇は，母乳を吸うために発達しました．食べたり飲んだりするときにもよく働きます．また，発音するときにも使います．とくに，b・p・mなどの子音の発音は口唇の働きによって可能になります．

上唇の外面には，縦に走る浅い溝があります．これを人中（じんちゅう/にんちゅう）といいます（図8-7）．胎生期に口ができるときには，口を中心としていくつかの突起が生じ，これが癒合して口ができます．人中はその癒合のあとです．

> **チアノーゼ**　皮膚と粘膜が青紫色に変化するのをチアノーゼといいます．口唇縁で明瞭にみられます．血液の還元ヘモグロビン濃度が5 g/dL以上になると出現します．貧血の人はヘモグロビンが少ないのでチアノーゼにはなりません．

2. 口　蓋

口腔は，口蓋によって鼻腔から隔てられています．口蓋の前2/3は骨を土台としているので硬口蓋といい，後1/3は横紋筋を土台としているので，軟口蓋といいます．

◆硬口蓋

硬口蓋の正中部には，前後に走る口蓋縫線があります（図8-9）．口蓋は胎生期に左右両側の突起が癒着してできます．口蓋縫線はその癒着の痕跡です．

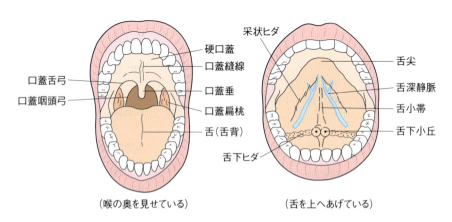

図8-9　口腔内
舌下錠は，舌深静脈へと吸収される．肝臓を通らずに血液に入るため解毒されない．

◆ 軟口蓋

軟口蓋の後端は垂れ下がり，口蓋垂（俗にいうノドチンコ）といいます（図8-9）．軟口蓋は，物を飲み込むと起こる嚥下反射によって引き上げられて，さらに後方に押し付けられて鼻腔に飲食物が流れ込むのを防ぎます．

3. 口蓋扁桃

口蓋垂の左右両側には，アーチ状に走る粘膜のヒダが前後に2対みられます．前にあるものを口蓋舌弓，後にあるものを口蓋咽頭弓といいます．この2つのヒダの間のくぼみにあるのが口蓋扁桃です（図8-10）．

口蓋扁桃は，口腔から侵入する微生物に対して防御するリンパ組織です．左右の口蓋扁桃の間は全体として狭くなっているので，口峡といいます．口峡が口腔と咽頭の境界になります．

> **口蓋裂** 口蓋の左右からの突起の癒着がうまくいかずに，ここに裂け目ができたものを口蓋裂あるいは兎唇といいます．俗にいうミツクチです．哺乳や言語に障害が出ます．

> **アンギーナ** 風邪などで口蓋扁桃に急性炎症が起こると，口蓋扁桃が赤く腫れて痛みを生じます．これをアンギーナといいます．

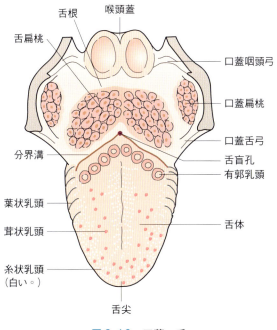

図8-10　口蓋・舌

第8章 消化器系

4. 舌

舌は，口腔底から突隆して口腔をほぼ満たしています（図8-8）．舌は横紋筋の塊で，表面は粘膜で覆われています．舌は舌尖，舌体，舌根の3部に分けられます．舌は，食物の咀嚼および嚥下の最初の段階（舌で食物を咽頭へ送る）で働きます．舌は味覚にもあずかり，発声のさいには複雑かつ微妙に動いて，さまざまな発音を生み出します．

◆ 分界溝と舌盲孔

舌体と舌根の間には分界溝という逆Ｖ字形の溝があり，Ｖの尖がったところには舌盲孔という行き止まりの孔があります．舌盲孔は，胎生期にここから甲状腺が下降した名ごりです．

◆ 舌扁桃

舌根には表面に多数のイボ状の隆起がみられ，舌扁桃と呼ばれます．舌扁桃は，口蓋扁桃と同じく，口から入ってくる病原微生物の生体防御にあたるリンパ組織です．

◆ 舌下ヒダと舌下小丘

舌の下面と口腔底との移行部には，左右両側に舌下ヒダという低い高まりがあり，中央には舌下小丘という小さな高まりがみられます（図8-9）．舌下ヒダには舌下腺の開口部があり，舌下小丘には顎下腺の開口部があります．

◆ 舌　筋

舌筋には，舌の内部にとどまる内舌筋と，舌の外部から起こって舌に達する外舌筋があります．内舌筋は舌の形を微妙に変え，外舌筋は舌の位置を変えます．

◆ 舌乳頭

舌の下面はつるつるしていますが，上面には無数の突起があります．この突起を舌乳頭といい，糸状乳頭，茸状乳頭，葉状乳頭，有郭乳頭の4種類が区別されます（図8-10，図8-11）．

1）糸状乳頭

糸状乳頭は上皮の先端が角化して白く尖って（角化突起），糸状になっています．糸状乳頭が4種類のなかで最も数が多く，舌の表面をざらざらにして，食物を舌でとらえやすくなります．糸状乳頭には味蕾がありません．味蕾は，味覚の受容器です．

2）茸状乳頭

茸状乳頭は糸状乳頭の間にぽつぽつと散在する赤い色の乳頭です．形が茸（きの

274

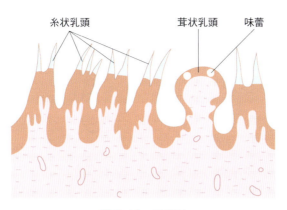

図 8-11　舌乳頭

こ）に似ているのでこの名前が付きました．とくに，舌尖に多く分布しています．茸状乳頭の丸い頭部には，乳頭1個あたり0〜5個の味蕾が点在しています．味蕾の総数で比較すると，葉状乳頭，有郭乳頭よりも多くなります．

3）葉状乳頭

葉状乳頭は舌の外側縁にあるヒダ状の突起です．ヒダの側面には味蕾が多数並んでいます．1つの乳頭に約100個の味蕾があります．

4）有郭乳頭

分界溝の前に並ぶ8〜10個の大きな乳頭です．乳頭の周囲が深い溝で囲まれているので，有郭乳頭と名付けられました．溝の側面には味蕾が多数並んでいます．1つの乳頭に約100個の味蕾があります．

葉状乳頭と有郭乳頭の溝の底には大きな漿液腺（エブネル腺）があり，サラサラした分泌物は味物質の溶媒になるとともに，味物質を洗い流すために役立っています．

> **舌苔**　糸状乳頭に食物のカスや口内細菌が付着して，灰白色あるいは黄白色に見えることがあり，これを舌苔といいます．口内細菌を減らすために，取り除くことが望ましいです．

> **乾燥舌**　舌は通常唾液で濡れています．舌が乾燥しているときは，発熱を考えます．

5. 歯

歯は，上顎と下顎とにU字状に並んで生えています．歯が並んでつくる列を歯列弓といいます（図8-12）．

第8章 消化器系

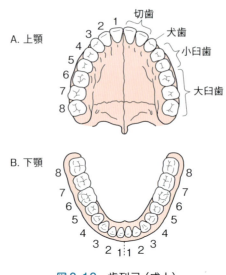

図8-12 歯列弓（成人）

◆ 歯の構造

歯は，1本ずつ歯槽という骨の穴に埋まっています（図8-13）．歯槽に埋まっている部分を歯根といい，外部に露出している部分を歯冠といいます．歯根と歯冠の移行部はやや細くなって歯頸といい，歯肉（口腔粘膜）に覆われています．歯肉は俗にいうハグキのことです．

歯の芯にあたる部分は軟らかい結合組織で満たされていて，歯髄といいます．ここには歯根の先端に開く歯根管があり，歯根管を通って神経と血管が歯髄腔に入ります．

歯の主部はゾウゲ質でできています．その表面を歯冠ではエナメル質が覆い，歯根ではセメント質が覆っています．

歯根膜，歯肉，セメント質，歯槽骨を総称して歯周組織といいます．

1）ゾウゲ質

骨組織と同じ硬さです．すなわち，リン酸カルシウムの含有量は50〜70％です．中に，ゾウゲ細管という細い管が内から外に向かって無数に走っています．ゾウゲ細管の中にはゾウゲ芽細胞の細胞質突起が入っています．ゾウゲ芽細胞は歯髄の表面に並んでいます．

2）エナメル質

歯冠の表面を覆い，体内で最も硬い組織です．98％がリン酸カルシウムでできています．魚の骨をかみ切れるように，硬くできています．エナメル質をつくったエナメル芽細胞は歯が生えるときにはがれ落ちるので，エナメル質は再生されません．

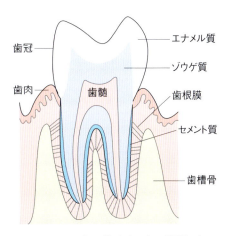

図 8-13 歯の構造（臼歯・縦断図）
歯槽をつくる骨という意味で歯槽骨という．

3）セメント質

骨と同じ硬さです．セメント質は次に述べる歯根膜が歯に付着するところです．

4）歯根膜

歯と歯槽骨の間に張っている膠原線維のことで，食物を咀嚼するときに，歯槽骨にかかる衝撃をやわらげます．

> **齲歯** 齲歯とは虫歯のことです．歯の表面には食べカスと唾液の粘液が付着して歯垢をつくります．歯垢は多種類の細菌を含みます．この中のストレプトコッカス・ミュータンスという細菌は糖分を栄養として増殖し，このさいに乳酸を産生します．睡眠中は唾液の分泌が減るので，歯の表面についた乳酸は洗い流されずに歯を溶かして表面に孔を開けます．孔が歯髄に達すると，神経を刺激して激しい痛み（歯痛）を生じます．

> **歯槽膿漏** 歯槽膿漏は代表的な歯周病です．歯垢に含まれる細菌が歯肉炎を起こし，歯と歯肉の間に歯周ポケットをつくります．ここに歯周病菌が増殖して，内毒素により歯槽骨を溶かします．こうなると歯はぐらぐらして抜けてしまいます．

> **歯石** 歯垢にカルシウムが沈着すると硬くなり，これを歯石といいます．歯垢と歯石は歯槽膿漏の原因となります．

◆ 乳歯と永久歯

ヒトの歯は，生涯に 2 回生えます．最初に生える歯を乳歯といい，生後 6～7 カ月から次々と生えてきます．乳歯は 2～3 カ月間で生えそろいます．そして，6 歳ころから抜けはじめて，永久歯に入れ替わっていきます．

1）乳歯（図8-14）

切歯2本，犬歯1本，乳臼歯2本の計5本が上下左右にあり，総数は20本です．乳臼歯は，永久歯でいえば小臼歯に相当します．乳歯には大臼歯に相当する歯はありません．

2）永久歯（図8-15）

切歯2本，犬歯1本，小臼歯2本，大臼歯3本の計8本が上下左右にあり，総数は32本です．

- 切　歯

歯冠は前後に平たい大工道具のノミに似た形をしていて，物をかみ切るときに使います．俗にいう前歯です．

- 犬　歯

歯冠の先が尖ってキリに似た形をしています．俗にいう糸切り歯です．物をかみ切ったり，引き裂いたりするのに適した形です．犬歯が歯列の外にはみ出た場合を八重歯といいます．

- 小臼歯

歯冠の咬面（咬み合う面）にいくつか山を備えています．これを咬頭といいます．咬頭は大臼歯にもあります．ものを擦りつぶすのに適した形です．

- 大臼歯

小臼歯より大きく，歯根が2本あるいは3本に分かれています．第1大臼歯から第3大臼歯まであって生える時期が異なります．第1大臼歯は6歳ころに萌出し，虫歯に最もかかりやすい歯です．第2大臼歯は12歳ころに萌出します．第3大臼歯は17～30歳くらいに萌出します．生える時期には個人差があり，生涯生えてこない場合もあります．生えるときにしばしば炎症を起こします．第3大臼歯は智歯とも呼ばれます．俗にいう親知らずです．

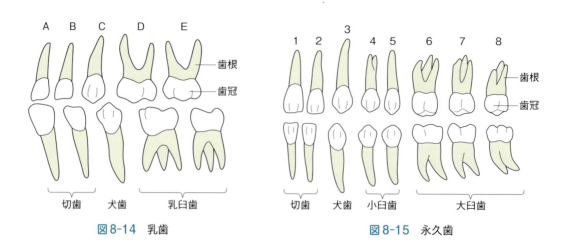

図8-14　乳歯　　　　　　図8-15　永久歯

6. 唾液腺

唾液腺は，サラサラした液を分泌する漿液腺と，ネバネバした液を分泌する粘液腺からなる混合腺です．漿液腺と粘液腺が同じ管腔を囲む場合には漿液腺は粘液腺の外側に半月状にみられるので，これを漿液半月といいます（図8-16）．

◆ 小唾液腺と大唾液腺

唾液腺は，口腔粘膜のいたるところにある小唾液腺と，口腔から離れたところにあって長い導管で口腔に唾液を送る大唾液腺があります．大唾液腺には，耳下腺，顎下腺，舌下腺の3種類があります（図8-17）．

1）小唾液腺

口の中を潤すために唾液を分泌し，口腔粘膜を保護するとともに口腔内を洗浄しています．

2）大唾液腺

食事と関連して唾液を分泌します．大唾液腺から出る大量の唾液は，摂取した食物と混じりあって，咀嚼や嚥下を助けます．

◆ 唾液腺の分泌調節

唾液腺は自律神経によって分泌調節されます．副交感神経は漿液腺から分泌を起こさせるので，サラサラした唾液が大量に分泌されます．交感神経は粘液腺から分泌を起こさせるので，ネバネバした唾液になります．唾液の分泌は腺細胞の周囲を取り巻く筋上皮細胞を収縮させて行います．

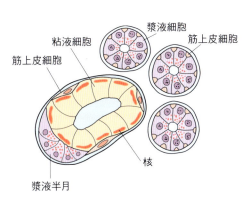

図8-16 唾液腺

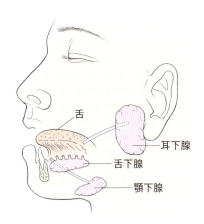

図8-17 大唾液腺
導管は，舌下腺では舌下ヒダ，顎下腺では舌下小丘，耳下腺では口腔前庭に開く．

第8章　消化器系

◆ 唾　液

　1日に分泌される唾液の量は0.5～1.5Lです．安静時には0.3 mL/分，睡眠時は0.1 mL/分以下に減少します．唾液は弱アルカリ性で，アミラーゼ（別名プチアリン）とリゾチームを含みます．アミラーゼは，デンプンを分解する酵素です．リゾチームは殺菌作用があり，口内細菌を減らします．夜間は唾液が減るので，虫歯ができやすい環境になります．

> **シェーグレン症候群**　唾液が出なくなる自己免疫疾患です．唾液が出なくなると食物を飲み込むのが困難になり，味が感じられなくなり，粘膜がくっついて話がしにくくなります．また，口内細菌が増殖して口臭が強くなります．

咽　頭

　咽頭は，鼻腔と口腔の後方にある長さ12 cmの管状の器官です．咽頭は空気の通路であるとともに，口腔から摂取した飲食物の通路でもあります．

1. 咽頭の位置と分類

　咽頭は，咽頭鼻部（上咽頭），咽頭口部（中咽頭），咽頭喉頭部（下咽頭）の3部に分けられます（図8-8）．咽頭は後方で脊柱の前面と緩く結合しています．

◆ 咽頭の分類

1）咽頭鼻部

　咽頭鼻部の上壁は頭蓋底です．前方は後鼻孔で鼻腔に通じています．外側壁には耳管の開口部があります．耳管は中耳の鼓室に通じています．

2）咽頭口部

　前方は口峡で口腔に通じています．

3）咽頭喉頭部

　前方は喉頭口で喉頭に通じています．輪状軟骨下端の高さで食道に移行します．

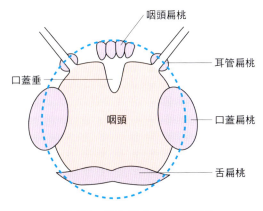

図 8-18　ワルダイエルの咽頭輪

◆ ワルダイエルの咽頭輪

　咽頭鼻部の後上壁にはリンパ組織があり，これを咽頭扁桃といいます．すでに述べたように，口峡の側壁には口蓋扁桃，舌根には舌扁桃があります（図8-10）．このほかに，咽頭鼻部の耳管開口部には耳管扁桃があります．口蓋扁桃，舌扁桃，耳管扁桃，咽頭扁桃は，口峡と咽頭を取り囲むように配置して，全体として口と鼻からの感染に対して防御的に働きます．これをワルダイエルの咽頭輪といいます（図8-18）．

2. 咽頭壁の構造

　咽頭壁は，粘膜，固有筋層，外膜でできています．粘膜上皮は，咽頭鼻部は多列円柱線毛上皮，咽頭口部と咽頭喉頭部は重層扁平上皮でできています．咽頭壁には粘膜筋板はなく，代わりに弾性線維網があります．固有筋層は横紋筋でできています．咽頭壁は結合組織で周囲の器官に移行します．これを外膜といいます．

食　道

　食道は咽頭に続く部で，長さ約25 cmの管状器官です．脊柱の前，気管の後を走って胸腔に入り，心臓の後を下行し，食道裂孔で横隔膜を貫いて，胃に達します．

1. 食道壁の構造

　食道壁は，粘膜，固有筋層，外膜からなります．食道の粘膜は重層扁平上皮で覆われます．固有筋層は食道上部では横紋筋，食道中部では横紋筋と平滑筋が半々で，食道下部では平滑筋からなります．食道周囲の結合組織は直接に気管や大動脈，心臓に

移行します．このために，食道がんは気管や大動脈，左心房に直接波及します．

　食物が通過しないときには，食道の固有筋層は収縮して，内面に多数の縦ヒダが現れます．内腔は食物が通過するとき（嚥下時）だけ拡張します．食物は，蠕動運動と重力の作用の両方で食道に送られます．横臥していても食べたものを胃に入れることができますが，胃内容物の食道への逆流を避けるためには左側臥位にします（胃は左にあるため）．

2. 食道の生理的狭窄部位

　食道には，もともと狭いところが3ヵ所あります．これを，生理的狭窄部位といいます．食道の開始部（輪状軟骨下端），気管分岐部の後，横隔膜を貫く部位の3ヵ所です（図8-19）．

> **食道がん**　食道の生理的狭窄部位は食道がんの好発部位になります．日本人に多いのは食道中部にできる扁平上皮がんです．

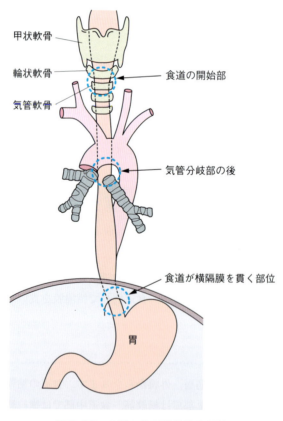

図8-19　食道の生理学的狭窄部位

胃

　　胃は，食道に続く内腔の広い袋状の器官です．胃の容量は約1.0〜1.5 Lです．胃の形，大きさ，内容量は体位や活動状態によって変動します．

　　胃の入り口を噴門といいます．食道下部には輪走筋がやや厚くなった程度の下部食道括約筋があり，食物が通らないときには常に緊張しています．噴門は幽門ほど強力に締める力をもっていません．①下部食道括約筋の緊張，②胃底部に入った食物が側方から噴門を圧迫，③横隔膜食道裂孔にある食道横隔膜靱帯による噴門の補強，④坐位による重力の働きなどに助けられて，胃の内容物の食道への逆流は防止されています．

　　胃の出口を幽門といいます．幽門には強力な幽門括約筋があって，幽門をきつく締めることができます．

> **食道裂孔ヘルニア**　横隔膜にある食道裂孔が拡大して，胃の噴門と胃底部が胸腔に移動すると食道裂孔ヘルニアといいます．こうなると，食事をすると吐き気や嘔吐を生じ，胃酸の食道への逆流によって胸やけも起こります．

1. 胃の各部と区分

　　胃は，胃底部，胃体部，幽門部（前庭部）の3部に分けられます（図8-20）．前述の通り，入り口を噴門，出口を幽門といいます．

　　胃の上縁を小弯といい，胃の下縁を大弯といいます．胃体部と幽門部の移行部で胃

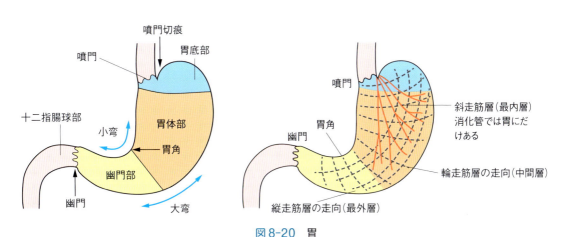

図8-20　胃

内斜・中輪・外縦の平滑筋により行われる消化を機械的消化，胃底腺（胃底部と胃体部にある）により行われる消化を化学的消化という．

第 8 章　消化器系

は急に右に曲がります．小弯側のカーブを臨床では胃角と呼んでいます．ここは，胃壁にとって刺激を受けることが多い部位です．

◆ 胃の区分

1）胃底部

　噴門を入るとすぐに左上方が膨らみ，ドーム状になっています．ここを胃底部といいます．胃底部という命名は，胃を手術で開くときに左下方の大弯にメスを入れるので，切開したところから胃の中を覗くと，この部位が胃の底に見えるからです．

2）胃体部

　胃底部の下は左側に膨らんでいます．ここが胃体部です．

3）幽門部

　幽門部で，胃は急に細くなります．幽門部は胃の内容物を少量ずつ蠕動運動で十二指腸に送る役割を担っています．

> **胃がんと胃潰瘍**　胃がんも胃潰瘍も，胃角の近くの幽門部後壁に好発します．幽門部後壁は膵臓に密着しているので，胃がんや胃潰瘍が胃壁を破っても胃の内容物が腹腔に漏れ出にくい状況です．

2. 胃壁の構造

　胃の内面には多数の縦ヒダがあります．縦ヒダはところどころで連絡しあって複雑に見えますが，小弯側では縦ヒダは比較的規則正しく壁に平行に走ります．

　胃壁は，内腔側から外側に向かって，粘膜，固有筋層，漿膜の3層を区別します．

◆ 胃の粘膜と胃腺

　胃の上皮は単層円柱上皮です．胃の表面を覆う上皮細胞を表層粘液細胞といいます（図8-21）．表層粘液細胞は中性粘液を分泌して胃の内面を粘液で厚く覆い，胃の粘膜が消化酵素や胃酸で溶かされるのを防いでいます．

　胃の粘膜には，胃小窩というくぼみが無数にみられます．胃小窩の底には胃腺が開口しています．

　胃腺の上皮は胃の上皮とつながっています．胃腺には，噴門腺，固有胃腺（胃底腺），幽門腺の3種類があります．これらの腺は粘膜筋板よりも上皮側，すなわち粘膜固有層にあります．

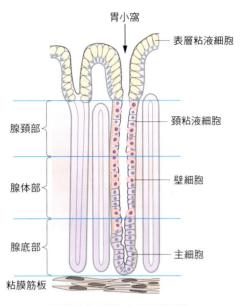

図 8-21　胃小窩と固有胃腺

1）噴門腺

噴門の付近にあって，中性の粘液を分泌しています．

2）固有胃腺（胃底腺）

　　胃底部と胃体部にある長い管状の腺で，胃液を分泌します．胃底腺を3つに分けて，管腔側1/3を腺頚部，中央1/3を腺体部，粘膜筋板に近い1/3を腺底部といいます．
　　固有胃腺を構成する細胞は，主細胞，壁細胞，頚粘液細胞（副細胞）の3種類です．

- 主細胞（図8-22）

主に腺底部に分布しています．主細胞はペプシノーゲンを分泌します．ペプシノーゲンはタンパク質なので，核の周りおよび基底側の細胞質に粗面小胞体が豊富にあります．管腔側にはペプシノーゲンを含む分泌顆粒が多数認められます．

- 壁細胞（図8-22）

腺体部と腺頚部に多くみられます．壁細胞は塩酸と内因子を分泌します．プロトン（H^+）ポンプを動かすためのATPを供給するミトコンドリアが豊富にあります．

- 頚粘液細胞（副細胞）

腺頚部の壁細胞の間にあります．酸性の粘液を分泌しています．

> **胃切除後の巨赤芽球性貧血**　胃を切除して壁細胞も取り去ると，内因子が出なくなり，ビタミンB_{12}の欠乏症である巨赤芽球性貧血が起こります．内因子は食物由来のビタミンB_{12}を回腸の吸収部位に案内する役目をしています．内因子がない場合には，摂取したビタミンB_{12}は便に排泄されます．

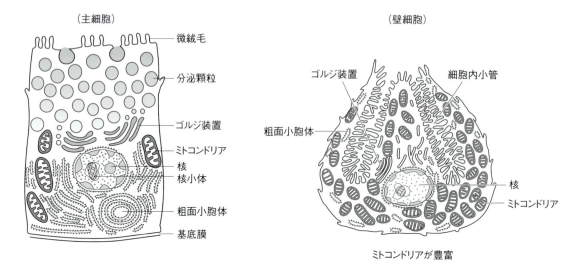

図 8-22 主細胞と壁細胞

3）幽門腺

幽門部にある腺で，胃の内容物を中和して小腸に送るためにアルカリ性の粘液を分泌しています．

◆ 固有筋層

胃の筋層はすべて平滑筋からなります．胃は消化管のなかでは最も膨らんでいるので，入ってくる食物の量も多く，胃液と食物をよく混ぜ合わせるために，胃底部と胃体部の筋層は3層になっています．すなわち，内輪筋層の内側にもう1層，斜走筋層が加わります．斜走筋層は噴門から胃体部にかけて胃の内部を斜めに走ります．これら走向の異なる3層の筋の運動によって，食物は胃酸とペプシンとよく混ぜ合わされて，内容物は半流動状になります．これに対して，幽門部の働きは胃の内容物を十二指腸に送り込むことです．このため，管腔は細くなって，蠕動運動に必要な内輪外縦の2層になっています．

◆ 漿　膜

胃の外表面は腹膜で覆われていて，これを漿膜といいます．胃の前壁と後壁を覆う腹膜は小弯と大弯では合して，二重の腹膜，すなわち腸間膜になります (p.318)．胃は，腸間膜によってよく動くことができます．

3. 胃の機能と胃液

◆ 内容物の保管と胃液による消化

胃の中は，常に37℃に維持されています．この温度で摂取した食物を腐らせずに保管するには，胃の内容物を殺菌しなければなりません．壁細胞から分泌される胃酸

は強酸（pH1〜2）で，内容物は殺菌されます．主細胞が分泌するペプシノーゲンは，胃の酸性環境の中でペプシン（タンパク質分解酵素）になります．ペプシンは，強酸性の環境下で働く酵素です．

　1回の食事における胃液の分泌量は500〜700 mLです．

> **ヘリコバクター・ピロリ（ピロリ菌）**　胃の中は強酸性なので，細菌は生育できないと思われていたのですが，日本人の約半数の胃にピロリ菌が住んでいることが分かりました．この菌は，ウレアーゼをもち，粘液層の中で尿素ureaからアンモニアを作って粘液を中和して，その中に住んでいたのです．ピロリ菌は胃がんや胃潰瘍，十二指腸潰瘍を引き起こすことが分かってきました．

> **胃のもたれ**　胃の内容物は3〜6時間で小腸に送られます．胃に滞在する時間は食物によって異なり，脂肪の多い食べ物は胃にとどまる時間が長く，胃のもたれを感じることがあります．

> **嘔吐**　胃の内容物が口から外に吐き出されることを嘔吐といいます．嘔吐は食べたものに毒物が入っていたときに吐き出すための反射ですが，脳圧亢進時や乗り物酔いでも，嘔吐中枢が刺激されて起こります．

◆ 胃液の分泌

　胃液の分泌には副交感神経と消化管ホルモンが関わります（図8-23）．脳相，胃相，腸相の3相があります．

1）脳　相

　食物を見たり匂いがしたりすると，迷走神経（副交感神経）が刺激されて胃液が分泌されます．

2）胃　相

　胃の幽門部にあるG細胞が胃の中にあるペプチドとアミノ酸を感知して，ガストリンという消化管ホルモンを出します．ガストリンは胃底腺の壁細胞と主細胞に働いて，胃液の分泌を促進します．

3）腸　相

　十二指腸にあるS細胞が胃酸を感知して，**セクレチン**という消化管ホルモンを出します．セクレチンはG細胞のガストリン分泌を抑制します．

第8章　消化器系

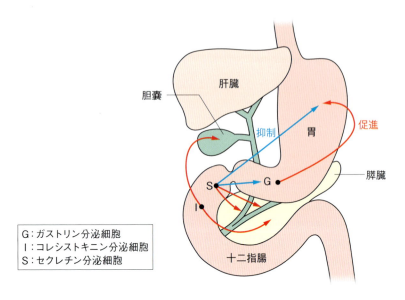

図 8-23　消化管ホルモン
G細胞はペプチドとアミノ酸，I細胞はアミノ酸と脂肪酸，S細胞は胃酸によってホルモン分泌が刺激される．

小　腸

小腸は胃に続く管状器官で，右下腹部で大腸に移行します．

1. 小腸の区分

小腸は，十二指腸，空腸，回腸の3部に分けられます．

◆ 十二指腸

胃から送られてきた半流動物質が最初に入るのが十二指腸です（図8-24）．長さ約20〜25 cmで，C字形に弯曲しています．十二指腸という名前は，指を12本横に並べた長さがあるということで名付けられました．十二指腸は後壁が後腹壁に埋もれています．

1）大十二指腸乳頭（ファーター乳頭）

十二指腸のC字形に弯曲した部分の内側の粘膜には，乳頭状の隆起がみられます．ここを大十二指腸乳頭といいます．膵液と胆汁が十二指腸に出るところです．
主膵管と総胆管は大十二指腸乳頭に開口する直前で合流します．ここには主膵管と

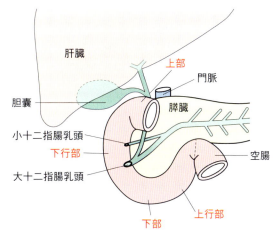

図 8-24 十二指腸
十二指腸は、上部、下行部、下部、上行部に区分される。
下行部に膵液と胆汁が出るファーター乳頭がある。

総胆管の両方を取り囲むオッディの括約筋があります。オッディの括約筋は通常は閉じられていますが、コレシストキニンが出ると緩み、開きます。

大十二指腸乳頭のそばにある小十二指腸乳頭には副膵管がつながりますが、発生の途中で退化し、痕跡的です。

2) 十二指腸腺（ブルナー腺）

十二指腸は、粘膜下組織に発達した十二指腸腺をもっています。十二指腸腺は十二指腸に胃液（強酸性）が入ってくると、アルカリ性粘液（重炭酸イオンを含む）を管腔に噴射して、これを中和します。

◆ 空腸と回腸

十二指腸と空腸の境界はトライツ靭帯という膠原線維でできた丈夫なヒモによって横隔膜に吊り下げられています。ここから先が空腸です。前半の2/5を空腸といい、後半の3/5を回腸といいます。両者の間には明瞭な境界はありませんが、内面の様子に違いがみられます。空腸は腹腔の左上部を占め、回腸は右下部を占めています（図8-25）。

空腸の方が回腸よりも固有筋層（後述）の発達がよく、運動は空腸でより活発です。このため、空腸の内腔は空であることが多いので、空腸と名付けられました。

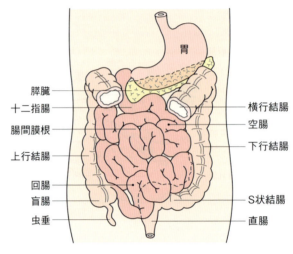

図8-25 小腸と大腸

2. 小腸壁の構造

小腸壁は，粘膜，固有筋層，漿膜の3層からなります．

◆ 粘　膜

小腸の内面には，管を横断する方向に走る輪状ヒダがあります（図8-26）．輪状ヒダは「ケルクリングヒダ」とも呼ばれます．輪状ヒダは粘膜下組織を伴ったヒダで，発達したところでは内腔に約1cm突出し（小腸の管腔の直径は3～4cm），ヒダは管内周の約2/3を取り巻いています．輪状ヒダはとくに空腸で発達しています．小腸全体では輪状ヒダは600～800個あり，小腸の表面積を3倍に広げています．

輪状ヒダの表面を拡大すると，ここには腸絨毛という細かい指状の突起（長さ0.5～1mm）が密生しています（図8-26）．このために，粘膜は虫メガネで見るとビロードのように見えます．腸絨毛によって，小腸の表面積は約10倍に増加します．

小腸の粘膜上皮は単層円柱上皮で，表層には高さ1μmの微絨毛がブラシの毛のように密生しています．これを刷子縁といいます（図8-27）．刷子縁によって小腸の表面積はさらに約20倍に増加します．

吸収面積は，輪状ヒダ，腸絨毛，刷子縁によって約600倍に拡大されることになり，小腸全体では120m^{2}にもなります．空腸では輪状ヒダと腸絨毛が回腸よりも密なので，空腸の吸収面積は回腸の約8倍になります．このことから，摂取した食物の消化吸収は主に空腸で行われているといえます．

小腸の粘膜上皮は，吸収上皮細胞と杯細胞で構成されています．吸収上皮細胞は管腔から栄養素を水分とともに吸収する細胞で，上皮細胞の大部分を占めています．杯細胞はワイングラスに似た形の細胞で，粘液を分泌しています．杯細胞が出す粘液は粘膜の表面を覆い，粘膜を保護します．

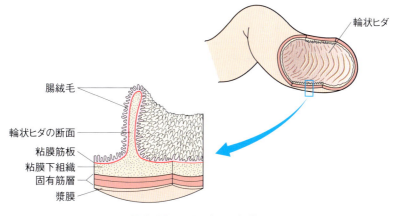

図8-26 小腸壁の一般構造

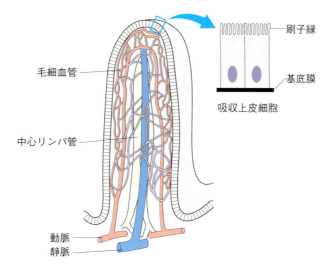

図8-27 腸絨毛

1）腸腺（リーベルキューン腺）

　腸絨毛のふもとには腸腺が開口しています（図8-28）．腸腺は腸液を1日に約400 mL分泌します．腸液は血漿成分に似た組成の電解質溶液です．腸腺の底部には，小腸の腸腺に特異的なパネート細胞がみられます．パネート細胞は酸性色素に好染する大型顆粒をもち，この中には殺菌作用のあるリゾチームが入っています．

2）小腸吸収上皮細胞の寿命

　腸腺上皮には有糸分裂像が数多くみられます．小腸上皮細胞の寿命は3～5日と短く，これを細胞分裂によって補います．小腸上皮細胞の脱落は腸絨毛の頂上で行われるので，上皮細胞は腸腺のなかで増殖して，基底膜上を腸絨毛の先端まで滑走すると考えられています．

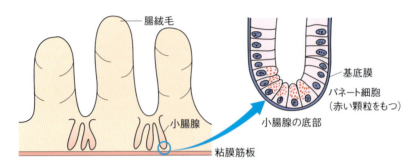

図8-28 腸絨毛と小腸腺
小腸の上皮細胞の寿命は短い．小腸腺にある上皮細胞が分裂して，基底膜の上を滑って腸絨毛の頂上まで行き，頂上で脱落する．

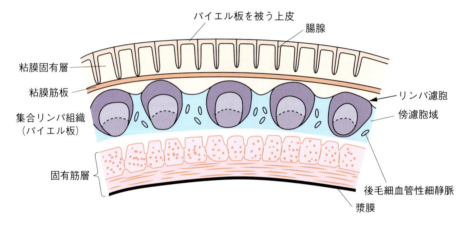

図8-29 パイエル板
パイエル板を被う上皮には腸腺はあるが腸絨毛はない．

3）パイエル板

　回腸の粘膜には，消化管に入ってきた病原微生物に対して抗体をつくる集合リンパ小節が20〜40個あります．これをパイエル板といいます（図8-29）．長さ2〜10 cm，幅約1 cmの楕円形をしていて，中央は盛り上がっています．パイエル板の長軸は腸に平行です．パイエル板は，回腸の腸間膜付着部のちょうど反対側にあります．パイエル板の表面には腸絨毛がありません．パイエル板を被う粘膜上皮の中にはM細胞がいて，病原微生物だけを通します（図8-30）．管腔にいる腸内細菌や食物は通しません．M細胞のすぐ下には抗原提示細胞（樹状細胞とマクロファージ）とリンパ球が待ち構えていて，病原微生物がM細胞を通ってくると，パイエル板による液性免疫が開始されます．パイエル板で病原微生物に特異的なヘルパーT細胞とBリンパ球が増えて，Bリンパ球はリンパ管を通って移動し，消化管粘膜に配備されます．そこでBリンパ球は形質細胞に変化して病原微生物に特異的な分泌型IgA（抗体）をつくります．分泌型IgAは，粘膜上皮を通り抜けて粘膜表面を覆う粘液の中に入り，ここで

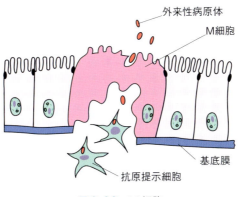

図 8-30　M 細胞

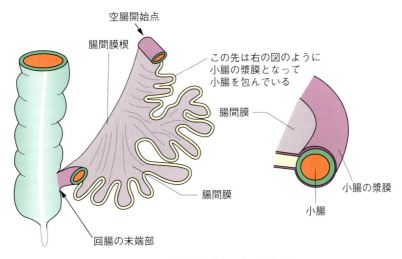

図 8-31　小腸を吊り下げる腸間膜
腸間膜の続きが腸管を取り囲む部分を漿膜という．

病原微生物と結び付いて，病原微生物の体内への侵入を阻止します．これを，腸管免疫（粘膜免疫）といいます．なお，扁桃や虫垂もパイエル板と同じく，腸管免疫を担う器官です．

◆ 固有筋層

よく発達した内輪・外縦層があります．

◆ 漿　膜

空腸と回腸はほぼ全周が腸間膜のつづきによって包まれています（漿膜がある状態）．腸間膜で後壁から吊り下げられている構造は腸の運動を活発にするのに適しています（図 8-31）．

第8章　消化器系

3. 小腸の機能

◆ 消化と吸収

　　小腸では，胃から送られてきた粥状物にさらに腸液，膵液，胆汁が加わって，どろどろの液体になります．ここから水分の95％と，栄養素と電解質（Na^+，K^+，Cl^-，HCO_3^-，Ca^{2+}，PO_4^{3-}，Mg^{2+}，Zn^{2+}，Fe^{2+}など）が小腸吸収上皮細胞によって吸収されます．

　　栄養素の吸収は，各栄養素ごとに行われます．

1）糖類の消化と吸収

　　食べ物に含まれるデンプンは，唾液と膵液に含まれるアミラーゼによって二糖まで分解されます．単糖になるには，膜酵素が必要です．

　　刷子縁の側面膜には膜に結合した膜酵素があって，二糖類を単糖に分解します．単糖になって初めて小腸上皮細胞による吸収が可能になります．これを，膜消化といいます．腸内細菌は刷子縁に入ることはできません．単糖は腸内細菌に横取りされるので，これはその防止策です．吸収された単糖は毛細血管に入り肝臓に向かいます．

2）タンパク質の消化と吸収

　　タンパク質は，胃酸によってタンパク質の構造が解かれて，ペプシンの作用を受けやすくなります．ペプシンによって，タンパク質はペプチドとアミノ酸に分解されます．

　　小腸ではペプチドはトリプシンの作用を受けて，さらに短いペプチドに分解されます．アミノ酸になるには，刷子縁の側面膜に結合した膜酵素であるアミノペプチダーゼが必要です．これも腸内細菌に横取りされるのを防ぐためです．アミノ酸とジペプチドは小腸上皮細胞に吸収されて腸絨毛の毛細血管に入ります．

3）脂肪の消化と吸収

　　脂肪は胆汁によって乳化されて初めて膵リパーゼの分解作用を受けることができます．脂肪の乳化とは，胆汁の成分である胆汁酸とリン脂質が膜をつくり，トリアシルグリセロール（中性脂肪）とコレステロールエステルを中にいれた直径4〜6 nmのミセルをつくることをいいます．

　　ミセルは刷子縁に入り込むことができるので，刷子縁でリパーゼはコリパーゼの協力を得てミセルの膜の表面に付着して，中性脂肪の加水分解を行います．中性脂肪の分解産物は受動拡散によって小腸上皮細胞に移動します．これが脂肪の吸収です．

　　長鎖脂肪酸（炭素原子12以上の脂肪酸）は，上皮細胞に吸収されると，ただちに中性脂肪に再合成され，カイロミクロンの中に組み込まれます．カイロミクロンは腸絨毛の中心リンパ管に入ります．

　　リンパ管に入ったカイロミクロンは乳び槽へ集められ，ついで胸管を経て静脈角か

ら静脈に入ります．カイロミクロンの中性脂肪は脂肪組織や筋肉などの毛細血管内皮細胞表面に存在するリポタンパク質リパーゼによって分解され脂肪組織や筋肉で利用されます．その結果，中性脂肪が取り除かれたカイロミクロンレムナントができて，これはLDL受容体により肝細胞に取り込まれます．

短鎖あるいは中鎖脂肪酸（炭素原子10以下の脂肪酸）はそのままの形で上皮細胞から吸収され，腸絨毛の毛細血管に入ることができます．脂溶性なので，血漿中のアルブミンによって輸送され，門脈循環に入り，肝臓に運ばれます．

◆ 内容物の混和と輸送

固有筋層の分節運動によって腸の内容物は混和され，消化吸収を受けます．消化吸収のために30分以上同一部位にとどまり，その後，蠕動運動で前方へ移送され，全部で3〜6時間かけて小腸を通過します．

大　腸

大腸は，小腸に続く部で長さは約1.5 mあります．太さは大腸の開始部では直径6 cmあります（小腸の直径は3〜4 cm）．

1. 大腸の区分

大腸は，盲腸，結腸，直腸の3部からなります（図8-32）．

◆ 盲　腸

回腸は，右下腹部で大腸の側壁に開きます．ここを，回腸口といいます．回腸口よりも下方は，行き止まりになった長さ5〜6 cmの嚢状の管で，盲腸といいます．草食動物では盲腸はセルロースの消化をしているので重要ですが，ヒトではほとんど消化吸収には関係していません．回腸口では，回腸の末端が大腸に向かって突出し，回腸の輪走筋が弁として働きます．これを，回盲弁といいます（図8-33）．

虫　垂

盲腸下部の後内側壁から長さ6〜7 cmの鉛筆くらいの太さのものが突出しています．これを虫垂といいます．虫垂は腸管付属リンパ組織です．

第8章 消化器系

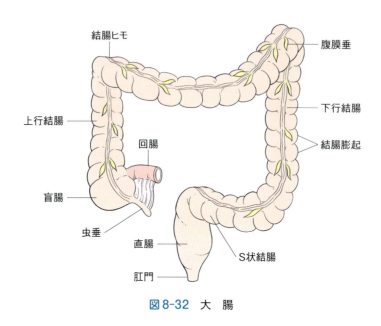

図8-32 大　腸

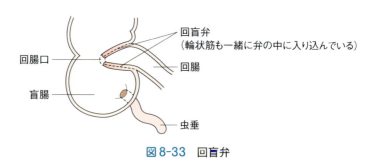

図8-33 回盲弁

胃回腸反射　食べたものが胃に入ると，反射的に回腸の末端部は運動が活発になり，回腸の内容物を速やかに結腸に送ります．これを胃回腸反射といい，先に食べたものを小腸から速やかに送り出すしくみです．

腸重積　回腸の末端部が回盲口から大腸内にめくれ込み，腸閉塞を起こしたものです．2歳以下の乳幼児は回盲口における回腸の突出部が大きいので，腸重積が起こりやすいです．

虫垂炎　虫垂の入り口を，数と大きさを増したリンパ濾胞が閉塞してさらに虫垂に炎症が起こったものです．虫垂が破れて腹膜炎に発展することがあります．

◆ 結　腸

　　結腸とは，盲腸と直腸に挟まれた部分をいいます．上行結腸，横行結腸，下行結腸，S状結腸の4部に分けられます（図8-32）.

　　上行結腸は，回腸口からはじまり，肝臓のすぐ下まで上行して，左前方に折れ曲がり（右結腸曲），横行結腸になります．横行結腸と下行結腸の境は右結腸曲よりも高い位置にあり（左結腸曲），横隔膜に腸間膜で吊り下げられています．ここから垂直に下行し，左腸骨窩でS状結腸に移行します．S状結腸は長さが30～40 cmあり，便を溜めるところです．

　　上行結腸と下行結腸は後半分が後腹膜に埋もれています．したがって，腸間膜をもっていません．一方，横行結腸とS状結腸は腸間膜で後腹壁から吊り下げられています．

1）大蠕動

　　朝食のあとに，間をおかずにトイレに行きたくなるのは，大蠕動が大腸に起こるからです．食物が胃に入ると（特に空腹のあと），強力でかつ長く続く蠕動運動が結腸中部より後に起こり，便は一気に直腸に送られます．これを大蠕動といい，1日に1～2回あります．

2）結腸の後腹膜臓器

　　上行結腸と下行結腸の腹腔に向かう面は漿膜（腹膜）で覆われていますが，後面は後腹膜の結合組織の中に埋もれています．一方，横行結腸とS状結腸は腸間膜をもち，ほぼ全周が漿膜で覆われています．直腸は，上部は腹膜に覆われていますが，中部から下部は腹膜の下の結合組織の中に埋もれています．

◆ 直　腸

　　直腸は，仙骨の上縁近くでS状結腸から移行します．直腸の長さは約15 cmです．仙骨の前面に沿ってほぼ真っ直ぐに下行し，尾骨の前で後下方に方向を変えて肛門として外界に開きます．

　　直腸の下部は内腔が広くなっていて，**直腸膨大部**といいます．膨大部の下方で肛門に続くところを**肛門管**といい，長さは3 cmです．肛門管の上方には，内面に6～8本の縦走する柱状の高まりがあります．これを**肛門柱**といいます（図8-34）.

　　肛門柱の下縁を連ねた線を**歯状線**といい，ここを境として上皮が単層円柱上皮から重層扁平上皮に変わります．歯状線の上と下には**直腸静脈叢**が発達しています．直腸静脈叢は血液をいれて膨らむことで肛門を閉じるのに役立っています．

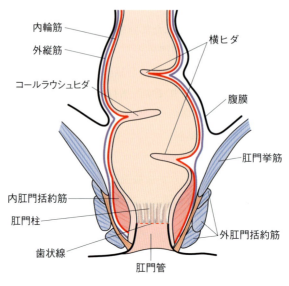

図8-34 直腸と肛門管

> **痔核** 排便の際のいきみによって直腸静脈叢の血液の還流が妨げられ，拡張し膨らむと痔核（イボ痔）となります．痔核が肛門出口付近にできるものを外痔核といい，皮膚と同様に痛覚線維が分布しているので，痛みが強く出ます．痔核が歯状線よりも上方にできるものを内痔核といい，痛みはありません．

2. 胎生期における腸の回転

　大腸は，小腸を取り囲む額縁のように周囲を回って，最後に中央にきて下行し，肛門となります．大腸がなぜ，このような位置をとるのかは，胎生期に起こる腸の回転によって説明できます（図8-35）．

◆ 前腸の回転

　肝臓と胃は前腸に由来します．これらは腹腔を左右に二分して前後に張る二重の腹膜（腸間膜）の中に，肝臓が前，胃が後に発生します．胎生第6週には身体の前後方向に向いていた腸間膜は右に回転して肝臓と胃は横に並びます．肝臓と胃をつなぐ腸間膜は小網となります．

◆ 中腸の回転

　中腸は胎生第5週から急に長さを増し，とくに回腸にあたる部分は伸びが著しく，その一部は臍へと押し出されます．これと同時に上腸間膜動脈を軸とした反時計方向へ90°の回転が起こります．このために，中腸の頭側の部分は右側に，尾側は左側にきます．

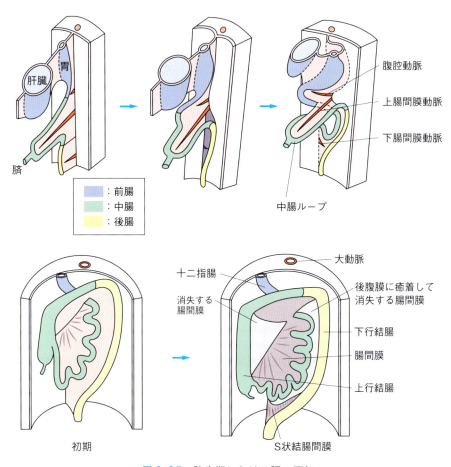

図 8-35 胎生期における腸の回転
中腸ループは上腸間膜動脈の周りを 90°反時計回りに回転する．

　その後も空腸と回腸は伸び続けて，折れ曲がりがいくつもできます．第 10 週になると，中腸ループ（折れ曲がった腸）は反時計方向にさらに 180°回転します．このため，盲腸にあたる部分は後方の体壁に対して 270°回転し，右に移動します．こうして，消化管の最終的な配置が決まります．

3．大腸壁の構造

　大腸は，粘膜，固有筋層，漿膜（あるいは外膜）からできています．大腸粘膜には，輪状ヒダも腸絨毛もありません．粘膜の表面は比較的滑らかです．大腸腺は発達がよく，腺上皮は吸収上皮細胞と杯細胞（粘液を分泌する）からなります．

　大腸腺の特徴は，杯細胞が多いことです（図 8-36）．大腸には杯細胞が多いので，腸液は粘液に富んでいます．大腸では水分の吸収が行われ，半固形の糞便が形成されます．粘液は半固形になった糞便の移送を容易にします．また，糞便を粘液でくるむことによって，粘膜表面を保護します．

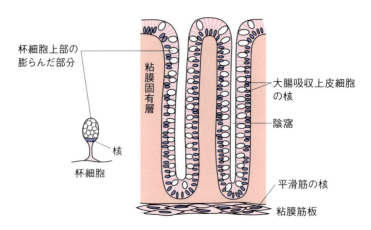

図8-36 大腸腺
大腸腺には粘液を分泌する杯細胞が多い.

4. 大腸の肉眼的特徴

　　結腸の内輪・外縦層のうち，外縦層が3本にまとめられてヒモ状の筋束をつくっています．これを結腸ヒモといいます．ただし，直腸だけは外縦層が結腸ヒモになっていません．
　　結腸ヒモが収縮すると，腸は縦に縮まり，結腸の内面には横走するヒダが現れます．このヒダを半月ヒダといいます．半月ヒダは固有筋層の内輪層を含みます．このため，半月ヒダのある部分を，外側から見ると凹んでいます．これを結腸切痕といいます．結腸切痕と結腸切痕の間は，外側から見ると膨らんでいます．これを結腸膨起といいます．結腸膨起は大腸を外面からみた場合に大きな特徴になります．結腸ヒモには脂肪組織が飾りのようについていて，これを腹膜垂といいます．

5. 大腸の機能

　　大腸の機能は糞便を形成し，一時的に貯留し，排泄することです．大腸では消化はもはや行われません．水分の吸収は小腸（約95％）に比べるとわずか（約4％）ですが，これによって内容物は流動状から，しだいに半固形に変わり，糞便が形成されます．
　　糞便の量は約200 g/日です．糞便の70～80％は水分で，残りの20～30％が固形物です．固形物の半分は腸内細菌の死骸で，半分が食物繊維および体内で不要になった物質です．糞便の臭いは糞便中のタンパク質が腸内細菌によって代謝されて，臭いがきついインドール，メタン，硫化水素を生じたためです．

下痢 水分量の多い液状の糞便を頻回に排出する状態で，1日200 g以上の便がある場合と定義されます．

便秘 日本内科学会の定義では，便が3日以上出ていない状態あるいは毎日排便があっても残便感がある状態を便秘といいます．

腸閉塞とイレウス どちらも腸の内容物に通過障害が起こります．腸管どうしの癒着や腸のねじれ（腸捻転），腸重積によって腸の管腔が狭くなる場合を腸閉塞とし，腸の運動が低下して起こる通過障害をイレウスとして区別しています．

過敏性腸症候群 腸も胃と同じく「心の鏡」といわれるほど心理状態を反映しやすい器官です．精神的ストレスが原因となり，下痢と便秘の症状を交互に繰り返すことがあります．検査しても何の異常もみられません．20～30代に多くみられます．

◆ 肛門の筋層

肛門の筋層についての知識は，排便のしくみを理解する上で欠かせません．肛門では，内側にある輪走筋がとくに発達していて，内肛門括約筋（平滑筋）といいます．内肛門括約筋は交感神経の刺激で収縮し，副交感神経の刺激で弛緩します．内肛門括約筋の外側を外肛門括約筋（横紋筋）が取り囲んでいます．

外肛門括約筋は大脳支配を受け，体性神経である陰部神経によって常に緊張状態にあります．外肛門括約筋は横紋筋なので，平滑筋からなる内肛門括約筋よりも肛門を閉じる力が強いです．外肛門括約筋の上部は恥骨に起始と停止があって直腸下端をU字形に取り囲み，直腸を前方に引いています．中部は尾骨に起始と停止があり，肛門管をU字形に取り囲み，後方に引いています（図8-37）．

◆ 排便のしくみ

糞便が直腸に送られて，直腸の壁が伸展すると，骨盤内臓神経（副交感神経）の求心性線維を通して第2～4仙髄（S2～S4）にある排便中枢に知らせます（図8-38）．

排便中枢は，骨盤内臓神経の遠心性線維を通して反射的に内肛門括約筋を弛緩します．外肛門括約筋は，このときは閉じたままです．

排便中枢は大脳に「便が直腸に入った」という情報を送ります．これを受けて大脳で便意が起こり，大脳は排便に適切な環境にあるかどうかを見極めます．排便してもよいとなると，腹圧を高めて（呼息で息をとめて横隔膜の動きを止め，腹筋を収縮させる），外肛門括約筋を弛緩して排便します．直腸に便がなくなると，内肛門括約筋と外肛門括約筋はもとの緊張状態に戻ります．

第 8 章　消化器系

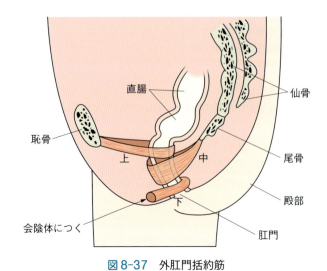

図 8-37　外肛門括約筋
外肛門括約筋は 3 部からなる（上，中，下）．

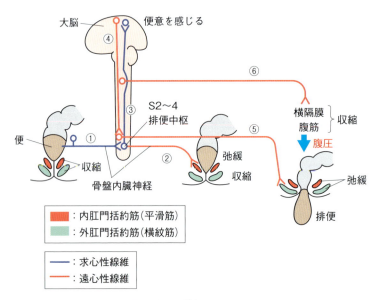

図 8-38　排便のしくみ
内肛門括約筋は骨盤内臓神経によって脊髄反射で弛緩する（①と②）．外肛門括約筋は大脳の意思で弛緩する（④，⑤）．

便失禁　脊髄損傷や認知症になると，外肛門括約筋に大脳からの収縮指令が届かなくなって便失禁が起こります．乳幼児の便失禁は，大脳が未熟なためです．

肝　臓

　肝臓は，右上腹部に位置する赤褐色の大きな臓器です（図 8-39）．重さは 1,000〜1,300 g あり，人体で最大の実質性器官です．

　肝臓は「ゆで卵」を斜めにカットした形で，前面からみると肝鎌状間膜によって二分された大きな右葉と小さな左葉からなります（図 8-40）．上面は横隔膜のすぐ下にあり，丸く平滑な凸面です．下面は浅くくぼみ，胃，十二指腸，右側の腎臓などに接しています．下面の中央のやや左よりに肝門があります．肝門からは，固有肝動脈，門脈が入り，総胆管が出ます．固有肝動脈は，総肝動脈（←腹腔動脈←大動脈）の枝

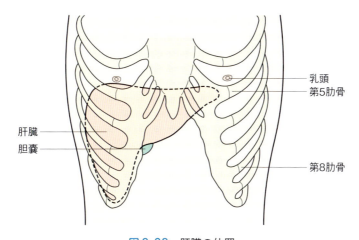

図 8-39　肝臓の位置
肝臓は，正常では触れない．

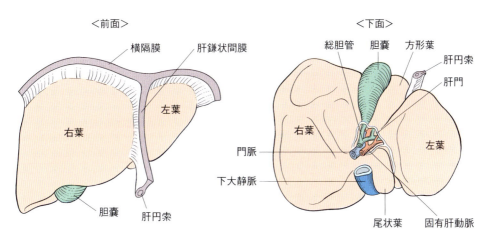

図 8-40　肝臓の区分
肝鎌状間膜の後縁に含まれる肝円索は，胎生期に胎盤につながっていた臍静脈の名ごりである．

です．門脈には，上腸間膜静脈，下腸間膜静脈，脾静脈が合流します．上腸間膜静脈は小腸で吸収した栄養素を豊富に含んだ血液を門脈に送ります．

肝臓は大部分が漿膜（腹膜）に包まれていますが，上面の一部は横隔膜に直接接しています．このため，肝臓は横隔膜が呼吸運動で動くと一緒に動きます．

1. 肝臓の構造

肝臓の実質は，直径1〜2 mmの多角柱形の肝小葉の集まりでできています．肝小葉は肝臓の機能的最小単位です．

◆ 肝小葉

1）肝小葉の構造（図8-41）

肝小葉は，中心静脈を中心として放射状に走る肝細胞板からなります．いいかえると，肝細胞板は中心静脈に収束します．中心静脈が横断される面で肝小葉を見ると，ヒモ状に連なった肝細胞（肝細胞索）が中心静脈を中心に放射状に配列して見えます．索には，ヒモという意味があります．

2）小葉間結合組織の三つ組

肝小葉の辺縁にはほぼ三角形の小葉間結合組織がいくつかあります（図8-41）．小

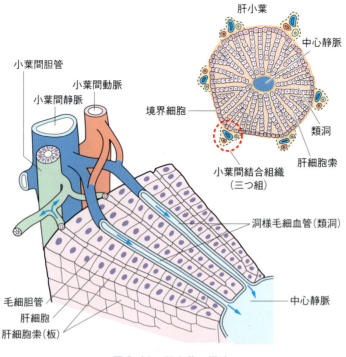

図8-41　肝小葉の構造

葉間結合組織の中には，小葉間動脈，小葉間静脈，小葉間胆管があります．小葉間胆管と小葉間動脈は，どちらも小葉間静脈に比べるとかなり細いです．

- **小葉間動脈**

固有肝動脈の枝で，肝細胞が必要な酸素を運んできます．

- **小葉間静脈**

門脈の枝です．管腔が広く壁が薄いのが特徴です．小葉間静脈は，肝細胞が仕事するための材料を肝小葉に運んできます．

- **小葉間胆管**

肝細胞がつくった胆汁を肝臓の外に運び出すための管です．胆管上皮細胞は，重炭酸イオンを含む液体を胆汁に加えて，胆汁をアルカリ性にします．胆汁の1日の分泌量は約600 mLですが，このうちの150 mLは胆管上皮細胞から分泌されたものです．

3）肝小葉を血液が流れる方向

洞様毛細血管（類洞）には，小葉間静脈と小葉間動脈から血液が流れ込みます（図8-41）．類洞を流れた血液は中心静脈に注ぎます．洞様毛細血管の壁には細網線維が粗く巻きついて基底膜の代わりをしています．毛細血管の内皮細胞には大小の孔があって，ここを通って血漿成分は肝細胞の周囲に自由に流れ込みます．このような環境にある肝細胞は，材料を自由に取り込んで代謝（合成・分解）することができます．

中心静脈は，肝小葉を出ると，集合して肝静脈となって横隔膜直下で下大静脈に合流します．肝静脈は肝門とは反対の方向から出ます．

4）肝小葉にみられる細胞

肝小葉には，肝細胞，クッパー細胞，脂肪摂取細胞，血管内皮細胞の4種類の細胞があります（図8-42）．ここでは，肝細胞，クッパー細胞，脂肪摂取細胞を取り上げます．

- **肝細胞**

肝臓の実質細胞です．サイコロ状の大きい細胞体をもっています．単核であることがほとんどですが，ときに2核のものがあります．粗面小胞体が発達していて，これはタンパク質の合成に関わります．滑面小胞体も豊富で，コレステロールの生成やグリコーゲン，脂質・糖質の代謝に関わります．滑面小胞体は解毒機能をもち，胆汁酸の生成も行います．隣り合う肝細胞は，その間に溝を形成し，この溝は連続した管を形成して，毛細胆管といいます．毛細胆管は，胆汁を排出するための管です（図8-43）

- **クッパー細胞**

クッパー細胞と脂肪摂取細胞は，どちらも肝小葉内にいる細胞ですが，クッパー細胞は洞様毛細血管の内側にいるマクロファージです．クッパー細胞は血中を流れてく

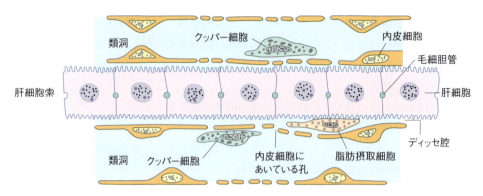

図8-42　クッパー細胞と脂肪摂取細胞
クッパー細胞は類洞にいるマクロファージで，脂肪摂取細胞ディッセ腔にいて，脂溶性ビタミンを貯蔵する細胞である．

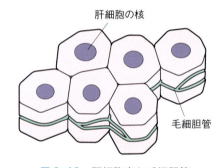

図8-43　肝細胞索と毛細胆管
毛細胆管は，隣り合う肝細胞が溝をつくり，それが管状に連なったものである．

る異物を取り込んで処理し，抗原提示細胞としても働きます（第7章参照）．

・脂肪摂取細胞

類洞と肝細胞の間の隙間（ディッセ腔）にいる細胞です．細胞質突起を多数もつ細胞で，脂溶性ビタミン（A，D，E，K）を貯蔵しています．

2. 肝臓の機能

肝臓の機能には，栄養素の代謝，胆汁の産生，解毒作用，アルコール代謝，ビタミンD_3の活性化，脂溶性ビタミンと抗貧血因子（ビタミンB_{12}）の貯蔵，ホルモンの不活化，循環血液量の調節，ビリルビン代謝などがあります．

◆ 栄養素の代謝

肝臓は，「人体における最大の化学工場」といわれ，小腸で吸収した栄養素から体に必要な物質をつくります．

1）糖質代謝

肝臓は約100 g/日のグリコーゲンを貯蔵していて，これは食事間に低血糖になるのを防ぐために使われます．低血糖は体にとって，生命を脅かすほど危険です．

糖新生も肝臓が行います．糖新生とは，アミノ酸や乳酸，グリセロールからグルコースをつくることをいいます．肝臓が貯蔵しているグリコーゲンが消費されてしまうと，糖新生が始まります．

2）タンパク質代謝

身体を構成しているタンパク質の1〜2％は，毎日壊されています．肝臓は身体のタンパク質を壊してできたアミノ酸や，小腸から取り入れたアミノ酸を使って，身体に必要な血清タンパク質（アルブミン，プロトロンビン）や血液凝固因子（フィブリノーゲン）をつくります．

肝臓がつくるアルブミンは，小分子の脂質の血中運搬を担うほか，血漿膠質浸透圧を生み出し，血液と組織液との間の物質のやりとりに役立ちます．血漿タンパク質のなかで，肝臓でつくられないのは免疫グロブリンだけです．免疫グロブリンは形質細胞がつくります．

肝臓は，不要になったアミノ酸から窒素（N）を含むアミノ基を外して，グルタミン酸をつくり，アンモニアに変換します．アンモニアは中枢神経系に対して有毒なので，肝臓はオルニチン回路（尿素回路）を回してアンモニアを尿素に変えて無毒化し，尿素は腎臓から排泄されます．

> **肝性昏睡** 肝硬変になって肝細胞がアンモニアを尿素に変えることができなくなると，血中のアンモニアの濃度が上昇し，このために脳のTCA回路が働けなくなって，昏睡を起こします．これを肝性昏睡といいます．

3）脂肪代謝

肝臓は，脂肪代謝の中心でもあります．コレステロールをつくり，ステロイドホルモンの不活化も行います．肝臓は，リポタンパク質であるVLDL（超低比重リポタンパク質）やHDL（高比重リポタンパク質）をつくります．VLDLは全身の脂肪細胞に中性脂肪を配ります．HDLは肝細胞を出るときには空の状態で出発し，末梢組織にある過剰なコレステロールを積み込んで肝臓に戻ります．LDLはVLDLが中性脂肪を配り終わって小さくなり，コレステロールを運んでいる状態にあります．肝臓はLDLの受容体をもち，コレステロールの回収を通して血中コレステロールの量を調節しています．

◆ 胆汁の産生

肝臓は600 mL/日の胆汁を産生します．胆汁は脂肪の吸収に必要なもので，その主成分は胆汁酸です．胆汁酸はコレステロールから作られます．胆汁には1〜2％の割

第8章　消化器系

合で直接ビリルビンが含まれています．このため，胆汁には色が付いているので，肝疾患や胆石症で黄疸を起こし，診断に大いに役に立ちます．

> **黄疸**　血液のビリルビン濃度が 3 mg/dL を超えると，ビリルビンが皮膚や粘膜に沈着して，皮膚や眼球結膜（白目）が黄染します．そのほとんどが肝臓の疾患が原因です．

胆汁と膵リパーゼによる中性脂肪の分解と吸収

胆汁に含まれる胆汁酸とリン脂質は，水と油の両方に親和性をもつので，脂肪を乳化します．すなわち，中性脂肪を，胆汁酸とリン脂質でできた膜で包み込み，直径4〜6 nmの小粒子のミセルにします．膵リパーゼはコリパーゼの助けでミセルに結合し，効率よく中性脂肪を分解することができます．ミセルは大変小さいので，小腸上皮細胞の刷子縁の間に入り込み，ここで中性脂肪はリパーゼによりモノグリセリドと脂肪酸に分解されます．モノグリセリドと脂肪酸は拡散によって小腸上皮細胞内部に取り込まれます．脂溶性ビタミンも中性脂肪とともにミセルに入り，小腸上皮細胞に吸収されます．ミセルは中性脂肪および脂溶性ビタミンの吸収に欠かせないものです．

◆ 解毒作用

肝臓は，シトクロム P450 という酵素を多量にもっていて，この酵素は薬剤や毒素を代謝して無害なものに変え，胆汁に入れて排泄します．

> **グレープフルーツジュースと薬剤の併用**　グレープフルーツジュースの成分が薬の効果を強めるため，併用することは禁忌です．グレープフルーツの皮にはシトクロム P450 の活性を阻害する成分が含まれています．

◆ アルコール代謝

アルコール（エタノール）を代謝してアセトアルデヒドにする酵素，すなわちアルコール脱水素酵素とアセトアルデヒド脱水素酵素は肝臓にあります．

> **二日酔い**　夜，アルコールを肝臓の代謝能力を超えて摂取すると，翌朝に身体に残ったアセトアルデヒドが，頭痛や吐き気を起こさせることをいいます．

◆ ビタミン D_3 の活性化

ビタミン D_3 は，活性化されてから，小腸からのカルシウムの吸収を促進します．活性化には肝臓と腎臓でそれぞれ1個ずつ水酸基を付ける必要があります．

◆ 脂溶性ビタミンと抗貧血因子の貯蔵

脂肪摂取細胞は脂溶性ビタミン（ビタミンAなど）を貯蔵します．肝細胞は，ビタミンB_{12}，葉酸，鉄といった抗貧血因子を貯蔵します．

◆ ホルモンの不活化

肝臓は，インスリン，グルカゴン，コルチゾール，アルドステロン，甲状腺ホルモン，性ホルモンを分解し不活化します．

> **女性化乳房**　肝硬変になった男性では，肝臓がエストロゲンの不活化ができなくなって，乳管の肥大と周囲組織の増殖によって乳房にしこりができることがあります．これを女性化乳房といいます．

◆ 循環血液量の調節

肝臓には，全血液量の約1/4が含まれています．肝臓は血液の貯蔵量を変えることによって，循環血液量を調節します．

◆ ビリルビン代謝

ビリルビンはヘモグロビンの代謝産物で，黄褐色の色素です．

赤血球は，寿命がくると脾臓のマクロファージに取り込まれ，間接ビリルビンに代謝されます（図8-44）．間接ビリルビンは脂溶性で，アルブミンによって肝臓に輸送されます．間接ビリルビンは，肝細胞に取り込まれると，グルクロン酸抱合を受けて水溶性に変わり，直接ビリルビンになります．直接ビリルビンは胆汁に入って肝臓を出ます．

直接ビリルビンは，他の胆汁成分とともに胆囊に貯えられ，十二指腸に脂肪が入ってくると，胆汁とともに十二指腸に出されます．直接ビリルビンは腸に出ると，腸内細菌によって還元されてウロビリノーゲン（無色）になります．ウロビリノーゲンの一部は回腸下部で血中に再吸収され肝臓に戻り，再び直接ビリルビンとなって胆汁中に排泄されます．これを，ウロビリノーゲンの腸肝循環といいます．

再吸収されずに腸に残ったウロビリノーゲンは，その一部が還元されてステルコビリノーゲンになります．これが酸化されてステルコビリンになると，糞便は黄褐色になります．一方，血中に再吸収されたウロビリノーゲンは水溶性なので腎臓から尿に排泄されます．ウロビリノーゲンは酸化されるとウロビリンになり，尿は淡い黄色になります．赤血球が急激に壊れる（溶血する）病気では，尿中のウロビリノーゲンの量が増えるので，こうした尿を一晩蓄尿しておくと酸化が進み，濃い褐色の尿になります．

第8章 消化器系

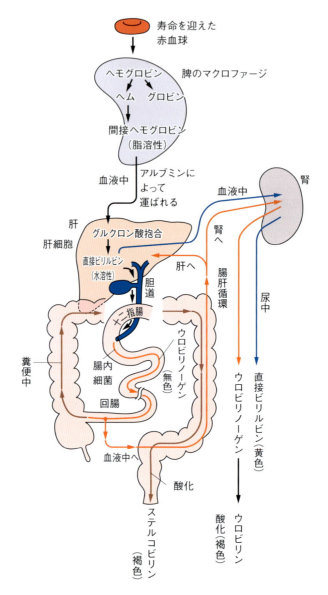

図8-44 ビリルビン代謝
直接ビリルビンが血液中に出るのは，胆道閉塞か肝細胞が壊れたときである．
直接ビリルビンが十二指腸でウロビリノーゲンになるのは腸内細菌の代謝による．

生理的黄疸

　新生児は，生後3日頃に生理的な黄疸をきたしますが，通常では，治療しなくても黄疸が出てから7日目ころには自然に消えます．これは，新生児の約90％にみられます．胎生期に濃くなっていた赤血球が脾臓で大量に処理されるのと，肝臓の機能が未熟なために，間接ビリルビンを直接ビリルビンに素早く変換できず，間接ビリルビンが血中に増加したために，新生児黄疸が起こります．

> **核黄疸**　新生児は血液脳関門が未完成なので，生理的黄疸が強く長く続くと間接ビリルビンが大脳基底核に入って沈着します．こうなると，一生涯運動障害を残します．これを核黄疸といいます．核黄疸の予防法として，保育器の中に裸にした新生児を入れて，光を当てる光線療法があります．

胆囊・胆道

　胆囊は，肝臓の下面にあり，ナスの形をした袋状の器官です．長さは約3 cmで，容積はほぼ70 mLです．肝臓で生成された胆汁は，肝臓の外に出て，胆囊に一時的に蓄えられます．その間に水分が吸収され，胆汁は5〜10倍に濃縮されます．

　胆道とは，肝臓から十二指腸までの胆汁の通り道の総称で，**毛細胆管**から始まります（図8-45）．毛細胆管は小葉間結合組織に出て**小葉間胆管**になります．小葉間胆管は集まって，左葉からは**左肝管**，右葉からは**右肝管**となって肝臓を出ます．左右の肝管は合流して**総肝管**になります．

　胆汁は，胆囊管を通りいったん**胆囊**に貯えられます．脂肪が十二指腸に入ってきたときに血中に出されるコレシストキニンによって胆囊が収縮すると，胆汁は**胆囊管**から総胆管に出てファーター乳頭から十二指腸に押し出されます．十二指腸への出口にはオッディの括約筋があり，通常は出口を閉ざしていますが，コレシストキニンが血中に出ると開きます．

> **回腸切除術**　回腸下部は胆汁成分のほとんどが再吸収される部位です．回腸下部が切除されると肝細胞は材料不足により，胆汁を十分につくれなくなります．肝臓は回腸下部で再吸収した材料を何回も繰り返し使って胆汁をつくっているのです．胆汁が不足すると，小腸からの脂肪の吸収が不十分になります．また，回腸下部はビタミンB_{12}が体内に吸収される部位でもあるので，ビタミンB_{12}欠乏による巨赤芽球性貧血が起こります．

> **胆道閉塞症**　胆石症あるいは膵頭部癌などで胆汁の通路が塞がれると，肝細胞から直接ビリルビンが血中に逆流して黄疸になります．このときには胆汁は腸に出ることができないので，糞便は灰白色になります．逆流した直接ビリルビンは水溶性なので，尿中に出ます．

> **胆石症**　胆石とは，胆汁に含まれるコレステロールあるいはビリルビンが硬い固形物となったものです．多くの人が胆囊に胆石をもっていますが，無症状です．しかし，胆囊から胆石が出ようとして胆囊管に嵌頓すると，疝痛といわれる激しい腹痛を起こします．この痛みは，胆石の刺激によって壁の平滑筋が痙攣を起こすために生じます．

第8章　消化器系

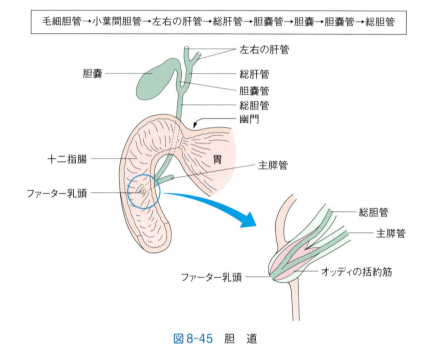

図8-45　胆　道

膵　臓

　膵臓は胃の後にあって，後腹膜に密着しています（後腹膜臓器）．膵臓はピストルの形をした器官で，長さ約15 cm，重さは約70 gです．右端部は幅が広く膵頭部と呼ばれ，十二指腸のC字型の弯曲にはまっています．膵頭部の左方に伸びる部は膵体部と膵尾部で，左にいくにつれて，しだいに細くなります．膵尾部は脾臓に接しています（図8-46）．
　膵臓は，外分泌部と内分泌部からなります．内分泌部は第12章で説明します．

1. 膵外分泌部

　外分泌部は膵臓容積の98％を占めていて，消化酵素を含む膵液を分泌します．膵液は膵管を通って十二指腸に送られます．膵管の出口にあたるところには太い主膵管と細い副膵管があり，別々に十二指腸に開口します．主膵管は総胆管と合流し，大十二指腸乳頭（ファーター乳頭）に開口します．副膵管は小十二指腸乳頭に開口しますが，退化して索状になっています．膵臓は，胎生期に十二指腸に別々に開口する腹側膵芽と背側膵芽とが背側で癒合してできるので，2ヵ所の開口部をもっているのです（図8-47）．

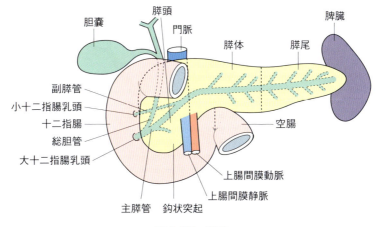

図8-46 膵臓

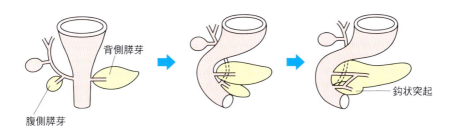

図8-47 膵臓の発生と発達過程

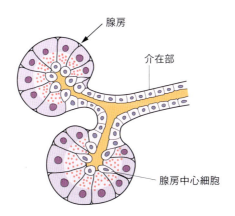

図8-48 膵臓外分泌部
導管が重炭酸イオンを，腺房が消化酵素をそれぞれ分泌する．

膵臓の終末部（腺房）

　膵液の分泌細胞は，集まってブドウの形に似た腺房をつくります．腺房の中心には介在部（導管の最初の部分）が入り込んでいます．これを腺房中心細胞といいます（図8-48）．膵液は介在部に始まる導管を通って，十二指腸に送り出されます（図8-

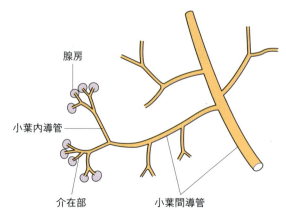

図 8-49　膵臓外分泌部の腺房と導管

49）．介在部から主膵管に至るまでの導管からは重炭酸イオンを含んだ液が分泌され，このために膵液はpH8〜8.3とアルカリ性です．膵液は1日700〜1,000 mLつくられます．

2．膵臓の機能

◆膵臓から分泌される消化酵素

膵臓でつくられる消化酵素は，タンパク質分解酵素，糖質分解酵素，脂肪分解酵素の3種類です．

1）タンパク質分解酵素

膵液に含まれるタンパク質分解酵素としては，トリプシンとキモトリプシンがあります．腺房細胞から分泌されるときにはトリプシノーゲンとキモトリプシノーゲン（不活性型）として分泌されます．トリプシノーゲンは，小腸の刷子縁に存在するエンテロキナーゼによってトリプシン（活性型）になります．キモトリプシノーゲンはエンテロキナーゼとトリプシンによってキモトリプシン（活性型）になります．

2）糖質分解酵素

膵液に含まれる糖質分解酵素としては，αアミラーゼがあります．これは，活性型酵素として分泌されます．

3）脂肪分解酵素

脂肪分解酵素としては，膵リパーゼがあります．膵リパーゼはコリパーゼと複合体を形成することで，酵素活性が維持されています．

◆ 膵液の分泌に対する消化管ホルモンの役割

　胃の内容物が十二指腸に入ると，内容物に含まれる胃酸に刺激されてS細胞からセクレチンが血中に分泌されます．セクレチンは膵臓の導管上皮細胞に働きかけて重炭酸イオンの分泌を促進します．一方，タンパク質と脂肪が刺激になってI細胞からコレシストキニンが分泌されます．コレシストキニンは膵臓の腺房に働き，消化酵素の分泌を促します．

> **急性膵炎**　膵液に含まれるタンパク質分解酵素が何らかの原因により膵臓内で活性化されると，膵臓自体の消化が始まります．これが急性膵炎で，上腹部に突然激しい痛みを生じます．このときには，膵臓外分泌細胞が壊れて血清中に膵アミラーゼの著しい上昇をきたすので，診断されます．

> **慢性膵炎**　慢性膵炎の原因の多くは，アルコールの多飲です．重症型である非代償期には膵臓は消化酵素をつくらなくなり，内分泌機能も止まります．

消化管に分布する血管と神経

　消化管は，発生の段階で前腸，中腸，後腸の3部に分けられます．前腸には腹腔動脈，中腸には上腸間膜動脈，後腸には下腸間膜動脈が分布します．神経分布も決まっていて，前腸には腹腔神経叢，中腸には上腸間膜動脈神経叢，後腸には下腸間膜動脈神経叢から出る交感神経節後線維が分布します（図8-50）．

　胎生期に腸は伸長し，回転するので（図8-35），腸は複雑な様相を呈しますが，血管と神経の分布は発生のときと変わりません．

　前腸からできるのは，咽頭，食道，胃，十二指腸の口側半部，および肝臓，胆嚢，膵臓です．

　中腸からできるのは，十二指腸の尾側半部，空腸，回腸，盲腸，上行結腸，横行結腸の口側2/3です．

　後腸からできるのは，横行結腸の尾側1/3，下行結腸，S状結腸，直腸です．

　これらの境界は，3つの動脈の血液供給領域の境界に一致しています．

第8章　消化器系

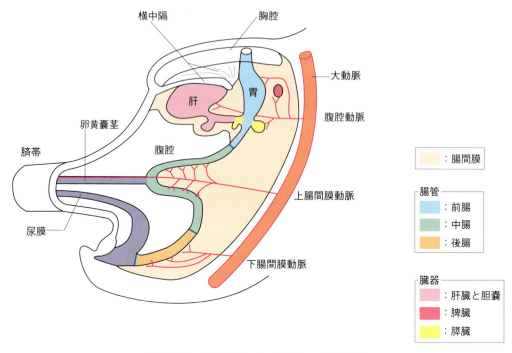

図8-50　発生初期に決まる腸への血管分布
腹部の前腸・中腸・後腸に分布する動脈は胎生5週には決まり，その後変わることはない．肝臓，胆嚢，膵臓，脾臓は前腸の高さで，腸間膜の中に発生する．

腸間膜

1. 小網と大網

◆ 小網

　肝から胃までは2枚の腹膜が合わさってできた腸間膜があり，これを小網といいます．小網の中には肝門から肝臓に出入りする固有肝動脈，門脈，総胆管が走っています（図8-51）．

◆ 大網

　小網は，胃の小弯で前後の2葉に分かれて，それぞれ胃の前面と後面を包んだのち，胃の大弯で再び合わさって再び腸間膜になります．これが大網です．大網は胃の大弯からエプロンのように下方に垂れ下がり，折り返って再び上方に向かい，横行結腸を包んだのち，後腹壁に達します（図8-51）．

　大網は計4枚の腹膜でできます．大網にはリンパ組織が発達していて，加齢とともに脂肪が沈着します．大網は，腹部内臓の異常を感知すると，その部に近寄って脂肪組織で覆って守り，リンパ組織によって炎症を抑えます．

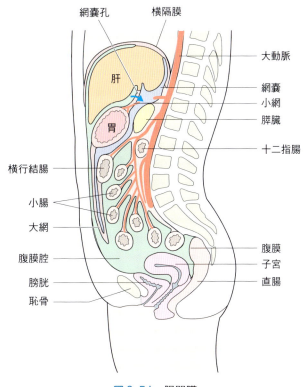

図8-51 腸間膜
腸間膜の中を腸に分布する血管とリンパ管および神経が走り，加齢とともに脂肪組織も入る．

2. 小腸と大腸の腸間膜と後腹膜臓器

　　小腸から続く腸間膜は，後腹壁に付着しています．ここを，腸間膜根といいます．腸間膜根は，上は空腸の開始部から，下は回腸の末端部まで続いています（図8-25）．ここから発した腸間膜は扇状に広がり，長い小腸を吊り下げる形になります．

　　横行結腸とS状結腸は腸間膜を介して後腹壁に付いていますが，これに対して，盲腸，上行結腸，下行結腸は後腹壁に接着しており，突隆した前面のみが腹膜で覆われています．十二指腸も同様です．これらを後腹膜臓器といいます．腸間膜をもたない部位が，がんになったときには，がんに侵された腸管を外科的に摘出するのは困難です．

腹腔（腹膜腔）

腹壁の内面は一層の扁平上皮（中皮という）で被われていて，壁側腹膜といいます．一方，腹腔にある臓器の表面も中皮で被われていて，臓側腹膜といいます．壁側腹膜と臓側腹膜の間を腹腔といい，ここには，ごく少量（50 mL程度）の漿液が入っています．腹腔に少量の漿液があるおかげで，胃腸は周囲との摩擦なしに運動することができます．

腹水　腹腔に生理的な量以上（たとえば1 L）の液が溜まった場合，その液を腹水といいます．肝硬変および肝がんでは門脈圧亢進により，腹膜炎や胃がんの穿孔では，炎症細胞や癌細胞が腹腔にでるために腹水が溜まります．腹水が溜まると腹部が大きくなり，横隔膜がもち上げられて吸息が困難になります．

腸間膜とその中に発生する臓器

ここでは，腸間膜とその中に発生する臓器についてみていきます（図8-52）．

腸間膜は，胎生4週末に胃腸を挟んだ二重の腹膜として胚内体腔の正中線上にできました．胃腸の前にある腸間膜を腹側腸間膜，後にある腸間膜を背側腸間膜と呼びます．胎生5週には，胃の高さにある腹側腸間膜のなかに肝臓が，背側腸間膜のなかに脾臓が発生します．このころ，中腸と後腸を支えていた腹側腸間膜は消失し，腹腔は臍の下では1つになります．胎生6週には，背側腸間膜の後壁に近いところに膵臓が発生します．その後，肝臓が大きくなると腸間膜は時計周りに回転して，肝臓は右の横隔膜に固定され，脾臓は左後上方の横隔膜直下に納まり，膵臓は，後腹膜組織と癒着して，後腹膜臓器になります．胃と膵臓との間は網嚢となり，腹腔に通じています．こうして，腸間膜は胃腸が運動しやすい環境を提供します．

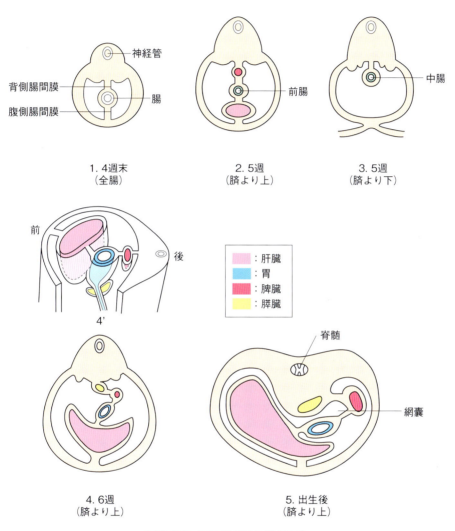

図 8-52　腸間膜の発生後の変化

1. 胎生4週末に腸を中心として腸間膜が発生する．これにより腹腔は左右に分断される．
2. 胎生5週に前腸から肝臓と脾臓が発生する．
3. 胎生5週に中腸および後腸の腹側腸間膜が消失し，臍より下の腹腔は一つになる．
4. 胎生6週に前腸から膵臓が発生する．
5. 出生後の図：膵臓は後腹膜臓器になり胃の後に位置する．
肝臓は腸間膜の回転によって右の上腹部を占め，脾臓は左の後上腹部を占める．
胃の後には網嚢ができている．

第 9 章
呼吸器系

　「生きる」という言葉は，「息する」が語源といわれています．肺に空気を吸い込むと，空気に含まれる酸素が赤血球のヘモグロビンと結びつき，血流にのって体のすみずみに届けられて，細胞がエネルギーを生み出すときに使われます．エネルギー代謝の結果細胞内にできた二酸化炭素は，細胞から出て血液に入り，血流にのって肺へ行って，空気中に出されます．細胞で行われる呼吸を内呼吸といい，肺で行われる呼吸を外呼吸といいます（図9-1）．

　呼吸器系器官には，鼻腔，咽頭，喉頭，気管，左右の主気管支，肺（気管支と肺胞）があります（図9-2）．呼吸器系は，①空気の通り道（気道）と②ガス交換する部位に大別されます．

　気管は左右の主気管支に分岐したあと，肺に入って分岐を繰り返して，両肺で3

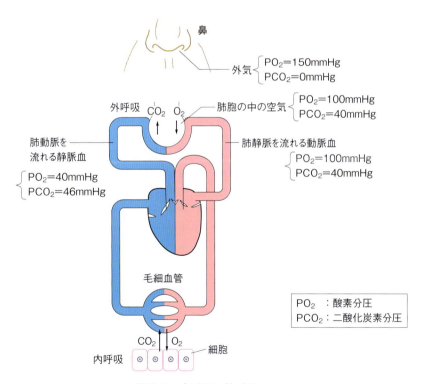

図 9-1　内呼吸と外呼吸
CO_2の拡散能力はO_2の20倍もあるので，血液が肺胞中隔を通り抜ける間（0.3秒）に空気中に拡散できる．

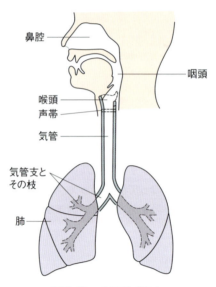

図 9-2 呼吸器系器官

億〜5億個の肺胞をつくります．肺胞壁の毛細血管の中を流れる血液と，肺胞内の空気の間で拡散することによってガス交換が行われます．

鼻

1. 外 鼻

　外鼻（がいび）とは，顔面に隆起している鼻の部分をいいます．鼻根（びこん），鼻背（びはい）（はなすじ），鼻尖（びせん）（はなさき），鼻翼（びよく）（こばな）を区別します．

　鼻根とは，上部の付け根で，眼鏡のかかるところです．ここは鼻骨からできていて硬く，その他の枠組みは軟骨からなり，弾力があります．

　外鼻の下部には，左右一対の孔，外鼻孔があり，鼻腔（びくう）に通じています．

2. 鼻 腔

　鼻腔とは鼻の内部のことで（図9-3），気道の起始部です．後鼻孔で咽頭鼻部に続きます．

◆ 鼻腔の構造

　1）鼻前庭

　　外鼻孔から内方1〜2cmの範囲は鼻前庭といいます．ここは鼻翼で囲まれ，表面は皮膚の続きで被われ，鼻毛が生えています．

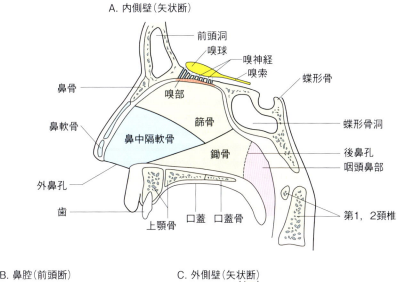

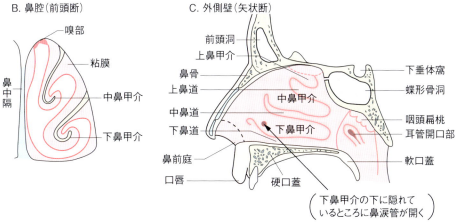

図 9-3　鼻腔の構造
上・中・下鼻甲介は，外側壁から突き出ている．嗅部と蝶形骨洞は正中寄りにある．

2）固有の鼻腔

　鼻前庭の奥にある大きな腔が，固有の鼻腔（以下，鼻腔）です．表面は，粘膜で被われています．鼻腔は，中央にある鼻中隔という仕切りで左右に分けられます．鼻中隔をつくるのは，鼻中隔軟骨と鋤骨，篩骨です．

　上壁は狭く，篩骨の篩板でできています．篩板は，孔が並ぶ様子が篩（底に同じ大きさの孔が並んでいる浅い容器型の道具．これに物を入れて横に振ると孔よりも大きいものだけをより分けることができる）に似ているので名付けられました．この孔には，嗅神経が通ります．下壁は広くて，口蓋の上面でできています．

3）鼻甲介

　外側壁からは，上鼻甲介，中鼻甲介，下鼻甲介という3段の棚が突き出しています．

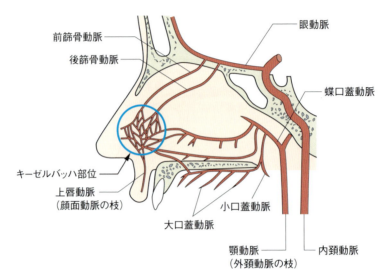

図9-4 キーゼルバッハ部位
内頚動脈と外頚動脈の枝が鼻中隔の前下方で吻合している部位をいう.

芯の部分には，薄い膜状の骨が巻貝のように巻いて入っています．下鼻甲介が一番大きく，中鼻甲介がこれにつぎます．上鼻甲介は上後方にあります．鼻甲介は厚い粘膜に被われています．

4）鼻　道

鼻甲介の間を空気が通ります．上鼻甲介の下を上鼻道，中鼻甲介の下を中鼻道，下鼻甲介の下を下鼻道といいます．上・中・下鼻道は後方で合して咽頭鼻部となります．
下鼻道には鼻涙管が開いています．涙は，大量に分泌されると，この管を伝わって鼻腔に流れ込みます．子供が涙を流して泣くときに，鼻汁をすすり，泣きじゃくるのはこのためです．

> **鼻中隔弯曲症**　鼻中隔が片側に偏っているもので，成人の80〜90％にみられます．

> **鼻出血**　いわゆる鼻血です．鼻中隔の前下部には4方向から動脈が集まり，毛細血管網をつくっています．ここをキーゼルバッハ部位といいます（図9-4）．鼻血の80％はキーゼルバッハ部位からの出血です．

5）鼻腔粘膜

鼻腔の表面は多列円柱線毛上皮で被われ，漿液腺と粘液腺が豊富です．漿液腺は水様の分泌液を出して，吸入した空気に湿り気を与えます．粘液腺はネバネバの粘液を分泌して，上皮を保護するとともに，吸入した塵を表面に広がった粘液に付着させま

す．線毛細胞は，線毛を動かして塵の付着した粘液を食道に送ります．鼻甲介の粘膜には静脈叢が発達しています．静脈叢は，外気が冷たいときには血液を充満して膨らみ，吸入した空気を温めます．こうして，鼻腔に入った空気は，鼻腔を通り抜ける間に湿度70～80％，温度37℃に調整され，塵の60～80％が取り除かれます．

6）嗅　部

鼻腔の上壁には嗅覚を受容する嗅細胞が分布する嗅部があります．かすかな匂いを嗅ぐときには，強く鼻から空気を吸い込みます．呼吸するときの吸い方では，空気は下鼻道と中鼻道を通って咽頭鼻部に抜けてしまい，嗅部に達しないからです．

> **風邪**　急性鼻炎になると，粘膜が腫れて鼻閉（はなづまり）や鼻漏（はなみず）が起こります．これらは，吸気の加湿と加温を目的とした防衛反応です．鼻腔は音声の共鳴箱としても働いているので，鼻閉になると，声が「はな声」に変わります．

3. 副鼻腔

鼻腔の周りの骨の内部には，鼻腔に通じる含気洞があります．これを，副鼻腔といいます（図9-5）．副鼻腔の内面は，鼻腔粘膜の続きで被われます．副鼻腔があるのは陸棲動物だけです．さらに，陸棲動物のなかでも，頭毛が短いブタでよく発達し，頭部にふさふさの毛があるキツネでは未発達です．副鼻腔は，空気の断熱効果を利用して脳の温度の維持に役立っていると考えられます．

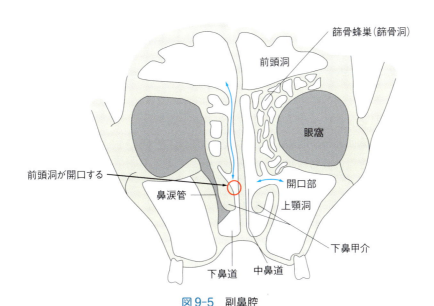

図9-5　副鼻腔
図は前方から見たもので，蝶形骨洞は見えない．
前頭洞と上顎洞は中鼻道に開口する．

第9章　呼吸器系

副鼻腔には，上顎洞，前頭洞，篩骨洞，蝶形骨洞の4つがあります．

1）上顎洞

眼球を入れる眼窩の真下にあり，副鼻腔のなかで最大です．上顎洞はいくつもの骨によってつくられた骨の隙間です．鼻腔へ通じる孔は小さく，中鼻道に開口します．

2）前頭洞

額部分の前頭骨の内部にあり，中鼻道に開口します．

3）篩骨洞

左右の眼窩の間にあり，多くの小腔からできています．眼球の内側と嗅部の周りに分布し，前方のものは中鼻道に，後方のものは上鼻道に開きます．

4）蝶形骨洞

下垂体を入れるトルコ鞍のすぐ下にある含気洞です（図9-3）．開口部は，蝶篩陥凹にあります．

> **副鼻腔炎**　副鼻腔の炎症は眼窩を通じて頭蓋骨の中へ伸展し，生命を脅かす危険性があります．

> **蓄膿症**　上顎洞の炎症によって洞内に膿が溜まると，鼻腔への開口部が高い位置にある（中鼻道に開く）ので，自然排膿は期待できません．

咽　頭

咽頭は細長い円柱状です．上方は後鼻孔で鼻腔につながり，下方は食道と喉頭に続きます．咽頭鼻部，咽頭口部，咽頭喉頭部の3部が区別されます．咽頭は空気の通路であるとともに食物の通路でもあります．

> **鼻腔栄養法**　口腔から食物の補給ができないときに，鼻腔からチューブを入れ，流動食を直接胃に注入する栄養法です．

326

喉　頭

　喉頭は，咽頭から分かれて前方へ向かいます．喉頭の下方は気管に続きます．喉頭は気道として働くほかに，発声器としての役割もあります．喉頭は喉頭軟骨で枠組みがつくられます．

1. 喉頭軟骨

　喉頭軟骨には，甲状軟骨，輪状軟骨，披裂軟骨，喉頭蓋軟骨があります（図 9-6）．

1）甲状軟骨

　右板と左板からなり，楯の形をしている軟骨です．成人男性では，上端の中央部分が前に向かって喉頭隆起（のどぼとけあるいはアダムのリンゴ）として突出しています．男性は，思春期に男性ホルモンの作用により，甲状軟骨が前後に長くなるからです．このときに，甲状軟骨と披裂軟骨の間に張っている声帯（弦楽器の弦に相当する）が長く厚くなるので，声が低くなります．これを，声変わりと呼んでいます．

2）輪状軟骨

　甲状軟骨の下方にある輪状の軟骨です．後部は前部よりも厚くなっています．

3）披裂軟骨

　輪状軟骨の後部の上にのっている三角錐の小さな軟骨で，1対あります．

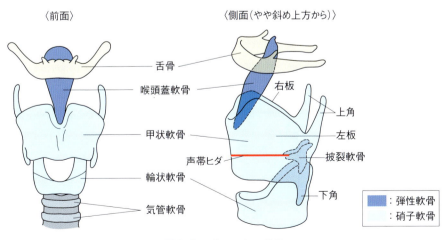

図 9-6　舌骨と喉頭軟骨

4）喉頭蓋軟骨

喉頭蓋軟骨は，しゃもじのような形をしている軟骨です．柄にあたる部分は甲状軟骨正中部の後上縁に，靭帯を介して付着しています．しゃもじ本体にあたる部分は，嚥下反射が起こったときに喉頭に蓋（フタ）をする役目を果たし，喉頭蓋軟骨といいます．喉頭軟骨の中で唯一，弾性軟骨でできています．

2. 発声器

喉頭には，肺から吐き出す空気を利用して声を出す発声器が備わっています（図9-7）．喉頭の内面には，左右から2対のヒダが出ています．上方のヒダを前庭ヒダ，下方のヒダを声帯ヒダといいます．発声に携わるのは声帯ヒダ（声帯）で，声帯間は声門裂（声門）です．声帯の内部には弾性線維からなる声帯靭帯と，声帯筋があります．

◆ 発声のしくみ

声門は，呼吸時に開いて，声を出すときには閉じます．声は，閉じた声門を空気が勢いよく通るときに出ます（図9-8）．内喉頭筋（横紋筋）は，声門の開閉を行ったり，声帯ヒダの長さを変えたりして音の高低をつくり出します（図9-9）．

発音は口腔の働きです．赤ちゃんの喉頭口は後鼻孔の近くにあるので，肺から吐き出した空気は口腔を通らずに鼻に抜けます．それで発音はできません．発育とともに喉頭口は下りてきて，話ができるようになります．

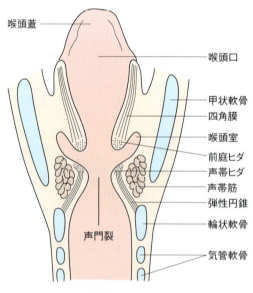

図9-7 発声器
前庭ヒダは声帯ヒダの上にあり，両ヒダの間を喉頭室という．四角膜，弾性円錐は弾性線維でできている．

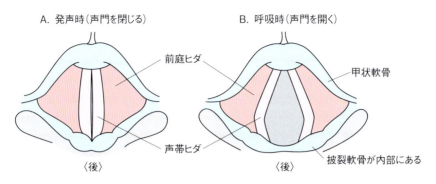

図9-8　喉頭鏡で見た声門
発声時には，声門は閉じていることに注意する．

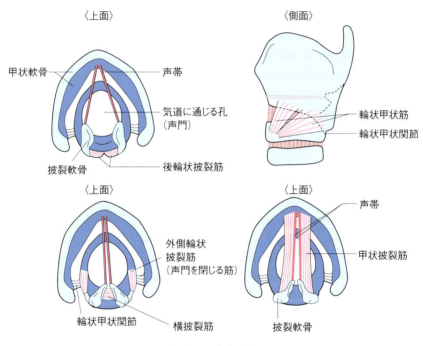

図9-9　内喉頭筋
声門を開く筋は後輪状披裂筋だけである．

反回神経麻痺　声門閉鎖に関わる内喉頭筋は，迷走神経の枝である反回神経支配です．反回神経は長い走行をとり，喉頭に行くまでに，甲状腺，胸腺，気管リンパ節などの横を通過します．このため，これらの器官が腫大すると反回神経が圧迫されて，急に声が枯れてきます．これを，嗄声（させい）といいます．

声帯ポリープ　大きな声を出す職業（歌手など）の人にみられます．声帯ポリープができると，声門が閉じることができずに嗄声になります．

> **声門浮腫** アレルギーなどで声門を取り囲む粘膜に浮腫が起こると，気道が閉塞されることがあります．

気 管

　気管は，喉頭の下，第6頚椎の高さで始まる管状の器官で，長さは約10 cm，直径は約1.5 cmあります（図9-10）．
　気管は下行して胸腔に入り，第5胸椎の高さで左右の主気管支に分岐します．右主気管支は左主気管支よりも太くて短く（長さ約3 cm），より垂直に走ります．左気管支は右気管支よりも細くて長く（長さ4〜5 cm），緩く傾斜しながら下行します．このために，誤嚥したものは右の気管支から右肺に入りやすくなります．

1. 気管の構造

◆ 気管壁

　気管の壁には，気管軟骨が約20個上下に積み重なっていて，これが気管の枠組みをつくります．気管軟骨はC字形で，後方が開いています．後方は粘膜と平滑筋で

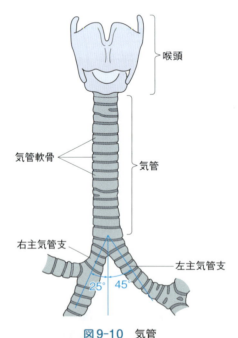

図9-10　気管
主気管支の角度と太さには左右差がある．

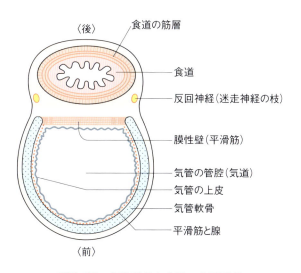

図 9-11　気管軟骨と食道の位置関係
気管軟骨の高さで断面を見たもの．食道に近い方の壁は，軟骨を欠く．

できていて，膜性壁といいます．後方に気管軟骨を欠くのは，気管のすぐ後を走る食道が，食べ物を通すときに気管の方へ膨れやすくするためです（図9-11）．

気管壁は，軟骨でできているのでつぶれにくくなっています．軟骨が積み重なって膜で結合している構造はアコーディオンに似ていて，頸部の運動にも柔軟に対応できます．

◆ 気管の粘膜上皮

気管の粘膜上皮は，鼻腔や喉頭と同じく多列円柱線毛上皮です．気管の壁には平滑筋と弾性線維が豊富にあります．運動時には交感神経によって壁の平滑筋が弛緩して内腔が広がり，空気をより多く吸い込むことができます．弾性線維は，吸気時に広がった気管を元の太さに戻すのに役立ちます．

2. 気管支の分岐

気管は，胸骨角の高さで左右の主気管支に分かれます．主気管支は，肺に入ると，右肺では，上・中・下葉気管支に，左肺では上・下葉気管支に分かれます．各葉に入ると，気管支は分岐して区域気管支になります．気管支はこのあとも分岐を続けてそのたびに細くなりますが，数が増えるので気道の総面積は飛躍的に増えていきます（図9-12）．

> **気管支喘息**　細気管支は壁に軟骨がないので，平滑筋が収縮すると，内腔が完全に閉じてしまいます．気管支喘息では，細気管支の平滑筋の過敏性が亢進して，発作性に平滑筋が痙攣性収縮を起こし，気道の狭窄と閉塞が起こった結果，呼吸困難と喘鳴（呼吸の度にヒューヒュー，ゼイゼイと音を立てること）が起こります．

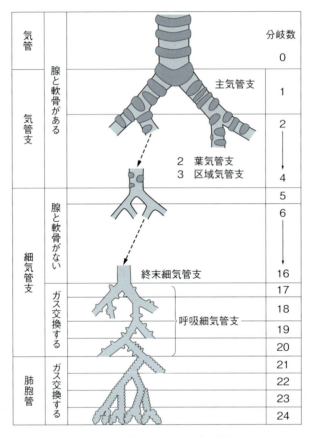

図 9-12 気道の分岐と壁の性状
平滑筋は呼吸細気管支まで，弾性線維は咽頭以降の気道全体と肺胞壁に豊富にある．

肺

　肺は，左右1対あり，胸腔の約80％を占めています．肺は，円錐を縦に割ったような形をしています．広い底面を肺底といい，頂点にあたる部を肺尖といいます．肺底は横隔膜に面していて，肺尖は鎖骨の上方2〜3 cmにまで達します．

　内側面に肺門があり，ここから主気管支，肺動静脈，気管支動静脈，リンパ管，神経などが出入りしています．

　容積は右肺が1,000 mLで，左肺が900 mLあります．右の容積が大きいのは，心臓がやや左に偏って存在するためです．

1. 肺葉

肺は深い切れ込みによって肺葉に分かれます．右肺は上葉，中葉，下葉の3つに，左肺は上葉と下葉の2つに分かれます（図9-13）．

◆ 肺小葉

肺の外面をよく見ると，黒く縁取られた直径約1cmの多角形に区画されて見えます．これを，肺小葉といいます．この縁取りは小葉間結合組織に塵埃（チリとホコリ）が沈着したために付いたものです．成人の肺は全体的に淡灰黒色をしていますが，幼小児の肺は淡紅色です．

2. 肺区域

1本の区域気管支が支配する領域を，肺区域といいます（図9-14）．肺区域は，右肺では10個，左肺では9個あります．各区域は，内部で重なり合うことはありません．分布する血管も独立しています．肺区域は1つの構成単位となります．区域気管支は区域内でさらに分岐を繰り返して次第に細くなり，腺と軟骨を失います．軟骨を失ったとき，細気管支といいます．

1つの肺小葉をつくる細気管支を，小葉細気管支といいます．小葉細気管支は1回分岐して終末細気管支となり，つぎの分岐で呼吸細気管支になります．呼吸細気管支は壁の一部が肺胞になっています（図9-15）．

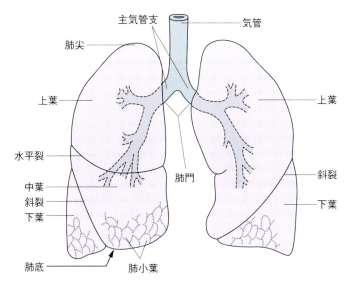

図9-13　肺と気管および気管支
水平裂は右肺のみにみられる．水平裂と斜裂には，肺の表面に密着する肺胸膜が深いところまで入り込んでいる．

第9章 呼吸器系

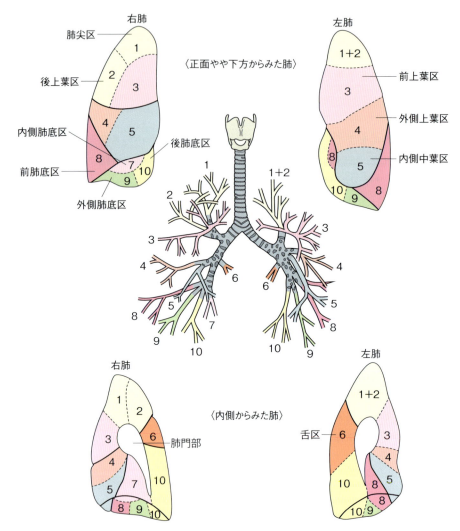

図9-14 区域気管支と肺区域
左肺は第7区域を欠く。第6区域は寝ているときに最も低い位置になる。

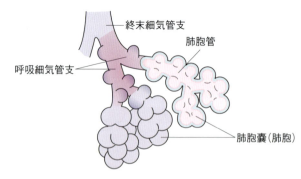

図9-15 呼吸細気管支
呼吸細気管支は壁の一部にガス交換ができる肺胞を持っている。

> **肺切除術**　肺がんや肺結核の治療として，肺葉を切除する肺葉切除術や肺区域を単位として切除する区域切除術が行われています．

3. 肺　胞

気管支は，肺に入って分岐を繰り返します（図9-15）．何度も分岐を繰り返すのは，小さい肺胞をたくさんつくって，ガス交換する肺胞の総表面積を広げるためです．空気を吐き出したあとの肺胞の大きさは直径約200 μm です．肺胞はこの大きさよりも小さくなると，肺胞液の表面張力によりつぶれてしまいます．肺に含まれる肺胞の総表面積は，両肺を合わせて約130 m^2（テニスコート半面の広さ）になります．

◆ 肺胞の構造

肺は肺胞で満たされて，空気を含むスポンジのようです．肺胞の壁は薄く，肺胞中隔といいます．肺胞中隔の芯は，毛細血管と弾性線維を豊富に含む結合組織です．

肺胞の表面を覆う上皮細胞には2種類あって，Ⅰ型肺胞上皮細胞とⅡ型肺胞上皮細胞といいます．Ⅰ型肺胞上皮細胞は核以外のところは薄い膜状になって，肺胞壁を被っています．Ⅰ型肺胞上皮細胞がガス交換に直接関わります．Ⅰ型肺胞上皮細胞間には，ところどころに立方形の上皮細胞が挟まっていて，これをⅡ型肺胞上皮細胞といいます．Ⅱ型肺胞上皮細胞は，表面活性物質（サーファクタント）を分泌して，肺胞壁の表面を覆う肺胞液の上に油の薄い膜をつくり，これが水の表面張力を減らし，肺胞がつぶれるのを防いでいます．

サーファクタント

リン脂質を多く含む脂質タンパク複合体で，タンパク成分も表面活性の発現に不可欠な役割を果たしています．

> **新生児呼吸切迫症候群**　妊娠28週未満に生まれた早産児は，サーファクタントがまだつくられていないので肺胞が開かず，生まれるとすぐに呼吸困難になります．そこで，人工サーファクタントを直接気道に入れる補充療法が行われます．

肺胞の内外には定住するマクロファージがいて，肺胞まで入ってきた異物を処理しています（図9-16）．喫煙者の肺には，タバコの煙の成分を取り込んで黒くなったマクロファージが結合組織に多数沈着しています．

◆ 肺のコンプライアンス

肺のコンプライアンスとは，肺の膨らみやすさを表す言葉です．適度の膨らみやすさが呼吸に必要です．

第9章　呼吸器系

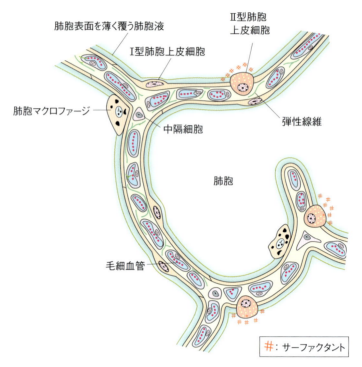

図9-16　肺胞壁の構造

肺胞の間質とは，肺胞中隔の結合組織の部分をいう．血管も間質に入る．ガス交換に関わるのは，Ⅰ型肺胞上皮細胞である．

> **肺気腫**　加齢や喫煙，大気汚染のために肺胞壁の弾性線維が溶けてしまい，このために小部屋に分かれていた肺胞が合わさって大きな部屋になることがあります．これを，肺気腫といいます．肺気腫では，肺のコンプライアンスは増しますが，ガス交換能力は低下します．肺気腫は慢性気管支炎を併発することが多く，閉塞性肺疾患に含まれます．

> **肺線維症**　肺線維症とは，種々の原因により肺が炎症を起こし，長い時間経過の後に瘢痕化して，肺実質が膠原線維の塊に置き換わる病気です．こうなると，肺は小さく硬くなり，肺のコンプライアンスは著しく低下します．肺線維症は拘束性肺疾患に含まれます．

4. 肺の呼吸機能検査

　肺の換気機能を調べるのに，スパイロメーターを用いる方法（スパイロメトリー）があります（図9-17）．この検査は，全身麻酔を受ける患者には必ず行われます．全身麻酔をすると肺機能が低下するので，予備能力を知る必要があるからです．また，閉塞性肺疾患と拘束性肺疾患の鑑別にも用いられます．

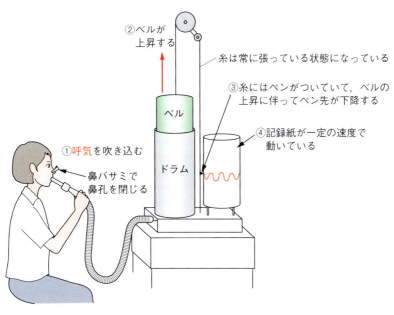

図9-17 スパイロメトリー

呼気を吹き込むと，その量に応じてベルが上昇してペン先は下降する．吸気はその逆になる．近年は，小型化するために，金属の長さの変化から気流の速度を算出し，肺活量がわかるしくみを採用しているが，結果は同じものが得られる．

◆ スパイロメトリー

　鼻挟みで外鼻孔を閉じて，口にくわえたマウスピースにつづくチューブのみで肺への空気の出し入れを行います．呼気時には，吐いた空気量だけベルがもち上がります．ベルの天井部から滑車を通って下りる紐に，ペンが取り付けられています．ペンの位置が下がると，一定の速度で動いている記録紙に下向きの波を描きます．吸気時には，その逆が起こります．

　図9-18の右半分に，この方法で測定することができる項目を示します．

　なお，この方法では，死腔量，残気量と機能的残気量，全肺気量は，得られません．

1）肺活量

　肺活量とは，できるだけ深く肺に空気を吸い込んでから，息をできるだけ吐き出したときの呼気量をいいます．標準肺活量は，年齢，身長，性によって異なるので，詳しい数字が発表されています．健常な成人男性では3,200〜4,500 mL，健常な成人女性では2,300〜3,200 mLあります．

2）パーセント肺活量

　パーセント肺活量とは，実測肺活量を標準肺活量で割り，パーセント（％）で表した値で，拘束性肺疾患（肺線維症など）では80％以下になります．

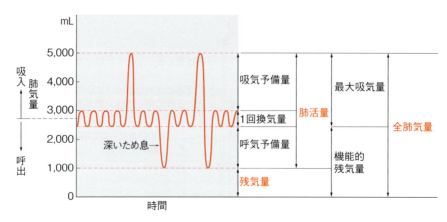

図9-18　換気機能検査図（スパイログラム）
残気量はスパイロメーターでは測ることができないが，他の方法を用いて測ることができる．

3）努力性肺活量

努力性肺活量とは，思い切り空気を吸ったのちに，できるだけ早く吐き出したときの呼気量をいいます．基準値は実際の肺活量の95％以上です．

4）1秒量と1秒率

・1秒量

空気を最大限に吸ったのちに，できるだけ早く吐き出したときの最初の1秒間の呼気量をいいます．

・1秒率

1秒量を努力性肺活量で割り，パーセント（％）で示した値をいいます．閉塞性肺疾患（気管支喘息や慢性閉塞性肺疾患）では，1秒率は70％以下になります．

5）1回換気量

1回換気量は約500 mLです．このうち，気道が占める容積（死腔量）が150 mLあるので，1回の換気でガス交換に使われる空気の容積は約350 mLになります．

6）スパイロメトリーで測定できない項目

・死腔量

空気は出入りしても，ガス交換には関係しない気道の容積をいいます．これは，約150 mLとして計算されます．

・残気量と機能的残気量

残気量とは最大呼息を行っても，なお肺胞に残っている空気の量で，約1 Lあります．残気量には，年齢，性別，体型が関与します．機能的残気量というのは，安静時の呼息終了後に肺胞に残っている空気の量です．この値は，正常でも約2 Lあります．機能的残気量の値は，肺のコンプライアンスに比例します．すなわち，肺気腫では増

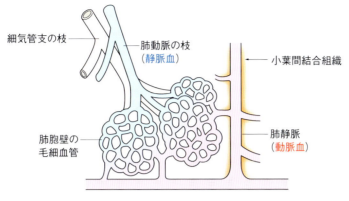

図 9-19 肺の血管
肺胞では，血液と空気の間でガス交換が行われる．

加し，肺線維症では減少します．

- **全肺気量**
  全肺気量とは，肺活量と残気量を足したものです．

5. 肺の血管

◆ 機能血管系

機能血管系とは，ガス交換のために肺胞壁に血液を循環させるための血管系です．肺動脈と肺静脈からなる肺循環系が機能血管系にあたります（図 9-19）．肺小葉で見ると，肺動脈は細気管支に伴走し，肺小葉の中央を走りますが，肺静脈は小葉間結合組織の中を走ります．

◆ 栄養血管系

栄養血管系とは，肺の組織，すなわち気管支とその枝を栄養する血管系で，気管支動脈と気管支静脈からなります．気管支動静脈は，肺動静脈に比べるとはるかに細い血管です．

胸膜，胸膜腔

肺の表面は，光沢のある薄い膠原線維の膜で覆われています．これを肺胸膜（臓側胸膜）といいます（図 9-20）．肺胸膜は肺門で折れ返って，胸壁の内面を覆います．これを，壁側胸膜といいます．肺胸膜と壁側胸膜の間には胸膜腔という狭い隙間がありますが，これを実際に見ることはできません．胸膜腔には少量の液体が入っていて肺は摩擦を感じることなく呼吸運動を行うことができます．

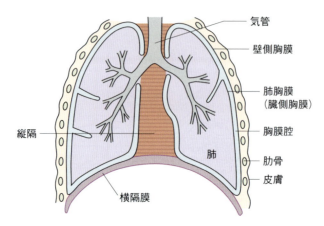

図9-20　胸膜
肺胸膜は，肺の水平裂，斜裂にも入り込んでいる．胸膜腔の陰圧を利用して肺は拡張する．

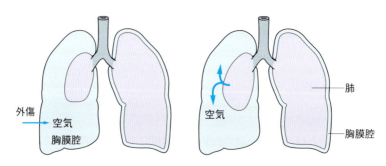

図9-21　気胸
外傷（左図）あるいは自然気胸（右図）により胸膜腔に大気が流れ込むと，その側の肺は縮小して働くことができなくなる．

> **気胸**　胸膜腔は，常に陰圧になっています．胸膜に孔が開いて胸膜腔に空気が入ることがあれば，肺は陰圧によって外側方向へ引っ張られていた力を失って，もともともっている弾性のために小さく縮んでしまいます（図9-21）．この状態を気胸といい，呼吸困難に陥ります．気胸は片側に起こるので，命に別条はありません．

縦　隔

　胸腔から左右の肺を除いた部分を，縦隔といいます（図9-20）．縦隔の前方には胸骨があり，後方には脊柱があります．縦隔には，胸腺，心臓，心臓に出入りする大血管，気管と気管支，気管周囲のリンパ節，食道，迷走神経，横隔神経，胸管，交感神経幹など重要なものが入っています．縦隔で最も大きい容積を占めているのは心臓です．

呼吸運動のしくみ

　肺を入れている胸郭は胸骨，肋骨，胸椎という3つの骨で構成されています．肺は胸郭と横隔膜の動きによって呼吸を行っています．胸郭を動かして呼吸するのを胸式呼吸，横隔膜を動かして呼吸するのを腹式呼吸といいます．胸郭を広げる働きをするのは，外肋間筋です．横隔膜という名称にもかかわらず，横隔膜は筋肉です．

1. 吸気のしくみ

　横隔膜と外肋間筋の収縮によって，胸腔の容積は著しく増えます（図4-35）．すると，ボイルの法則によって，胸膜腔圧が通常維持している陰圧よりもさらに陰圧になるので，肺に空気が吸い込まれます．ボイルの法則とは，密封されている空間の容積が変化すると圧力も変化するという化学の法則です．

　横隔膜は，弛緩しているときはドーム状に盛り上がっていますが，収縮すると平坦になるので，これだけでも胸腔の容積は著しく増加します．

　外肋間筋は隣り合う肋骨間に張っている筋肉で，ポケットに手を入れたときの腕の方向に走っています．外肋間筋が収縮すると，肋骨がもち上がり，さらに胸骨も上にもちあがり，胸郭が前後左右に広がります．4歳未満の子どもは肋骨が水平なのでこの方法（胸式呼吸）を用いることができません．

　胸腔が広がると胸膜腔の陰圧が増して吸気が起こることは，呼吸器モデルを作製して確かめることができます（図9-22）．

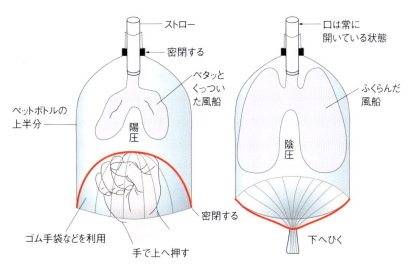

図9-22　呼吸器モデル

第9章　呼吸器系

2. 呼気のしくみ

　　　　　安静時の呼息は，横隔膜と外肋間筋の弛緩に加え，気管，気管支壁および肺胞の隔壁に含まれる豊富な弾性線維の働きで起こります．

3. 呼吸補助筋

　　　　　深い呼吸をするときには，吸息筋や呼息筋が補助的に働きます．
　　　　　吸息筋には，胸鎖乳突筋，小胸筋，大胸筋，前鋸筋があり，いずれも胸郭をもち上げる作用があります．呼息筋には，内肋間筋，腹直筋，腹横筋があります．

4. 呼吸の調節

　　　　　呼吸の調節には，神経性調節と化学的調節があります．

◆ 呼吸の神経性調節

　　　　　呼吸のリズムは，ヘーリング・ブロイエル反射によってつくられます．吸息によって肺が膨張すると，気管支にある伸展受容器がこれを感受して，迷走神経を通して延髄の呼吸中枢に知らせます．すると呼吸中枢の吸息ニューロンの働きが止まり，呼息が始まります．これを，ヘーリング・ブロイエル反射といいます．

◆ 呼吸の化学的調節

　　　　　呼吸の化学的調節には，中枢性と末梢性があります．

1）中枢性化学的調節

　　　　　これが，通常行われている呼吸の化学的調節です．動脈血のCO_2分圧が上がると，延髄にある中枢化学受容野がこれを感受して呼吸中枢に知らせます．呼吸中枢はこの知らせを受けて，呼吸の深さと呼吸数を調節してCO_2分圧を元に戻します（図9-23）．

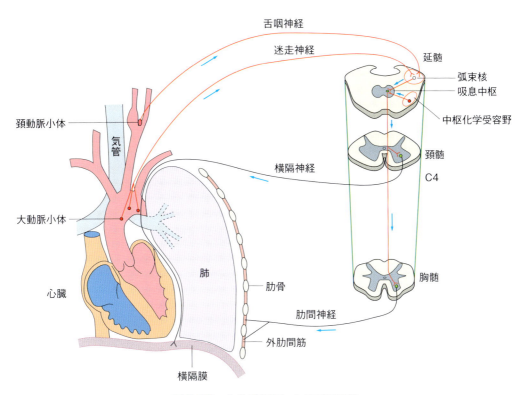

図 9-23 化学受容器による呼吸調節

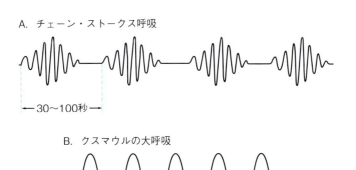

図 9-24 中枢化学受容野が関わる異常呼吸

> **チェーン・ストークス呼吸** 呼吸の深さが徐々に深くなっては浅くなり，呼吸が止まるということを周期的に繰り返す呼吸です（**図9-24**）．うっ血性心不全や中枢性神経障害（脳出血，脳梗塞），未熟児など，呼吸の中枢性化学的調節機構が不安定であるときに起こります．

> **クスマウルの大呼吸** 異常に深くて速い呼吸が規則正しく続くものです（図9-24）．代謝性アシドーシス（p.550）を，呼吸を変えることで補正しようとしているのです．この呼吸は1型糖尿病や尿毒症でみられます．

2）末梢性化学的調節

　動脈血のCO_2分圧の上昇が慢性的に続くと，延髄の中枢化学受容野が麻痺してしまい，反応しなくなります．こうなると，自発呼吸は末梢化学受容器である頚動脈小体と大動脈小体に依存します．頚動脈小体と大動脈小体は血中の酸素分圧の低下を感受して，それぞれ舌咽神経と迷走神経を通して延髄の孤束核に知らせ，自発呼吸を維持します（図9-24）．末梢性化学的調節は主に頚動脈小体が行います．

> **医原性のCO_2ナルコーシス** 慢性的にCO_2分圧の上昇がつづくと中枢性化学的調節機構がCO_2分圧の上昇に反応しなくなり，末梢性化学的調節機構による自発呼吸が始まります．このようなときに，高濃度のO_2を投与すると，自発呼吸が減弱してCO_2ナルコーシスが起こります．CO_2ナルコーシスとは，CO_2分圧の上昇が原因で，脳の血流が増えて脳圧亢進とこれによる脳浮腫が起こり，頭痛や傾眠その他の脳神経症状を引き起こすことをいいます．

第10章 泌尿器系

　泌尿器系は，腎臓と尿路から構成されます．腎臓は，尿の産生を通して体液の恒常性を維持する働きをしています．すなわち，体液の酸塩基平衡をとり，水電解質代謝の調節，窒素を含む代謝最終産物の排泄，体液に入ってきた毒物の排泄などに働きます．尿路は尿を体外に排泄する通路で，腎盂，尿管，膀胱，尿道からなります．

腎臓

　腎臓は，腹腔上部の脊柱のすぐ脇に1対（2個）あります．腎臓は後腹膜臓器（後腹膜に埋もれている臓器）です．右の腎臓は，左の腎臓より約1.5 cm低い位置にあります．これは，右には肝臓があるためです（図10-1）．
　長径約10 cm，短径約5 cm，厚さ約3 cm，重さは男性で約160 g，女性では約140 gです．暗赤色で空豆のような形をしており，凹んだ部分を内側に向けています．この凹んだ部分を腎門といい，尿管，腎動脈，腎静脈が出入りします（図10-2）．

1. 腎臓の支持組織

　腎臓は，上に副腎（内分泌器官）を載せています．腎臓と副腎は共通の脂肪組織で包まれ，前後は丈夫な腎筋膜（膠原線維でできた膜）で包まれて保護されています（図

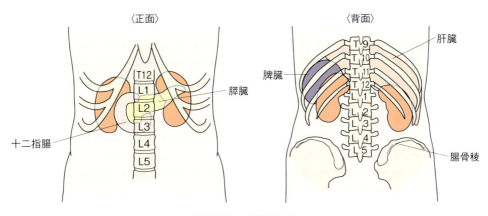

図10-1　腎臓の位置
腎門の高さは右がL2，左がL1．

第 10 章　泌尿器系

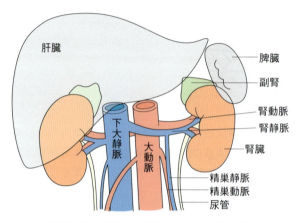

図 10-2　腎門から出入りする血管と尿管

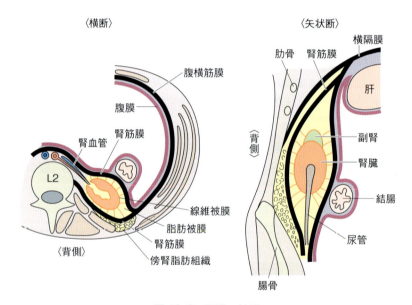

図 10-3　腎臓の被膜
腎臓は腎筋膜と脂肪組織で守られている．

10-3）．腎臓は，腎筋膜と膠原線維のヒモでつながれていて，腎筋膜の上方は横隔膜に続いているので，呼吸によって腎臓は上下に移動します．腎筋膜の下方は尿管を包んで，膀胱の周囲に終わります．

> **腎下垂（遊走腎）**　腎臓は脂肪組織に支えられてその位置を保っているので，やせて脂肪が減ってくると，腎臓が下がってきて不定愁訴に悩まされることがあります．これを腎下垂といいます．脂肪がついてくると自然に治ります．

2. 腎臓の断面

腎臓は薄い線維被膜で包まれています．内部は皮質と髄質が区別されます（図10-4）．

◆ 腎皮質

腎皮質は，線維被膜の下1～1.5 cmを占める部分です．腎血流量のおおよそ80％は皮質に行くので，暗赤色をしています．腎皮質には腎小体が均等に分布しています．腎皮質には腎髄質から続く線条が等間隔に入っていて，これを髄放線といいます．

◆ 腎髄質

腎髄質は，皮質の内側にある8～12個の円錐状の腎錐体からなります．腎錐体は血流量が少ないために淡い色をしています．腎錐体には，錐体の先端に向かって走る線条がみられます．線条の密度が高い外層と密度が低い内層が区別されます．

腎錐体の先端は丸みを帯びているので，腎乳頭といいます．腎乳頭には乳頭管の開口部が15～20個開いていて，ここから尿が腎盂に出ます．腎盂に入った尿は，その後，質的に変化することはありません．

3. 腎臓の血管

2つある腎臓は，脊柱の左右にある後方に凹んだところに位置しています．大動脈から直接分岐する腎動脈と，下大静脈に直接注ぐ腎静脈が左右の腎門から腎臓に出入りしています（図10-2）．

腎臓は血液を濾過する仕事をするので，血液が豊富に流れていないと十分な仕事が

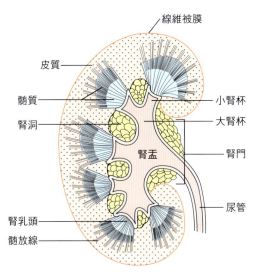

図10-4　腎臓の断面

できません．腎臓は，心臓から送り出される1回拍出量の約25％を受け取ります．腎動脈は，腎臓に入ると，葉間動脈になって皮質に向かって走り，皮髄の境界で左右に分かれて，ここを弓状に走ります（弓状動脈）．弓状動脈からは直角に被膜に向かって小葉間動脈を多数出します．小葉間動脈の枝である輸入細動脈が糸球体をつくります（図10-5）．

糸球体を出た輸出細動脈は，その多くが皮質の尿細管の周りに毛細血管網をつくって再吸収を行って小葉間静脈に入ります．

しかし，髄質に近いところにある比較的少数の糸球体を出た輸出細動脈は，髄質に入ってU字型の直血管をつくります．下行血管と上行血管は対向流交換系をつくってネフロンの働きを助けたのち，上行血管（静脈）は弓状静脈に入り，さらに葉間静脈となって，最後に腎静脈になります（図10-6）．

4. ネフロン（腎単位）

ネフロンとは，腎臓の機能的最小単位で，腎単位ともいいます．ネフロンは片腎だけで100万個あります．

ネフロンは，皮質にある腎小体に始まり，尿細管になって集合管に合流するまでの一続きの管をいいます．集合管はネフロンには含まれません．腎小体の大きさは直径約200μmで，尿細管の長さは3〜4cmです．

ネフロンには2つの重要な機能があります．その1つは，糸球体を通る血液を篩（ふるい）にかけて，通り抜けた小分子のなかから，身体に必要な栄養素と電解質を再吸収する働きです．もう1つは，尿を濃縮して排出するという働きです．尿の濃縮によって体内

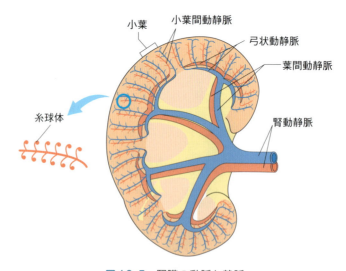

図10-5　腎臓の動脈と静脈
血流は，腎皮質では豊富で，腎髄質では乏しい．

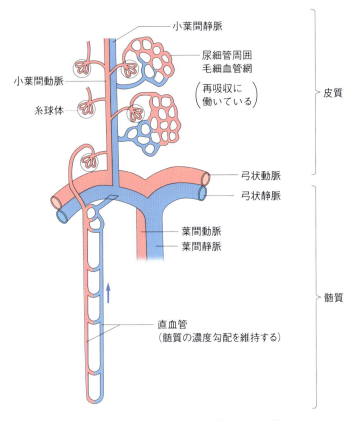

図10-6 ネフロンの働きに合わせる血管

から水分が失われるのを防ぎます．この2つの機能は，皮質ネフロンと傍髄質ネフロンが分担します．

◆ 皮質ネフロンと傍髄質ネフロン

　皮質ネフロンは，ネフロン全体の約80％を占めています．皮質ネフロンの尿細管は皮質の中を迂曲して走る部分が長く，髄放線から髄質の外層に入り，外層内でUターンして皮質に戻ります（図10-7）．

　傍髄質ネフロンの腎小体は髄質に近い皮質にあります．尿細管は皮質における迂曲部分が短く，髄質の奥深く，内層まで直進してから，Uターンして皮質に戻ります．

　栄養分と電解質の再吸収は皮質ネフロンが行い，尿の濃縮のための髄質の濃度勾配づくりは傍髄質ネフロンが行います．

◆ 腎小体

　腎小体はネフロンの最初の部位で，形は球状です．糸球体とボウマン嚢（糸球体嚢）からできています（図10-8）．

第10章　泌尿器系

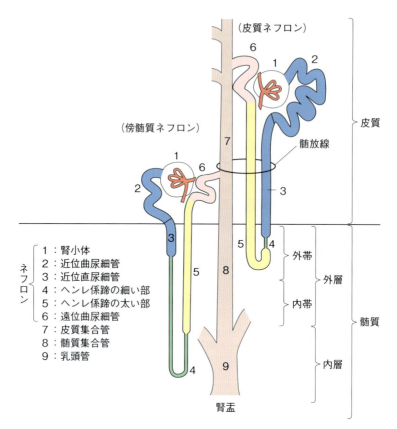

図10-7　皮質ネフロンと傍髄質ネフロンと集合管
皮質ネフロンは外層でUターンする．傍髄質ネフロンは内層でUターンする．集合管は内層で合流して乳頭管になる．

1) 糸球体

　1本の輸入細動脈が腎小体に入り，毛細血管に分かれたあとに再び集まって1本の輸出細動脈となって腎小体を出ます．輸入細動脈と輸出細動脈は腎小体の同じ場所から出入りするので，ここを血管極といいます（図10-9）．

　輸入細動脈と輸出細動脈に挟まれた糸球体の毛細血管は通常の毛細血管よりも血圧が高いので，バラバラになりやすいのにも関わらず，糸玉の形にまとまっているのは，糸球体内メサンギウム細胞のおかげです．この細胞が，毛細血管どうし，毛細血管と内葉細胞間を結びつけています．メサンギウム細胞は細胞質突起をもち，収縮能力があり，さらにはメサンギウム細胞どうしを結ぶギャップ結合ももっています．

2) ボウマン囊（糸球体囊）

　ボウマン囊は，胎生8週ころに，尿細管が後腎管（後の集合管）から枝分かれなしに伸びてきて，その末端が膨らんで，上皮細胞（単層扁平上皮）に形態変容します．その後，ボウマン囊の一部に凹みができます．この部分を内葉といいます．

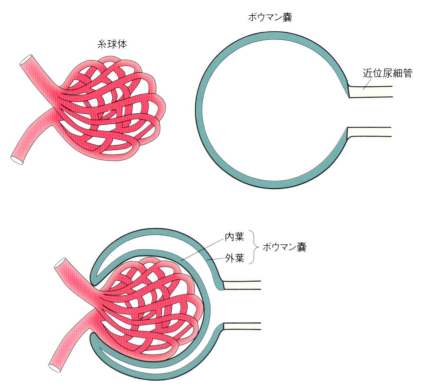

図10-8 腎小体における糸球体とボウマン嚢の関係
完成した腎小体の糸球体とボウマン嚢の関係を示す．発生学的には，ボウマン嚢の一部が凹んで内葉細胞が先にできる．血管は内容細胞に誘導され，糸球体ができる．

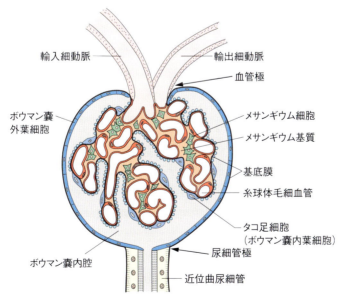

図10-9 腎小体
血管極から糸球体に出入りする血管は，両方とも細動脈である．これにより，糸球体の毛細血管の血圧は高くなり，糸球体濾過に有利になる．

第10章 泌尿器系

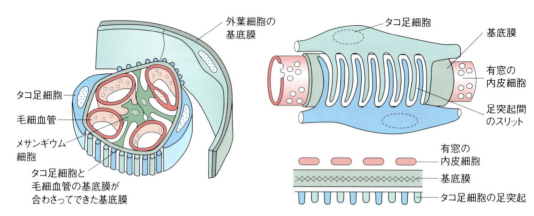

図10-10　血液尿関門

内葉細胞は基底膜上に並び，足突起をもつ特別な形の細胞に分化します．この細胞はその形から，たこ足細胞という名前でも呼ばれます．たこ足細胞の足突起は，ほかのたこ足細胞の足突起と入り組み，足突起間に細いスリット（細隙）をつくります．これは，のちに血液尿関門の一部として働きます（図10-10）．

ボウマン嚢の内葉以外のところを外葉といいます．外葉細胞は基底膜上に並ぶ単層扁平上皮からなり，足突起はありません．外葉細胞は，血管極の180度対側で近位尿細管に移行します．この移行する部位を腎小体の尿細管極といいます．

●血液尿関門

血液尿関門とは，腎小体にある血液を濾過するフィルターのことで，糸球体毛細血管の内皮細胞，基底膜，タコ足細胞の足突起間のスリットからなります（図10-10）．

糸球体毛細血管の内皮細胞には，篩として働く多数の孔が開いています．孔のサイズは70〜100 nmです．血球は通過できません．基底膜はフェルトによく似た構造で，線維間の隙間は3〜4 nmと最も狭く，タンパク質は分子量が4万以上のものは通過しにくい構造です．タコ足細胞は足突起どうしの隙間が20〜40 nmありますが，ここには厚さ6 nmのスリット膜が張っています．スリット膜を構成するタンパク質が，ここを通過するタンパク質の透過性を制御しています．

前述した血液尿関門の構成要素はすべてマイナスに荷電しており，同じくマイナスに荷電している物質（問題になるのは血清アルブミンで分子量6万9,000）がここを通過しようとすると，反発力を生じて，通過を妨げます．

●糸球体濾過圧

糸球体では，腎臓に入ってきた血漿成分のうちの小分子のものが，ボウマン嚢内腔に濾し出されます．この濾し出す力を糸球体濾過圧といいます．糸球体の毛細血管は細動脈と細動脈に挟まれているので，通常の毛細血管の血圧が35 mmHg以下なのに対して60 mmHgあります．この高い血圧は，糸球体濾過にとって必要不可欠です．

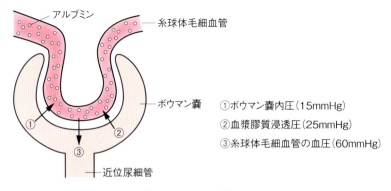

図10-11　糸球体濾過圧

糸球体濾過圧が十分あるかどうかには糸球体毛細血管の血圧とボウマン嚢内圧との差だけでなく、毛細血管の血漿膠質浸透圧も関わってきます（図10-11）。毛細血管の血漿膠質浸透圧は主に血漿アルブミンによってもたらされるので、血漿アルブミン値が低い場合には、身体内の細胞外液が過剰になって、いわゆる浮腫をきたします。

糸球体濾過によってボウマン嚢に入る尿を原尿といい、延べ150 L/日となりますが、最終的に腎臓から排出される尿量は1.0～1.5 L/日なので、原尿の99％以上が再吸収されます。

> **ネフローゼ症候群**　尿タンパク3.5 g/日以上が続き、血清アルブミン値が3.0 g/dL以下に低下すると、血漿膠質浸透圧低下による浮腫をきたします。浮腫の原因が糸球体にあるものをネフローゼ症候群といいます。

◆ 尿細管

ネフロンを構成する尿細管は、近位尿細管、ヘンレ係蹄（ループ）の細い部、ヘンレ係蹄の太い部（遠位直尿細管）、遠位曲尿細管に分けられます。

1）近位尿細管

近位尿細管は腎小体に続く部です。近位尿細管は、走行が曲がりくねっている近位曲尿細管と真っすぐな近位直尿細管が区別されます。近位直尿細管になるのは、近位尿細管が髄放線に加わって髄質に向かうときです。近位尿細管の直径は約60 μmあって、集合管についで太く、管腔面には、刷子縁と呼ばれる微絨毛をもっています（図10-12）。刷子縁は表面積を増やして、吸収あるいは分泌の効率を上げています。また、基底側半分の上皮細胞同士はかみ合っていて、篏合部分にはミトコンドリアが基底膜に垂直に並んでいます。これは光学顕微鏡で線条に見えるので、基底線条といいます。篏合部の細胞膜には、Na^+-K^+交換ポンプが密にあり、ミトコンドリアはこのポンプにATPを供給しています。基底線条があるのはイオンの出入りが活発であることを示しています。

表10-1 近位尿細管において再吸収される物質と尿中へ分泌される物質

再吸収	グルコース，アミノ酸，ビタミン，重炭酸イオン（HCO_3^-）	100％
	水，リン（P），Na^+，Cl^-，K^+	70〜80％
	Ca^{2+}	60〜70％
分泌	H^+，クレアチニン，アンモニア，ペニシリン，パラアミノ馬尿酸，尿酸やサリチル酸などの有機酸，ヒスタミンやコリンなどの有機塩基	

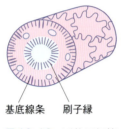

基底線条　刷子縁

図10-12　近位尿細管

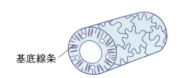

基底線条

図10-13　遠位尿細管
刷子縁はない．

• 近位尿細管の働き

　近位尿細管は，栄養素や電解質イオンなど身体に必要なものを原尿から再吸収し，不要な物質を血漿から上皮内に取り入れて，管腔に排出します（表10-1）．表にあるアンモニアは例外で，近位尿細管上皮細胞でつくられて，管腔に出され，H^+の排泄に使われます．

　近位尿細管上皮細胞は炭酸脱水酵素をもっていて，水と二酸化炭素から炭酸を生成できます．炭酸は細胞内で解離してH^+とHCO_3^-を生じ，H^+は管腔に出され，HCO_3^-は再吸収されます．

2）ヘンレ係蹄の細い部と太い部

　近位直尿細管は髄質の中でヘンレ係蹄の細い部（直径10〜15μm）になります．ヘンレ係蹄の細い部（下行脚）は，髄質の内層まで真っすぐに下行し，U字形に折れ曲がり，上行に転じます．上行してしばらくすると太くなります．太くなった部をヘンレ係蹄の太い部（直径30μm）といいます．ヘンレ係蹄の太い部は，遠位直尿細管ともいいます．遠位直尿細管とこれに続く遠位曲尿細管には刷子縁はありませんが，基底線条はあります（図10-13）．

• 対向流交換系

　半透膜でできた管が2本平行に走り，下でつながって管腔液の流れる方向が逆になるときに，間質に濃度勾配が生じるしくみを対向流交換系といいます（図10-14）．ヘンレ係蹄下行脚は，水を自由に通し，Na^+を通しにくい性質をもっています．一方，上行脚は水の透過性を失い，Na^+の透過性が良くなります．このように，下行脚と上

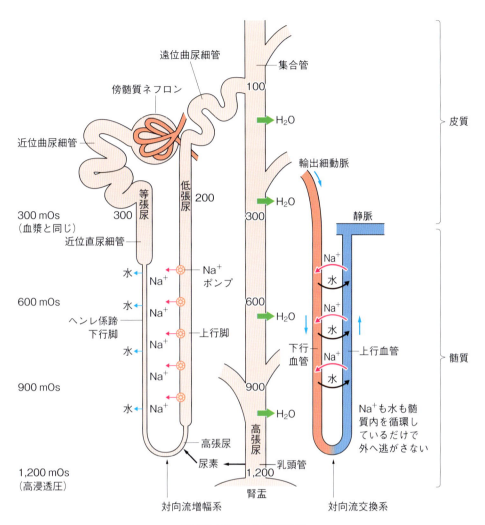

図 10-14　尿の濃縮機構
集合管から水が再吸収されるのは，集合管上皮細胞の水チャネルがADHの作用によって開くときである．

行脚で半透膜の性質が逆になっているので，下行脚では深部に進むにつれて管腔液から水が間質に吸収されて管腔液のNa$^+$濃度は濃くなり，上行脚では拡散によって管腔液のNa$^+$は間質に出ていき，管腔液のNa$^+$濃度は薄くなります．

- **対向流増幅系**

　上行脚のヘンレ係蹄の太い部は，上皮細胞の管腔側細胞膜にあるNa$^+$-K$^+$-2Cl$^-$共輸送体と基底側細胞膜にあるNa$^+$-K$^+$交換ポンプの働きによって，管腔液に含まれるNa$^+$を間質に能動的に運び出します．これにより，髄質のNa$^+$濃度勾配は一層増幅されます．これを，対向流増幅系といいます（図10-14）．

　髄質のNa$^+$の濃度勾配を増幅するには，尿素も一役買っています．

> **ループ利尿薬**　最も強力な利尿薬であるループ利尿薬は，ヘンレ係蹄の太い部の上皮細胞の管腔側細胞膜にある$Na^+-K^+-2Cl^-$共輸送体を阻害することによって利尿効果を発揮します．

• **尿素の髄質浸透圧勾配増幅への関与**

　アンモニアを無毒化するために肝臓でつくられた尿素は，腎臓の糸球体を通り抜けて原尿に出たのち，近位尿細管で約50％が再吸収されます．最終的に尿に出るのは糸球体通過量の10〜40％です．血漿と尿の成分を比較したグラフを示します（図10-15）．

　髄質内層にある集合管は，尿素を通しやすくできています．尿素は髄質内層で拡散によって間質へ出ます．水は伴わず，尿素だけが移動します．髄質深部の間質に出た尿素はヘンレ係蹄の細い部の上行脚内に入って循環します．尿素が上行脚に入ると，Na^+の間質への移動がさらに促進されます．尿素は髄質の浸透圧勾配の約50％を担っています．このために髄質深部の浸透圧は1,200 mOsmにまでなり，集合管に対するADHの作用次第で，100〜1,200 mOsmまで調節が可能となります（図10-14）．

• **直血管の髄質浸透圧維持への関与**

　ヘンレ係蹄に隣り合う髄質の直血管もまた，ヘンレ係蹄と同様にU字型をとって走ります．このU字型直血管は，水とNa^+が髄質内を循環するのに役立ち，水も

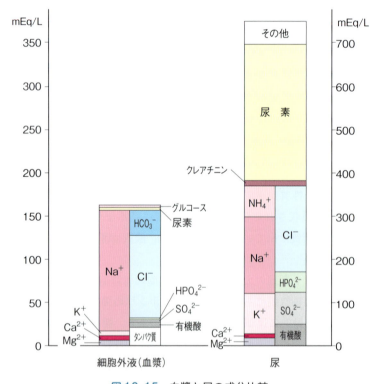

図10-15　血漿と尿の成分比較

Na^+も髄質の外に出ることはありません．直血管は髄質の濃度勾配の維持に役立ちます（図10-14）．

3）遠位曲尿細管

緻密斑よりも遠位にある遠位尿細管は，皮質内を迂曲して走り，遠位曲尿細管といいます．直径は，急に太くなって約40μmあります．遠位曲尿細管には副甲状腺ホルモン（PTH）と活性ビタミンDの受容体があり，ここでCa^{2+}の再吸収が行われます．また，遠位曲尿細管上皮細胞の細胞膜にはNa^+-Cl^-共輸送体があり，NaClの再吸収が行われます．

サイアザイド系利尿薬　遠位曲尿細管上皮細胞の管腔側の細胞膜にあるNa^+-Cl^-共輸送体が働かないようにして，利尿効果を発揮します．

◆ 傍糸球体装置

• 緻密斑（密斑）

遠位直尿細管は，皮質に入ると，自分が属するネフロンの腎小体の血管極の輸入細動脈と輸出細動脈の間に入り込みます．この部分の上皮の一部は，緻密斑と呼ばれる特殊構造になっています．緻密斑の細胞は円柱状で，核が密集して配列するので，このように呼ばれています．

血圧が低いときには，尿細管を流れる管腔液の速度が緩くなり，NaClの再吸収が盛んになるために，遠位直尿細管を流れる尿のNaClの濃度が低くなります．緻密斑は尿のクロールイオン（Cl^-）の濃度を感受して，低いときにはプロスタグランジンを基底膜側に分泌して糸球体外メサンギウム細胞を介して傍糸球体細胞のレニン分泌を促進させます．

• 傍糸球体細胞

輸入細動脈壁の平滑筋細胞が特殊化してできたレニン分泌細胞です（図10-16）．緻密斑からレニン分泌を促す司令が届くと，レニンを血中に分泌します．レニンは，レニン-アンジオテンシン-アルドステロン系を始動して，循環血液量を増やし，血圧を上げます．

• レニン-アンジオテンシン-アルドステロン系

レニンは，肝臓でつくられるアンジオテンシノーゲンの分解酵素として働き，アンジオテンシンⅠをつくります．アンジオテンシンⅠは肺の毛細血管内皮細胞にあるアンジオテンシン変換酵素（ACE）により，アンジオテンシンⅡに変えられます．

アンジオテンシンⅡは，全身の細静脈に働き，これを収縮させて血圧を上げる作用があります．アンジオテンシンⅡの働きはこれにとどまらず，副腎皮質に働き，アルドステロンを分泌させます．アルドステロンは集合管からNa^+を再吸収させて，循環血液量を増加させ，血圧を上げます．

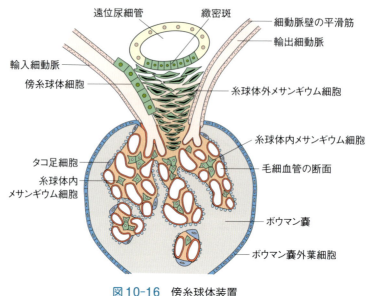

図10-16　傍糸球体装置

> **ACE阻害薬とARB**　ACE阻害薬とアンジオテンシンⅡ受容体遮断薬（ARB）は，血圧を下げる薬としてよく使われています．

- 糸球体の自己調節

　血圧が下がって糸球体濾過量（GFR）が減少すると，レニンが傍糸球体細胞から分泌され，その結果できたアンジオテンシンⅡが輸入細動脈と輸出細動脈を収縮させます．このときに輸出細動脈の収縮の方がより強く起こるので糸球体の血圧が高まり，GFRが回復します．このような糸球体の自己調節によって，全身の血圧が80～170 mmHgの間で変動しても，尿量に影響はありません．

5. 集合管と乳頭管

　集合管は，皮質で始まります．皮質で遠位曲尿細管からの尿を集め，次第に太くなります（直径60～80 μm）．皮質では髄放線を走り，そのまま髄質を直進します．髄質の内層に入ってからほかの集合管と合流してさらに太くなり，乳頭管になって腎乳頭の先端で小腎杯に開きます．

◆ 主細胞と間在細胞

　集合管の上皮は，2/3を占める明るい主細胞と，1/3を占める暗い間在細胞（介在細胞）の2種類からなります（図10-17）．間在細胞は，髄質の内層にはありません．主細胞は水・電解質代謝の調節，間在細胞は酸塩基平衡の仕事をしています．間在細

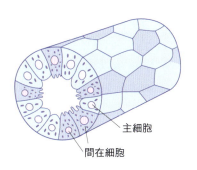

図 10-17　集合管の形態
長さ20 mmで，真っすぐに腎乳頭へ向かう．上皮細胞間の細胞境界は明瞭である．主細胞は，ホルモンの影響下で水分とNa⁺の再吸収を行う．間在細胞は体液の酸塩基平衡に関わる．

胞は炭酸脱水酵素をもち，管腔側の細胞膜にH^+あるいはHCO_3^-の汲み出しポンプをもっています．間在細胞はATPを供給するミトコンドリアを豊富にもつため，暗く見えます．

◆集合管の働き

1）水・電解質代謝の調節

集合管における水の再吸収は，体内の水分量に応じて調節されます．調節の範囲はネフロンで再吸収される水分量の5％程度ですが，再吸収量自体がかなり大きいので，その調節力は大きいといえます（8〜10 L/日）．水・電解質の調節は，バソプレシン，アルドステロン，心房性ナトリウム利尿ペプチドの3種類のホルモンを通して行われます．

- **バソプレシン（ADH）**

血漿浸透圧が高くなると，視床下部にある浸透圧センサーが働き，下垂体後葉からADHが分泌されます．ADHは集合管主細胞に働いて水を再吸収して，血漿浸透圧を元に戻します．水の再吸収は水チャネルが細胞質から細胞膜に移動して，行われます．

- **アルドステロン**

循環血液量が減少すると，レニン-アンジオテンシン-アルドステロン系を介して副腎皮質からアルドステロンが分泌され，集合管主細胞からNa^+が再吸収されます．Na^+が再吸収されるときに水も一緒に再吸収されるので，血漿浸透圧は変わらずに循環血液量だけが増えます．アルドステロンにはK^+を尿中に排泄する作用もあります．

> **原発性アルドステロン症**　アルドステロンが過剰に分泌されるので，循環血液量が増えて血圧が上がります．K^+が排泄されるので，低カリウム血症になり，α間在細胞はK^+を再吸収して，代わりにH^+を尿中に排泄するので，体液はアルカリ性（塩基性）に傾きます．

第10章　泌尿器系

・心房性ナトリウム利尿ペプチド（ANP）

　ANPは，心房筋で合成され，心房に負荷がかかると分泌されるホルモンです．ANPには血管拡張作用があり，輸入細動脈を拡張させてGFRを増やします．また，集合管主細胞に働き，Na^+の排泄を促進します．レニン-アンジオテンシン系を抑制する作用もあります．こうしてANPは複合的にNa^+利尿を促し，心房にかかる負担を減らします．

2）酸塩基平衡

　皮質集合管には，α間在細胞とβ間在細胞の両方が混在しています．α間在細胞は，H^+の分泌とK^+の再吸収を行います．β間在細胞は，重炭酸イオン（HCO_3^-）の分泌とCl^-の再吸収を行います．体液のpHは，摂取した食物の代謝によって常に酸性に傾くので，通常はα間在細胞が働いています．なお，体液の酸・塩基平衡については第16章で詳しく説明します．

6. 腎臓のその他の働き

◆ エリスロポエチンの分泌

　腎組織の酸素分圧が低下すると，腎の間質細胞からエリスロポエチンが分泌されます．エリスロポエチンは骨髄に働いて，赤血球の生成を促します．

◆ ビタミンDの活性化

　皮膚でつくられたビタミンDと食事で摂ったビタミンDは，どちらも肝臓と腎臓で水酸化を受けて，活性化ビタミンDとなって初めて作用することができ，小腸からのカルシウムの吸収と遠位曲尿細管からのカルシウムの再吸収を促進します．

> **慢性腎不全**　慢性腎不全は，不可逆性に腎機能が侵される病気です．このために，エリスロポエチンが分泌されなくなり，腎性の貧血が起きます．また，ビタミンDの活性化が起こらないため，小腸からカルシウムの吸収ができなくなり，骨粗鬆症になります．

> **人工透析**　腎不全になってGFRが落ちてくると，人工的に血液を浄化する人工透析が行われます．薄い透析膜を挟んで患者の血液と透析液をそれぞれ流すと，膜にある小孔を通して，NH_4^+，K^+，尿素，尿酸，クレアチニンが濃度勾配により受動的に透析液に流れ込み，尿に出るものと同じものが血漿から取り除かれます．

7. 糸球体濾過量を調べる検査

◆ 糸球体濾過量 (GFR)

　GFRとは，糸球体を1分間に通過する濾過量のことです．これは，人工透析をするかどうかの判断に用いられており，腎臓の機能を表す指標として最も重要です．

　GFRは100〜150 mL/分，腎血漿流量は500〜700 mL/分なので，GFRは腎血漿流量の約20％になります．

　GFRと腎血漿流量は，クリアランスによって求められます．クリアランスは次の計算式で求められます．

$$C = U \times \frac{V}{P}$$

C：クリアランス，U：尿中に含まれるその物質の濃度，P：血漿中のその物質の濃度，V：単位時間内の尿量

1) クレアチニンクリアランスとPAHクリアランス

　GFRを求めるためには，100％糸球体を通過し，再吸収も分泌もないイヌリンを点滴静注するのがよいのですが，測定法が煩雑なためにほとんど行われていません．臨床の場でGFRを求めるには，クレアチニンクリアランスが用いられています．しかし，クレアチニンは筋肉に含まれるクレアチンの代謝産物なので，筋肉が発達している人では値が大きく出てしまい，使うことができません．

　腎血漿流量を求めるには，PAH（パラアミノ馬尿酸）クリアランスが使われます．PAHはこのための検査用薬液です．糸球体濾過と近位尿細管からの分泌により全量が尿中に出るため，PAHクリアランスは腎血漿流量を表します．

2) 推定糸球体濾過量 (eGFR)

　GFRを調べる簡便な方法として，血清クレアチニン濃度と性と年齢からGFRを求める計算式があります．この方法は慢性腎臓病のスクリーニング用に開発されました．

┃尿　路

1. 腎　盂

　腎盂は，腎乳頭から出てくる尿を腎杯で受けて尿管に流します．腎盂に入った尿は，このあと性状が変わることはありません．腎盂の内面は移行上皮で被われています．

2. 尿　管

　　尿管は，尿を膀胱まで運びます．尿管は腎門に始まり，下行して膀胱底にある膀胱三角に開口します（図10-18）．尿管は，太さ5～6 mm，長さ約30 cmあります．

　　尿管の壁は，粘膜，筋層，外膜からなります．粘膜は移行上皮で被われています．尿管の筋層は厚く，2層になっており，内側の筋層は縦走し，外側の筋層は輪走しています．尿管の上端に「歩調取り細胞」があって，1分間に数回の割に自動収縮して尿を少量ずつ（1回0.5 mLほど）膀胱に向かって送ります．

　　尿管は，膀胱に入るときに斜めに膀胱壁を横切ります．尿管の縦走筋が収縮すると，尿管が開いて，尿は膀胱に入ります．尿管の縦走筋が弛緩すると，膀胱内圧によって尿管は押されて閉じます（図10-19）．このしくみによって，膀胱が尿を尿道に送り出すときに尿が尿管に逆流することはありません．

3. 膀　胱

　　膀胱は，骨盤腔の中，恥骨結合のすぐ後ろにあります．男性では直腸の前，女性では子宮の前にあります．膀胱は，尖，体，底の3部が区別されます．膀胱尖は臍に向かっています（図10-20）．膀胱は，尿を一時的に蓄える袋です．

　　膀胱壁は，粘膜，筋層，外膜からなります．粘膜は移行上皮で覆われています．筋層は平滑筋からなり，その収縮によって膀胱は溜まった尿を尿道に送り出すので，排尿筋とも呼ばれます．

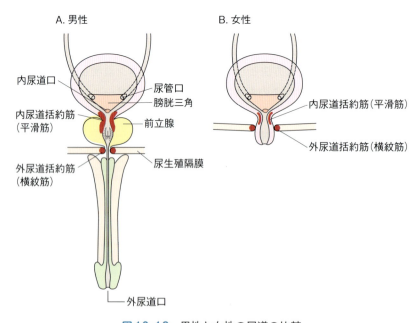

図10-18　男性と女性の尿道の比較

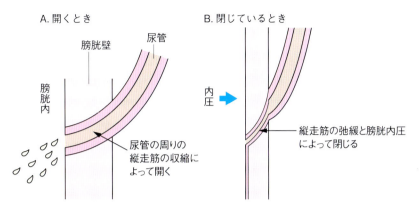

図 10-19　膀胱から尿管への逆流防止装置
尿管は膀胱壁を斜めに貫くため，膀胱に尿が溜まると内圧により圧迫されて閉じる．

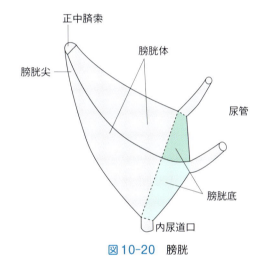

図 10-20　膀胱
正中臍索は，尿膜管を入れて臍へと続く．膀胱底は膀胱三角ともいい，2本の尿管と内尿道口によって囲まれている三角形の部分をいう．ここは常に形が変わらない．

　膀胱底には膀胱三角と呼ばれる三角形の平坦な部分があります．ここだけは膀胱が収縮しているときにも形と大きさが変わりません．三角の底辺の左右両端に尿管が開口します（尿管口）．三角の頂点は前下方にあって，ここから尿道が始まります（内尿道口）．

　内尿道口は縦走する平滑筋によって取り巻かれます．これを，内尿道括約筋（膀胱括約筋）といいます．内尿道括約筋は交感神経が優位になると収縮します．

4. 尿 道

　尿道は，膀胱に溜まった尿を体外に運び出す管です（図10-18）．男性の尿道の長さは16～18 cmありますが，女性の尿道は約3 cmしかありません．

　尿道は，尿生殖隔膜を貫くところで，外尿道括約筋によって囲まれています．この括約筋は，通常は強く収縮していて尿を漏らしませんが，自分の意志で（随意的に）緩めて排尿することができます．外尿道括約筋は体性神経である陰部神経の支配を受ける横紋筋です．

> **尿路感染症**　女性の尿道は太く，短くて真っすぐに走っているので，外尿道口から膀胱に大腸菌が侵入しやすい状態です．このため，女性は膀胱炎や腎盂腎炎などの尿路感染症に罹患する頻度が高いです．

> **導尿**　膀胱に尿が溜まっているのに，排尿できない状態を尿閉といいます．このようなときに，外尿道口から膀胱までカテーテル（柔軟性のある管）を通して尿を外に導く処置を行い，これを導尿といいます．男性の尿道は，長いうえに走向が途中で変わるので，導尿に技術を要します．

5. 排尿調節のしくみ

　膀胱の容量は約500 mLです．150 mLほど尿が溜まると尿意を感じますが，400 mL溜まるまでは排尿を我慢することができます．このしくみを説明します．

◆ 排尿反射

　排尿反射には自律神経だけでなく，体性神経も関わっているので，ある程度は随意的に排尿を我慢することができます．

　膀胱に尿が150 mLほど溜まると，仙髄の排尿中枢に知らせがいき，ここからさらに橋の排尿中枢と大脳皮質に知らせがいきます．これによって大脳に尿意が生じるので，大脳は排尿の場所や時期について考え始めます．橋にある排尿中枢が，通常働いていますが，大脳の考えにあわせて自律神経系に指令を出すので，大脳があたかも排尿を制御しているようにみえます．

　認知症患者に起こる尿失禁は大脳萎縮，幼少期に起こる尿失禁は大脳の未熟によって起こります．

> **反射性尿失禁**　膀胱壁の伸展の知らせが脊髄損傷によって大脳に届かなくなると，膀胱に尿が溜まっても尿意を感じることはありません．こうなると，排尿は仙髄を排尿中枢とする排尿反射だけで行われます．これを，反射性尿失禁といいます．

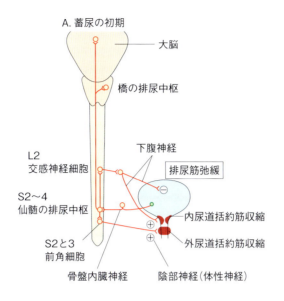
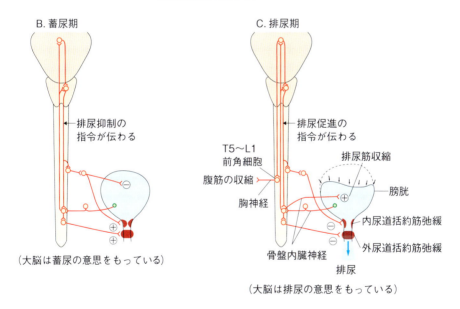

図10-21 排尿調節のメカニズム
下腹神経は交感神経で，骨盤内臓神経は副交感神経である．

◆ 排尿調節のメカニズム（図10-21）

1）蓄尿期

　　膀胱に尿が150 mLほど溜まると，膀胱壁にある伸展受容器から骨盤内臓神経（副交感神経）の求心性線維を介して仙髄2〜4にある排尿中枢にこの情報が送られます．
　　仙髄の排尿中枢は第2腰髄にある交感神経細胞を刺激して，下腹神経を介して内尿道括約筋を収縮させるとともに，排尿筋を弛緩させて排尿を抑制します．また，仙髄

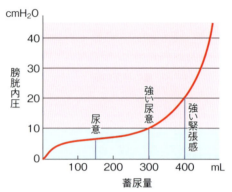

図 10-22　排尿期の膀胱内圧と蓄尿量
300 mLほど蓄尿されるまで膀胱内圧はあまり上がらないが，350 mLを超えると膀胱内圧は急激に増加する．

の排尿中枢は仙髄の前角細胞を刺激して，陰部神経を介して外尿道括約筋を収縮させ，排尿を抑制します．

　仙髄の排尿中枢は，膀胱に尿が150 mLほど溜まったことを大脳と橋にある排尿中枢に伝えます．このときから尿意をもよおします．橋の排尿中枢から下行する遠心性線維は，第2腰髄の交感神経細胞，第2～4仙髄の副交感神経細胞と連絡をもっていて，排尿を抑制あるいは促進することができます．

　膀胱に200～300 mLの尿が溜まると，骨盤内臓神経の遠心性線維を介して数分ごとに排尿筋が反射的収縮を繰り返すようになりますが，橋の排尿中枢は仙髄の排尿中枢を介して，より強く外尿道括約筋を収縮させて排尿を抑制します．このほか，橋の排尿中枢は腰髄の交感神経細胞にも指令を出し，内尿道括約筋を収縮させ，かつ排尿筋を弛緩させて排尿を抑制します．

2）排尿期

　膀胱におよそ350 mL尿が溜まると膀胱内圧が急に高くなり，これに排尿筋の反射的収縮も加わるので，尿意も緊急性を帯びてきます（図10-22）．大脳が排尿を決定するまでは，橋の排尿中枢はさらに強く外尿道括約筋と内尿道括約筋を収縮させて，排尿を抑制します．しかし，大脳が排尿を決定すると，橋にある排尿中枢はこれに合わせて排尿促進に転じ，内尿道括約筋を弛緩させ，排尿筋の収縮を促進する指令を出すとともに，外尿道括約筋を緩めます．一方，大脳は第5～12胸髄と第1腰髄の前角細胞を刺激して腹筋を収縮させ，排尿を促進するので，排尿が起こります．

　排尿には大脳支配の体性神経（陰部神経）が関わっているので，自分の意志で排尿を開始するだけでなく，排尿を止めることもできます．

第11章 生殖器系

　生きるものには寿命があります．個体は次第に老化し，ついには死ぬ宿命にあります．そこで，種族の絶滅を避けるために，子孫を残そうとします．子孫すなわち新しい個体をつくることが生殖であり，そのための器官系が生殖器系です．この章では，生殖器の発生と性の分化，成人の男性生殖器と女性生殖器を扱います．

性腺の発生と性の分化

　性腺（生殖腺）の原基となるのは中腎です．中腎は，胎生4週に後腹膜に出現します（図11-1）．中腎は一時的に尿をつくりますが，最終的には後腎ができて，後腎が泌尿器系になります．中腎には生殖堤と呼ばれる隆起があって，この中に未分化の性腺原基が入っています．性腺原基には胎生6週までに，卵黄囊上壁から始原生殖細胞（生殖細胞になる細胞で全能性をもつ）が引っ越してきます．ここまでは，男女差はありません（図11-2）．

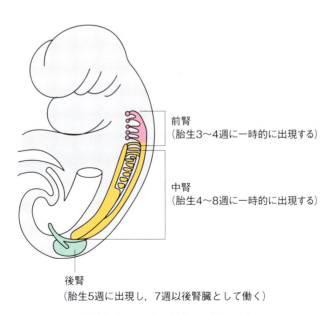

図11-1　前腎・中腎・後腎の発生
性腺と内性器は中腎から発生する．

第11章 生殖器系

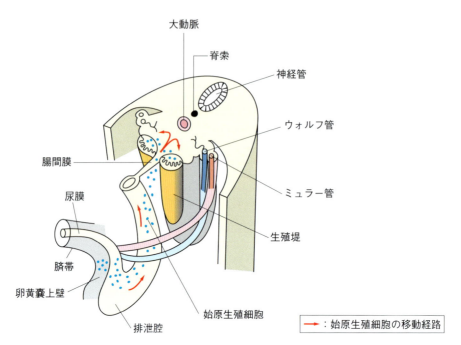

図11-2 始原生殖細胞の移動（胎生4〜6週）
内性器に分化するウォルフ管とミュラー管は，この時期には両方ともある．

1. 遺伝子の性と性腺の性の分化

　Y染色体に載っている*SRY*（sex-determining region of Y chromosome，Y染色体上の性決定領域）遺伝子の有無で性を区別するのを，遺伝子の性といいます．*SRY*遺伝子をもっている個体では，胎生7週に性腺原基が精巣に分化し始めます．一方，*SRY*遺伝子をもたない個体では，胎生8週に卵巣が分化し始めます．精巣をもつかどうかで性を区別するのを，性腺の性といいます．

2. 内性器の性の分化

　精巣ができると，胎生7〜12週に，血中テストステロンの濃度が急激に上昇し，成人男性のそれに匹敵するほどになります．これを，アンドロゲンシャワーといいます（図11-3）．精巣からは，テストステロンとともに抗ミュラー管ホルモン（ミュラー管抑制因子）も高濃度に分泌されます．この2種類のホルモンが分泌されることで，それまではウォルフ管とミュラー管の両方をもっていたのが，精巣をもつ場合は，ウォルフ管が発達して，ミュラー管が退化します．精巣ができない場合には，ミュラー管が発達し，ウォルフ管が退化します．ウォルフ管が残れば，精巣上体管，精管，精嚢に分化し，ミュラー管が残れば，卵管，子宮，腟の上部1/3に分化します．これを，内性器の性といいます（図11-4）．

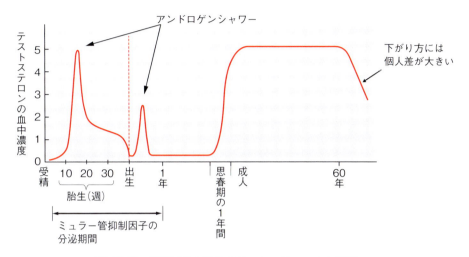

図 11-3 受精以降の男性のテストステロン血中濃度
テストステロンの血中濃度は相対値である．

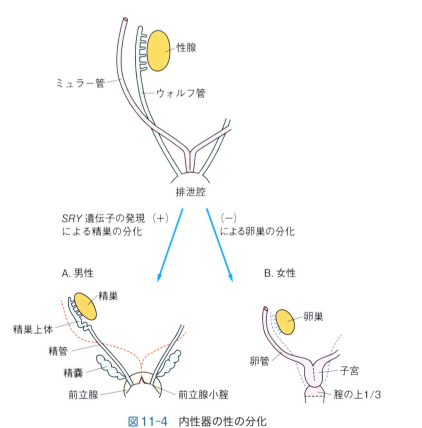

図 11-4 内性器の性の分化
胎生 4〜6 週では性差はない．
精巣から出るテストステロンと抗ミュラー管ホルモンが内性器の性を決める．

3. 外性器の性の分化

胎生4週までは外性器に性差はありません．胎生4週ころに，生殖結節が出現し，続いて尿生殖ヒダと陰唇陰嚢隆起が出現します（図11-5）．胎生8週ころには精巣からテストステロンが分泌されますが，これは外性器になる部位では5α-還元酵素によって5α-ジヒドロテストステロン（DHT）に変換されて，DHTが男性型の外性器の分化を引き起こします．DHTができない場合には女性型の外性器に分化します．

男性型の外性器は，生殖結節が陰茎亀頭に，尿生殖ヒダが陰茎に，陰唇陰嚢隆起が陰嚢に分化します．女性型の外性器は，生殖結節が陰核，尿生殖ヒダが小陰唇，陰唇陰嚢隆起が大陰唇にそれぞれ分化します．

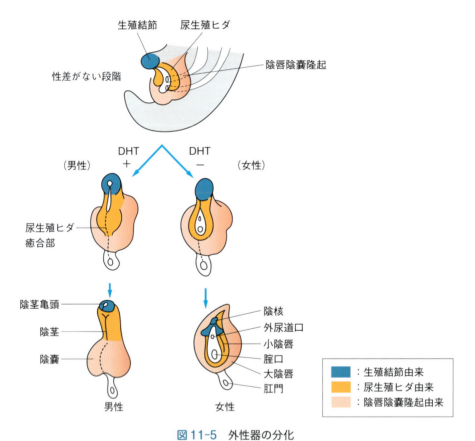

図11-5 外性器の分化
DHTはテストステロンの3倍の効力があり，DHTs変換酵素である5α-還元酵素が欠損すると，外性器は男女があいまいか，あるいは女性型になる．

戸籍上の性 外性器の形から，戸籍上の性が決まります．出生時に外性器の形から男女の判別ができない場合には，戸籍上の性の決定を一時保留にします．

半陰陽 同一個体の中で，男女の性が一致しない場合を半陰陽といいます．たとえば，精巣があるのに外陰部が女性型になる場合です．原因としては，アンドロゲン受容体欠損症や5α-還元酵素の欠損症があります．染色体異常によるものは半陰陽に含めません．

4. 脳の性

男児は，思春期になると，扁桃体と視床下部の内側視索前野が女性よりも大きくなります．女児は，思春期になると，視床下部の前腹側脳室周囲核が男性よりも大きくなります．このように，性差がある神経核を性的二形核といいます．内側視索前野の拡大と男性の性行動との間，および前腹側脳室周囲核の拡大と女性の性周期とは関係があります．

男性生殖器

男性生殖器は，精巣と精路（精巣輸出管，精巣上体管，精管），付属性腺（精囊，前立腺，尿道球腺），および外陰部（陰茎，陰囊）からなります（図 11-6）．

1. 精 巣

以前，精巣は睾丸と呼ばれていました．左右1対が陰囊に納まっています．精巣は卵形（長径は約 3.5 cm）をしていて，重さは約 10 g です．表面は厚い線維性結合組織（白膜）で覆われています．

第 11 章　生殖器系

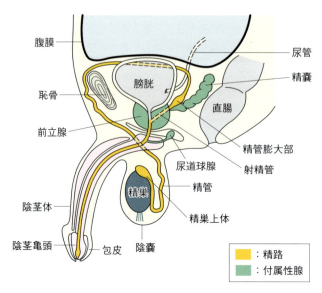

図 11-6　男性生殖器の全体
尿道は精路としても使われる．

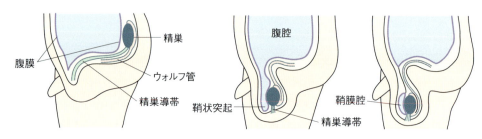

図 11-7　精巣下降の過程
精巣導帯がテストステロンの作用で短縮するために，精巣は腹壁の後ろを下降する．

◆ 精巣下降

　精巣は胎生3ヵ月までは腎臓付近にありますが，その後，後腹膜の中を下降して，出生までに陰嚢に納まります（図11-7）．精巣が陰嚢に下りる理由は，精子が腹腔温度よりも2℃低い温度でないとつくられないからです．

　精巣が陰嚢に下りるときに，腹膜も一緒に下方へ引き込まれます．腹膜が突起状に陰嚢に入った部分を鞘状突起といいます．鞘状突起は，出生する前に腹腔との連絡を絶って，袋状（精巣鞘膜と鞘膜腔）になって精巣の前面を覆います．鞘膜腔には少量の液体を入れています．

> **外鼠径ヘルニア**　出生後も陰嚢と腹腔間に連絡があると，泣いたりして腹圧がかかったときに腸管が陰嚢に下りてきます．これを外鼠径ヘルニアといい，男児に多くみられます．

> **停留精巣** 精巣が胎生期に陰嚢まで下降せず，途中でとどまった状態で出生する場合を停留精巣といいます．停留精巣のまま成人すると，約半数が不妊症や精巣がんになるので，子どものときに手術で精巣を陰嚢に下ろします．

精巣動脈の血液を冷やす工夫

精巣動脈は腹腔で大動脈から直接分岐するので，精巣動脈を流れる動脈血は37℃に近い温度になっています．温度の高い血液がそのまま精巣に入っていくと，精巣は精子生成ができなくなります．この事態を防ぐために，精巣動脈は，蔓状静脈叢に囲まれて血液は冷やされます（図11-8）．精巣に入ってからは，表面の白膜の中を走って血液を冷やしてから，精巣の内部に進入します．

◆ 精巣の構造

精巣を覆う白膜は精巣の後上方で特に厚くなっており，ここを精巣縦隔といいます．精巣縦隔からは放射状に結合組織が対側の白膜に向かって延びて，精巣を約250の小部屋（精巣小葉）に分けます．各精巣小葉には長さ30～70 cmの曲精細管が1～3本入っています（図11-9）．曲精細管の全長は左右の精巣合わせて約500 mになります．

曲精細管はループ状で，ここから直精細管を1本出して精巣網とつながります．精巣網は，精巣縦隔にある管腔が網状に連なった組織です．

1）精細管

曲精細管と直精細管は，どちらもセルトリ細胞によって上皮ができていますが，生

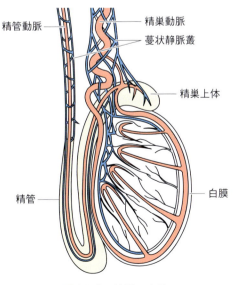

図11-8　精巣の血管

第11章　生殖器系

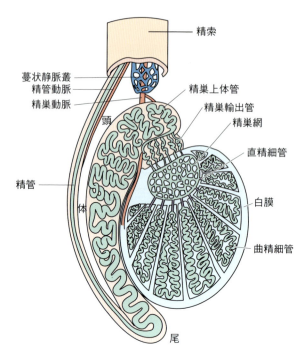

図11-9　精巣・精巣上体・精管・精索

精索とは，精管，精巣動脈，蔓状静脈叢などが結合組織で束ねられてヒモ状になっているものをいう．

殖細胞が減数分裂を行うのは，曲精細管の方だけです．減数分裂は曲精細管の中にセルトリ細胞のつくり出す特別な環境においてのみ行われます．

2）精祖細胞が精子細胞になるまで

　曲精細管に管腔が現れるのは思春期です．基底膜上に並んだ精祖細胞は，減数分裂を開始すると，精祖細胞 → 一次精母細胞 → 二次精母細胞 → 精子細胞と，名前を変えながら管腔側に向かって上っていきます（図11-10）．

　精祖細胞が分裂を始めてから，精子細胞を経て精子になるまでには約2ヵ月を要します．この過程を，精祖細胞から順番に説明します．

- 精祖細胞

　精祖細胞の染色体数とDNA量は体細胞と同じです．精祖細胞は，2～3回の体細胞分裂をしますが，最初の分裂で片方は元の形でそのまま残し，他方はその後分裂するたびに細胞どうしが細胞質間橋で結合されるようになります．

- 一次精母細胞

　一次精母細胞は，1回目の減数分裂にかなりの時間をかけます．まず細胞体を倍の大きさにして，DNAも複製して2倍にします．ここまでは体細胞分裂と同じですが，次に，対立遺伝子どうしを交叉して，新しい遺伝子構成をもった染色体をつくります．

374

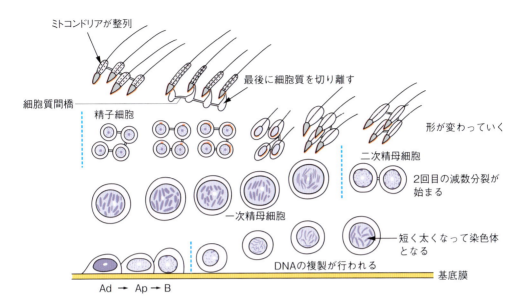

図11-10　精細管上皮
精祖細胞には，Ad，Ap，Bの3種類がある．Adは分裂してAdとApをつくる．Adはそのまま残し，Apだけが分裂してBになり，一次精母細胞になって減数分裂を開始する．

交叉が起こった一次精母細胞は，体にとって異物になります．それから1回目の減数分裂を完了して二次精母細胞になります．

- **二次精母細胞**

二次精母細胞は，細胞の大きさは精祖細胞と同じですが，2個の染色分体が動原体で結ばれた染色体を1組もちます．2回目の減数分裂には時間をかけません．細胞質が倍になることもなく，核もDNAの複製なしで分裂します．

- **精子細胞**

精子細胞は，大きさが二次精母細胞の半分，DNA量も半分になります（図11-11）．遺伝子の組合せが同じものは2つとありません．2回目の減数分裂の完了です．このあと精子細胞は時間をかけて形態変化をします（図11-12）．

3）精子細胞の形態変化

精子は，女性生殖器に入ったのち，自力で泳いで卵細胞にたどり着き，膜融合して核を卵細胞に入れなければなりません．そのために，精子細胞は形態変化をします．精子細胞の核はDNAが固く巻かれて小さくなり，その上にヘルメットのように先体を被るようになります．先体は袋状で，卵細胞を取り巻く卵丘細胞をバラバラに離す酵素と，透明帯を溶かす酵素が入っています．先体の反対側には，運動エネルギー（ATP）をつくりだすミトコンドリアをもち，泳ぐための長い鞭毛を備えています．これ以外の細胞質は，上皮を離れるときに切り離す準備をします．精子は燃料をもっていません．

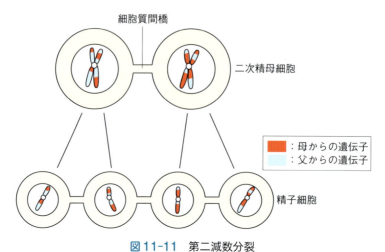

図 11-11　第二減数分裂
精子細胞はどれも遺伝子が異なる．

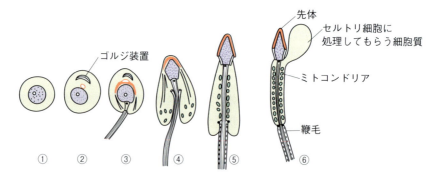

図 11-12　精子細胞の形態変化
精子細胞の各段階を示す．（①から⑥へと進む）．最後は精子の形に近くなる．
先体には授精するのに必要な酵素を入れている．

◆ セルトリ細胞とライディッヒ細胞

　セルトリ細胞（支持細胞）とライディッヒ細胞（間細胞）は，どちらも精子生成に欠かせない存在です．

1）セルトリ細胞

　セルトリ細胞は，精細管上皮をつくる細胞です（図11-13）．次の①～⑤のように，生殖細胞の減数分裂を助けるために働きます．思春期に下垂体前葉から卵胞刺激ホルモン（FSH）が分泌されると，これに刺激されて増殖し，思春期が終わると細胞分裂を一切しません．あとは生殖細胞を精子にするのに生涯をかけます．

①減数分裂中の生殖細胞に栄養を与えて，老廃物を受け取って処理をします．
②セルトリ細胞どうしの密着結合によって血液精巣関門をつくり，異物化した生殖

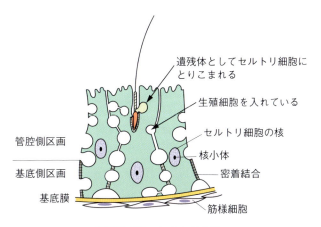

図11-13　セルトリ細胞

セルトリ細胞は，側面をヒダ状にして生殖細胞を抱え込んでいる．精子細胞は核のある部分をセルトリ細胞にとらえられて表面までもち上げられ，放出される．管腔へ放出されたものを精子という．

細胞に対する免疫反応を阻止します．
③アンドロゲン結合タンパク質をつくり，テストステロンと結合させて，これをポンプで管腔側に汲み出します．これによって管腔側区画に体液の10倍もの高濃度のテストステロン環境をつくり出します．減数分裂はこの環境でなければ進みません．
④精子を管腔に送り出します．
⑤精子が残していった遺残体を処理します．

2）ライディッヒ細胞

ライディッヒ細胞は，精細管と精細管の間にある結合組織（間質）にあるので（図11-14），間細胞ともよばれます．内分泌細胞なので，毛細血管の周りに集まっています．思春期になって下垂体前葉から黄体形成ホルモン（LH）の分泌が始まると，これに刺激されて，テストステロンの分泌を始めます．

2. 精巣網と精巣輸出管

片方の精巣だけで約500本ある曲精細管から，精子は精巣網に集められて，ここでよく混ぜ合わされます（図11-9）．精巣網からは，10〜15本の精巣輸出管を通り，精巣上体管に送られます．

精巣輸出管上皮は線毛細胞と吸収細胞からなります（図11-15）．精巣輸出管では，液体成分の吸収が行われ，精子が濃縮されます．精巣輸出管は，精巣上体の頭で1本の枝分かれのない精巣上体管に合流します（図11-9）．

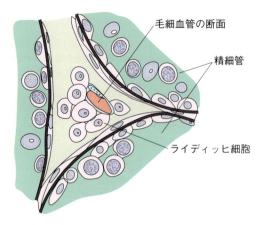

図11-14　ライディッヒ細胞
ライディッヒ細胞は，間質にあるテストステロン産生細胞である．

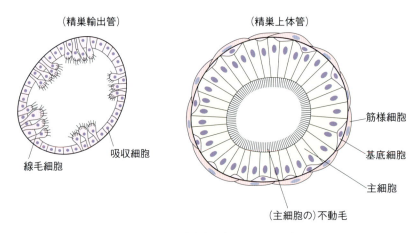

図11-15　精巣輸出管と精巣上体管
線毛は，一斉に同じ方向に振られる動く毛で，不動毛は，表面積を広げる目的の毛である．小腸の刷子縁も表面積を広げる目的であるが，不動毛はもっと長いものをいう．

3. 精巣上体

　　精巣上体は，精巣の後縁に沿ってある勾玉の形をした器官で，頭・体・尾を区別します（図11-9）．精巣上体の中には，枝分かれのない1本の精巣上体管が収まっています．管は頭では細く，尾では太くなっています．精巣上体管の長さは約5mあります．

◆精巣上体管上皮の性状と働き

　　精巣上体管上皮は，主細胞と基底細胞からなります（図11-15，11-16）．主細胞には，管腔側に不動毛とよばれる長い微絨毛があります．不動毛は，表面積を広げるた

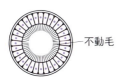
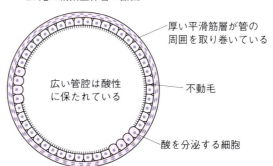

図11-16　精巣上体管の部位差

頭側の精巣上体管は管腔が狭いので，精子は上皮細胞の分泌物の作用を十分に受けることができる．尾側の精巣上体管は管腔が広く，成熟した精子の貯留部位になっている．

めにあります．頭にある管の主細胞からは，精子成熟に必要な「精巣上体特異糖タンパク質」が分泌されます．精子はこの特異糖タンパク質を細胞膜に組み込んで，運動能力と授精能力（卵細胞と膜融合する能力）を獲得します．これを，精子の成熟といいます．

　精子は3日間かけて精巣上体尾に輸送され，この間に成熟します．成熟精子は尾の広い管腔の中に大勢の仲間とともに貯留されて，射精のときがくるのを待ちます．尾の管腔は酸性に保たれていて，精子の運動は抑えられています．射精時に管を取り巻く平滑筋の収縮により，精子は精管に押し出されます．

4. 精　管

　精管は，精巣上体の下端から始まり，精巣の後縁に沿って上行します（図11-9）．精管は精巣のすぐ上で，精巣動静脈と共通の結合組織で包まれて，ヒモ状の精索となります．精索は鼠径管に入り，鼠径管を通り抜けるところで終わります．鼠径管とは鼠径靱帯のすぐ上にある筋肉でできた筒です．

　精管は，骨盤腔に出ると，精巣動静脈とは別れて，膀胱の後に回ります．ここでいったん膨らんで精管膨大部をつくり，それからまた細くなって前立腺を貫いて尿道に開きます（図11-17）．精管膨大部は射精前の短い時間，精子がとどまるところです．精管は前立腺を貫く途中で精囊の導管と合流します．精囊の導管と合流してから尿道に出るまでの管を射精管と呼びます．

　精管の長さは約50 cm，直径は2～3 mmです．精管の周りは厚い平滑筋層で取り巻かれています（図11-18）．この平滑筋の収縮によって，射精時に精子を一気に尿道へ運びます．

第 11 章　生殖器系

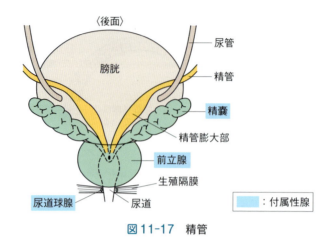

図 11-17　精管

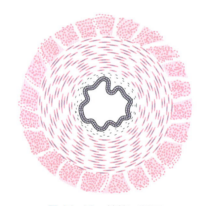

図 11-18　精管の断面

中央にあるのが精管．これを内輪外縦に走る平滑筋層が厚く取り囲んでいる．平滑筋は交感神経によって収縮する．

5. 付属性腺

　　男性生殖器には，精囊，前立腺，尿道球腺（カウパー腺）という 3 種類の付属性腺があります．

◆ 精　囊

　　精囊は，膀胱の後に左右 1 対ある大きな外分泌腺です（図 11-17）．粘膜，平滑筋層，被膜の 3 層からなり，粘膜上皮は複雑なヒダをつくっています．精囊は弱アルカリ性の粘り気のある分泌物を出します．分泌物にフルクトース（果糖）とプロスタグランジンを含みます．フルクトースは，精子が運動するときのエネルギー源として使われ，プロスタグランジンは子宮の平滑筋の収縮力を高め，精子の子宮内移動を助けます．精囊の平滑筋層は，射精時に収縮して，精囊の分泌物を外に押し出します．

◆ 前立腺

　　前立腺は膀胱のすぐ下にある外分泌腺です（図11-6, 17）．先端を下方に向けた栗の形をしています．前立腺のほぼ中央を尿道が貫きます（図11-19）．射精管が尿道に開くのもここです．前立腺の分泌物は弱アルカリ性で，栗の花に似た特有の匂いをもっています．間質には平滑筋が豊富にあり，射精のときに前立腺の分泌物を尿道に押し出す働きをします（図11-20）．

> **前立腺肥大と前立腺がん**　どちらも60歳以降に好発します．前立腺肥大では尿道周囲の前立腺（内腺）が肥大するので，排尿障害を起こします（図11-19）．前立腺がんは，前立腺の辺縁にある外腺に発生するので，排尿障害は起こしません．

> **前立腺の触診**　前立腺は直腸のすぐ前にあるので，肛門から指を入れて触診することができます．これを直腸指診といいます．

◆ 尿道球腺（カウパー腺）

　　前立腺のすぐ下ある生殖隔膜の中に，左右1対あるエンドウ豆大の外分泌腺です（図11-6, 17）．尿道球に開口するので，尿道球腺と名付けられました．尿道球腺は，射精に先立って透明な粘液を分泌し，尿道内面や亀頭を潤します．

◆ 精　液

　　1回の射精で排出される精液の量は2～5 mLです．精液1 mLには約1億個の精子が含まれています．精子は精液の容積の5％を占めています．精液の液体成分の60～70％は精囊からの分泌物で，20～30％は前立腺からの分泌物，5％は尿道球腺の分泌物です．精液のpHは7.5で，弱アルカリ性になっています．

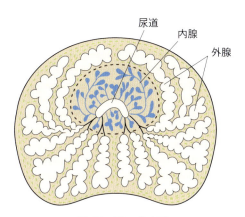

図 11-19　前立腺
栗の実のような形・大きさをしている．内腺は前立腺肥大の母地となる．

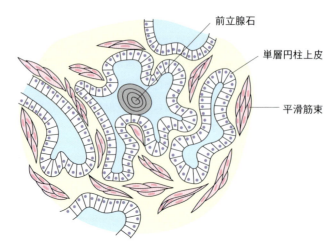

図 11-20 前立腺の組織
平滑筋束は，射精時に分泌物を外に出すのに役立つ．前立腺石は分泌物が結晶化したものである．

> **精子減少症** 精液中の精子が 2,000 万/mL 以下を精子減少症といい，男性不妊の原因となります．

6. 男性の外陰部

◆ 陰　茎

陰茎内を走る尿道は精路も兼ねていて，陰茎は交接器官として働きます（図11-6，11-21）．

陰茎の主体は，海綿体という網状に連なる静脈叢（海綿体洞）です．海綿体の周囲は丈夫な白膜（結合組織膜）によって囲まれています．海綿体と白膜は勃起を起こすのに必要な構造です．

1）陰茎海綿体と尿道海綿体

陰茎には，背側に左右1対の陰茎海綿体，腹側に1個の尿道海綿体があります（図11-21）．陰茎海綿体にある海綿体洞に血液が流れ込むと，海綿体洞の容積が著しく増加して，これを包む白膜は張って薄くなり陰茎は硬くなります（図11-22）．一方，尿道海綿体の周りの白膜は不完全なので，海綿体洞に血液が流れ込んでも尿道が押しつぶされることはありません．尿道海綿体の先端は大きくなって陰茎亀頭をつくります（図11-6，11-23）．

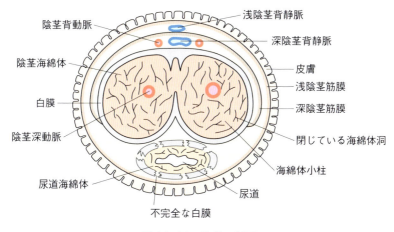

図11-21 陰茎の断面

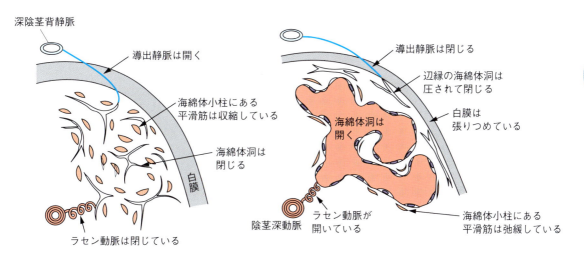

図11-22 勃起のメカニズム

ラセン動脈は交感神経によって閉じ，副交感神経によって開く．勃起とは，海綿体洞が血液を充満して拡張している状態である．
左：勃起していない状態，右：勃起している状態

包茎 小児の亀頭は包皮で覆われていますが，思春期になると，次第に亀頭は露出するようになります．露出しない場合を包茎といいます．

2）勃起

陰茎体および陰茎亀頭には感覚神経が豊富です．ここに刺激が加わると，電気信号が陰部神経を通って第2～4仙髄にある勃起中枢（副交感神経）に行きます．次に，ここから出た遠心性線維が骨盤内臓神経を通って海綿体に行き，神経末端から一酸化窒素（NO）を放出します．NOは，海綿体洞に注ぐラセン動脈（細動脈）と海綿小柱にある平滑筋の両方を弛緩させて，海綿体洞に血液を充満させます．陰茎海綿体が膨張すると白膜内を通る導出静脈が圧迫されて，ますます海綿体洞は膨らんで，陰茎を大きくかつ硬くします．これが勃起です（図11-22）．このほかに，大脳が視覚や聴覚などを通して性的に興奮しても，間脳を介して勃起中枢（副交感神経）に伝わり，勃起が起こります．

3）射　精

性的な刺激が最高潮に達すると，第1腰髄にある射精中枢（交感神経）から下腹神経を通して電気信号が交感神経末端に伝わり，ノルアドレナリンが放出されます．すると，精巣上体尾の精巣上体管周囲の平滑筋と，精嚢と前立腺の平滑筋が一斉に収縮して，精子，精嚢分泌液，前立腺分泌液が尿道に送り出されます．これらは尿道で混合されて，陰茎先端から外に出されます．これが射精です．

射精が起こるときには交感神経が優位なので内尿道括約筋は収縮し，尿は尿道に出ません．交感神経の興奮は，ラセン動脈と海綿体小柱の平滑筋を収縮させるので，海綿体洞の血液は流れ去って，陰茎は元の大きさに戻ります（図11-22）．

◆ 陰　嚢

陰嚢の皮膚には皮下脂肪がまったくありません．その代わりに平滑筋が豊富に含まれています．これを肉様膜といいます．肉様膜は外気温に合わせて収縮（寒いとき）あるいは弛緩（暑いとき）して，陰嚢の皮膚の厚さを変えることによって，精巣の温度を調節します．

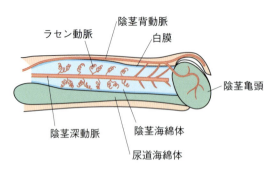

図11-23　陰茎におけるラセン動脈の分布
陰茎体の動脈は，陰茎海綿体が勃起を起こす主体であり，陰茎深動脈から海綿体洞に血液を送りこむ細動脈がラセン動脈である．この細動脈は，自律神経により開閉する．閉まっているときは，別の経路の毛細血管を通って血液は静脈へ流れる．

女性生殖器

女性生殖器は、卵巣、卵管、子宮、腟、外陰部から構成されます。

1. 骨盤内における女性生殖器と腹膜

恥骨結合のすぐ後には膀胱があり、その後には子宮と直腸がこの順番で並びます（図11-24）。腹膜は膀胱の上面と後面を覆い、子宮の前面、子宮底、子宮の後面を

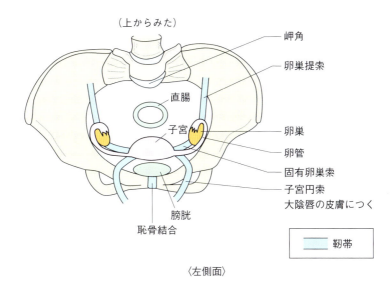

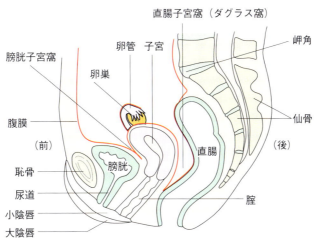

図11-24 骨盤腔における女性生殖器の占める位置
前から、恥骨 → 膀胱 → 子宮 → 直腸の順に並んでいる。
ダグラス窩は臨床的に重要である。

包んだのち，直腸の前面を覆います（図11-24右）．

　膀胱と子宮の間，子宮と直腸の間で，腹膜はくぼみをつくります．直腸子宮窩（ダグラス窩）はとくに深く，立位でも仰臥位でも，腹腔内で一番低い場所になります．

> **ダグラス窩穿刺**　腹腔内で一番低い位置を占めるダグラス窩には，腹腔内にばらまかれたがん細胞や血液，あるいは膿が溜まります．原因不明の腹痛の原因を探るために，腟円蓋あるいは直腸からダグラス窩に穿刺針を刺して，溜まっている液体を抜き取って検査することをダグラス窩穿刺といいます．

2. 卵　巣

　卵巣は左右にあります．形はやや扁平な楕円体で，長さ3 cm，幅1.5 cm，厚さ1 cmで重さは約6 gです．骨盤上部の側壁にあり，卵巣提索によって骨盤側壁に，固有卵巣索によって子宮底の卵管子宮部のすぐ下に固定されています（図11-25）．

　卵巣の表面は胚上皮に覆われており，卵巣内部は皮質と髄質に分けられます．胚上皮のすぐ下の皮質には原始卵胞があります．髄質に近い方の皮質に発育中の卵胞，黄体，白体があります．髄質には卵巣に出入りする動静脈があります（図11-26）．

◆ **卵巣周期**

　卵巣は視床下部-下垂体前葉系の支配下にあり，思春期（10～12歳）から閉経期（50

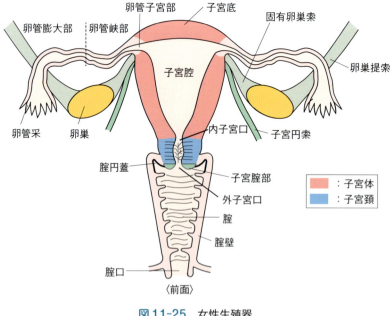

図11-25　女性生殖器

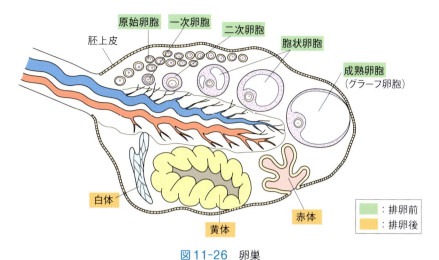

図11-26 卵巣
周期的変化を1つの図にしてある．

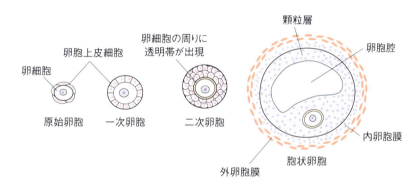

図11-27 卵胞の発育
卵胞上皮細胞は腹膜由来で，卵細胞とは由来が異なる．卵細胞は何にでも分化できる全能性をもつ細胞である．原始卵胞は，直径約50μm．

歳くらい）までの間，周期的変化を示します．1周期は28日で，卵胞期，排卵期，黄体期の3期に分けられます．卵胞期と黄体期は，短い排卵期を挟んで14日ずつあります．排卵は1周期に1個ずつで，左右の卵巣から交互に排卵されます．

卵胞の発育

卵細胞は，1個ずつが卵胞上皮で囲まれています（図11-27）．これを，卵胞といいます．

卵胞上皮が単層扁平上皮の場合，原始卵胞といいます．その数は胎生5ヵ月に最大となり，左右の卵巣を合わせて700万個あります．このとき，原始卵胞に入っている卵細胞は卵祖細胞です．出生時には原始卵胞は100万～200万個に減少しています．このときに原始卵胞に入っている卵細胞は一次卵母細胞であり，減数分裂の前期で止まった状態です．このまま成人するので，女性は放射線や抗がん剤によって卵細胞を

失う危険性が大きくなります．

　原始卵胞は，出生後，毎月十数個が発育を開始し，一次卵胞，二次卵胞，胞状卵胞と発育が進みますが，小児のうちは，直径が4 mmにならないうちに卵胞閉鎖してマクロファージによって処理されます．

- 一次卵胞
  卵胞上皮が単層立方形になったものです．
- 二次卵胞
  卵胞上皮が重層化したものです．卵細胞の周囲には透明帯が現れます．
- 胞状卵胞
  重層化した卵胞上皮細胞間に卵胞腔が現れたものです．

　卵胞の数は，思春期を迎える頃には約40万個になります．思春期になると胞状卵胞がFSHに反応してさらに大きくなります．小さい卵胞腔が複数現れて，次第にこれらが融合して単一の卵胞腔をもつようになると，卵胞上皮細胞は顆粒層細胞と呼ばれるようになり，卵細胞の周囲には卵丘が形成されます．卵胞は結合組織性の内卵胞膜と外卵胞膜によって取り囲まれます．顆粒層細胞は内卵胞膜細胞と協働して，エストロゲンを産生します．

◆ 卵胞期

　胞状卵胞のなかで，大きいものはFSHの刺激下で発育競争をして5日後には1個が選ばれて成熟卵胞（グラーフ卵胞）になります（図11-28）．成熟卵胞になれなかった卵胞は，閉鎖卵胞となって退縮します．成熟卵胞はその後も大きさを増し，エスロトゲンの分泌量は増大していきます．エストロゲンの血中濃度が十分に高くなると，正のフィードバックによってLHサージが起こり，排卵が導かれます．排卵を導くホルモンはLHです．

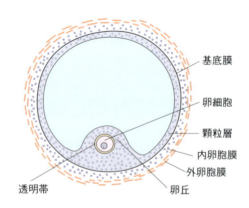

図11-28　成熟卵胞
成熟卵胞の卵細胞は直径120 μmあり，人体で最大の細胞となる．

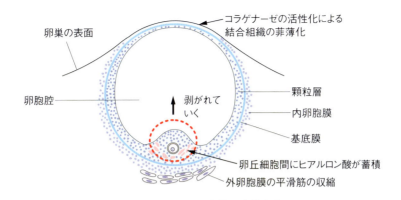

図 11-29　排卵寸前の成熟卵胞
コラゲナーゼは膠原線維を溶かす酵素である．

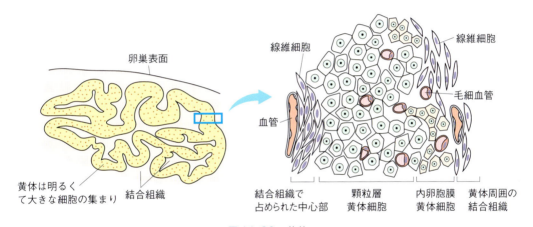

図 11-30　黄体
黄体には，顆粒層と内卵胞膜の境にあった基底膜はもうない．

排卵の機序

　成熟卵胞は卵丘の反対側で表面に隆起します．LHサージが起こると，隆起した成熟卵胞を覆う結合組織が薄くなります．さらに卵丘底部の細胞間にヒアルロン酸が溜まり，卵丘部分が剥がれやすくなります．成熟卵胞が卵巣表面に破れると，卵丘側の外卵胞膜の平滑筋が収縮して，卵丘部分が剥がれて卵巣外に出ます．これが排卵です（図11-29）．排卵箇所には，あらかじめ卵管采が待ち受けていて，排卵とともに卵細胞と卵丘細胞は卵管漏斗部に吸い込まれて，卵管膨大部に入ります．

◆ 黄体期

　卵巣側に残された成熟卵胞の卵細胞の抜け殻は，卵胞腔がつぶれてすぼみますが，顆粒層と内卵胞膜の細胞がその後肥大して大きな黄体（直径1〜2cm）になります（図11-30左）．卵胞の基底膜は消失して，結合組織の毛細血管が顆粒層に侵入します．顆粒層細胞と内卵胞膜細胞はコレステロールを含む大型の黄体細胞に変身して，名前

第11章 生殖器系

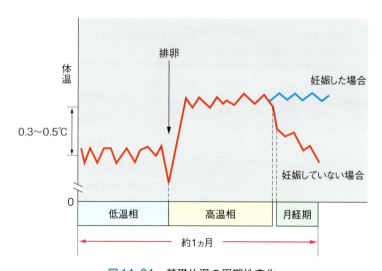

図11-31 基礎体温の周期性変化
排卵が起こると，プロゲステロンの作用で基礎体温が上がる．

が顆粒層黄体細胞と卵胞膜黄体細胞に変わります（図11-30右）．黄体細胞はプロゲステロンとエストロゲンを分泌します．

プロゲステロンが分泌されている間は，基礎体温（朝，目が覚めてすぐに測定した体温）が0.3～0.5℃上昇します（図11-31）．基礎体温の上昇は，排卵や妊娠を知るために役に立ちます．

月経黄体と妊娠黄体

排卵後にできる黄体を，月経黄体といいます．大きさは最大時で直径1～2cmです．妊娠しなかった場合には，視床下部からGnRHが出なくなるので，下垂体前葉はLHを出さなくなり，月経黄体は14日で活動を停止して，ついで硝子様変性を起こして白体になり，吸収されます．

妊娠した場合には，受精卵に由来する栄養膜からヒト絨毛性ゴナドトロピン（hCG）が分泌されます．hCGにはLH様の作用があって，月経黄体は妊娠黄体になって存続します．妊娠黄体は最大で直径3cmになります．

妊娠黄体は，プロゲステロンとエストロゲンを分泌し，子宮筋の収縮を抑制して，妊娠を維持します．胎盤がプロゲステロンとエストロゲンを分泌して妊娠黄体が不要になるまで妊娠黄体は維持されます．

◆卵細胞の減数分裂

卵細胞は，排卵のすぐ前に一次減数分裂が再開して，二次減数分裂中期まで一気に進んで排卵されます．二次減数分裂が完了するのは，卵細胞内に精子が進入してきたときです．受精しなかった卵細胞は，二次減数分裂を完了することなく，プログラム死（アポトーシス）を遂げます．卵細胞は減数分裂するとき，一方を小さい極体とし

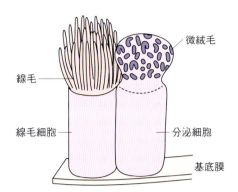

図11-32　卵管上皮の線毛細胞と分泌細胞
分泌細胞は表面に短い微絨毛をもっている．

て，その大きさを維持します．受精部位（卵管膨大部）から子宮に輸送されるまでの5日間の栄養を自分で賄わなければならないからです．

3. 卵　管

卵管は，長さが約10〜12 cmあります．内側端は子宮底の両側に開きます．外側端はラッパ状に腹腔に開き，先端にはひらひらしている卵管采があります．卵管の外側半部を卵管膨大部，内側半部を卵管峡部といいます（図11-25）．

卵管上皮は，線毛細胞と分泌細胞からなります（図11-32）．線毛細胞は排卵前に増加して排卵時は活発に線毛を動かして分泌細胞が出した液体成分を子宮腔に向かって送ります．これによって，卵管の中は陰圧に保たれます．排卵された卵細胞と卵丘細胞は，卵管内が陰圧なので，電気掃除機と同じ原理で卵管に吸い込まれます．線毛細胞は排卵後には減少します．

卵管膨大部で受精した妊卵（受精卵）は，子宮まで5日間かけて輸送されます．妊卵はその間に卵割（細胞分裂するたびに大きさが半分になる．透明帯の中で行われる）を行い，桑実胚（細胞数16〜32個程度）になって子宮腔に到達します．受精卵の輸送は卵管の平滑筋層の運動により行われます．

> **子宮外妊娠**　妊娠が子宮壁以外の場所に着床した場合をいいます．卵管が最も多く，卵管壁で妊卵の発育が進むと，卵管壁が破裂して大出血が起こり，母体の生命が危険な状態になります．

第 11 章　生殖器系

4. 子　宮

◆ 子宮の概観

　　子宮は長さ7cm，幅4cm，厚さ3cmほどで，前後にやや扁平なナスの形をしています（図11-24, 25）．子宮の上部2/3は膨らみ，子宮体といいます．その上縁は丸く，子宮底といいます．子宮底の左右両側に，卵管が開いています．子宮の下部1/3は細く，子宮頚といいます．子宮頚の内腔は管状で，下端で腟につながります．子宮頚の下端は腟側へ突出していて，子宮腟部といいます．

　　妊娠したときには，子宮体で胎児を育て，子宮頚は硬くなって胎児の重さを支えます．

　　子宮体の卵管子宮口のすぐ下からは子宮円索が起こり，前方に走り鼡径管を通り大陰唇の皮膚に付きます．子宮は子宮円索によって前に引っ張られ，子宮頚に対して軽く前屈します．

◆ 子宮の構造

　　子宮体の壁は，厚さ約1.5cmあり，子宮内膜，子宮筋層，子宮外膜の3層からできています．月経が起こるのは，子宮体の内膜に限ります．子宮体と子宮頚は単層円柱上皮で覆われ，子宮腟部は重層扁平上皮で覆われます．

1）子宮腺と子宮頚腺

　　子宮体には管状の子宮腺があり，グリコーゲンや脂質を子宮腔に分泌します．子宮頚にある子宮頚腺は縦横に走る棕状ヒダでできています．子宮頚腺のヒダは分娩時に広がり，胎児を通します．子宮頚腺の分泌物は性周期に合わせて性状が変化します．通常はゲル成分が多く子宮口に栓をして細菌の侵入を防ぎますが，排卵時にはサラサラした漿液を腟側に向かって分泌して，精子が子宮体に入るように仕向けます．精子は流れに逆らって進む性質があるからです．

> **子宮がん**　子宮がんの80％以上は子宮頚がんです．子宮頚がんは扁平上皮癌で，その多くはヒトパピローマウイルスの感染が原因です．一方，子宮体がんは腺癌で，その多くは子宮内膜へのエストロゲンの過剰刺激が原因です．

2）子宮筋層

　　子宮筋層は，子宮壁のうち最も厚い部で，錯綜する平滑筋でできています．妊娠すると平滑筋は細胞数を増し，平滑筋細胞の長さも非妊娠時の10倍以上になります．

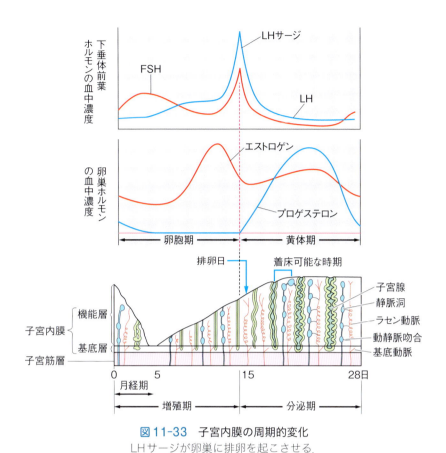

図11-33　子宮内膜の周期的変化
LHサージが卵巣に排卵を起こさせる.

陣痛　胎児を娩出するときには，子宮の平滑筋は収縮します．平滑筋の収縮は繰り返し起こり，痛みを伴います．これを，陣痛といいます．

子宮筋腫　平滑筋層から発生した良性腫瘍です．筋層に大小の結節状の塊をつくります．生殖年齢の女性の20～40％に子宮筋腫が見つかります．筋腫が大きくなった場合には，過多月経を起こして鉄欠乏性貧血になります．

3) 子宮漿膜と子宮外膜

子宮底と子宮体の後面は漿膜（腹膜）で覆われています．そのほかの部分は結合組織層に包まれていて，これを外膜といいます．

◆子宮内膜の周期的変化

子宮体の内膜は，ほぼ4週（28日）を1周期とした周期的変化を起こします（図11-33）．これは，卵巣ホルモンの影響によって起こります．月経1日目を性周期の開始日とします．

1）性周期
- 月経期

月経期間は3〜4日です．剥離した子宮内膜は，血液とともに腟に出て，排泄されます．出血量は30〜60 mLです．月経血はフィブリンを溶解するフィブリノリジンを含み，凝固しません．

- 増殖期

増殖期は月経期の初日から始まっていて，14日間あります．子宮内膜は厚くなり，子宮腺は管状で長くなります．増殖期は，卵胞ホルモン（エストロゲン）の作用で起こります．

- 分泌期

分泌期も14日間あります．子宮内膜はさらに厚さを増して（5〜10 mmの厚さ），子宮腺は迂曲し蛇行が強くなり「はしご状の腺」と形容されます．分泌期の前半は子宮腺からグリコーゲンがさかんに分泌され，後半には粘膜は強く浮腫を起こします．これらの変化は受精が起こることを見込んでいます．分泌期はプロゲステロンの作用で起こります．

2）月経の機序

子宮内膜は，基底層と機能層に分けられます．基底層は，基底動脈から血液を受けます．一方，機能層はラセン動脈から血液を受けます．月経時に剥離するのは機能層だけで，基底層は残って増殖して機能層をつくります．基底層の厚さは1 mmで，機能層は一番厚いときには約9 mmあります（図11-34）．

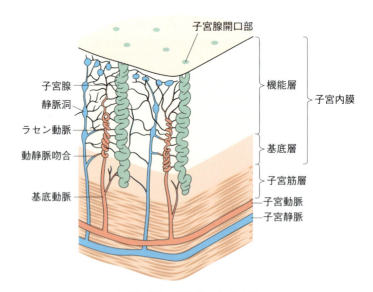

図11-34　分泌期の子宮内膜

動静脈吻合は，月経の直前までは閉鎖している．プロゲステロンの消退によって，間欠的に痙攣するのはラセン動脈であり，基底動脈が分布する基底層はこの影響を受けない．

妊娠しなかった場合には，視床下部の性腺刺激ホルモン放出ホルモン（GnRH）の分泌が止まり，下垂体前葉からFSHとLHが出なくなるので，卵巣にある月経黄体は退化して，プロゲステロンを出さなくなります．プロゲステロンが消退すると，ラセン動脈は痙攣性に収縮して毛細血管に血液を送らなくなり，機能層が虚血状態に陥ります．ラセン動脈は痙攣性収縮を繰り返すために，次にラセン動脈が開いたときに，破れた血管から血液が噴出して，機能層を子宮腔に吹き飛ばします．血管から出た血液と剥がれた機能層が子宮腔へ出て，腟の外に排出されるのが月経です．

5. 腟

◆ 腟の概観

腟は前後に扁平な管で，長さは約8cmあります（図11-24，11-25）．腟の骨盤内の位置は尿道と直腸の間にあります．腟の上部は子宮腟部を取り囲み，腟円蓋をつくります．腟の下端は腟口といい，外陰部に開きます．

◆ 腟の構造

腟は，粘膜，筋層，外膜からなります．粘膜には多くの横ヒダがみられます．内面は重層扁平上皮で覆われます．

◆ 腟の自浄作用

思春期になってエストロゲンの分泌が盛んになると，重層扁平上皮は厚くなり，上皮細胞にグリコーゲンが蓄積されます．細胞ごと押し出されて腟内に出たグリコーゲンは，腟内に常在するデーデルライン桿菌によって代謝されて乳酸になり，腟内を強い酸性にして病原菌が繁殖できないようにします．これを腟の自浄作用といいます．

6. 女性生殖器に分布する動脈

女性生殖器に分布する動脈（卵巣動脈，卵管動脈，子宮動脈，腟動脈）は，互いに吻合しています（図11-35）．左右の子宮動脈間にも吻合があります．子宮動脈は子宮頚の約1cm外側で尿管と交叉するので，子宮の手術のときには尿管を傷つけないように気をつけなければなりません．

7. 女性の外陰部

◆ 大陰唇と陰裂

外陰部の正中には陰裂があり，左右両側から皮膚の隆起である大陰唇によって挟まれています（図11-36）．大陰唇は，男性の陰嚢に相当するものです．ここには陰毛が生えていて，皮下脂肪に富んでいます．左右の大陰唇は恥骨結合の前で合して恥丘

第11章　生殖器系

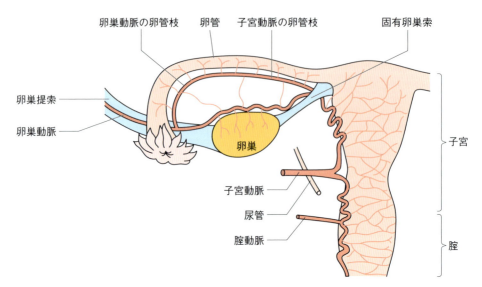

図11-35　女性生殖器に分布する動脈
子宮動脈を結紮しても，卵巣動脈，腟動脈と吻合しているので分布区域が壊死に陥ることはない．左右の子宮動脈間にも吻合がある．

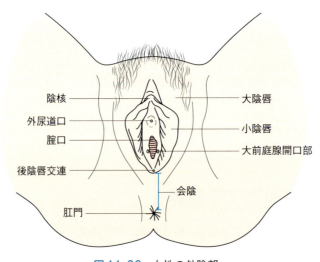

図11-36　女性の外陰部

をつくります．恥丘にも皮下脂肪が発達して丸く盛り上がり，思春期になると陰毛が生えます．

◆ 小陰唇

　大陰唇のすぐ内側には，小陰唇というヒダがあります．小陰唇は無毛で色素に富んでいます．

396

◆ 陰　核

　　左右の小陰唇は前端で合し，ここには陰核という小さな突起物があります．陰核は，男性の陰茎，亀頭に相当します．内部には陰核海綿体があり，性的に興奮すると勃起します．

◆ 腟前庭

　　左右の小陰唇に挟まれたところを腟前庭といいます．腟前庭には，前には尿道が開口し（外尿道口），後部には腟が開いています（腟口）．腟前庭の両側皮下には静脈叢でできた海綿体が存在します．これを，前庭球といいます．前庭球は男性の尿道海綿体に相当します．前庭球の後端には，エンドウ豆くらいの大前庭腺（バルトリン腺）があり，腟前庭に開口します．大前庭腺は男性の尿道球腺に相当し，性的興奮によって粘液を分泌し，腟前庭を潤します．

◆ 会　陰

　　後陰唇交連と肛門の間を，会陰といいます．

妊　娠

1. 妊娠期間

　　平均的には，最終月経の開始日から280日間（40週）です．

2. 受精から着床まで

　　卵管膨大部で受精が起こると，精子の核（男性前核）と卵子の核（女性前核）が融合して，1個の受精卵になります．受精卵は子宮に向かって輸送される間（5日間），細胞分裂を繰り返します．この細胞分裂は，分裂を繰り返すごとに細胞が小さくなるので，卵割といいます．卵割は透明帯の中で行われます．子宮に到達するときには，細胞数は16〜32個になり，桑の実に似ていることから桑実胚といいます．子宮腔に入ってからも卵割は続き，細胞間に液体を溜めて袋状になります．これを，胚盤胞といいます．胚盤胞は，受精後6〜7日目に透明帯を脱いで内細胞塊側で子宮内膜に付着し，翌日には栄養膜合胞体層を先頭に子宮内部に侵入します．これを，着床といいます（p.18）．

◆ 胚子と胎児の違い

　　内細胞塊は，着床したあと子宮の中でヒトに分化していきます．胎生8週まではほかの脊椎動物と変わらない形をしていて，胚子（胚芽）とよばれます．胎生9週以降

第11章　生殖器系

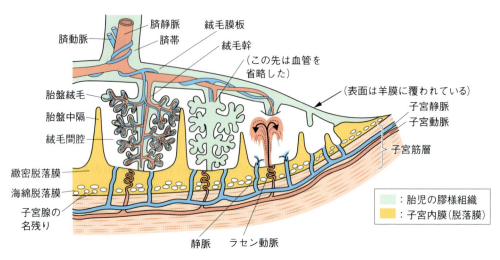

図11-37　胎盤の構造

海綿脱落膜には元は子宮腺であったものが横に並ぶ．ここは，胎盤が最後に剥がれ落ちるときに切り取り線の役目をする．

は形がヒトらしくなって，胎児と呼ばれます．

3. 胎　盤

　　胎盤は，胎児の血液と母親の血液が混じることなく物質交換を行う器官で，子宮内膜と栄養膜との合作です．

◆ 胎盤の構造と働き

　　胎盤は，子宮部と胎児部からなります（図11-37）．胎盤が完成するのは，妊娠4ヵ月目です．胎児が大きくなるとともに胎盤は大きさを増し，妊娠末期には，重さ500g，直径15cm，厚さ3cmの円盤状になります（図11-38）．

1）子宮部

　　子宮内膜の間質細胞が大きくなって，脱落膜細胞に変身します．脱落膜は緻密脱落膜と海綿脱落膜からなります．胎盤の子宮部は，分娩時に子宮壁から剥がれて排泄されるので，脱落膜とよばれます．

2）胎児部

　　臍帯につながる胎盤の表面で，太い動静脈が通る部分を絨毛膜板といいます（図11-37，11-38）．絨毛膜板とここから出る絨毛幹，そしてその枝分かれによってできる無数の胎盤絨毛を，胎盤の胎児部といいます．
　　絨毛間の隙間を絨毛間腔といい，ここは母体の血液で満たされています．絨毛は水

398

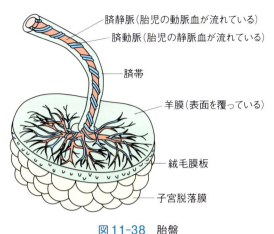

図11-38 胎盤
羊膜は,透明な薄い膜である.

草の根のように母体の血液の中で漂い,絨毛の中にある胎児の毛細血管の血液と,絨毛間腔を流れる母親の血液との間で,拡散によって物質の交換を行います.

　胎盤絨毛で栄養と酸素を得て動脈血となった胎児の血液は,太い1本の臍静脈によって胎児に送られます.胎児の体内を循環して静脈血となった血液は,2本の臍動脈によって胎盤に戻ります.臍静脈と臍動脈は臍帯を通ります(図11-37,11-38).

◆羊水の循環

　羊水の組成は血漿によく似ています.すなわち,胎児は血漿中に住んでいるのと同じ状態です.羊水は常に流れていて絨毛膜から羊膜を越えて羊膜腔へ入ってきます.胎生16週以降はこれに胎児の尿も加わります.羊水は胎児によって口から飲み込まれ,腸で吸収されて血中に入ります.子宮体と胎児・臍帯・胎盤との関係を図11-39に示しました.

◆胎盤絨毛の構造

　胎盤絨毛の上皮は栄養膜合胞体層と栄養膜細胞層からなります(図11-40).栄養膜細胞層の細胞が細胞分裂して,増えた細胞が栄養膜合胞体層に加わり,栄養膜合胞体層を大きくしていきます.栄養膜合胞体層には核の数が多く,細胞境界がありません.こうして栄養膜合胞体層は,速いスピードで大きくなることができます.胎盤絨毛の中で物質交換しているのは栄養膜合胞体層のすぐ内側を走る毛細血管です.絨毛の結合組織は,膠様組織といって,胎児に特有なゼリー状の水分の多い組織です.

◆血液-胎盤関門

　胎児の血液と母親の血液との間には,絨毛の中にある毛細血管内皮細胞,毛細血管の基底膜,絨毛の表面を覆う栄養膜合胞体層の,合わせて3つの構造物が関門として存在します.

第11章 生殖器系

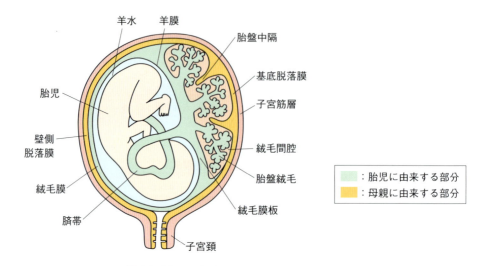

図11-39 子宮体と胎児・臍帯・胎盤との関係

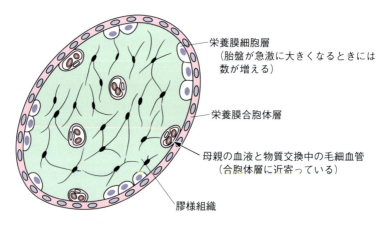

図11-40 胎盤絨毛の断面（妊娠末期）
栄養膜合胞体層は，胎盤ホルモンの分泌細胞で，細胞境界をもたない．膠様組織とは，星状に突起を出した間葉細胞が連なって網状を呈し，その間を水和性のあるグリコサミノグリカンが占めている胎生期に特有な結合組織である．

　血液胎盤関門を通過するものには，酸素や二酸化炭素，栄養素，尿素のほかに，①母親のIgG抗体（生後3ヵ月間は母親の抗体によって感染から守られる），②風疹ウイルス，サイトメガロウイルス，エイズウイルス，トキソプラズマなどの微生物，③アルコール，麻酔ガス，毒物などがあります．

> **先天性風疹症候群** 妊娠初期に母親が風疹に初めて感染すると，母親に抗体がないために風疹ウイルスが胚子の初期発生に異常を起こさせます．このために，生まれてくる子に先天性心疾患，難聴，白内障などが起こります．

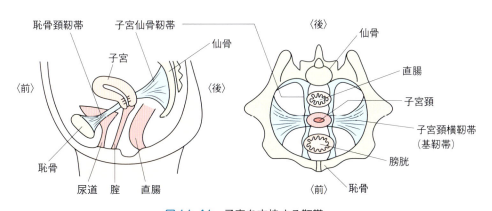

図 11-41　子宮を支持する靱帯
子宮頸は 3 つの靱帯によって固定されている．

4. 子宮を固定する筋と靱帯

妊娠末期になると，子宮は胎児と羊水とで相当な重さになります．さらに，胎児は動くので，子宮が下降しないように，子宮を骨盤内に固定する筋と靱帯が備わっています（図 11-41）．

子宮を下から支えるのは肛門挙筋です．子宮頸の前後には恥骨頸靱帯と子宮仙骨靱帯，左右には子宮頸横靱帯（基靱帯）があって，子宮頸を骨盤腔に固定しています．

5. 妊娠期に胎盤から出るホルモンとその働き

◆ ヒト絨毛性ゴナドトロピン（hCG）

ヒト絨毛性ゴナドトロピン（hCG）は，受精後 8 日目には栄養膜合胞体層から分泌され，妊娠 10 週には分泌のピークを迎えます（図 11-42）．hCG は妊娠黄体のプロゲステロンとエストロゲンの分泌を促進します．妊娠早期から母親の尿にこのホルモンが出るので，hCG の抗体を用いた試薬が妊娠テストに使われています．

◆ エストロゲンとプロゲステロン

これらのホルモンは，妊娠初期には妊娠黄体から分泌されますが，妊娠 12 週には胎盤の栄養膜合胞体層からも分泌されるようになります．エストロゲンとプロゲステロンの血中濃度が高くなると，負のフィードバックにより下垂体前葉からの FSH と LH の分泌が抑制されて，妊娠中は排卵が起こりません．

◆ ソマトマンモトロピン

胎児が大きくなる妊娠後期に，胎盤の栄養膜合胞体層からソマトマンモトロピン（ヒト胎盤性ラクトゲン）が多く分泌されます．ソマトマンモトロピンは抗インスリ

第 11 章　生殖器系

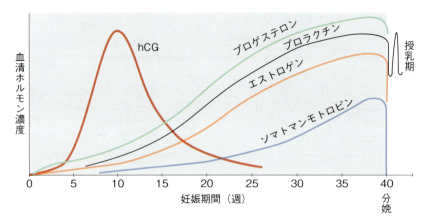

図 11-42　妊娠期間と授乳時のホルモンの血清濃度の推移
各ホルモンの血清濃度を示す単位が大きく異なるので，個々のホルモンの妊娠期間中の血清濃度の推移にのみ着目してこのグラフをみる．hCG は，妊娠黄体のプロゲステロンとエストロゲンの分泌を促進するためにでる．したがって胎盤が大きくなると hCG は低下する．

ン作用をもっていて，グルコースの母体における利用を抑えて，胎児にグルコースを優先的に送ります．

◆ プロラクチン

　妊娠すると，下垂体前葉からプロラクチンが分泌されます．プロラクチンは，乳腺の発育と乳汁の産生を促すホルモンです．

6. 分娩と授乳に関わるホルモン

　分娩時には，下垂体後葉からオキシトシンが出ます．オキシトシンは子宮壁の平滑筋を規則的に収縮させて，胎児と胎盤を娩出させます．
　乳児が乳首を吸うと反射的に，プロラクチンとオキシトシンが分泌されます．これを吸啜反射といいます．プロラクチンは乳汁産生に働き，オキシトシンは乳腺にある筋上皮細胞と乳管周囲の平滑筋を収縮させて，乳汁を放出（射乳）するのに役立ちます．オキシトシンは平滑筋収縮作用があるので，授乳すると子宮が早く元の大きさに戻ります（子宮復古）．
　授乳している間も，視床下部からの性腺刺激ホルモン放出ホルモンの分泌が抑制されるので，月経と排卵は起こりません．

更年期

　更年期は，生殖期から老年期への移行期です．月経がなくなることを閉経といい，日本人の閉経の平均年齢は50歳です．更年期とは，45〜55歳の間をいいます．

1. ホルモンの変化

　卵巣では，卵胞の消退が急速に進み，エストロゲンとプロゲステロンの分泌は減少します．負のフィードバックにより，視床下部からの性腺刺激ホルモン放出ホルモンの分泌が増加し，下垂体前葉からのFSHとLHの分泌も増加します．

2. エストロゲン分泌低下が身体に及ぼす影響

　エストロゲンは，骨量の維持，脂質代謝，心血管系，皮膚その他に大きな影響を与えます．その分泌低下は，骨粗鬆症，脂質異常症，動脈硬化，皮膚の乾燥と皺，脱毛と白髪化を引き起こし，腟粘膜の萎縮や乾燥により腟内のpHが上がり，感染が起こりやすくなります．

> **更年期障害**　更年期のホルモンバランスの変化によって不定愁訴が起こることをいいます．精神的には，抑うつ状態になりやすくなります．発症には性格や仕事・家庭環境も影響するので，更年期障害が起こらない人もいます．

> **閉経後の骨粗鬆症**　骨粗鬆症の診断は骨密度測定によります．診断に使用されるYAMは「Young Adult Mean」の略で「若年成人平均値」を意味します．20〜44歳の健康な人の骨密度の平均値を100としたときのその人の骨量の割合を表した数値を% YAM（対YAM）といい，80％未満70％以上は骨量減少，70％以下は骨粗鬆症と判定されます．老年期になると緻密骨の35％が，海綿骨の60％が失われます．

第**12**章
内分泌系

　生体が全体として統制され，調和のとれた生命活動を営むためには，情報を伝達するシステムが必要です．生体は，外界の環境変化に対しては神経系を使って速やかに対応し，内部環境の変化には内分泌系を使って緩やかにかつ持続的に適応します．内分泌系の情報伝達物質をホルモンといいます．ホルモンは微量で効果を表します．ホルモンは，人間の成長と発達，生殖，体液の恒常性の維持，ストレスへの対応，細胞代謝の調節などで活躍します．

　内分泌腺は，体内のあちこちに分散しています（図12-1）．独立した内分泌器官になっているのは，下垂体，松果体，甲状腺，副甲状腺（上皮小体），副腎です．内分泌する組織あるいは細胞として器官内に分散しているのは，視床下部，心臓，胃，小腸，膵臓，腎臓，卵巣，精巣，胎盤にあります．この章で取り上げるのは，独立した内分泌器官と，視床下部および膵臓（ランゲルハンス島）です．その他については，関係する各章で取り扱います．

内分泌一般

　ホルモンが作用する細胞を，標的細胞といいます．標的細胞は，そのホルモンと特異的に結合できる受容体（レセプター）をもっています．ホルモンと受容体の関係は，カギとカギ穴の関係に似ています．

1. ホルモン受容体のある位置と作用機序

　受容体が細胞膜にある場合と，細胞質あるいは細胞核内にある場合があります（図12-2）．両者は作用機序が異なります．

◆ 細胞膜に受容体があるホルモン

　受容体が細胞膜にあるホルモンは，水溶性のホルモンです．水溶性のホルモンは細胞膜を通過できないので，細胞膜を貫通する受容体タンパク質の外側部にある受容体に付きます．

　水溶性ホルモンには，ペプチドホルモンとカテコールアミンがあります．ペプチドホルモンの種類は多く，視床下部から出るドパミン以外のホルモン，下垂体前葉・後葉ホルモン，膵臓ランゲルハンス島から出るホルモン，副甲状腺ホルモンがあります．カテコールアミンには，副腎髄質ホルモン（アドレナリン，ノルアドレナリン）と，視床下部から出るドパミンがあります．

第12章　内分泌系

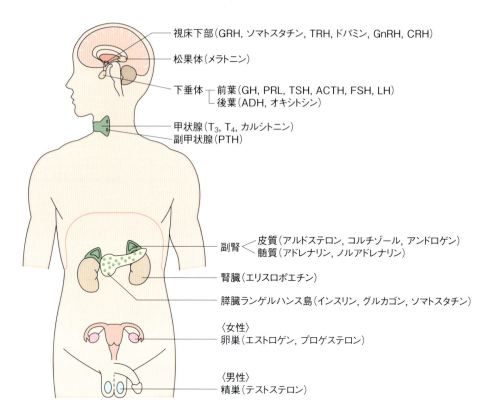

図 12-1　主な内分泌器官と分泌ホルモン
（　）内は分泌するホルモン名．

細胞膜に受容体があるホルモンの作用機序

　細胞膜にあるホルモン受容体に水溶性ホルモンが結合すると，細胞の内側でグアノシン三リン酸（GTP）とGTP結合タンパク質が結合し，アデニルシクラーゼ，あるいはホスホリパーゼC（どちらも酵素）を活性化します．アデニルシクラーゼが活性化するとサイクリックAMP（cAMP）が，ホスホリパーゼCが活性化するとイノシトール三リン酸（IP3）がつくられます．こうして新たに細胞内につくられた物質が一連の化学反応を引き起こし，標的細胞の生理作用の変化につながります．
　水溶性ホルモンを一次メッセンジャーといい，cAMPやIP3を二次メッセンジャーといいます．

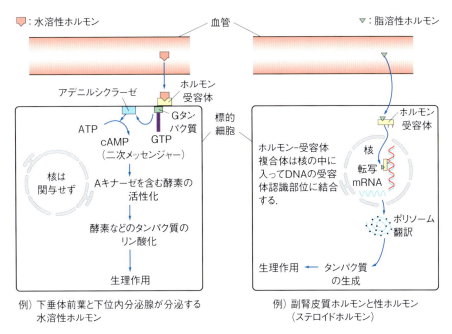

図12-2 水溶性ホルモン（WSH）と脂溶性ホルモン（LSH）の標的細胞における作用機序

◆ 細胞質あるいは細胞核に受容体があるホルモン

受容体が細胞質にあるのはステロイドホルモン（SH）です．ステロイドホルモンには，副腎皮質ホルモンと性ホルモンがあります．受容体が核の中にあるのは甲状腺ホルモン（TH）です．甲状腺ホルモンはアミン類に属し，脂溶性で，分子量が小さいので，細胞膜と核膜を容易に通り抜けることができます．

細胞質あるいは細胞核に受容体があるホルモンの作用機序

ステロイドホルモンは，細胞質で受容体と結合してホルモン受容体複合体となった後に核内に入り，特定の遺伝子と結び付き，転写を促進します．甲状腺ホルモンは，核内にある特定の遺伝子と結び付いた受容体に結合して，転写を促進します．遺伝情報を写し取ったメッセンジャーRNAは核から細胞質に出て，リボソームと組んでポリソームとなって特定のタンパク質を生合成します．

2. 内分泌腺の階層性と負のフィードバック

末梢内分泌器官からホルモンが分泌されるまでの過程に階層性があるホルモンがあります（図12-3）．階層の最上位にあるのは視床下部の内分泌細胞です．そのすぐ下位が下垂体前葉細胞です．上位の階層の内分泌腺が出すホルモンが下位の階層の内分

第12章 内分泌系

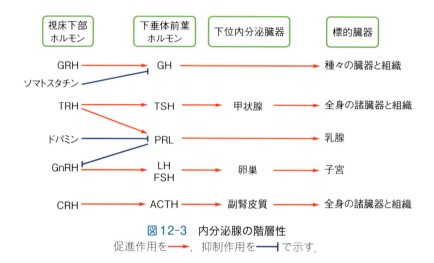

図12-3 内分泌腺の階層性
促進作用を ─→，抑制作用を ─┤ で示す．

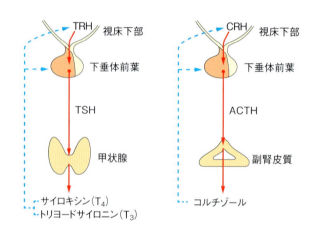

図12-4 内分泌腺の負のフィードバック
促進作用を ─→，抑制作用を ┈▶ で示す．最終産物が最初の段階を抑制する．

泌腺の分泌の程度を決めます．最下位の末梢の内分泌器官から分泌されるホルモンの量が過剰になると，これより上位の階層，すなわち下垂体前葉と視床下部の内分泌腺細胞のホルモン分泌が抑えられます．これを負のフィードバックといい，生体の恒常性を維持するために必要なしくみです（図12-4）．内分泌系以外でも負のフィードバックは使われていますが，内分泌系では特に重要です．

下垂体

下垂体は頭部の正中線上に位置し，脳底部から茎をもってぶら下がっているので，

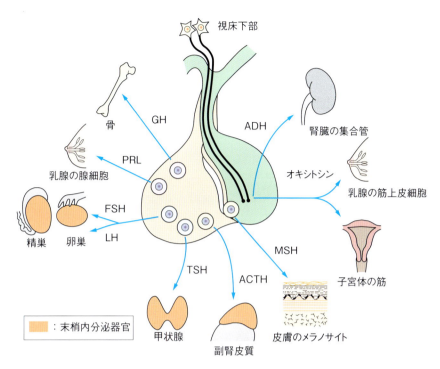

図 12-5 下垂体から出るホルモン
メラノサイト刺激ホルモン (MSH) は，ヒトでは副腎皮質機能が低下したときのみに出る．

この名前が付けられました．小指の頭大の大きさで，男性で0.5 g，女性で0.6 gあります．前葉，中間部，後葉の3部からなり，さまざまなホルモンを分泌します（図12-5）．

1. 下垂体の発生

　　胎生期に原始口腔（内胚葉）の上皮が管状に脳に向かって伸び出し，下垂体前葉と中間部になります（図12-6）．液体を入れたラトケ嚢という袋が残っているのが，管状であった証です．前部が大きく発達して前葉となり，後部は中間部となって，ヒトでは退化しています．後葉は，脳の視床下部から下りてきた神経組織（外胚葉）です．前葉，中間部と後葉は結合して，下垂体を形成します．

2. 下垂体に分布する血管

◆ 下垂体前葉に分布する血管

　　脳底部にあるウィリス動脈輪の枝である上下垂体動脈は，下垂体隆起部で毛細血管をつくります（図12-7）．この部の毛細血管は視床下部から分泌された放出ホルモンあるいは放出抑制ホルモンを受け取ります．これらのホルモンは，下垂体門脈を通して前葉の毛細血管に運び込まれます．前葉の内分泌細胞は，下垂体門脈を通ってきた

第12章 内分泌系

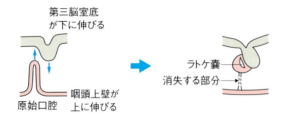

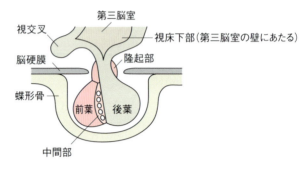

図 12-6 下垂体の発生
前葉は咽頭上壁，後葉は神経組織からできる．

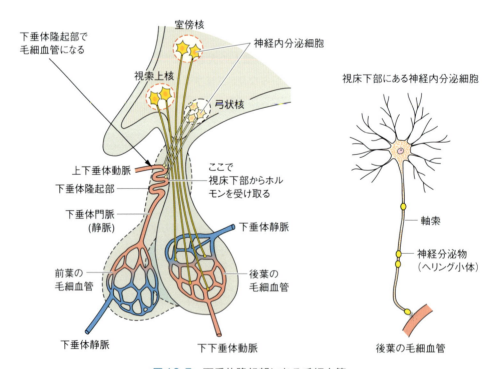

図 12-7 下垂体隆起部にある毛細血管
下垂体隆起部の毛細血管は視床下部からの放出ホルモンと放出抑制ホルモンを受け取る．下垂体門脈はこれらのホルモンを下垂体前葉に運ぶ．下垂体門脈は毛細血管と毛細血管に挟まれた静脈である．

放出ホルモンが受容体に付くとホルモンを分泌し，放出抑制ホルモンが受容体に付くと，ホルモンの分泌を抑えます．前葉ホルモンを入れた毛細血管は下垂体静脈になって前葉を出ていきます．

◆ 下垂体後葉に分布する血管

下垂体後葉には内頚動脈の枝である下下垂体動脈が分布します．下下垂体動脈は下垂体後葉に入ると毛細血管になって，視床下部の神経内分泌細胞が分泌する後葉ホルモンを受け取り，下垂体静脈となって出ていきます．

3. 下垂体前葉ホルモン

下垂体前葉が分泌するホルモンは6種類ありますが（図12-5），腺細胞の種類は5種類です．FSHとLHは同じ細胞が分泌します．これら5種類の細胞は透過型電子顕微鏡で観察すると，分泌顆粒の形が異なることから，区別できます．

下垂体前葉を光学顕微鏡で見ると，分泌顆粒が酸性色素に染まる酸好性細胞，塩基性色素に染まる塩基好性細胞，どちらにも染まらない色素嫌性細胞の3種類が混ざり合って，塊状に集まり，これらの間を管腔が広い毛細血管（洞様毛細血管）が走っています（図12-8）．

酸好性細胞は，成長ホルモン産生細胞とプロラクチン産生細胞です．成長ホルモン産生細胞が最も多く，前葉細胞全体の約50%を占めます．

塩基好性細胞は，甲状腺刺激ホルモン産生細胞と性腺刺激ホルモン産生細胞です．

色素嫌性細胞には，ACTH産生細胞，顆粒が減少した細胞，支持細胞である濾胞星状細胞が含まれます．

以下，個々の下垂体前葉ホルモンについて説明します．この際，視床下部から出る放出ホルモン，あるいは放出抑制ホルモンについても言及します（図12-3）．

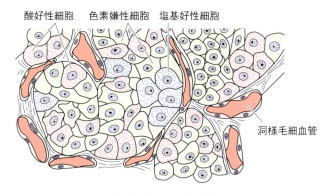

図12-8 下垂体前葉
ACTH産生細胞は，色素嫌性細胞に含まれる．

第 12 章　内分泌系

◆ 成長ホルモン

　　成長ホルモン（GH）は，視床下部から出る成長ホルモン放出ホルモン（GRH）の刺激により分泌が促進されて，ソマトスタチンによって分泌が抑制されます．成長ホルモンはインスリン様成長因子（IGF-1）を主として肝臓につくらせます．成長ホルモンの成長促進作用は IGF-1 と共通しています．IGF-1 は，骨端軟骨に働いて身長を伸ばします．また IGF-1 にはタンパク質同化作用があり，臓器，筋肉，結合組織の肥大をもたらします．

　　成長ホルモンは，出生後に分泌を開始し，分泌のピークは思春期にあります．成長ホルモンは夜，睡眠に入って 2 時間以内のノンレム睡眠期（p. 443）に分泌されます．

> **巨人症**　骨端軟骨の閉鎖前に成長ホルモンが過剰に分泌されると軟骨内骨化（p.89）が促進されて，身長が 2 m 以上となります．これを，巨人症といいます．

> **先端巨大症**　骨端軟骨の閉鎖後に成長ホルモンが過剰に分泌されると，身長はそれ以上伸びずに，膜性骨化（p.89）だけが促進されて，手や足の骨が太くなり，眉のあたりの骨と下顎が前方に突出してきます．鼻や舌も大きくなります．これを，先端巨大症といいます．

◆ プロラクチン

　　プロラクチンの分泌は視床下部から分泌されるドパミンによって抑制されるので，血清プロラクチン濃度は通常は低く抑えられています．プロラクチンの分泌は，甲状腺刺激ホルモン放出ホルモン（TRH）によって促進されます．

　　プロラクチンは，妊娠時の乳腺の発達と分娩後の乳汁の分泌維持に働きます．プロラクチンの血中濃度が高くなると，視床下部の性腺刺激ホルモン放出ホルモン（GnRH）の分泌を抑制して，前葉の性腺刺激ホルモンの分泌が低下するので，授乳中は月経が止まります．

> **プロラクチン産生腫瘍**　授乳期ではないのに乳汁分泌と無月経が起こるときには，下垂体のプロラクチン産生腫瘍を疑い，両耳側半盲の有無を調べます．

> **両耳側半盲**　下垂体腫瘍が大きくなると出てくる視野障害です．腫瘍が視神経交叉を後から圧迫するために，左右の耳側の視野が欠けます（**図 12-9**）．

◆ 副腎皮質刺激ホルモン

　　視床下部（室傍核）が分泌する副腎皮質刺激ホルモン放出ホルモン（CRH）によって，下垂体前葉に POMC（pre-opiomelanocortin）がつくられます．副腎皮質刺激ホルモン（ACTH）は分子量の大きい POMC の一部が切断されてできます．POMC から切断されてできるものには，ほかに α-MSH（α-メラノサイト刺激ホルモン）があります

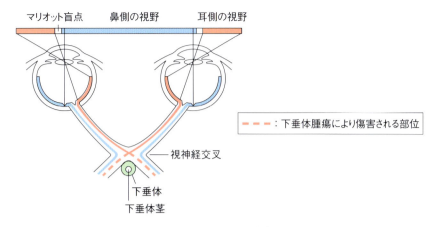

図12-9 両耳側半盲
マリオット盲点についてはp.520を参照のこと．

すが，通常はわずかなので無視できます．
　ACTHの分泌には日内変動があり，朝方にピークを示します．ACTHは副腎皮質に働いてコルチゾールの産生を促します．コルチゾールは糖新生により低血糖になるのを防ぎます．

> **アジソン病**　アジソン病は，副腎皮質の機能低下症です．このときには，負のフィードバックによりACTHの分泌が増えて，同時にα-MSHの産生も増すために，皮膚のあちこち（たとえば口唇）が黒くなります（色素沈着）．
>
> **クッシング病**　ACTHの分泌が促進されて起こる副腎皮質機能亢進症を，クッシング病といい，副腎皮質の腫瘍が原因のものと区別します．

◆ 甲状腺刺激ホルモン

　甲状腺刺激ホルモン産生細胞は，視床下部から出るTRHの刺激によって，甲状腺刺激ホルモン（TSH）を分泌します．TSHが甲状腺濾胞上皮細胞の受容体に付くと，甲状腺濾胞上皮細胞はサイロキシン（T_4）とトリヨードサイロニン（T_3）を分泌します．

◆ 性腺刺激ホルモン

　性腺刺激ホルモン（ゴナドトロピン）には，卵胞刺激ホルモン（FSH）と黄体形成ホルモン（LH）があります．
　思春期になると視床下部からGnRHが分泌され，これに刺激されて下垂体前葉からFSHとLHが分泌されます．FSHとLHは，女性では性周期に合わせて分泌されます（p.393）．男性には，性周期はありません．男性では，FSHはセルトリ細胞の機能を促進し，LHはライディッヒ細胞からのテストステロンの分泌を促進します（p.377）．

4. 下垂体後葉ホルモン

後葉ホルモンには，バソプレシン（ADH）とオキシトシンがあります（図12-5）．これらのホルモンは視床下部の室傍核と視索上核で産生されて，軸索を通って下垂体後葉の毛細血管に分泌されます．視床下部にある神経内分泌細胞が軸索を伸ばして後葉の毛細血管に分泌する理由は，視床下部には血液脳関門があるので，毛細血管に近寄ることができないからです．

バソプレシンとオキシトシンは，ニューロフィジンというタンパク質と結合した形で軸索を移動します．後葉には，この移動中の物質により膨らんでいる軸索がみられます．これを，ヘリング小体といいます（図12-7）．

◆ バソプレシン

バソプレシンの別名は，抗利尿ホルモン（ADH）です．バソプレシンの分泌刺激は，血漿浸透圧の増加です．このときは水分欠乏状態（脱水）になっていることがほとんどです．視床下部には感度の高い浸透圧受容器があって，血漿浸透圧が上がると直ちにバソプレシンの分泌が高まり，腎臓の集合管から水分が再吸収されて，血漿浸透圧は元に戻ります．

> **アルコール利尿**　飲酒によりバソプレシンの分泌が抑えられるので，尿量が増加します．

> **尿崩症**　バソプレシンが分泌されなくなると，水のような尿が大量に出るようになります．このときは，脱水にならないように水を補給する必要があります．

◆ オキシトシン

オキシトシンは，子宮筋を過敏にします．これによって，子宮筋は分娩時期が近づくと収縮して陣痛を起こし，分娩を促進します．このほか，オキシトシンは，乳児が乳首を吸う刺激によっても分泌されます．オキシトシンの分泌によって乳腺の腺房の筋上皮細胞と乳管周囲の平滑筋が収縮して，乳汁を外に出します．これを，射乳といいます．

松果体

松果体は，脳の組織から発生した内分泌器官です．第三脳室後壁から茎をもって後方に伸びる「松かさ」状の器官で，正中線上に位置します（図12-10）．大きさは，長

さ0.7 cm, 幅0.5 cm, 厚さ0.3 cmで, 重さは0.2 gです.

松果体は, 視床下部にある視交叉上核から光情報を受けて, 夜間にメラトニンというホルモンを分泌します. メラトニンは睡眠を引き起こします. 視交叉上核の神経細胞は, 身体に地球の自転に合わせた約24時間周期の概日リズムをつくりだす体内時計となっていて, 松果体はこの体内時計を外部環境に合わせる（同調させる）仕事をしています.

◆ 松果体に光情報が届く経路

網膜に入った光情報は, 視交叉上核に入り, ここから交感神経を経由して, 松果体に伝えられます（図12-11）.

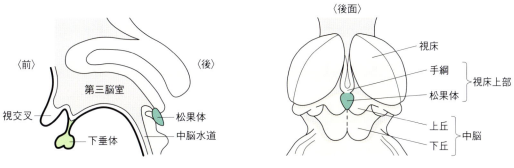

図12-10　松果体の位置

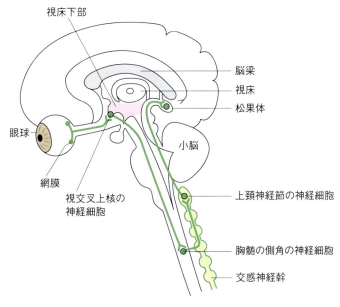

図12-11　松果体に光情報が届く経路

> **時差ぼけ** 飛行機で日本から北米に移動すると，到着してから数日間は，日中，頭と体が働かない状態になります．これを時差ぼけといいます．原因は，メラトニンの分泌時間が現地時間の昼間になってしまったからです．メラトニンの分泌を現地時間の夜に修正するには，朝に強い光を浴びるのが効果的です．

甲状腺

甲状腺は甲状軟骨の下方で，気管上部を前面から取り囲むように位置します．重さは男性で約17 g，女性で約15 gです．母指の頭くらいの大きさの左右両葉と，両葉を結ぶ中央部の峡からなり，全体として羽を広げた蝶のような形をしています（図12-12）．約40％の人に，峡から上方に伸び出る錐体葉がみられます．

1. 甲状腺の発生

甲状腺は，胎生期に舌の左右の分界溝が交わる中央の上皮細胞が増殖して，頸部に下りてきた管から発生します（図12-13）．甲状腺は，元が管だったので，袋からできています．この袋を濾胞といい，甲状腺ホルモンを含むコロイドを貯留しています．甲状腺は唯一ホルモンを溜めておくことができる内分泌腺です．

2. 甲状腺の内部の構造

甲状腺は結合組織によって小葉に分けられ，各小葉は大小の濾胞で埋め尽くされて

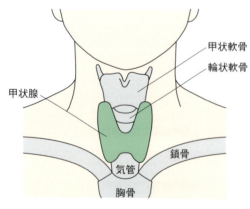

図12-12 甲状腺

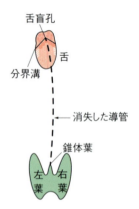

図12-13 甲状腺の発生
舌盲孔は，この部分から管状に伸び出した先に甲状腺ができた名残りである．

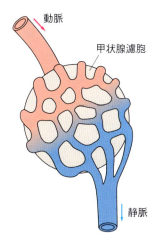

図 12-14　甲状腺濾胞を取り巻く毛細血管

毛細血管が濾胞を網状に取り巻いている．

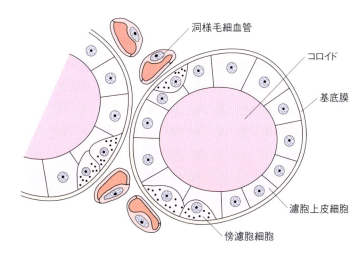

図 12-15　甲状腺濾胞

います．濾胞の周囲には毛細血管が網をつくって取り巻いています（図12-14）．個々の濾胞は立方形あるいは円柱形の上皮細胞（濾胞上皮細胞）からなり，内部にコロイドといわれるゼラチン状の物質を入れています（図12-15）．

3. 甲状腺ホルモンの生成と分泌

TSHが濾胞上皮細胞の受容体に付くと，濾胞上皮細胞に次の①～③が起こります（図12-16）．

①濾胞上皮細胞は，粗面小胞体とゴルジ装置でサイログロブリン（糖タンパク質）をつくって濾胞腔に分泌します．濾胞上皮細胞は別途にヨウ素イオン（I⁻）を取り込んで，濾胞腔に出します．

②濾胞腔で，ヨウ素イオンは，甲状腺ペルオキシダーゼ（酵素名）の作用により，サイログロブリンの構成アミノ酸であるチロシンに結合します．隣り合うヨード化チロシン2個が縮合して，甲状腺ホルモンをつくります．

③濾胞上皮細胞は，甲状腺ホルモンを表面に付けたサイログロブリンを食作用で取り込んで，これに一次リソソームを融合させて二次リソソームをつくり，タンパク質分解酵素（プロテアーゼ）の作用で甲状腺ホルモンだけを切り離します．甲状腺ホルモンは，リソソーム膜と細胞膜を通り抜けて毛細血管に入ります．残された糖タンパク質は，分解されて再びサイログロブリンをつくる材料として繰り返し使われます．

第12章　内分泌系

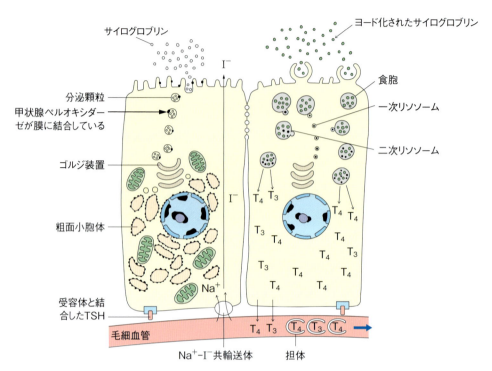

図 12-16　甲状腺濾胞上皮細胞の働き
甲状腺ペルオキシダーゼは，サイログロブリンのチロシンにヨウ素を付ける酵素である．
左：サイログロブリンをつくって，ヨウ素イオン（I⁻）も取り入れ，どちらも管腔に出している．
右：表面にT_3，T_4を付けたサイログロブリンを取り込んで，リソソームでT_3とT_4を切り離して血中に入れている．どちらも同じ細胞が行っている．甲状腺ホルモン（T_3，T_4）は脂溶性ホルモンなので，血中の移動は担体によって行われる．

> **ヨード**　海藻（昆布，わかめ，海苔）に多く含まれるヨウ素のことです．血中に入ったヨウ素のほとんどが甲状腺に集まります．日本人は海藻を好んで食べるので，ヨウ素不足はほとんど起こりません．

甲状腺ホルモンを化学式で示します（図12-17）．甲状腺ホルモンにはヨードを4つもつサイロキシン（T_4）と，ヨードを3つもつトリヨードサイロニン（T_3）の2種類があります．どちらも作用は同じですが，受容体との親和性が高いのはT_3で，半減期が長いのはT_4です．甲状腺を出るときはT_4が90％を占めます．T_4は，あとでT_3に変換されます．

T_3はヨードが1個付いたモノヨードチロシンmonoiodotyrosine（MIT）と，ヨードが2個付いたジヨードチロシンdiiodotyrosine（DIT）が縮合してできます．T_4はDITが2個縮合してできます（図12-18）．

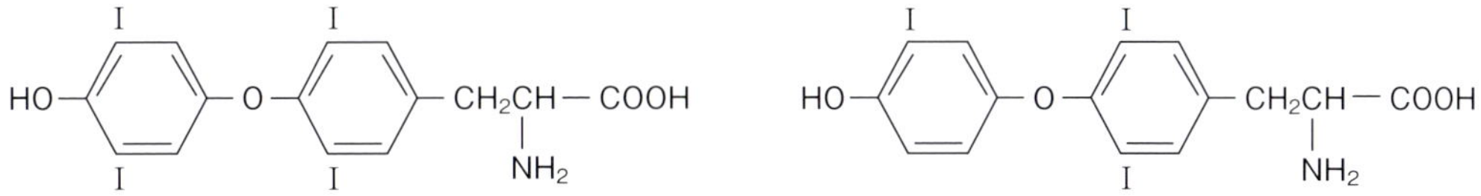

サイロキシン（T$_4$）   トリヨードサイロニン（T$_3$）

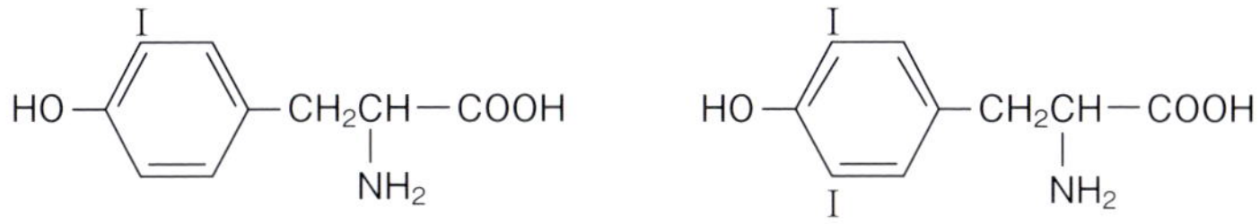

図12-17　サイロキシン（T$_4$）とトリヨードサイロニン（I$_3$）

3-モノヨードチロシン（MIT）   3,5-ジヨードチロシン（DIT）

図12-18　モノヨードチロシン（MIT）とジヨードチロシン（DIT）

4. 甲状腺ホルモンの作用

　　甲状腺ホルモン（TH）の主な作用は，基礎代謝の亢進です．子どもの成長には，甲状腺ホルモンと成長ホルモンの両方が必要です．甲状腺は思春期に機能亢進を起こしやすくなり，妊娠時にも肥大します．高齢者では，甲状腺ホルモンは減少します．

> **甲状腺機能亢進症**　甲状腺機能亢進症（バセドウ病）は，甲状腺刺激ホルモンの受容体に対する自己抗体ができるのが原因で，機能亢進したものです．甲状腺ホルモンの分泌が活発になり，発汗過多や手指の振戦，精神的不安定が起こります．20〜30歳代の女性に多い病気です．

> **甲状腺機能低下症**　甲状腺の機能低下が出生時からあれば，クレチン病といわれ，身体や脳の発達が遅れます．出生後すぐに発見して甲状腺ホルモンを与えると正常に発育するので，病気の早期発見のために，出生時にマススクリーニングが行われています．成人に機能低下が起こると粘液水腫といわれ，ムコ多糖（プロテオグリカンとヒアルロン酸）が皮下組織に溜まってむくみを生じ，体重が短期間のうちに増加します．体の動きが鈍るとともに，精神的にも鈍さが目立ちます．

5. 傍濾胞細胞

　　甲状腺の濾胞上皮の中には，傍濾胞細胞（C細胞）も存在します（図12-15）．傍濾胞細胞は，発生学的に神経堤由来の細胞です．基底膜上にあり，丈が低く，濾胞腔には達していません．傍濾胞細胞はカルシトニンを分泌します．カルシトニンは，破骨細胞の働きを抑制して，血清カルシウム濃度を下げる働きをします．動物の進化の過

程でカルシトニンは，副甲状腺ホルモンよりも先に現れました．脊椎動物のなかで最初に現れたのは魚類です．海水のカルシウム濃度は体液よりも高いので，海に棲む動物にとってカルシトニンは必要なホルモンなのです．陸に棲むヒトにとっては，カルシウムは常に不足しがちなので，生理的状況においてカルシトニンが分泌されることはまずありません．しかし，妊婦や授乳期女性などで，自分の骨を守らなければならない事態に陥った人では，カルシトニンが分泌されます．

副甲状腺

副甲状腺は，米粒大の大きさで，合計4個あります．甲状腺の後方部分に付いているので，副甲状腺（上皮小体）と名付けられました（図12-19）．

1. 副甲状腺の構造

副甲状腺は，結合組織によって小葉に分けられています．小葉内部には主細胞と酸好性細胞が索状あるいは塊状に密集し，その間には洞様毛細血管が通っています（図12-20）．主細胞が副甲状腺ホルモン（PTH）を分泌します．酸好性細胞は主細胞の退化した形と考えられています．副甲状腺ホルモンは，パラソルモン（パラトルモン）ともいわれます．

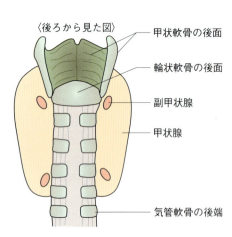

図12-19 副甲状腺（上皮小体）の位置
副甲状腺は甲状腺の後縁に近いところに埋もれていることが多い．

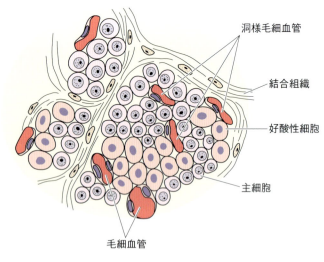

図12-20 副甲状腺

2. 副甲状腺ホルモンの働き

　血清Ca濃度が8.5～10.0 mg/dLの範囲から外れると，筋肉と神経の活動に異常が現れます．そうならないように，血清Ca濃度が低下すると，副甲状腺にあるセンサーが働き，PTHが分泌されて，血清Ca濃度を基準値に戻します．

　PTHの受容体は骨芽細胞にあります．PTHが骨芽細胞の受容体に付くと，骨芽細胞は破骨細胞の分化と骨吸収を促進し，血清Ca濃度を上げます．このほかにも，PTHは腎臓に作用してCaの再吸収を促すとともにビタミンDの活性化を促進して血清Ca濃度を上げます（図12-21）．

> **慢性腎不全**　腎の機能障害により，ビタミンDの活性化が起こらないので，低カルシウム血症になります．

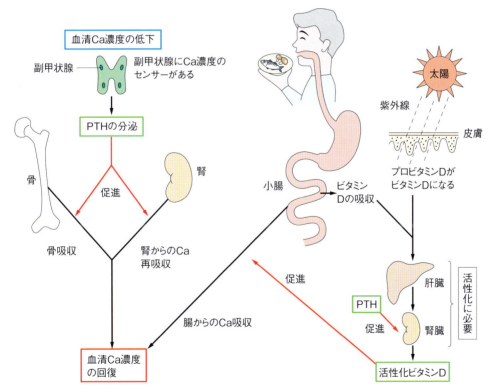

図12-21　副甲状腺ホルモンの働き
ヒトも含めて陸に棲む動物は，血清Ca濃度が低下しがちなため，これを上げるためにPTHが出現した．

第12章　内分泌系

副腎

　副腎は，腎臓のすぐ上に載っている三角形の内分泌器官です．長さ5 cm，幅3 cm，厚さ0.5 cmで，重さは7 gあります．副腎は表層の皮質と中心部の髄質とに分けられます（図12-22）．皮質と髄質は，発生の起源，構造，機能が異なります．

1. 副腎皮質

　副腎皮質は，腹膜上皮と同じ発生起源をもつ中胚葉由来の組織です．副腎皮質は表層から球状帯，束状帯，網状帯の3層が区別されます（図12-22）．層の名前は，細胞の配列から名付けられました．束状帯が皮質の容積の約80％を占めています．

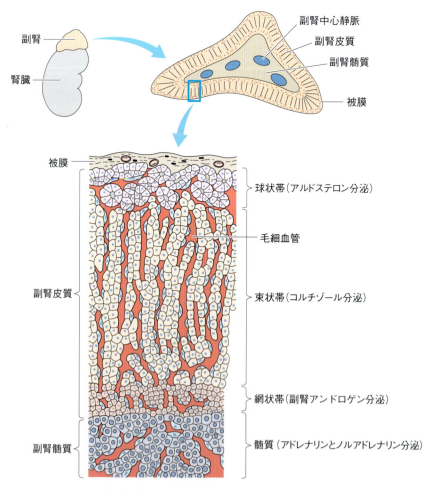

図12-22　副腎皮質の3層と髄質のホルモン

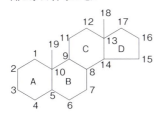

図12-23　ステロイドホルモンとコレステロールの化学構造

　球状帯はアルドステロン（電解質コルチコイド）を，束状帯はコルチゾール（糖質コルチコイド）を，網状帯は副腎アンドロゲン（男性ホルモン）を分泌します．これらのホルモンは，すべてコレステロールを原料とするステロイドホルモンです（図12-23）．

◆ アルドステロン

　循環血液量が減少すると（血圧が低下すると），腎臓の傍糸球体細胞から血中にレニン（分解酵素）が分泌され，一連の化学反応が起こったのち，アンジオテンシンⅡができて，アンジオテンシンⅡの刺激によりアルドステロンが分泌されます．アルドステロンは腎臓の遠位曲尿細管と集合管に働き，Na^+を再吸収し，K^+を排泄します．Na^+とともに水も再吸収されるので，血液浸透圧は変わることなく，循環血液量が増えて血圧は元に戻ります．

> **原発性アルドステロン症**　原発性アルドステロン症（コン症候群）は，アルドステロンの分泌が高まる病気です．40～50歳代の女性に好発します．高血圧と低カリウム血症が起こります．

◆ コルチゾール

　血糖値が下がると，下垂体前葉から副腎皮質刺激ホルモンが出て，束状帯からコルチゾールが分泌され，糖新生が始まり血糖値を維持します．コルチゾールは優れた抗炎症作用をもつので，医療用薬品としてヒドロコルチゾンが開発され，医療現場でよく用いられます．このため，副作用としてのクッシング症候群が重要になります．

> **ストレスとコルチゾール**　ストレスが持続的に身体に負荷されると，視床下部からCRHが分泌されて，ACTHが増加し，コルチゾールの分泌が高まります．これは危機的状況を乗り越えるための防衛反応です．

> **クッシング症候群**　クッシング症候群は，コルチゾールの過剰がもたらす病態です．満月様顔貌と中心性肥満（脂肪の分布異常），高血糖，高血圧，骨粗鬆症，易感染（免疫反応の抑制）が主な徴候です．

第12章　内分泌系

◆ 副腎アンドロゲン

副腎アンドロゲンは，髭,腋毛,恥毛の発達に関わります．閉経期を迎えた女性は，副腎アンドロゲンからエストロゲンをつくります．

> **副腎性器症候群**　アルドステロンやコルチゾールを合成する酵素が先天的に欠如する病気があります．この病気では，ACTHが過剰に分泌されて，副腎アンドロゲンが胎生期に大量に分泌されます．このため，女児では出生時の外生殖器が男性型になって，戸籍上の性が男性になることもあります．これを，副腎性器症候群といいます．アルドステロンやコルチゾールがつくられないと，男児にとっても生命の危機なので，出生時にマススクリーニングが実施され，病気は早期に発見されています．

2. 副腎髄質

副腎髄質は，交感神経節と同じ発生起源をもつ外胚葉由来の組織です．副腎髄質には胸髄側角にある交感神経細胞の軸索である節前線維が分布しています．副腎髄質の細胞は，アドレナリン分泌細胞が約80％を占め，ノルアドレナリン分泌細胞が約20％を占めています．

◆ 副腎髄質ホルモン

ノルアドレナリンは交感神経の節後線維の末端から分泌されるものと同じですが，アドレナリンは副腎髄質からしか分泌されません．アドレナリンは心拍数と心収縮力を増して全身の血液循環を促進します．このためアドレナリンは，薬剤として救急医療の現場でよく使われます．

> **褐色細胞腫**　副腎髄質の腫瘍を褐色細胞腫といいます．副腎髄質の細胞は交感神経節の細胞と同様にクロム親和性があり，腫瘍を重クロム酸カリウムの入った固定液に浸すと，クロムの色である黄褐色に染色されるので，褐色細胞腫と名付けられました．褐色細胞腫の主要な症状は高血圧です．

3. 副腎の血管

副腎は腎臓の上に載っていて，腹大動脈と下大静脈を挟んで両側にあります．副腎には3方向から動脈が入ります．上・中副腎動脈は被膜で毛細血管になり，皮質を通って髄質に入ります（図12-24）．この血管を通って髄質に流れ込む血液にはコルチゾールが大量に含まれています．コルチゾールはノルアドレナリンをアドレナリンに代謝する酵素を活性化するので，この血液を受けた髄質細胞はアドレナリンを分泌します．一方，下副腎動脈は皮質を貫通して，髄質で毛細血管になります．この血液を受

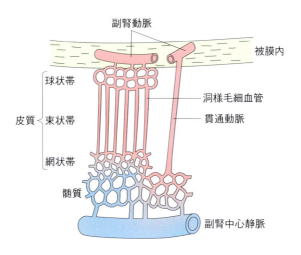

図12-24　副腎の血管

けた髄質細胞はコルチゾールを含まないので，ノルアドレナリンを分泌します．髄質の静脈は，太い1本の副腎中心静脈に集まり，下大静脈に注ぎます．

ランゲルハンス島（膵島）

　膵臓容積の98％を占める外分泌部の中に，全部集めても2％足らずにしかならない内分泌部が，膵島全体に約100万個散在しています．これをランゲルハンス島といい，直径100〜300 μmあります．ランゲルハンス島の中を，洞様毛細血管（太い毛細血管）が網状に走っています（図12-25）．

　ランゲルハンス島を構成する内分泌細胞は，α細胞，β細胞，δ細胞，PP細胞の4種類が区別されます．このなかで，β細胞が最も多く約80％を占めていて，インスリンを分泌します．α細胞は約20％を占めていて，グルカゴンを分泌します．δ細胞とPP細胞はごくわずかです．δ細胞はソマトスタチンを，PP細胞は膵ポリペプチドを分泌します．

◆ インスリン

　インスリンは，血糖値を下げます．人類はこれまでの長い歴史において，常に飢餓に脅かされてきたので，血糖値を上げるホルモンはいくつも用意されていますが，血糖値を下げるホルモンはインスリンのみです．インスリンは，身体にエネルギーを蓄えるように働きます．口から摂った糖類が小腸に達すると，インスリンは分泌されます．インスリンは小腸で吸収されたグルコースが筋組織と脂肪組織にすぐに取り込まれるように作用するので，食事後の血糖値はそれほど上がらずにすみます．しかし，糖尿病になるとインスリン抵抗性が増しているため，小腸で吸収されたグルコースは

第12章　内分泌系

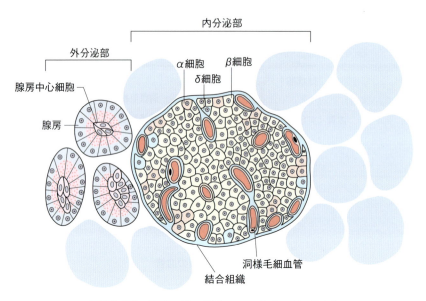

図12-25　膵臓のランゲルハンス島（アザン染色）
色素嫌性のβ細胞が島の中央を占め，一番多い．アザン染色ではα細胞は赤，δ細胞は青に染まる．膠原線維も青く染まる．

行先を失って，血糖値が持続的に高い状態が続くことになります．

> **糖尿病**　糖尿病は1型と2型が区別されます．1型は若年者に起こる糖尿病で，β細胞が自己免疫機序によって死滅するのが原因です．2型は中高年に起こる糖尿病で，遺伝的素因をもつ人が肥満をきっかけとしてインスリンが分泌されても効かなくなり，高血糖になります．高血糖が長く続くと，脳動脈や冠状動脈の壁がアテローム性動脈硬化症になり，脳梗塞や心筋梗塞を引き起こします．また，細動脈が詰まって，網膜症，腎症，神経障害の三大合併症を招きます．

◆ グルカゴン

食事と食事の間にある血糖値が下がる時間帯に，グルカゴンは，肝臓に蓄えてあるグリコーゲンを分解してグルコースに変えて，血液中に放出します．これによって血糖値は維持されます．このほか，グルカゴンは肝臓におけるアミノ酸からの糖新生も促進します．グルカゴンはインスリンとは逆に，エネルギーを放出する方向に働きます．

◆ ソマトスタチン

ソマトスタチンは，近傍にあるβ細胞とα細胞に直接働いてインスリンとグルカゴンの分泌を抑制します．

◆ 膵ポリペプチド

膵ポリペプチドは，ソマトスタチンの分泌を抑制します．

第13章 神経系

　この章では，神経線維を全身に張り巡らして，線維に電気信号を走らせ，素早く情報を伝達する神経系を取り扱います．神経系の中心にあるのは脳です．脳は身体各部から情報を集め，これらを統合し，個体の活動を取り仕切るコントロールセンターであるといえます．

　神経系は，中枢神経系と末梢神経系に分けられます．中枢神経系は脳と脊髄です．身体を構成する器官・組織は末梢神経系を通して外部環境の変化や身体内部の変化を中枢神経系に伝え，中枢神経系は，これらの情報を統合して，身体外に対する行動指令や身体内の臓器の働きを調節する司令を，末梢神経系を通じて器官・組織に出します．

　末梢神経系は，意識にのぼる感覚・運動に関わる体性神経系と，意識下で行われる身体内部の生命活動を維持する働きをしている自律神経系に分けられます．自律神経系は交感神経系と副交感神経系という2つの拮抗的な作用をもつ2系統を使って，器官・組織の活動を調節しています．

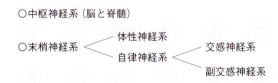

中枢神経系

　中枢神経系は，脊髄と脳から構成されます（図13-1）．中枢神経系は環境に関する情報を受け取り，これに対応する行動や動作を起こすための司令を出します．中枢神経系は，いわば情報処理に関わるところです．

1. 中枢神経系の発生

　胎生3週目に，胚子の背側正中部に長軸に沿って細長いスリッパのような形の外胚葉性の板（神経板）ができます．ついで，神経板の中央に神経溝が出現し，溝の両脇は盛り上がってヒダ（神経堤）をつくります．その後，両側のヒダは癒合し，内部に神経管をつくり，これが脳と脊髄になります（p.20〜21）．神経堤の細胞は，神経管の両脇に下りてきて交感神経幹の原基になります（図13-2）．

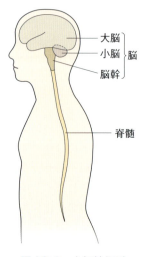

図 13-1　中枢神経系

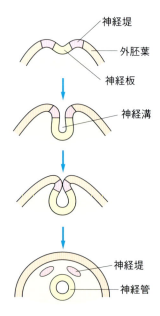

図 13-2　神経系の発生

2. 脊　髄

　　脊髄は，脊柱管の中に納まっていて，外部から保護されています．成人男性における脊髄の長さは約 40 cm，太さは約 1 cm です．下端は円錐状で，第 1 腰椎と第 2 腰椎の間の高さで終わります（図 13-3）．脊髄が脊柱管の途中で終わっているのは，脊髄の成長が止まったあとも脊柱の成長が続くためです．

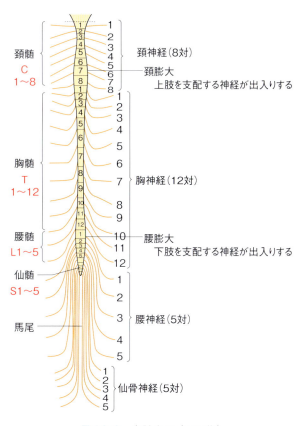

図13-3　脊髄全景（正面像）

脊椎，脊髄分節，脊髄神経は，「C，T，L，S」の番号を付けて表される．脊椎，脊髄分節，脊髄神経のどれであるかは，前後の脈絡によって判断しなければならない．

腰椎穿刺　脳脊髄液を採取する目的で，第3腰椎と第4腰椎との間，あるいは第4腰椎と第5腰椎との間に針を刺します．この上部で脊髄は終わっているので，脊髄を傷つけることはありません．第4腰椎の高さを知る方法に，ヤコビー線があります．ヤコビー線とは，両側の腸骨稜の一番高いところを結んだ線をいいます．

◆脊髄神経と脊髄の髄節との関係

脊髄からは，前根と後根が左右両側に出ています．前根と後根が合してできる脊髄神経は31対あります．上から，頸神経（8対），胸神経（12対），腰神経（5対），仙骨神経（5対），尾骨神経（1対）からなります．脊髄は，頸神経が出る部を頸髄とし，胸髄，腰髄，仙髄についても同名の神経が出る部で区別します（図13-3，表13-1）．

◆頸膨大と腰膨大

脊髄は，頸髄と腰髄の2か所で膨らんでいて，それぞれ頸膨大と腰膨大といいます．ここには上肢と下肢を支配する神経細胞があるので，太くなっています（図13-3）．

表 13-1 脊髄神経の数とその表記

			よく使われる表記	表記の意味
頚神経	8対	第1～第8頚神経	C1～C8	Cervical（頚の）
胸神経	12対	第1～第12胸神経	T1～T12	Thoracic（胸の）
腰神経	5対	第1～第5腰神経	L1～L5	Lumbar（腰の）
仙骨神経	5対	第1～第5仙骨神経	S1～S5	Sacral（仙骨の）
尾骨神経	1対	尾骨神経	Co	Coccal（尾骨の）

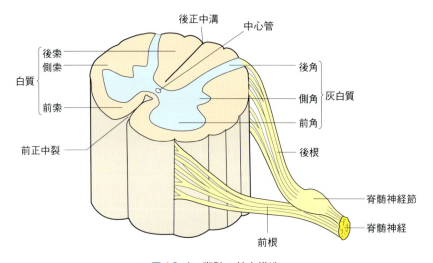

図 13-4　脊髄の基本構造
側角は，胸髄（T1～12）と腰髄のL1～3のみにある．脊髄神経節は，椎間孔のすぐ内側にある．

◆ 馬　尾

　　脊髄神経は，脊柱の椎間孔から出ます．脊柱の成長は脊髄よりも長く続くので，腰髄や仙髄に出入りする前根と後根は，脊髄から下方に向かって長く垂れた状態になります．その様子が馬の尾に似ているので，馬尾といいます（図13-3）．

◆ 脊髄の構造

　　脊髄の横断面を見ると，中央部は灰白質ででき，周縁部は白質からできています．灰白質は神経細胞が集まるところで，白質は神経線維が走るところです．灰白質は，アルファベットのHの形をしており，横棒にあたる部分には中心管がみられます（図13-4）．中心管は発生初期の神経管の遺残物で，生後は閉じます．

1) 灰白質

　　前方に突出した部分を前角といい，後方への突出部を後角といいます．前角と後角の間を中間質といいます．中間質は，胸髄のT1～12と腰髄のL1～3では側方に突出して側角をつくります（図13-4，13-5）．

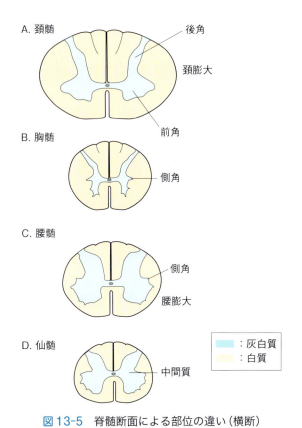

図 13-5 脊髄断面による部位の違い（横断）
左右径は頚髄と腰髄で大きいが，前後径は頚髄から仙髄まで同じである．

前角にある神経細胞を前角細胞といい，運動性です．前角から出る神経線維は前根となり，椎間孔のところで後根と合流して1本の脊髄神経になり，骨格筋に至ります．

脊髄神経節（後根神経節）には，感覚ニューロンの細胞体があります．ここから出た中枢性軸索が，後根を形成します．

後角には，感覚性の神経細胞が集まっています．

側角にある神経細胞は，交感神経性です．交感神経細胞から出た運動線維は，前根に加わって脊髄を出ます．感覚性の交感神経細胞の細胞体は脊髄神経節にあり，中枢性軸索は後根を通って脊髄の後角に入ります．交感神経の運動線維と感覚線維については，この章の自律神経系の項目でも解説しています（p.492～495）．

・ベル・マジャンディーの法則

前根は運動線維（遠心性線維）からなり，後根は感覚線維（求心性線維）からなるという基本原則を，法則として述べたものです．

2）白 質

有髄神経線維が上下に走っているところで，脊髄では灰白質の周囲にあります．髄

鞘が白く見えるので、白質といいます。脊髄の白質は前索、側索、後索が区別されます（図13-4）。白質には同じ働きをしている神経線維どうしが集まって束となって走行していて、これを神経路（伝導路）といいます。末梢からの情報を脳に伝える上行路と、脳からの司令を末梢に伝える下行路があります。伝導路は開始点を先に、終止点を後にして名前が付けられます。たとえば、脊髄小脳路は、脊髄から小脳に至る上行路です。

◆ 脊髄の機能
1）神経路
前・後脊髄小脳路は、意識に上らない深部感覚を小脳に伝える神経線維の通路です。前脊髄視床路は粗大な触圧覚を、外側脊髄視床路は温痛覚を、大脳皮質に伝える神経線維の通路です（図13-6）。

2）脊髄反射の中枢
身体の外界・内界に起こる変化は、末梢感覚終末（受容器）で受け取られて、電気信号に変えられて脊髄の後角に入ります。この情報は、後角細胞に伝わって脳に向かうほかに、後角細胞から前角細胞に伝わり、筋や腺（効果器）に運動指令が出されることがあります。これを脊髄反射といい、受容器からの情報が大脳に伝わって意識されるよりも前に、反応が効果器に現れます（図13-7）。脊髄反射は、脊髄を反射中枢として不随意的に起こります。

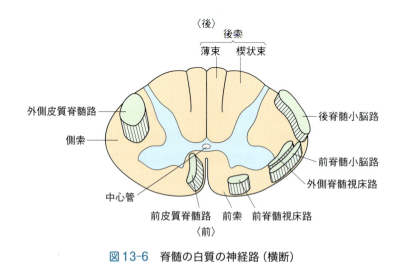

図13-6 脊髄の白質の神経路（横断）

図13-7 脊髄反射の流れ

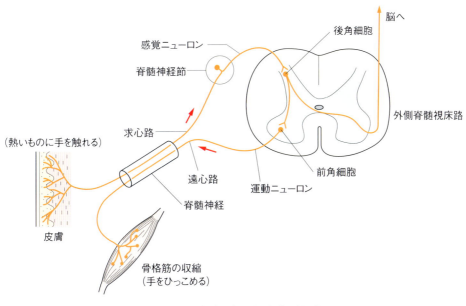

図13-8 脊髄反射の経路（反射弓）

脊髄反射の例としては，熱いものに手を触れると，無意識のうちに手を引っ込める反応があります（図13-8）．

脊髄反射は，診断のための神経学的検査としてしばしば用いられます．検査用ハンマーで皮膚の上から骨格筋の腱をたたくと，たたかれた筋が直ちに収縮します．これを伸張反射（腱反射）といい，この反射が正常に出れば，この反射で使われた神経線維のすべてに異常がないといえます．

◆ 伸張反射

伸張反射のしくみを学習するにあたって，まずは骨格筋の緊張状態を感受する受容器について学びます．筋の緊張状態を感受する受容器には，筋紡錘とゴルジの腱器官の2種類があります．筋紡錘は骨格筋と並列に配置されていて，ゴルジの腱器官は骨格筋に直列に配置されています（図13-9）．

1）筋の緊張状態を感受する受容器

・筋紡錘

筋紡錘は，長さ1〜3 mm，幅0.2〜0.5 mmの被膜に包まれた細長い紡錘形の小器官です．小さくて細かい作業に関わる筋ほど，筋紡錘の単位重量あたりの密度は高くなっています．

筋紡錘は被膜の中に核袋線維2〜3本と核鎖線維を平均5本入れています．核袋線維は中央が膨らみ，ここに核を多数入れています．核鎖線維は棒状で，核が複数あり，縦1列に並んでいます（図13-10）．筋紡錘の両端は骨格筋細胞に付いています．骨

第13章 神経系

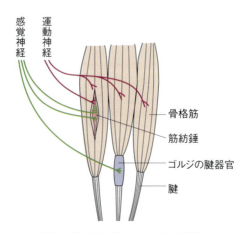

図13-9 筋紡錘とゴルジの腱器官

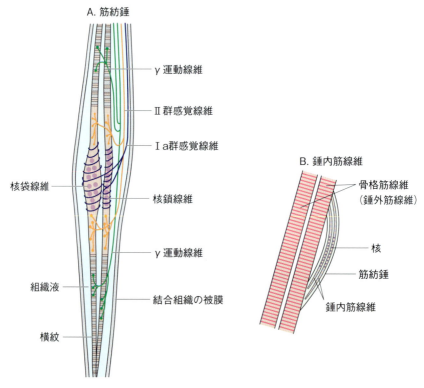

図13-10 筋紡錘と錘内筋線維（核袋線維，核鎖線維）
錘内筋線維は，錘外筋線維よりかなり細い．

格筋が引き伸ばされると，筋紡錘も一緒に引き伸ばされます．筋紡錘は，引っ張られることに感受性があります．

筋紡錘には，2種類の感覚線維（Ⅰa群感覚線維，Ⅱ群感覚線維）と1種類の運動線維（γ運動線維）が分布しています．Ⅰa群感覚線維は筋長の変化を感知し，Ⅱ群感

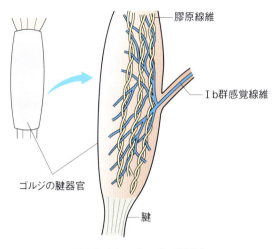

図13-11　ゴルジの腱器官

覚線維は筋長を感知します．γ運動線維は筋肉が無緊張状態になるのを防ぐために核袋線維と核鎖線維の長さを調節して，筋紡錘の感受性を常に高めています．

- ゴルジの腱器官（腱紡錘）

　ゴルジの腱器官は，長さ1 mm，幅0.1 mmの紡錘形の小器官で，筋線維10～20本に続く腱（膠原線維の束）が被膜に包まれています．この中に，Ｉb群感覚線維が枝分かれして膠原線維の間に入り込んで絡まっています（図13-11）．腱が引っ張られると，神経線維が膠原線維に挟まれて変形します．Ｉb群感覚線維の感度は高く，普通の随意運動をしているときも，ゴルジの腱器官は筋にかかる張力の情報を細かく小脳に送り続けています．

2）伸張反射の機序

　伸張反射に関わる筋の受容器は，筋紡錘です．骨格筋（主働筋）の腱をたたくと，筋が引き伸ばされて筋紡錘が興奮し，Ｉa群感覚線維はα運動ニューロンに直接接続しているので，直ちに筋を収縮させて，筋を保護します（図13-12）．伸張反射は，シナプスの数が1個なので単シナプス反射といいます．このほか，求心性のＩa群感覚線維は協働筋のα運動ニューロンにも単シナプスで接続していて，協働筋を収縮させます．一方，主働筋と反対の働きをする拮抗筋は弛緩します．これは，Ｉa群感覚線維が抑制性介在ニューロンを介して，伸筋を支配するα運動ニューロンにシナプス連絡しているからです．シナプス接続が2ヵ所以上のときを，多シナプス反射といいます．

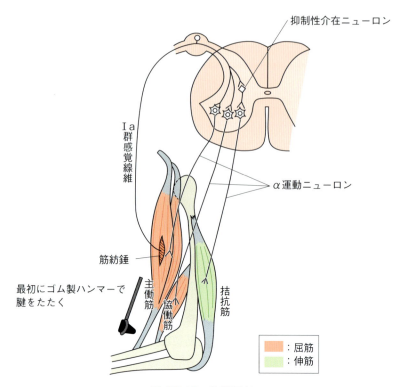

図 13-12　伸張反射
Ⅰa群感覚線維は，筋が急激に伸長されたとき，直接，主働筋と協働筋を支配する前角細胞に連絡して収縮させる．このとき，拮抗筋に対しては抑制性介在ニューロンを挟んで前角細胞に連絡し，弛緩させる．筋を守るための反射である．

3. 脳

　　脳は，重さ1,200～1,400 gで，頭蓋腔の中にあります．硬めの豆腐くらいの軟らかさです．
　　脳の重さは，7～8歳で成人の90％に達し，20歳前後で成人レベルに達します．50歳以降は徐々に減少し，80歳では10％ほど軽くなります．

脳の発生と区分

　　脳は，胎生期の初期にできる神経管の頭側から発生します．まず，前脳，中脳，菱脳という3つの膨らみが生じます（図13-13）．前脳から大脳半球（終脳）と間脳ができ，中脳から中脳ができ，菱脳から小脳，橋，延髄ができます．神経管の内腔は脳室となります．成人の脳の区分は図13-14に示します．

◆ 延　髄

　　延髄は，脊髄の上方に連なる部位で，長さは2.5 cmあります．形が電球に似てい

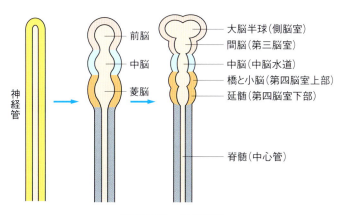

図 13-13 脳の発生
（　）内は内腔の名称.

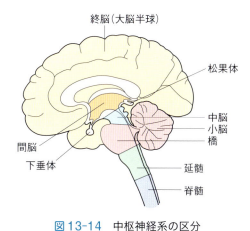

図 13-14 中枢神経系の区分

ることから，「球」とよばれ，たとえば球麻痺というのは延髄の麻痺のことです.

1）延髄の概観

延髄の前面には，正中の両側に錐体という隆起があります（図 13-15）. 錐体には，皮質脊髄路（錐体路）が通っていて，延髄の下端で左右が交叉します．これを，錐体交叉といいます．

錐体の外側には，オリーブとよばれる楕円体の膨らみがあります．この中には，下オリーブ核があります．前面からは，舌咽神経，迷走神経，副神経，舌下神経の，4対の脳神経が出ています．背面は，橋の背面とともにひし形のくぼみとなっていて，第四脳室の壁をつくっています．

2）延髄の内部構造

延髄下部の後正中溝の両脇には，感覚神経の中継核である後索核（薄束核と楔状束

第13章 神経系

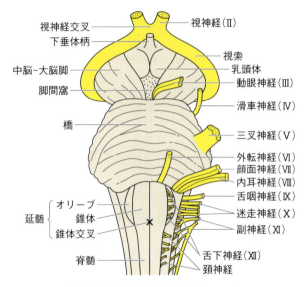

図13-15 脳幹と脳神経（Ⅱ～Ⅻ）

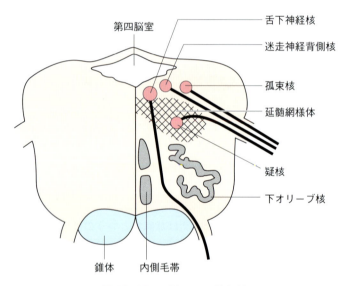

図13-16 延髄にある神経核
内側毛帯は延髄の後索核から起こり，反対側に交叉して上行する精細な触覚の伝導路である．

核を合わせた名称）があります．

　延髄中央部には，縦に走る網様体があります．網様体は，橋，中脳と続く構造です．延髄網様体には，呼吸中枢，循環中枢，嚥下中枢，嘔吐中枢があり，これらをまとめて生命中枢とよんでいます．

　延髄には，舌下神経核，迷走神経背側核，孤束核，疑核，下オリーブ核があります（図13-16）．

438

迷走神経背側核は，迷走神経が関わる内臓感覚の終止核で，かつ副交感神経の運動核も含んでいます．孤束核には味覚信号が集まります．疑核は，咽頭・喉頭・食道上部の横紋筋を支配し，嚥下や発声に関わります．下オリーブ核は運動にズレがあったときに小脳に教えます．

◆ 橋

橋は，前面が膨らんでいて，左右は後方で小脳に連なります．前面の膨らんだ部分には横走する線維があり，左右の小脳半球を橋のようにつないで見えることから，橋と名付けられました．橋の前面からは，三叉神経，外転神経，顔面神経，内耳神経の4対の脳神経が出ます（図13-15）．

橋の内部構造

橋の浅側には横走線維束があり，深側には縦走線維束があります．横走線維束は橋と小脳を結ぶ神経路で，縦走線維束は脳と脊髄を結ぶ神経路です．

橋には，橋核と脳神経核（三叉神経主感覚核，外転神経核，顔面神経核，前庭神経核，蝸牛神経核）があります．橋核は，大脳と小脳をつなぐ中継核です．

◆ 中 脳

中脳は，橋の前上方に続く，長さ2 cmほどの細くくびれたところです．背側面には上下に1対ずつ半球状の小さな高まりがあり，上丘と下丘といいます．腹側部には，左右1対の大脳脚という白質からなる隆起があります（図13-17）．

中脳の背側には，中脳水道という細い管があります．中脳水道は，脳室系の一部です．中脳には，次に述べる重要な神経核や神経路があります．

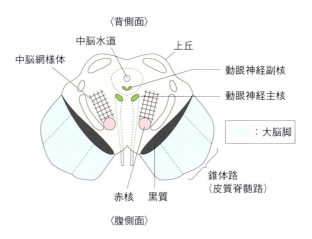

図13-17　中脳（横断）

上丘と下丘を中脳蓋といい，それより腹側から黒質の手前までを中脳被蓋という．

第13章　神経系

1）神経核

・上丘と下丘

上丘には，視覚に関わる反射の中枢があります．たとえば，急に物が眼に近づいたときに，自然に眼瞼を閉じるような反射に関わります．

下丘には，聴覚の伝導路における中継核と，聴覚に関わる反射の中枢があります．たとえば，突然音を聞いたときに頭や眼をその方向に向けるような反射に関わります．

・赤　核

赤核は，中脳内部の正中線近くにあり，神経核が鉄を含み，毛細血管が豊富なために赤味を帯びているので，赤核と名付けられました（図13-17）．赤核は小脳からの出力線維を受け取り，赤核脊髄路を通して脊髄の前角細胞に働き，骨格筋の運動をコントロールします．また，下オリーブ核に対して小脳からの情報を仲介するときに大脳からの情報も小脳に伝え，小脳の学習機能の精度を上げます．

・黒　質

黒質は，中脳被蓋と大脳脚の境にあり，神経細胞はメラニンを含み，黒く見えます（図13-17）．このため，黒質と名付けられました．黒質の神経細胞は大脳基底核の線条体にドパミン線維を送り，線条体の機能を維持します．

・動眼神経核

眼を動かす筋のうち，上直筋，下直筋，内直筋，下斜筋の4つと，上眼瞼挙筋を支配する動眼神経の起始核です．

・動眼神経副核（エディンガー・ウエストファール核）

動眼神経副核は，対光反射の中枢です．対光反射は，片方の眼に光を当てると，両眼の瞳孔が縮小する反射です．光情報は視索の途中で中脳に入り，中継核（視蓋前域）から両側の動眼神経副核に入ります．副核から始まるニューロンは副交感神経で，毛様体神経節でニューロンを換えて，瞳孔括約筋に働いて縮瞳を起こします．対光反射の消失は死の三徴候のひとつです．

> **死の三徴候**　呼吸停止，心臓停止，対光反射の消失の3つをいいます．

・滑車神経核

眼を動かす筋のひとつ，上斜筋を支配する滑車神経の起始核です．

2）神経路

中脳にはさまざまな上行路と下行路が通りますが，最も重要なのは，大脳脚の中央1/3を通る皮質脊髄路（錐体路）です．

◆ 脳幹と脳幹網様体

延髄，橋，中脳の3つをまとめて脳幹といいます．脳幹には，網様体という基礎的

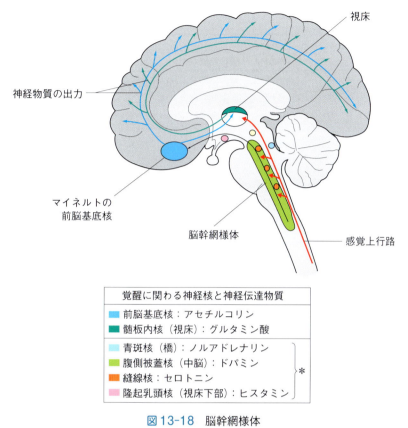

図 13-18 脳幹網様体
＊：4つの神経核からも大脳皮質に広範囲に出力があるが，図では省略した．

な構造物が連続性にあります．網様体は，錯綜する神経線維束とその網目の中にある神経細胞（網様体核）からなります．

1）脳幹網様体と意識レベルの保持

　脳幹網様体は，上行性賦活系がある部位として知られています．その役割は睡眠と覚醒にあります．脳幹網様体には，身体のあらゆる感覚を伝える上行性（感覚性）神経路から側枝が送られます（図13-18）．側枝から入った感覚刺激は網様体の中で特異性を失い，大脳皮質へ広く投射する線維を出す数種類の神経核を刺激します．これらの神経核から出る種々の神経伝達物質は，それぞれ大脳皮質を広く刺激して，覚醒に導きます．

　上行性賦活系を伝達物質の種類で分けると，モノアミン伝達系とコリン伝達系があります．モノアミン伝達系には，カテコールアミン伝達系（ドパミン伝達系，アドレナリン伝達系，ノルアドレナリン伝達系），セロトニン伝達系，ヒスタミン伝達系が含まれます．これらの伝達系は，睡眠と覚醒の調節機能に重複して関与します．

　上行性賦活系は睡眠と覚醒だけでなく，人間らしさと関係が深い前頭連合野の機能

表 13-2 脳波の種類

	周波数	特徴
α（アルファ）波	9〜13 Hz	脳は覚醒していて，静かに目を閉じていると出る
β（ベータ）波	14 Hz 以上	脳の活動が活発なときに出る
θ（シータ）波	4〜8 Hz	入眠期にみられる
δ（デルタ）波	0.5〜4 Hz	深い睡眠時にみられ，高振幅徐波といわれている

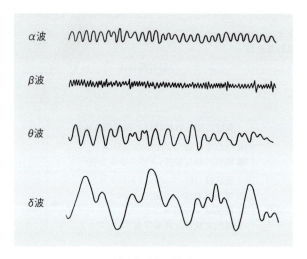

図 13-19 脳波

にも影響を及ぼします．たとえばアセチルコリン伝達系とアルツハイマー病，ドパミン伝達系と統合失調症，セロトニン伝達系とうつ病との関係が明らかにされています．

2）脳波による意識障害の程度の判別

頭部の表面に電極を付けて，脳の電気活動を記録したのが脳波です．頭皮全体に19個の探査電極を等間隔に置く10-20法が最も広く用いられています．

脳波は，大脳皮質だけでなく脳の深部の情報も反映するので，脳波を見ると意識障害の有無や重症度がわかります．ちなみに脳死の判定には，脳波が平坦になることが必要条件です．

健常な成人にみられる脳波は，α波，β波，θ波，δ波の4種類です（**表 13-2**，**図 13-19**）．Hz（ヘルツ）とは周波数の単位で，1秒間に何回周波が出てくるかで表します．

> **てんかん** 脳波が病気の診断に使われるのは，てんかんです．この病気では，大脳の神経細胞が同期して興奮するので，きわめて特徴ある脳波を示すからです．

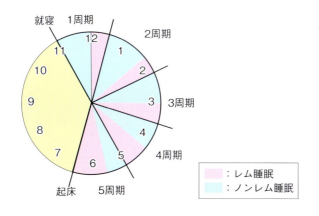

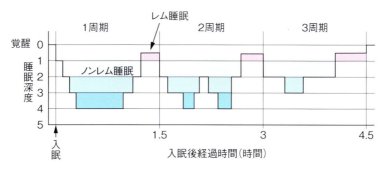

図13-20　睡眠周期
レム睡眠は，浅い睡眠であり，ノンレム睡眠中に最も深い睡眠がくる．

3）レム睡眠とノンレム睡眠

ヒトは，睡眠中にレム睡眠とノンレム睡眠を約90分間隔で周期的に繰り返します．入眠時は，必ずノンレム睡眠で始まります．レム睡眠の1周期に占める割合は，朝が近づくにつれて長くなります（図13-20）．

・レム睡眠

レム睡眠中に，覚醒時にみられるβ波が出てきて，急速な眼球運動を伴います．急速な眼球運動を表わす英語のrapid eye movementの頭文字からREM（レム）睡眠と名付けられました．レム睡眠時には，脳は起きていますが，骨格筋は完全に弛緩しています．レム睡眠中は身体が休息する時期にあたります．レム睡眠時の睡眠深度は浅く，このときに起こすと「夢をみていた」といいます．「金縛り」にあうのはこのときです．レム睡眠時は，心拍数，呼吸数が大きく変動し，血圧が不安定になります．

レム睡眠は，新生児では睡眠時間の約50％を占めていますが，成人では約25％となり，高齢者では約20％にまで減少します．

・ノンレム睡眠

ノンレム睡眠時は睡眠深度が深く，起こそうとしても起きません．ノンレム睡眠中は，脳は休んでいますが身体は起きているので，「寝返り」をうつことができます．

第13章 神経系

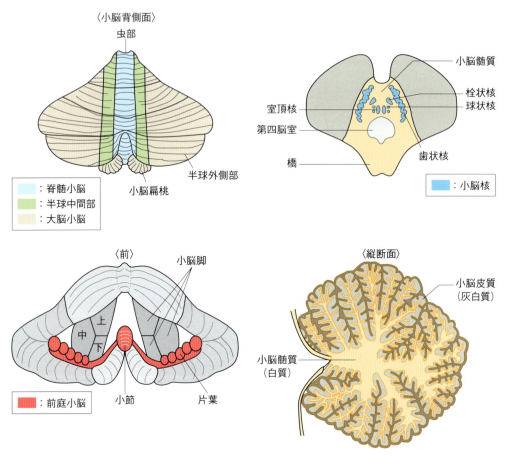

図13-21 小脳
小脳の出力線維は，小脳核から出る．

ノンレム睡眠時は副交感神経系が優位になり，血圧は安定しています．

◆ 小 脳

小脳は，橋の背側にあります．正中部のくびれた小脳虫部と左右両側に大きく膨隆する小脳半球からなります（図13-21）．小脳虫部は，後方から見ると正中部が昆虫の幼虫に似ているので，虫部と名付けられました．

1）小脳の機能

小脳は，大脳皮質の前頭連合野（前頭前野）が立てた運動プランに基づき運動関連領域がつくった運動プログラムを実行に移すにあたり，外的環境に適応するように，運動を細かく調節します（随意運動の調節）．小脳は，大脳がつくった運動プログラムを，体位や身体の平衡の変化などあらゆる身体情報と照合し，随意筋が無意識のうちに協調して運動が円滑に行われるように調節します．

小脳の機能は，運動抑制なので，小脳に機能障害が起こると，運動が過大になります．

> **指鼻試験**　小脳の機能障害がある患者に，検者の指と自分の鼻を交互に指で行き来してもらうと，患者の指は行き過ぎては戻り，その繰り返しのなかで指の動きは徐々に大きくなっていきます．
>
> **小脳性運動失調**　小脳が侵されると，泥酔したときのようにふらついたり（歩行障害），言葉のろれつが回らなくなったりします（構語障害）．酒は，小脳の機能を麻痺させる作用があります．

2）小脳と外部との連絡

小脳は，上・中・下小脳脚を通して外部と連絡しています．

- **上小脳脚**

小脳核からの出力線維が，赤核（中脳）と視床（間脳）に向かって出ます．

- **中小脳脚**

大脳皮質からの情報が，橋核を通して小脳に入力します．

- **下小脳脚**

前庭神経核と下オリーブ核からの入力があります．また，脊髄から上がってくる体性感覚と深部感覚情報が小脳に入力する通路にもなります．

3）小脳の機能的区分

小脳皮質の構造には部位差がないので，小脳の区分は主な入力情報がどこからくるかにかかっています（図13-21）．

- **前庭小脳**

片葉小節葉がこれにあたります．前庭神経核と連絡を取り合って，頭の位置を姿勢に合わせます．

- **脊髄小脳**

小脳虫部と半球中間部の中央を除く上部と下部がこれにあたります．体幹と四肢の運動の制御をして姿勢の保持や体のバランスを取ります．

- **大脳小脳**

小脳虫部と半球中間部の中央部，およびここから左右に伸び出して発達した半球外側部がこれにあたります．大脳皮質が最初につくった運動プログラムを修正して運動プランに合った実際に即したプログラムを作成します．

4）小脳核

小脳核には，歯状核，室頂核，栓状核と球状核の4種類があります（図13-21）．

歯状核が最も大きく，半球外側部から線維を受けて，上小脳脚を通して赤核と視床へ出力します．室頂核は虫部から線維を受けて下小脳脚を通して前庭神経核，網様体，

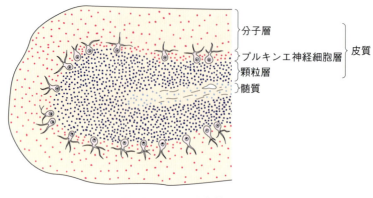

図13-22　小脳皮質の3層

運動野に，栓状核と球状核は半球中間部から線維を受けて，上小脳脚を通して赤核と運動野に出力します．

5）小脳の構造

- **小脳の肉眼的構造**

　小脳皮質は灰白質で，髄質は白質です（図13-22）．小脳の表面には平行に走る細かい溝が密にみられます．これは実際にはヒダであり，引き伸ばすと1枚のシートになるイメージです．小脳皮質にはヒダが多いので，表面積は大脳の3/4にもなります．

- **小脳の組織構造**

　小脳には，神経細胞が1,000億個以上あるといわれています．その神経細胞が集まっている小脳皮質は，分子層，プルキンエ神経細胞層，顆粒層の3層に分けられます（図13-22）．

6）小脳における随意運動の調節

　小脳皮質には，小脳の外から苔状線維と登上線維の2種類の神経線維が入力します（図13-23）．苔状線維は顆粒細胞に，登上線維はプルキンエ細胞に出力します．一部の苔状線維と登上線維は小脳核に直接出力し，弱い促進力となります．

　下小脳脚から入ってくる体性感覚，前庭感覚などは苔状線維を通して顆粒細胞に伝えられ，顆粒細胞の軸索である20万〜100万本の平行線維が1つのプルキンエ細胞に対して興奮性のシナプスをつくります．プルキンエ細胞の樹状突起は，扇状に広がり，幅200 μmの中に納まっています（図13-24）．これが平行に並んでいるので，プルキンエ細胞の樹状突起は多くの平行線維とシナプス結合ができます．個々の平行線維からの入力は弱いので，プルキンエ細胞に活動電位を起こすためには，数多くの平行線維からの興奮が同時にプルキンエ細胞に届く必要があります．

　平行線維からは，籠細胞と星状細胞にも興奮が伝わり，籠細胞と星状細胞はプルキンエ細胞に対して抑制性のシナプスをつくるので，プルキンエ細胞は活動停止して，

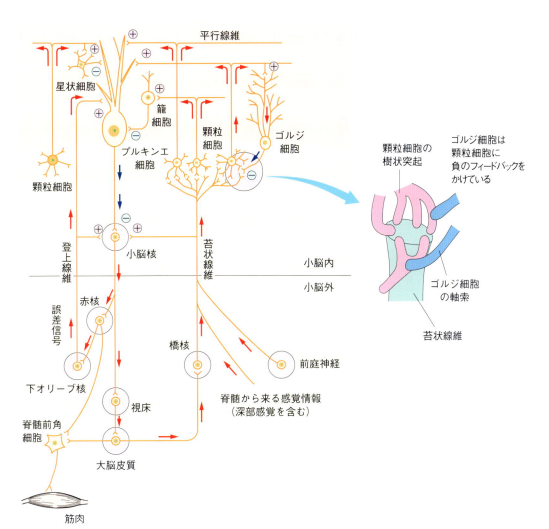

図13-23 小脳の働きに関わる神経細胞間の相互連絡

小脳核は脱抑制になって興奮します．小脳核が脱抑制になれば，一次運動野は興奮することができて運動が可能となります．

• 下オリーブ核

　下オリーブ核は，運動プログラムと実際の運動との間のずれを検出したときに小脳に教える「教師」のような存在です．小脳核から赤核を経由して下オリーブ核に入った情報から，下オリーブ核は誤差信号を作成します．登上線維を通して誤差信号がプルキンエ細胞に届くと，プルキンエ細胞は必ず活動電位を発して，小脳核に対してGABA（抑制性伝達物質）を出して抑制します．小脳核の活動が抑えられると，視床が抑制され，これにより大脳皮質の一次運動野も抑制されます．赤核は大脳皮質の運

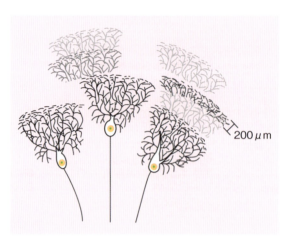

図13-24　プルキンエ細胞の樹状突起

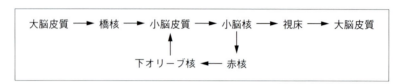

図13-25　大脳-小脳ループの概要

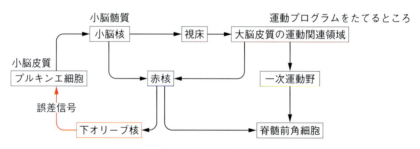

図13-26　大脳-小脳ループ
下オリーブ核からプルキンエ細胞に誤差信号の知らせが届かなければ、そのときのプログラムは遂行される.

動関連領域とも線維連絡があって、下オリーブ核がより高度な誤差信号を作成するのを助けます．運動関連領域とは，運動前野，補足運動野，頭頂葉など運動プログラムを作成するのに参加する大脳皮質の領域を指します．

7）大脳-小脳ループ

　小脳皮質は，運動を繰り返し練習することで，運動プログラムを改善していきます．小脳皮質でつくり直された運動プログラムが良いものであると，やがてそのプログラムは小脳核に移され，最終的には運動前野に置かれて，小脳とやり取りしなくても，その運動ができるようになります（図13-25, 26）．

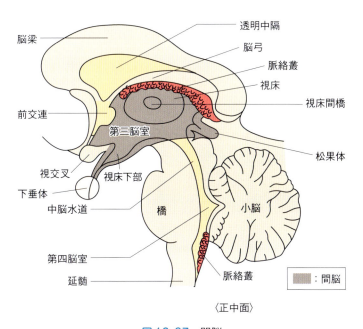

図13-27 間脳
側面からみると，第三脳室は広く見えるが，幅はきわめて狭い．

8）小脳におけるシナプスの可塑性と運動学習

シナプスの可塑性とは，シナプスにおける神経伝達の効率が状況によって変わることをいいます．登上線維からプルキンエ細胞に入力があるときに一致して，プルキンエ細胞に入力された顆粒細胞からの情報は記憶されます．何回か続けて両者の入力が一致すると，顆粒細胞からプルキンエ細胞への神経伝達の効率が低下します．この反応は長期抑圧とよばれ，小脳における運動の学習に役立っていると考えられています．

◆ 間　脳

間脳は，中脳の前上方にあり，大部分が大脳半球に覆われています．間脳は左右から第三脳室を挟んでいます（図13-27）．間脳は視床と視床下部と，松果体のある視床上部からなりますが，ここでは，視床と視床下部を取り上げます．

1）視　床

視床は，第三脳室の側壁に隆起している卵円形の灰白質の塊です．視床は50もの神経核の集合体で，各神経核は脳の各部と連絡を取り合っています（図13-28）．さらに，視床の神経核の間にも連絡があります．視床は，あたかも空港の管制塔で働く管制官のように，脳の情報を広範囲に把握しています．

視床は，末梢から大脳皮質に送られてくる感覚情報の中継核として働きます．

このほかに，視床は，小脳と大脳基底核からの出力を受け取って，前頭連合野，運動前野，補足運動野に送る仕事をしています．また，視床の髄板内核は，上行性賦活

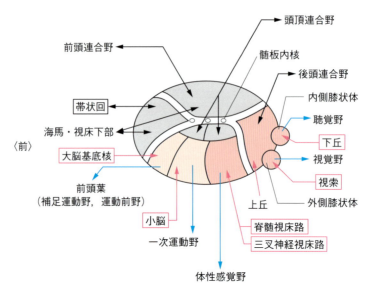

図 13-28 視床の神経核

系の一端を担い，大脳皮質の広い範囲にグルタミン酸を放出して覚醒に関わります．視床から前頭連合野に出力する線維は，認知機能にも関わっています．

2）視床下部

視床下部は，視床の前下方にある大きさ $4\,cm^3$，重さ 4 g の小さな部分ですが，生体の内部環境の恒常性と深く関わる重要な働きをするところです．視床下部は，第三脳室の下部の側壁と底部を囲む形になっていて，その前下部は細くすぼまり，漏斗といいます．漏斗の先端に下垂体がぶら下がっています．

本能行動の中枢は，視床下部にあります．本能行動とは，生まれながらにもっている欲求（本能）に関わる行動で，個体の生命維持のための摂食行動・飲水行動と，種族保存のための性行動があります．また，視床下部には自律神経系と内分泌系の最高司令部があります．視床下部は自律神経系と内分泌系を用途に応じて使い分け，生命維持に必要な内部環境を整えます．

以下に，視床下部にある主な中枢をあげます（図 13-29）．中枢といわれるのは，大脳の関与なしに身体に行動をおこさせることができるためです．

- 体温調節中枢
 ここには深部体温をモニターする受容器とサーモスタットがあります．
 体温を維持することは，内臓の代謝を触媒する酵素が働くために必要です．
- 口渇中枢
 ここには，血液浸透圧をモニターする浸透圧受容器があり，浸透圧が許容範囲を超えると口渇を起こさせ，飲水を促します．

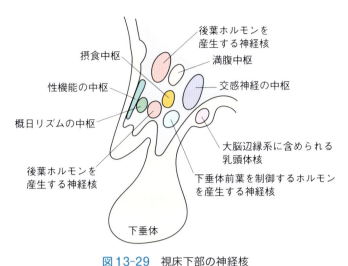

図13-29 視床下部の神経核

- 空腹中枢と満腹中枢

　摂食を調節して，血糖値を一定に保ちます．

- 概日リズムの中枢

　概日リズムとは，生体の働きが自然な状態で24時間周期を示して変化することをいいます．器官系は，機能が最大になる時刻がそれぞれ決まっていて，視交叉上核にある体内時計が，これを管理します．

- 交感神経の中枢

　視床下部は扁桃体とのつながりが強く，恐怖を感じると攻撃を起こすか，負けると思えば全力で逃げます（闘争か逃走か）．このどちらも交感神経が優位になります．

- 性機能の中枢

　扁桃体に刺激されて性行動を起こします．また，性腺刺激ホルモン放出ホルモンを分泌して，性腺の機能を維持します．

◆ 大脳辺縁系

　大脳皮質のように，進化とともに発達する皮質を新皮質といいます．これに対して，古い部分を旧皮質と中間皮質といいます．ヒトでは新皮質が大きいので，古い部分は大脳半球の内側の底面に閉じ込められてしまい，脳幹の付け根の周りを取り巻くように分布します（図13-30）．このため，大脳辺縁系と名付けられました．

　大脳辺縁系は，ひとつのシステムとして動き，厳しい自然環境のなかで，困難に直面したときや，好機に出会ったときに，記憶を一瞬のうちに蘇らせてとっさに価値判断し，迅速に有利な行動を取れるようにします．

　ここでは，大脳辺縁系を代表する神経核として，扁桃体，海馬，帯状回を取り上げます（図13-30）．扁桃体と海馬は旧皮質にあたり，帯状回は中間皮質です．

第13章 神経系

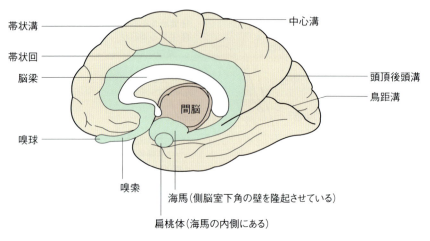

図13-30 大脳辺縁系
緑色で示した部位は広く（嗅球，嗅索も含めて），大脳辺縁系に入れられている．

1）扁桃体

　扁桃体は情動の表出を行います．情動とは，本能行動に関わる，快・不快，怒り，恐れ，不安などの感情をいいます．本能が満たされると快を感じ，満たされないと不快を感じ，さらには怒りや恐れ，不安を感じます．このような強い感情が生じると，一瞬のうちに過去の類似の経験が蘇り，これと照らし合わせて今の環境を評価します．扁桃体は，男性では女性よりも大きく，性的二形核といわれる神経核のひとつです．

2）海　馬

　海馬は記憶の入り口になるとともに，一時的に記憶を蓄積することもできます．海馬は扁桃体と隣接していて両者の線維連絡はきわめて密です．このため，怖かった経験などの「情動を伴う体験」は記憶されやすいばかりでなく，長く記憶にとどめられます．また，嗅脳系も海馬の近くにあって，においに関わる記憶も長く記憶にとどめられます．動物は，天敵あるいは異性が近づいてきたときには，においで気づきます．これはヒトでは退化しています．

• 海馬のシナプス可塑性

　海馬には，シナプスの可塑性が認められています．海馬に高頻度に刺激を繰り返し与えると，そのあと何週間もの間，シナプス後電位（EPSP）の振幅が大きくなります（長期増強）．シナプス可塑性は，記憶の学習効果と関係があると考えられています．

> **アルツハイマー病**　アルツハイマー病は，短期記憶障害を主症状とする認知症です．両側の海馬と側頭葉，前脳基底核（コリン作動性線維を大脳皮質に広く出す神経核）にしばしば萎縮がみられます．

3）帯状回

　　帯状回は，脳梁溝とこれに平行に走る帯状溝の間に挟まれた部分です．帯状回の前半分は，大脳の前頭・頭頂・側頭連合野および扁桃体から入力を受けています．内・外的な情報を得たうえで，どの行動をとれば最も得をするかという観点で行動を選択して，前補足運動野（図13-33）に出力します．扁桃体で感じた強い感情がそのまま顔の表情に出るのは，帯状回から顔面神経運動核に出力があるからです．

◆終脳（大脳半球）

　　ヒトでは，終脳は脳のうちで最も大きく発達していて，脳の重量の約80％を占めています．正中を縦に走る大脳縦裂によって左右の大脳半球に分かれます．

　　大脳半球の表面には，多くの溝（脳溝）が複雑に走り，溝と溝の間には脳回という高まりがあります（図13-31）．溝のうちで，とくに深く明瞭なものに，外側溝，中心溝，頭頂後頭溝があります．これらの溝を境として，大脳半球の表面は，前頭葉，

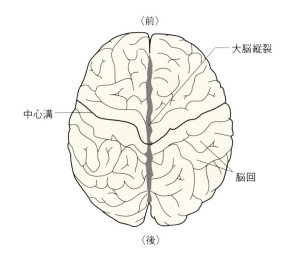

図13-31　大脳の溝と脳回

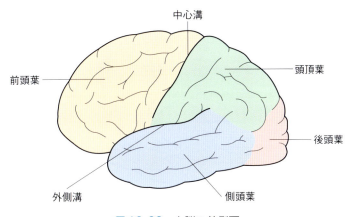

図13-32　大脳の外側面

頭頂葉，側頭葉，後頭葉の4つの脳葉に分けられます（図13-32）．前頭葉が最も広く約40％を占め，頭頂葉，側頭葉，後頭葉はそれぞれ約20％を占めます．

◆ 大脳皮質

　　大脳皮質は厚さ2〜4 mmで，その表面積は脳溝と脳回によって広げられています．脳溝と脳回はヒダになっています．左右の半球を合わせてほぼ新聞紙1ページの広さ（約2,200 cm²）があります．

　　大脳皮質は，約140億個の神経細胞を含みます．神経細胞の大きさ，形状，配列によって6層に分けられています．各層の発達や構造には部位によって多少の差異がありますが，これは機能の相違からきているものです．

1）大脳皮質の機能的局在

　　大脳皮質には，運動と感覚の中枢があるほかに，高等な精神の活動の場があります（図13-33）．

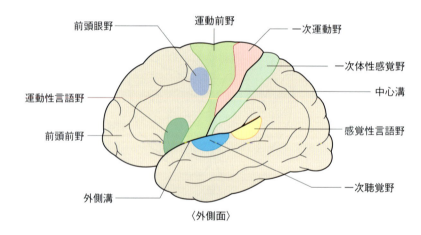

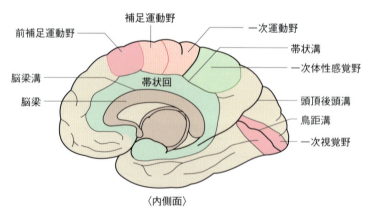

図13-33　大脳皮質（左脳）の機能的局在

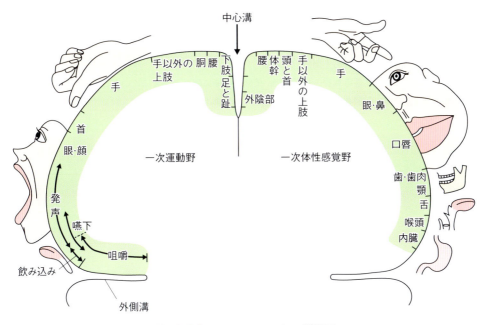

図13-34 ペンフィールドの脳地図

- **一次運動野**

 中心溝の前にあり，これと平行に走る中心前回を一次運動野といいます．一次運動野は骨格筋に対して随意運動の指令を発するところです．

 一次運動野は，支配する身体各部との間に整然とした対応があります（図13-34）．中心前回の大部分を占めているのは，上半身に対応しています．手や顔，とくに口唇や舌のように複雑で微妙な運動を行う部の運動野は，神経細胞が多いので，広い表面積を占めています．中心前回の上部の小部分だけが下半身に対応しています．

 一次運動野とその支配域とは，上下左右が反対になっています．これは，延髄で運動性下行路（錐体路）が交叉しているからです．

- **高次運動野**

 大脳の外側面の一次運動野のすぐ前には，運動前野があります．さらにその前には，前頭眼野があります．内側面の一次運動野のすぐ前には，補足運動野，さらにその前には前補足運動野があります．運動前野，補足運動野，前補足運動野は一次運動野に運動プログラムの情報を与えるためにあります．前頭眼野は気を惹かれたものに視線を向けるために，眼球運動を開始するところです．

- **一次体性感覚野**

 中心溝の後にある中心後回が一次体性感覚野です．皮膚感覚（触覚，温度覚，痛覚）や深部感覚（関節覚，筋覚）の中枢です．ここで感覚の種類や位置を正確に知ることになります．手や顔のように，感覚が鋭敏な領域は広い面積を占めています．

 一次運動野と同様に，一次体性感覚野もその支配する身体の部分とは，上下左右が反対になっています．体性感覚の上行路は延髄の後索核で中継されたあと，内側毛帯

表13-3 特殊感覚野の位置

一次視覚野	後頭葉の内側面を水平方向に走る鳥距溝の上下にある．
一次聴覚野	側頭葉の上側頭回にある．
一次味覚野	体性感覚野の最下部で，外側溝の後に隠れて見えにくいところにある．
一次嗅覚野	前頭葉の下面にある嗅球がこれにあたる．

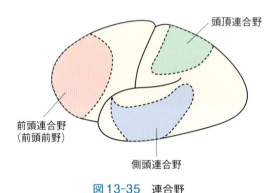

図13-35　連合野

となって上行しますが，内側毛帯もまた延髄の錐体交叉の少し上で左右が交叉します（毛帯交叉）．

・特殊感覚野

　視覚，聴覚，味覚，嗅覚を，特殊感覚といいます．特殊感覚を司る一次中枢の位置を表13-3に示します．

・連合野

　前頭連合野，側頭連合野，頭頂連合野の3つがあります（図13-35）．ヒトでは，連合野はきわめて広く，大脳皮質の表面積のほぼ2/3を占めています．連合野は，高等な精神・神経機能を営んでいるので，その働きを高次脳機能といいます．

　前頭連合野は，大脳皮質の表面積の約30％を占めています．前頭連合野において，行動の目的を決めて，運動前野と補足運動野がこれに沿った運動プランを立てます．運動プランを行動に移すために必要な集中力も前頭連合野の働きです．前頭連合野は，認知，思考，意志決定，創造力，意欲，自発的行動，繊細な感情など，人間らしい精神機能の最高中枢です．

　頭頂連合野のなかでも一次体性感覚野に近い部位では，自分の身体の内外を空間的に意識します．視覚野に近い部位では，視覚による運動の誘導を起こします．この両者の働きが揃うと，視覚による運動制御が可能になります．たとえば，離れているところにあるコップに手を伸ばして取ることができます．頭頂連合野が損傷されると，これができなくなります．左角回の損傷では，本を読んだり，文章を書いたりすることができなくなります（失読・失書）．これは文字の並びを空間的に知覚することができなくなるからです．左角回は感覚性言語野と二次視覚野の間にあります．二次視

覚野は一次視覚野の周囲にあり，大脳内側面から外側面にわたっています．

側頭連合野には，視覚野，聴覚野，体性感覚野から感覚情報が集まります．これらの情報を使って「物体の意味」を悟り，それに合った情動を引き出します．そして，物体の情報は長く記憶されます．右の側頭連合野には，顔の特徴と人の情報が記憶されるところがあって，顔と人の情報を結びつけ，その人が誰かを思い出せるようになっています．側頭連合野を損傷すると，顔を見ても誰かわからなくなります（相貌失認）が，声を聴いてその人物をいい当てることはできます．

・言語野（言語中枢）

言語は，人間に特有なコミュニケーションの手段であり，言語によって思考の形成，精神活動の表現，伝達，発展が行われます．運動性言語野（ブローカの言語中枢）と感覚性言語野（ウエルニッケの言語中枢）とがあります．言語野は，多くの人で左大脳半球にあります．

①運動性言語野（ブローカの中枢）：左側の前頭葉の外側面の下方にあります．運動性言語野が侵されると，話し方がゆっくりになり，言葉がなかなか出てきません．これを，運動性失語症といいます．患者は，会話相手の話を完全に理解できているので，「はい」か「いいえ」で返事ができるような質問をすれば，正しい答えを返すことができます．

②感覚性言語野（ウエルニッケの中枢）：左側の聴覚野のすぐ後方の側頭葉にあります．聴覚野で音として聞いた言語の意味を，ここで理解します．ここが侵されると，よく話しをするものの，相手の話が理解できておらず，さらには自分の話す言葉さえも理解できないので，錯語だらけになって意味をなしません．これを，感覚性失語症といいます．

2）左脳と右脳のそれぞれの特徴

左脳は，言語のほか，読み，書き，計算など，論理的で分析的な働きを受けもつのに対して，右脳は音楽や絵画のように言語では表現できない直観的，包括的な理解を行うと考えられています．これを，脳の左右差といいます．

◆ 大脳髄質

大脳髄質は大脳半球の深部にあり，有髄神経線維でできています．神経線維は，走り方により，連合線維，交連線維，投射線維に分けられます（図13-36）．

大脳髄質の神経線維

・連合線維

同じ半球内の皮質どうしを連絡する神経線維です．

・交連線維

左右の大脳半球の皮質を連絡する線維です．大脳縦裂の下にある脳梁は，横走する

2億本以上の交連線維からできています.
- **投射線維**
中枢神経系（脳と脊髄）内を連絡する線維です.

◆ 大脳基底核

大脳基底核は，大脳髄質（白質）の中にある灰白質の大小の塊です（図13-37）. 線条体（尾状核と被殻を合わせたもの），淡蒼球（外節と内節）に視床下核と黒質を加えた4つの神経核から構成されます. 視床下核（間脳にある）と黒質（中脳にある）は，大脳の中にはありませんが，機能の面から大脳基底核に入れています.

1）線条体

尾状核は，視床を前，上，後から取り囲むようにある細長い灰白質の塊です. 尾状

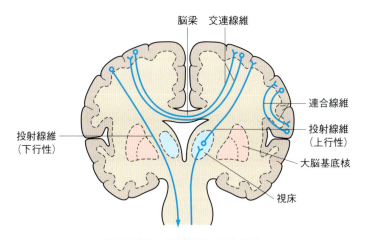

図13-36　大脳髄質の連絡線維

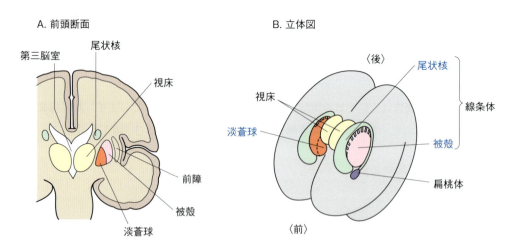

図13-37　大脳基底核

核と被殻とは発生の初期には1つにまとまっていましたが，両者の間に内包とよばれる投射線維（白質）が入り込んできて，隔てられました．尾状核と被殻の間は，灰白質でできた線条で連絡されているので，形態上の特徴から，尾状核と被殻を合わせて線条体といいます（図13-37）．

2）レンズ核

外側の被殻と内側の淡蒼球を合わせてレンズ核といいます．

> **脳出血動脈**　レンズ核線条体動脈は，しばしば脳出血を起こすので，脳出血動脈といわれています．

◆ 大脳皮質-大脳基底核ループ

大脳皮質-大脳基底核ループには，運動ループと認知ループがあります．運動ループは大脳皮質運動野と大脳基底核，認知ループは前頭連合野と大脳基底核間にあるループです．この両者が働くことで，適切な随意運動プログラムが立てられます．なお，運動プログラムを立てるときには，小脳も関与します．

黒質からのドパミン作動性線維の投射が，大脳基底核から視床への出力を調節します．線条体のドパミン受容体にはD_1とD_2の2種類があります．D_1は直接経路を，D_2は間接経路を導きます（図13-38）．

直接経路は視床に対して脱抑制的に働き，随意運動ができるようになります．間接経路は視床に対して抑制的に働き，不随意運動が抑制されます．

大脳基底核からの出力は，脳幹（赤核，網様体）に対しても行われ，これによって，無意識のうちに歩行中の筋緊張や姿勢が制御されます．

> **パーキンソン病**　主に，50歳以降に発症します．黒質のドパミン産生細胞が変性して減少するため，線条体の機能障害が起こります．随意運動の際に，屈筋と伸筋の両方が同時に収縮して動きが鈍くなります．また，手が不随意的に動くようになり，これを振戦といいます．

> **ハンチントン病**　常染色体優性遺伝する神経変性疾患で，好発年齢は30〜40歳です．線条体（尾状核）が変性して神経細胞が減少します．このため，体幹や上肢，下肢の不随意運動が出ます．このほか，うつ病，易怒性などの精神症状もみられます．

> **アカシジア**　アカシジアとは，静坐不能のことをいいます．ドパミンD_2受容体拮抗作用をもっている抗精神病薬の副作用で大脳基底核に機能障害が起こったためで，これを，錐体外路症状といいます．

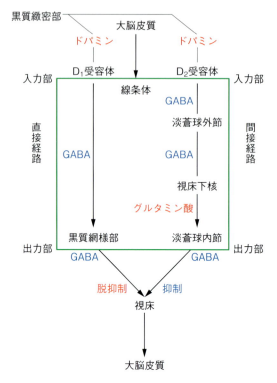

図13-38　大脳基底核ループ
大脳基底核から視床には常に抑制がかかっているが，脱抑制によって，随意運動が可能になる．

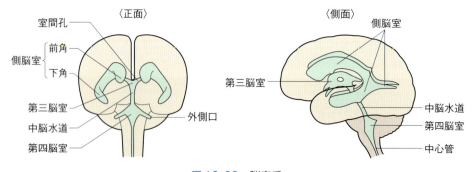

図13-39　脳室系
側脳室は，大脳が「つ」の字に発達するときに，同じく「つ」の形になった．

◆ 脳室系

　中枢神経系は，神経管として発生し，脳・脊髄として発達を遂げたあとも，管腔は内部に存在します．これを，脳室系といいます（図13-39）．脳室が大きく発達した大脳では，半球の中に「つ」の字状に大きく広がった側脳室があります．左右の間脳の間には幅の狭い第三脳室，橋と小脳と延髄の間にはひし形をした第四脳室があります．中脳や脊髄では管腔は狭く，中脳では中脳水道，脊髄では中心管といいます．

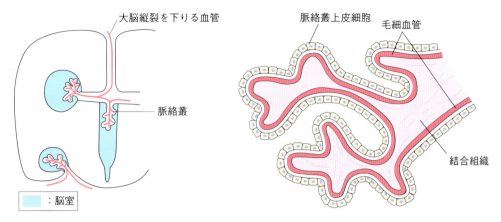

図13-40 脈絡叢
脳室の表面を覆う上衣細胞（グリア細胞の一種）が脈絡叢上皮細胞に分化する．

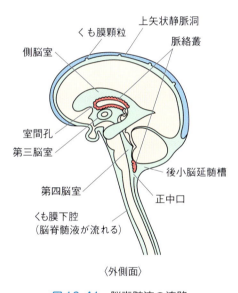

〈外側面〉

図13-41 脳脊髄液の流路
脳室の脈絡叢でつくられた脳脊髄液は，第四脳室の後にある開口部から後小脳延髄槽に出て，くも膜下腔を流れる．

1）脈絡叢

　側脳室，第三脳室，第四脳室の壁には，脈絡叢とよばれる脳脊髄液の産生部位があります．脈絡叢は立方上皮に被われた細かい突出からなり，その内部には髄膜の続きの結合組織と血管が入り込んでいます（図13-40）．第四脳室には，正中部に正中口，左右両側に外側口という開口部があり，脳脊髄液はここからくも膜下腔に出て，脳と脊髄を外側から浸しています（図13-41）．この様子は，壊れやすい豆腐を水に浸した容器に入れて，守っているかのようです．

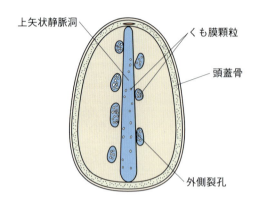

図13-42 くも膜顆粒の分布
頭蓋冠の内面には上矢状静脈洞・外側裂孔・くも膜顆粒による窪みが見られる.

2）脳脊髄液

　脳脊髄液は，血清に成分が似た無色透明な水様液です．脳脊髄液の量は成人で100～150 mLあり，脈絡叢で1日に450 mLが産生されます．脳脊髄液は脊髄の下端まで循環してから頭頂部に至り，くも膜顆粒から外側裂孔に出て，さらに上矢状静脈洞へと吸収されます（図13-42）．

> **腰椎穿刺**　頭蓋腔内に，出血，炎症あるいは腫瘍ができると，脳脊髄液の圧や性状が変化します．それで，診断のために脳脊髄液の検査が行われます．脳脊髄液の採取や圧の測定は，腰椎の第3と第4の間，あるいは第4と第5の間から，くも膜下腔に針を刺して行います．

> **水頭症**　脳脊髄液の流れが妨げられて，脳室が拡大した状態を水頭症といいます．乳児に起こると，脳の実質が圧迫されて薄くなり，頭は異常に大きくなります．

3）脳脊髄膜（髄膜）

　脳は頭蓋腔に，脊髄は脊柱管の中にあり，両者は骨でできた容器に収められて保護されていますが，さらに骨の内側には脳脊髄膜があり，脳の表面を覆っています．脳脊髄膜は結合組織性の膜で，骨に近い方から硬膜，くも膜，軟膜の3膜が区別されます．

・硬　膜

　膠原線維からなる丈夫な膜です．硬膜は外葉と内葉からなり，外葉は骨膜となっています．脊髄，外葉と内葉の間は脂肪組織に満たされ静脈叢があります（図13-43）．ここを，硬膜上腔といいます．脳では，硬膜静脈洞と外側裂孔があるところ以外は，外葉と内葉は密着しています（図13-44）．

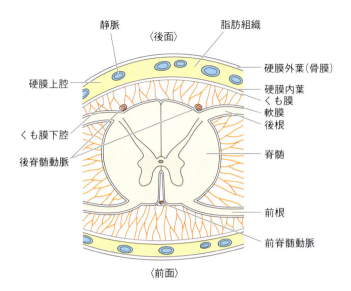

図13-43 脊髄の髄膜（横断）

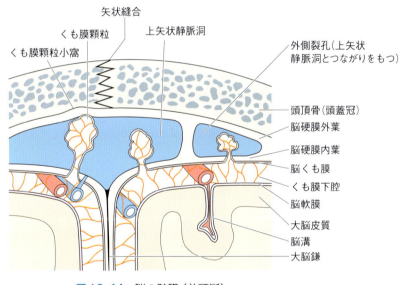

図13-44 脳の髄膜（前頭断）

硬膜外麻酔・硬膜外造影　脊柱管の中の硬膜上腔に麻酔薬や造影剤を入れます．

　脳硬膜は，大脳縦裂には大脳鎌を，大脳半球と小脳の間には小脳テントを突出させて脳を保護しています（図13-45）．
　硬膜内葉とくも膜は，緩く結合していて，その間には硬膜下腔という狭い隙間があります．通常，この隙間を見ることはできません．

第 13 章　神経系

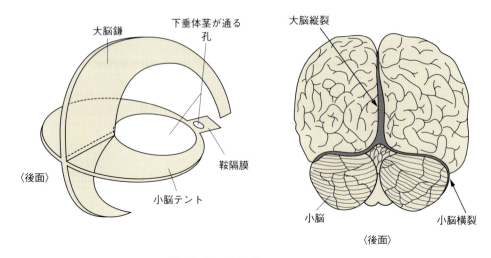

図 13-45　大脳鎌と小脳テント
大脳鎌と小脳テント（左図）と，これらが入る大脳縦裂と小脳横裂（右図）

- くも膜
  くも膜は，数層の扁平な上皮様の細胞と膠原線維からできている透明のシートです．くも膜と脳の表面に密着している軟膜との間には，ヒモ状の線維性の柱が多数立っていて，この様子がクモの巣に似ていることから「くも膜」と名付けられました．

- 軟　膜
  結合組織でできた薄い膜で，脳と脊髄の表面に密着しています．

> **脊椎麻酔**　くも膜下腔に麻酔薬を入れて，局所麻酔をします．

> **硬膜上血腫・硬膜下血腫**　血腫（血の塊）が硬膜上腔にできたのか，それとも硬膜下腔にできたのかによって，硬膜上血腫，硬膜下血腫と使い分けます．両者は治療を受けるべき緊急度が異なります．硬膜上血腫は頭蓋骨骨折による中硬膜動脈の破綻によるもので，緊急度は高くなります．

◆ 中枢神経系の血管
　1）脊髄の血管
　　・動　脈
　　　脊髄の前面の正中部を縦走する前脊髄動脈と，後外側を走る 2 本の後脊髄動脈によって脊髄は栄養されます．

・静　脈

脊髄の表面を縦走し，硬膜上腔にある静脈叢に注ぎます．

2）脳の血管

　脳は，体内で最も活発な代謝を営む器官です．脳の重量は体重の約2％にすぎませんが，脳の酸素の消費量は全身の酸素消費量の20％に達します．このために，脳は大量の血液（心拍出量の15％）を受けています．短時間でも血液供給が遮断されると，脳に大きな傷害を与えます．脳に最もしばしばみられる病変は血管（循環）障害によるものです．

・動　脈

　脳に分布する動脈は，内頸動脈と椎骨動脈の2つです（図13-46）．
①**内頸動脈**：総頸動脈の枝で太く，頸動脈管を通って頭蓋腔に入ります．脳底部で細い前大脳動脈と太い中大脳動脈に分かれて，脳の前3/4部に分布します（図13-47）．
②**椎骨動脈**：鎖骨下動脈の枝です．頸椎の横突孔を通って上行し，大後頭孔から頭蓋腔に入ります．頭蓋腔に入ると，左右の椎骨動脈は合して，太い1本の脳底動脈になります．脳底動脈は，前方に走りながら延髄，橋，小脳に枝を送り，やがて，左右の後大脳動脈となります．後大脳動脈は脳の後1/4部に分布します．

　左右の前大脳動脈は，前交通動脈で連絡しています．左右の後大脳動脈は後交通動脈で中大脳動脈と連絡しています．こうして，脳に分布する動脈は脳底部で輪をつくります（図13-48）．これを，ウィリス動脈輪（大脳動脈輪）といいます．

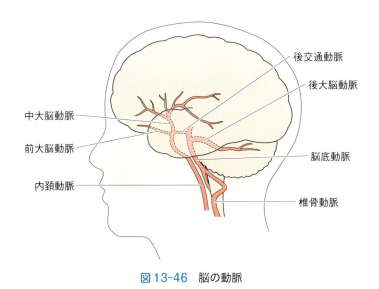

図13-46　脳の動脈

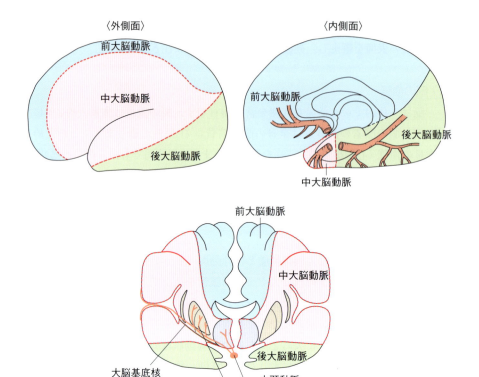

図13-47　大脳の血管分布
中大脳動脈は内頚動脈の主枝で，レンズ核線条体動脈はその穿通枝である．

> **くも膜下出血**　脳底部の動脈分岐部にできた動脈瘤の破裂による脳出血をくも膜下出血といいます．ウィリス動脈輪は，くも膜出血の好発部位です．

　脳底部の脳溝を走る動脈は，細い枝を脳の内部に向かって直角に出します．これを，穿通枝といいます．脳底部以外の脳表面を走る動脈が脳の内部に向かって直角に枝を出す場合には，皮質枝といいます．

> **脳出血**　脳出血の原因は，高血圧です．中大脳動脈の穿通枝であるレンズ核線条体動脈は脳出血を起こす部位として最も頻度が高く，脳出血動脈という異名があります．レンズ核線条体動脈から出血すると，線条体を通る内包を圧迫して，内包を通る錐体路が障害されます（図13-47）．

・静　脈

　脳の静脈は，動脈とは異なる走向をとります．静脈は脳の表面のいたるところから外に出てきて，頭蓋骨の骨膜直下を走る太い硬膜静脈洞に注ぎます．

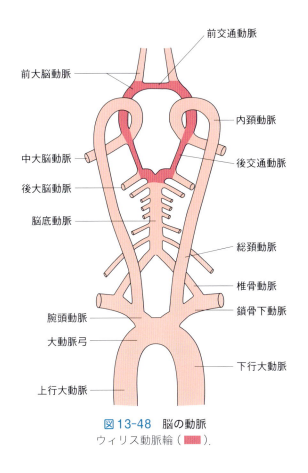

図13-48 脳の動脈
ウィリス動脈輪（■）.

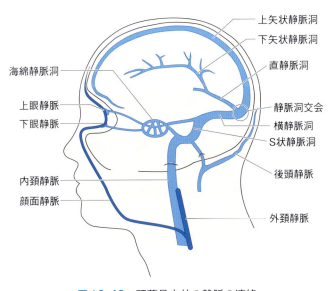

図13-49 頭蓋骨内外の静脈の連絡

硬膜静脈洞は，硬膜の外葉と内葉の間を走る太い静脈です．内腔が広いので静脈洞といいます．上矢状静脈洞，下矢状静脈洞，直静脈洞，海綿静脈洞，横静脈洞，S状静脈洞があります（図13-49）．これらの静脈洞は，最終的に内頭蓋底に集まって内頸静脈となり，頸静脈孔から頭蓋腔を出て頸部を下行します．海綿静脈洞は，上・下眼静脈とつながっているため，顔の中心部の感染症は脳に波及しやすいので注意が必要です．

◆ 中枢神経系の伝導路

脊髄各部と脳を連絡する神経線維は，同じ働きの線維が集まって，束をつくって走行します．これを伝導路といいます．

１）下行性伝導路

下行性伝導路には，大脳皮質一次運動野からの指令を末梢に伝える皮質延髄路と皮質脊髄路があります．延髄の顔面神経核に指令を伝える神経線維束を皮質延髄路といい，脊髄前角細胞に伝える伝導路を皮質脊髄路といいます．皮質脊髄路は，頸から下の骨格筋を随意的に動かします．皮質脊髄路は，別名を錐体路といい，その走行は臨床的にも重要です．

・皮質脊髄路

大脳皮質の運動野の出力線維は，扇子のように下ですぼまって，内包，大脳脚，橋を経て，延髄の錐体に至ります．皮質脊髄路は延髄下部で，大部分（90〜95％）の線維が左右交叉します（錐体交叉）（図13-50）．交叉によって左半球からの線維は右側に，右半球からの線維は左側に移り，反対側の脊髄の側索を下行して，脊髄の前角細

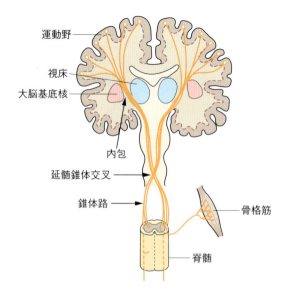

図13-50　下行性伝導路（錐体路）

胞に終わります．

　錐体で交叉しない一部の線維は，同側の脊髄の前索を下行します（前皮質脊髄路）．これも，最後には左右交叉して，反対側の前角細胞に終わります．

> **運動麻痺**　錐体路が傷害されると，身体を自分の思う通りに動かすことができなくなります．この状態を，運動麻痺といいます．

> **内包出血**　内包出血は，脳出血のなかで最も頻度が高いものです．内包を通る錐体路はその下の延髄で交叉するので，出血が起こった側の反対側の頚から下に運動麻痺が起こります．

・中脳以下から出る下行性伝導路

　中脳以下から出る下行性伝導路には，赤核脊髄路，網様体脊髄路，視蓋脊髄路，前庭脊髄路，オリーブ脊髄路があります（図13-51）．これらの伝導路は，どれも脊髄の前角細胞にシナプス結合し，随意運動が円滑に行われるように調節します．

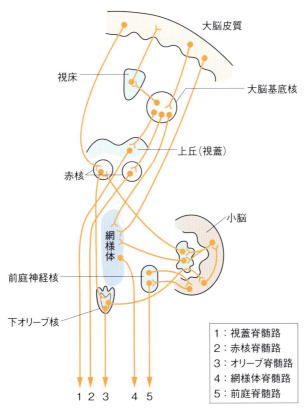

図13-51　錐体路以外の下行性伝導路

第13章　神経系

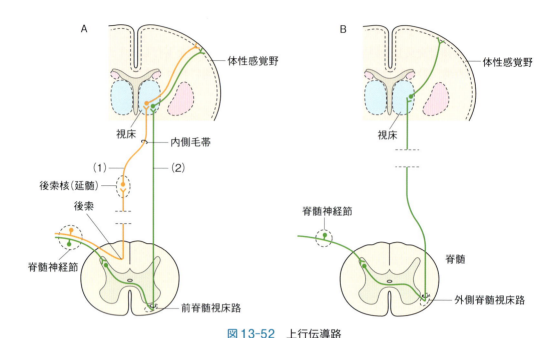

図13-52　上行伝導路
A：(1) 精細な触圧覚 (2) 粗大な触圧覚．B：温痛覚

2）上行性伝導路

上行性伝導路は，感覚を脳に伝える伝導路です．体性感覚伝導路，視覚伝導路，聴覚伝導路，平衡覚伝導路，味覚伝導路，嗅覚伝導路がありますが，ここでは体性感覚伝導路のみを取り上げて説明します．そのほかの伝導路は，第15章（感覚器）で扱います．

・**体性感覚伝導路**

体性感覚には，皮膚感覚と深部感覚があります．皮膚感覚には，精細な触圧覚，粗大な触圧覚，痛覚，温度覚（温覚と冷覚）があります．深部感覚とは，筋の運動状況，関節の位置，あるいは身体に加えられた抵抗や重力を感じる感覚をいい，意識にのぼるものと意識されないものがあります．

精細な触圧覚と意識にのぼる深部感覚は，どちらも同側の脊髄の後索を上行して延髄の後索核で二次ニューロンに交代します．それから左右交叉して間脳の視床に至ります．視床で三次ニューロンに交代し，内包を通って大脳皮質の一次体性感覚野（中心後回）に至ります（図13-52 A(1)）．

粗大な触圧覚は，後角で二次ニューロンに交代したあと，脊髄を交叉して，対側の前索を前脊髄視床路として上行し，視床で三次ニューロンに交代します．三次ニューロンは視床から大脳皮質の一次体性感覚野に至ります（図13-52 A(2)）．

温痛覚は後角で二次ニューロンに交代し，脊髄で交叉し，対側の側索にある外側脊髄視床路を上行し，視床で三次ニューロンに交代します．三次ニューロンは視床から

大脳皮質の一次体性感覚野に達します（図13-52 B）.

　筋紡錘やゴルジの腱器官で感受された深部感覚は，その大部分が意識にのぼることなく小脳に送られます．下半身からの深部感覚は胸髄核（クラーク核）で二次ニューロンに交代し，脊髄側索にある後脊髄小脳路を上行してそのまま小脳に入ります．上半身からの深部感覚はそのまま後索を上行し，延髄の副楔状束核で二次ニューロンに交代して小脳に入ります.

末梢神経系

　末梢神経系は，中枢神経系（脳と脊髄）と末梢組織とを連絡する神経線維の総称です．末梢神経系は，体性神経系と自律神経系に分けられます.

　体性神経系は，意識に上る感覚と運動を伝える神経系です．自律神経系は，意識に上らない，自律的に生命活動をやりとげる神経系です．自律神経系は交感神経系と副交感神経系に分けられます．体性神経系と自律神経系のどちらも感覚性（求心性，上行性）と運動性（遠心性，下行性）の線維を含みます.

1. 脳脊髄神経

　脳神経と脊髄神経を合わせて，脳脊髄神経といいます．脳神経は頭頚部の感覚と運動を，脊髄神経は頚よりも下の感覚と運動を司ります．脳脊髄神経には，体性神経だけ含むものと，体性神経と自律神経の両方を含むものがあります.

◆ 脊髄神経

　脊髄神経は，脊髄と身体各部を連絡する神経です．前根と後根が合わさって脊髄神経となり，椎間孔から脊椎の左右両側に出ます．脊髄神経は，前述のように31対あります（表13-1）．頚神経は，頚椎の数より1つ多くなっています．その理由は，第1頚神経が，後頭骨と第1頚椎の間から出るためです.

前根と後根

　前根は，脊髄の前角細胞の軸索と脊髄の側角あるいは中間部外側にある自律神経細胞の軸索からなります．後根は，脊髄神経節（後根神経節）にある神経細胞体から出る中枢性軸索からなります．脊髄神経節は，体性神経の感覚神経細胞体と自律神経の感覚神経細胞体を含みます.

・前枝と後枝

　脊髄神経は，椎間孔で前根と後根が合わさって1本になったものです．椎間孔から

13

末梢神経系

471

第13章 神経系

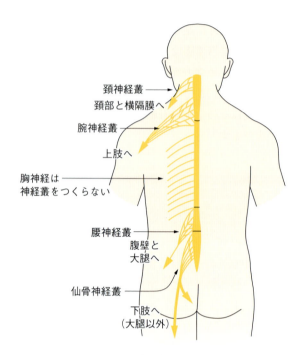

図13-53 脊髄神経と神経叢

出ると脊髄神経は前枝と後枝に分かれます．後枝は，後方に向かい背部の皮膚と筋に分布します．前枝は体幹のみならず上肢・下肢の皮膚と筋に分布します．支配する皮膚と筋が多いので前枝は後枝よりも太くなっています．皮膚に分布する求心性線維を皮枝，筋に分布する遠心性線維を，筋枝といいます．

◆ 神経叢

　　脊髄神経の前枝が神経線維を組み換えて新しい編成の神経をつくるところを，神経叢といいます．
　　神経叢には，頸神経叢（C1～4），腕神経叢（C5～T1），腰神経叢（T12～L4），仙骨神経叢（L4～S4）があります（図13-53）．

1）頸神経叢から出る末梢神経

　　頸神経叢から出る枝は，主として頸部の皮膚と筋に分布します．頸神経叢から出る最も太い神経は横隔神経です．横隔神経はC4の線維を含み，筋枝は横隔膜に分布して，皮枝は肩の皮膚に分布します．

2）腕神経叢から出る末梢神経

　　腕神経叢は前面と後面に分かれ，前面からは，筋皮神経，正中神経，尺骨神経の3つの神経が（図13-54），後面からは腋窩神経と橈骨神経の2本の神経が出ます．

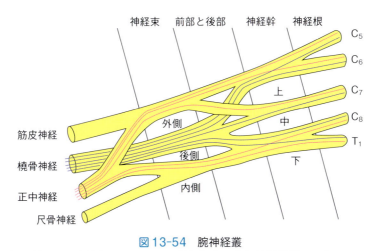

図13-54　腕神経叢
橈骨神経と正中神経はC5〜T1の神経根からきた神経線維でできている．

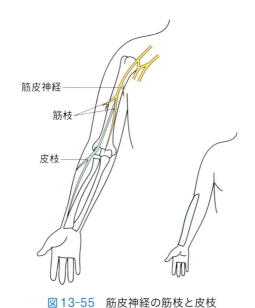

図13-55　筋皮神経の筋枝と皮枝
筋枝は上腕の筋へ，皮枝は前腕の皮膚へ分布する．

- 筋皮神経

　上腕の屈筋と前腕外側部の皮膚に分布します（図13-55）．

- 正中神経

　前腕前側の筋の大部分と手掌の母指球の筋に分布し，手では小指以外の指と手掌の皮膚に分布します（図13-56）．

- 尺骨神経

　前腕尺側の屈筋に枝を送り，前腕下部と手の尺側の皮膚に分布します（図13-57）．

第13章　神経系

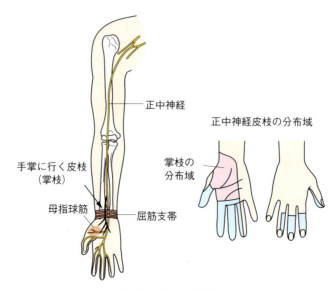

図 13-56　正中神経
手掌に行く皮枝は，屈筋支帯の上を通るので，手根管症候群からは免れる．

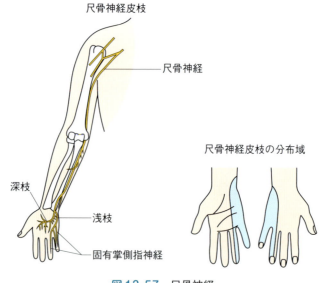

図 13-57　尺骨神経

- 腋窩神経
  三角筋に枝を出し，上腕上外側皮膚に分布します（図 13-58）．
- 橈骨神経
  上腕と前腕のすべての伸筋を支配し，上腕・前腕・手の後面と橈側の皮膚に分布します（図 13-58）．

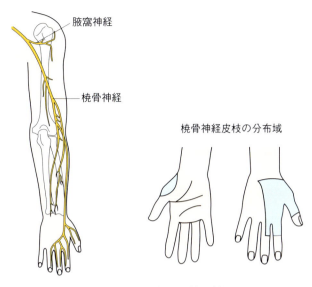

図 13-58　腋窩神経と橈骨神経
三角筋を支配するのは腋窩神経，上肢の伸筋を支配するのは橈骨神経である．

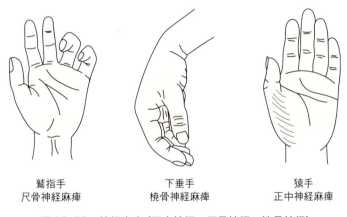

図 13-59　神経麻痺（正中神経・尺骨神経・橈骨神経）

正中神経麻痺，橈骨神経麻痺，尺骨神経麻痺　正中神経麻痺のときは猿手，橈骨神経麻痺のときは下垂手，尺骨神経麻痺のときは鷲指手になります（図13-59）．

手根管症候群　手を酷使して腱鞘炎が起こると，手根管（p.164）の中を通る正中神経が圧迫され小指以外の指がしびれます．さらに母指球が萎縮して猿手となります．

3）腰神経叢

　腰神経叢から出る最も太い神経は，大腿神経です．大腿神経は，大腿前面皮膚と大

第13章 神経系

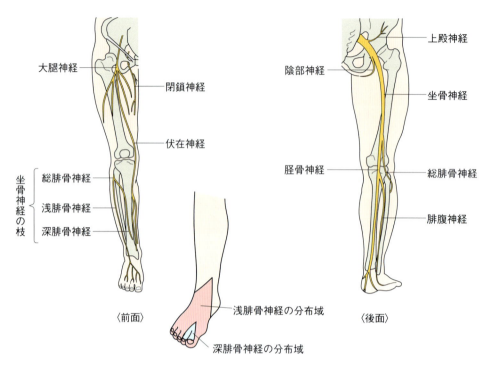

図13-60　下肢の主な神経
大腿神経は，ほうきの先のように枝分かれして大腿前面に広がる．殿筋注射あるいは股関節の手術後は，深腓骨神経の分布域の感覚を必ずチェックする．

腿四頭筋に分布します（図13-60）．腰神経叢から出る閉鎖神経は，大腿の内側の皮膚と内転筋に分布します．

4）仙骨神経叢

　仙骨神経叢から出る枝は，大腿の前面と内側面を除く，下肢の広い範囲の皮膚と筋に分布します．人体で最大の神経である坐骨神経は仙骨神経叢から出ます．坐骨神経は膝窩の上で2つの神経に分かれます．太い方を脛骨神経，細い方を総腓骨神経といいます（図13-60）．

　脛骨神経は，下腿後側の筋と足底筋，足底の皮膚に分布します．総腓骨神経は膝窩の下でさらに浅腓骨神経と深腓骨神経に分かれます（図13-60）．浅腓骨神経は，腓骨筋群に分布し，皮枝が下腿前面下部と足背に分布します．深腓骨神経は下腿前面と足背の筋群に分布し，皮枝が母趾と第2趾の向かい合う背面に限局して分布します（図13-60）．

　深腓骨神経は，殿筋注射や股関節の手術によって最も損傷を受けやすい神経です．理由は，深腓骨神経として分かれる神経が坐骨神経のなかで最も外側を占めているからです．そこで，殿筋注射後あるいは股関節手術後は，母趾と第2趾が向かい合う背面がしびれていないかを検査します．

足のしびれ　正座を長く続けると，深腓骨神経が圧迫されて，いわゆる「足がしびれる」という状態になります．足を背屈できなくなり，つま先が下がります．

陰部神経は，第2～4仙骨神経の前枝からできる神経です．会陰のすべての筋を支配し，会陰と外陰部の皮膚の感覚にあずかります．会陰とは，女性では腟前庭の後端から肛門まで，男性では陰嚢の後端から肛門までの間をいいます．陰部神経は排尿，排便，勃起に関与します．

◆ 神経叢をつくらない脊髄神経

胸神経の前枝は，神経叢をつくりません．肋間隙を前方に向かって走り，肋間神経となります．上位の肋間神経（第1～9肋間神経）は外肋間筋と内肋間筋に分布し，胸部の前面と側面の皮膚にも分布します（図13-61）．下位の肋間神経（第10～12肋間神経）は前下方に斜めに走って腹部に至り，腹壁の筋と腹部の皮膚に分布します．

1）デルマトーム

脊髄神経の皮膚分布域を調べると，体幹では，ほぼ規則的な帯状になっています．このような分節状の領域を，デルマトームといいます（図13-62）．胸腹部のデルマトームの境界は重なり合っています．ギリシャ語でデルマは皮膚，トームは切片を意味します．

2）関連痛

中空器官の壁が急に伸展されると，交感神経の感覚線維が刺激されて，内臓痛として脊髄の後角細胞に伝えられます．このときに，同じ脊髄分節の後角細胞に入る皮膚

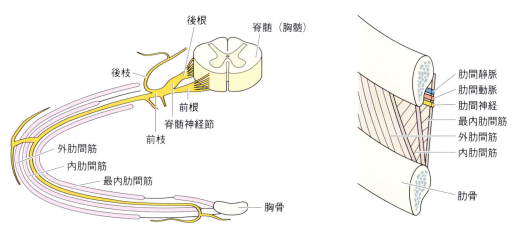

図13-61　肋間神経
肋間動静脈と神経は肋骨の下縁に沿って走る．

第13章 神経系

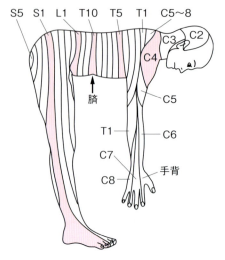

図13-62 デルマトーム
デルマトームとは，皮膚の痛覚が脊髄の髄節のどこに入るかを体表に線で表したもの．

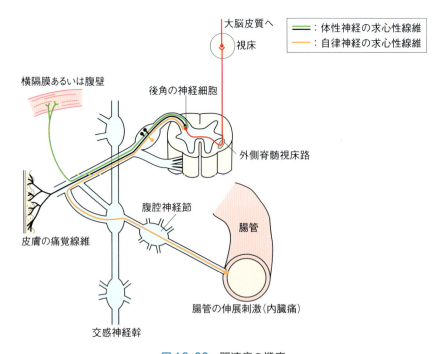

図13-63 関連痛の機序
横隔膜あるいは腹壁への刺激や腸管の伸展刺激によって，皮膚が痛くなるのを関連痛という．

への痛覚刺激であると脳が誤認して，その分布域の皮膚に痛みを感じさせます．これを関連痛といい，内臓疾患の存在を知る手がかりになります（図13-63）．内臓疾患で関連痛が起こる皮膚を図13-64に示します．心筋梗塞では左側の上胸部と肩から上腕内側にかけて激しい痛みを感じます．

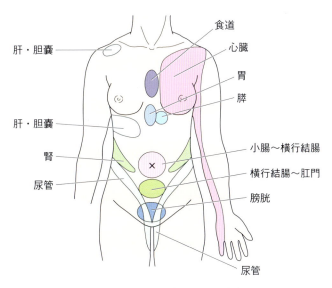

図13-64　関連痛の起こる部位

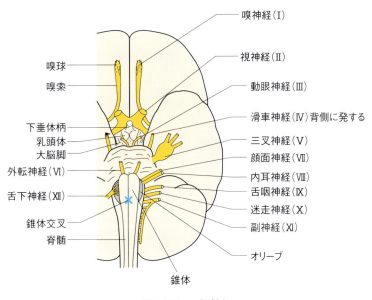

図13-65　脳神経

◆ 脳神経

　脳神経は，脳と身体各部を連絡する神経です．脳神経は12対あります．嗅神経と視神経は，脳の一部であり，末梢神経ではありませんが，脳神経に入れています．動眼神経以下の脳神経は末梢神経です．脳神経は，体性神経と副交感神経を含んでいて，頭蓋腔を出ると主として頭頸部に分布します．

　脳神経には，前から順にⅠ～Ⅻのローマ数字が付けられています（図13-65）．その順番については，古くから伝わる覚え方があります．「嗅いで視る，動く車の三つ

第13章 神経系

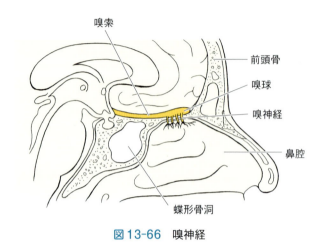

図13-66 嗅神経

は外，顔聴く，喉は迷う副舌」というものです．
　副交感神経を含む脳神経は4つあります．第Ⅲ (3)，Ⅶ (7)，Ⅸ (9)，Ⅹ (10) 脳神経です．これらの脳神経に含まれる副交感神経の作用は，とくに重要です．

1）嗅神経（Ⅰ）

　嗅神経は，神経細胞である嗅細胞の中枢性軸索の集まりです（図13-66）．嗅神経は無髄神経で，篩骨の篩板を通って頭蓋腔に入り，前脳底部にある嗅球（一次嗅覚中枢）に入ります．

2）視神経（Ⅱ）

　視神経は，網膜の神経節細胞の中枢性軸索の集まりです．眼球から出て後方に走り，眼窩を出て頭蓋腔に入ります．脳底で左右の視神経が合して視神経交叉をつくると，名前が視索に変わって視床の外側膝状体に入ります．

3）動眼神経（Ⅲ）

　中脳にある動眼神経主核と動眼神経副核から出た神経線維が集まって，動眼神経をつくります（図13-67）．主核は，眼球を動かす上直筋，下直筋，内直筋，下斜筋を支配しています（図13-68）．瞼を開く上眼瞼挙筋も動眼神経支配です．
　動眼神経副核（エディンガー・ウエストファール核）は，副交感神経性の神経核です．ここから出た軸索は，眼球の後にある米粒大の毛様体神経節（副交感神経節）でニューロンを換えて，毛様体筋（水晶体の厚さを変えて網膜に像の焦点を合わせる）と瞳孔括約筋（瞳孔を縮小する）に分布します．

4）滑車神経（Ⅳ）

　滑車神経は，内側に向いた眼球を下に向ける上斜筋を支配する運動神経です（図13-69）．滑車神経は，脳神経のなかで唯一，脳幹の背側から出ます．

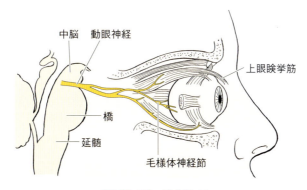

図13-67 動眼神経
動眼神経は，副交感神経線維を含み，毛様体筋と瞳孔括約筋を収縮させる．

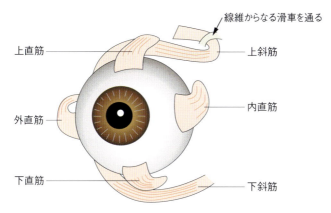

図13-68 眼を動かす筋
下斜筋以外は後方にある総腱輪に付く．下斜筋は眼窩の内側下方にある骨に付く．

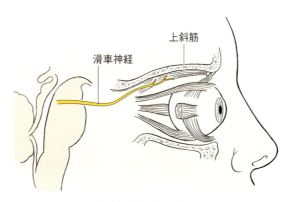

図13-69 滑車神経

5）三叉神経（V）

　　三叉神経は，橋の外で大きな三叉神経節（半月神経節）をつくります（図13-70）．
ここに集まる3本の皮枝（眼神経，上顎神経，下顎神経）が顔の感覚にあずかります．
　　眼神経，上顎神経，下顎神経の感覚神経の分布域は境界明瞭です（図13-71）．

第13章 神経系

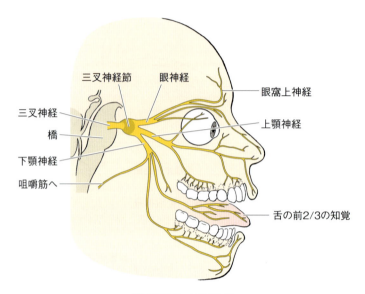

図13-70 三叉神経

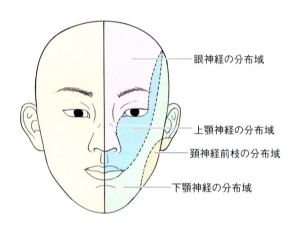

図13-71 顔面の知覚
各神経の分布域の境界は重なっていない．また，個人差もほとんどみられない．

　下顎神経は，舌の前2/3の感覚とともに，咀嚼のときに下顎の歯髄の受ける感覚も受容します．下顎の深部感覚を司る神経細胞の細胞体が三叉神経中脳路核にあり，ここから咀嚼筋を支配する三叉神経の運動核に軸索を伸ばし，単シナプス反射でつなぎます（図13-72）．すなわち，咀嚼筋は下顎神経支配です．

> **帯状疱疹**　子どもの頃に水痘（水ぼうそう）に罹った人は，水痘ウイルスが三叉神経節に潜伏していて，大人になってから身体の抵抗力が低下したときに皮膚にでてきて帯状疱疹を起こすことがあります．帯状疱疹は顔では上顎神経の分布域に出てくることが最も多いことが知られています．

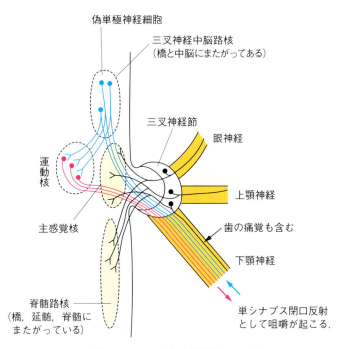

図13-72 三叉神経中脳路核と咀嚼筋
三叉神経は，顔面と口腔の触覚と温痛覚を担当するほかに，歯から受ける下顎の感覚と咀嚼筋の収縮を行う．

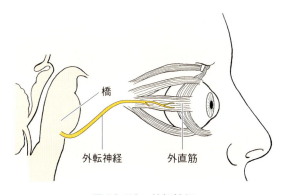

図13-73 外転神経

6）外転神経（Ⅵ）

外転神経は，外直筋（眼球を外転させる筋）の運動神経です（図13-73）．

> **複視** 複視とは，ものが二重に見えることです．左右の目の視線を1点に集めるためには，6つの外眼筋が左右ともに協調して働く必要があります．動眼神経（上直筋，下直筋，内直筋，下斜筋支配），滑車神経（上斜筋支配），外転神経（外直筋支配）のうち，1つでも機能障害を起こすと，複視になります．

7）顔面神経（Ⅶ）

顔面神経核は，橋と延髄の境界にあります．頭蓋骨の外に出た顔面神経は，耳下腺の中で扇状に広がり，顔の筋肉を支配します（図13-74）．顔面神経は，側頭骨にある骨のトンネル（顔面神経管）を通過中に，アブミ骨筋に枝を出します（図13-75）．

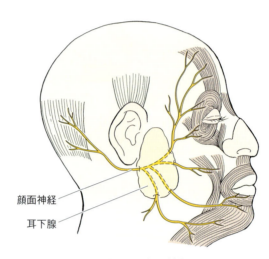

図13-74　顔面神経
顔面神経は，耳下腺の中で分枝するだけで，耳下腺の分泌は舌咽神経が行う．

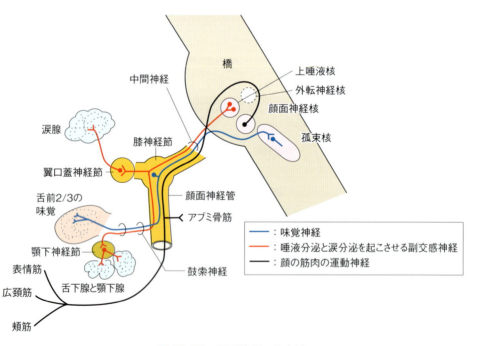

図13-75　顔面神経の分布域
舌前2/3の味覚神経と舌下腺・顎下腺を支配する神経は，顔面神経管の下端近くで顔面筋にいく神経と分かれて中耳の鼓室を通るため，鼓索神経と呼ばれる．

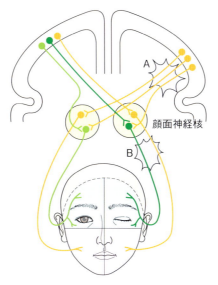

図13-76　顔面神経の障害部位と麻痺部位の関係
顔の上半分の筋肉は，両側の大脳半球の支配を受けているので，Aに傷害がおこっても両側ともに麻痺しない．Bで傷害が起こるときは，片側が麻痺する．一方，顔の下半分は，大脳半球の片側支配を受けているので，Aが傷害されると対側の麻痺が，Bが傷害されると同側の麻痺が起こる．

　アブミ骨は，耳小骨のひとつで，内耳の前庭窓にはまっています．耳の近くで起こった爆発音は耳小骨を大きく動かすので，顔面神経はアブミ骨筋を収縮させて内耳に伝わる衝撃を和らげます．
　顔面神経は，このほかに舌の前2/3の味覚と，顎下腺と舌下腺（唾液腺）の分泌，涙腺の分泌も支配しています．これらの腺の分泌は，顔面神経に含まれている副交感神経の働きです．
　顔面神経核は，両側の大脳皮質運動野の支配を受けているので，片側の一次運動野と顔面神経核を連絡する神経線維に障害があっても，額に皺を寄せることができます（図13-76）．

> **顔面神経麻痺**　障害される部位によって，顔面筋の運動障害のほかに，味覚障害や涙・唾液の分泌障害が起こります．

8）内耳神経（Ⅷ）

　内耳神経は，顔面神経とともに側頭骨の中に入り，内耳に分布します（図13-77）．内耳神経とは，前庭神経と蝸牛神経とを合わせたものです．前庭神経は，内耳の前庭と三半規管にある平衡覚器に分布し，頭の直線運動や回転運動の加速度を前庭神経核を経由して小脳に伝えます．蝸牛神経は内耳の蝸牛にあるコルチ器に分布し，聴覚を蝸牛神経核を経由して大脳皮質聴覚野に伝えます．

第13章 神経系

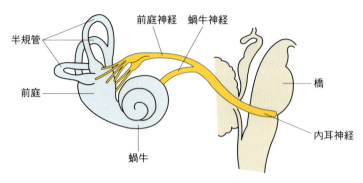

図13-77 内耳神経

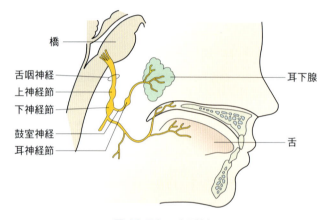

図13-78 舌咽神経

> **めまい** 前庭神経の障害でめまいが起こります．

> **耳鳴り，難聴** 蝸牛神経の障害で耳鳴りあるいは難聴が起こります．

9）舌咽神経（Ⅸ）

　舌咽神経は舌の後1/3部の味覚と感覚の両方を担当します（図13-78）．咽頭に行く枝は，咽頭粘膜の感覚と咽頭収縮筋（嚥下反射に関わる筋）の運動にあずかります．舌咽神経に含まれる副交感神経は，耳下腺に分布して唾液の分泌にあずかります．

> **舌咽神経麻痺** 嚥下障害，咽頭の感覚障害，耳下腺からの唾液分泌障害が起こります．

10）迷走神経（Ⅹ）

　迷走神経は，延髄から起こる太い脳神経で，「副交感神経の代表格」といわれます．

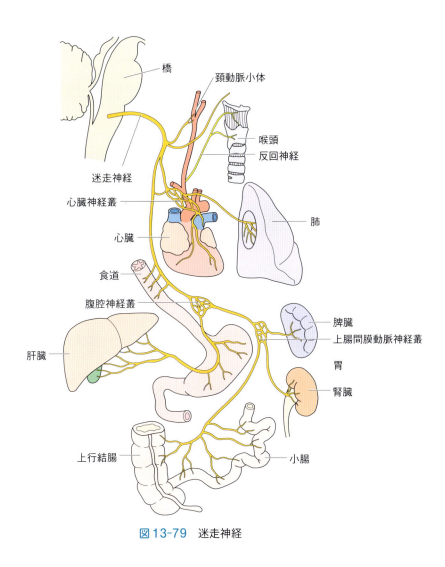

図13-79 迷走神経

　脳神経のなかで唯一，胸腹部に下りていきます（図13-79）．迷走神経は，頭蓋腔から出たあと，内頚動脈，ついで総頚動脈の後を下行し，胸腔に入ります．胸腔では，食道の両側を通って横隔膜を貫き腹腔に入ります．このように長い経過を取る途中で，頚部では咽頭・喉頭・心臓へ，胸部では気管・肺・食道へ枝を出し，腹部では胃・腸・肝臓・膵臓・脾臓・腎臓などの腹腔臓器に分布します．迷走神経は，胸髄から出る交感神経線維とともに，心臓神経叢，腹腔神経叢，上腸間膜神経叢をつくり，内臓の働き（平滑筋の運動や腺の分泌など）を調節します．

　迷走神経の枝である反回神経は，喉頭にある声帯を動かす筋（内喉頭筋）の運動にあずかります．

> **反回神経麻痺**　甲状腺腫瘍やリンパ節腫大などにより片側の反回神経が圧迫されると，声帯筋の片側だけが動かなくなり，声がかすれます（嗄声）．

11) 副神経（XI）

副神経は，延髄と頚髄上部から起こり，舌咽神経，迷走神経とともに頚静脈孔を通って頭蓋腔を出て，胸鎖乳突筋と僧帽筋に分布します（図13-80）．

> **副神経麻痺** 副神経麻痺により胸鎖乳突筋が収縮できなくなると首の回転ができなくなり，僧帽筋が収縮できなくなると肩を挙げることができなくなります．

12) 舌下神経（XII）

舌下神経は舌筋に分布し（図13-81），舌の運動にあずかります．

> **舌下神経麻痺** 嚥下の始まりは，口の中にある食物を舌で丸めて飲み込むことです．舌下神経が麻痺すると，舌が思うように動かず，嚥下と発音がうまくできなくなります．舌を出すように言うと，舌先が麻痺側に偏ります．

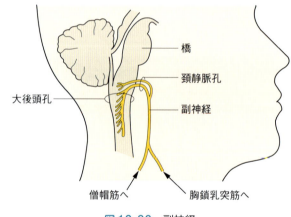

図13-80 副神経

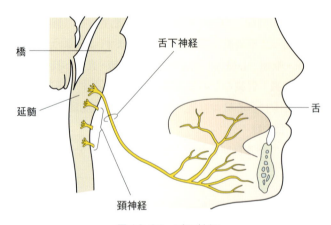

図13-81 舌下神経
舌下神経は運動神経である．

脳神経の最後に，味覚神経の舌への分布図（図13-82），味覚神経と感覚神経の求心路の図（図13-83），脳神経（Ⅲ〜Ⅻ）の働きをまとめた図を示します（図13-84）．

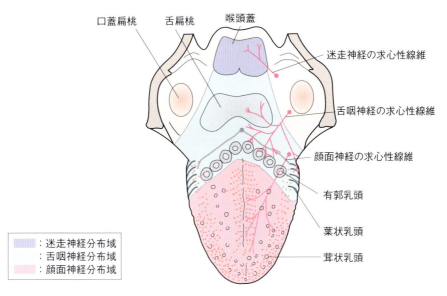

図13-82　味覚神経の分布域

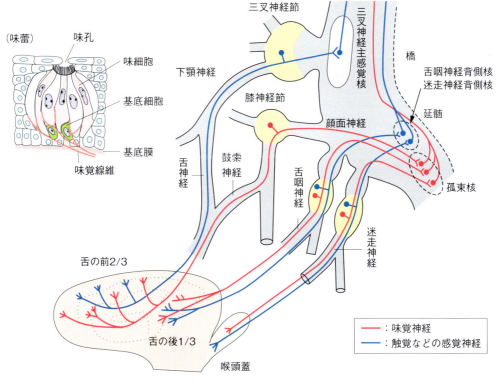

図13-83　舌の味覚神経と感覚神経
舌の前2/3の感覚は三叉神経，味覚は顔面神経によって脳へ伝えられる．
舌の後1/3の感覚と味覚は舌咽神経，喉頭蓋の感覚と味覚は迷走神経によって脳に伝えられる．

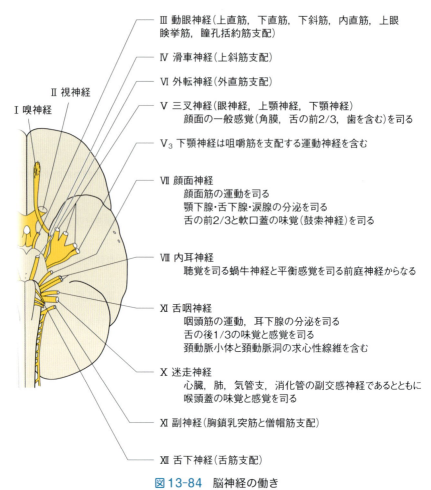

図13-84 脳神経の働き
副交感神経を含むⅢ，Ⅶ，Ⅸ，Ⅹと，嚥下反射に関わるⅤ，Ⅻが特に重要である．

2. 自律神経系

　　　自律神経系は，生命活動を維持するために必要な機能を，意思や意識と関係なく自動的に調節します．

　　　自律神経系には，交感神経系と副交感神経系があります．ほとんどの臓器は，これら2系統の二重支配を受けています．それぞれの作用は，お互いに拮抗的に作用しています．すなわち，一方が促進的に働くと，他方は抑制的に働きます．3番目の特徴は，遠心性線維が常に緊張状態にあることです．これを，トーヌスといいます．自律神経の支配を受ける臓器の機能は，自律神経のトーヌスの増強によって亢進し，トーヌスの減少によって抑制されます．

　　　例外的に，交感神経あるいは副交感神経の片方からのみ支配を受ける器官があります．交感神経のみの支配を受けているのは，副腎髄質，小汗腺，末梢血管，立毛筋，瞳孔散大筋で，副交感神経のみの支配を受けているのは，瞳孔括約筋です．

表13-4 交感神経と副交感神経の作用の比較

	交感神経	副交感神経
瞳孔	散瞳	縮瞳
心臓拍出力	亢進	抑制
心拍数	増加	減少
気管	拡張	収縮
胃液の分泌	抑制	亢進
胃の運動	抑制	亢進
小腸の運動	抑制	亢進
膀胱壁の排尿筋	弛緩	緊張
内尿道括約筋	収縮	弛緩

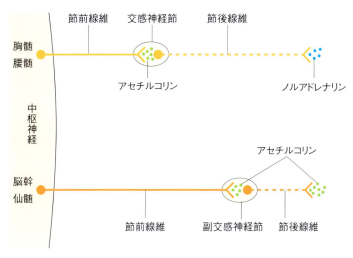

図13-85　自律神経系におけるニューロンの連鎖と神経伝達物質
交感神経と副交感神経の節前線維は，中枢神経系の違う部位から出る．

◆ 器官・組織の自律神経の二重支配

　　交感神経は，エネルギーを使って身体を活動させるように働きます（表13-4）．「闘争か逃走」のときに，交感神経は最も強くなります．副交感神経はエネルギーを貯え，補給し，身体を安静・休息におくように働きます．リラックスしたときに，副交感神経は最も強くなります．

◆ 交感神経と副交感神経の解剖学上の共通点と相違点（図13-85）

　　共通点は，運動線維が末梢に至るまでに1回だけニューロンを交代することです．交代する場所を，自律神経節（交感神経節と副交感神経節の総称）といいます．中枢神経系から出た神経線維が自律神経節でニューロンを交代する前までを節前線維，交代してから末梢神経に至るまでを節後線維といいます．節前線維は有髄神経で，節後線維は無髄神経です．

第13章　神経系

相違点は，節前線維と節後線維に関わる次の3点です．

1）節前線維を出す神経細胞体の中枢神経系に占める位置

節前線維を出す神経細胞体は，交感神経では胸髄（T1〜12）と腰髄L（1〜3）にあり，副交感神経では脳幹と仙髄（S2〜4）にあります．

2）節前線維と節後線維の長さ

交感神経では節前線維が短く，節後線維が長くなっています．副交感神経では節前線維が長く，節後線維は短くなっています．

3）節前線維と節後線維の末端から出る神経伝達物質

節前線維の末端から出る神経伝達物質は，交感神経と副交感神経のどちらもアセチルコリンですが，節後線維の末端から出る神経伝達物質は，交感神経系がノルアドレナリンで，副交感神経がアセチルコリンです．

◆ 自律神経系の運動線維

交感神経と副交感神経の運動線維の走行を図13-86に示します．

交感神経の運動線維には，血管，小汗腺，立毛筋に作用するものと臓器に作用するものがあります．

1）交感神経の運動線維

交感神経の運動神経細胞体は，胸髄（T1〜12）と腰髄（L1〜3）の側角にあります．軸索は脊髄の前根を通り，椎間孔で脊髄神経に入ります．しかし，すぐに脊髄神経から分かれて白交通枝を通って交感神経節に入り，ここでニューロンを交代します．血管，汗腺，立毛筋に分布する節後線維は，灰白交通枝を通って脊髄神経に戻り，体性神経とともに脊髄神経のなかを進み，血管，汗腺，立毛筋に分布します（図13-87）．一方，臓器に分布するものは，交感神経節でニューロンを代えたあと，交感神経幹を出て頭部と胸部の内臓に至ります．腹部臓器に分布する交感神経は，交感神経幹を素通りして大・小内臓神経となって，腹腔神経節，上・下腸間膜動脈神経節のひとつでニューロンを代えます．節後線維は動脈の外壁に沿って走り目的の臓器に至ります（図13-87）．

2）副交感神経の運動線維

脳幹にある動眼・顔面・舌咽神経核から出た副交感神経の運動線維はそれぞれ毛様体神経節，翼口蓋神経節と顎下神経節，耳神経節のなかでニューロンを交代し，瞳孔括約筋と毛様体筋，涙腺・顎下腺・舌下腺，耳下腺に分布します．一方，迷走神経は腹部まで下りて，途中の気管・気管支，胃・小腸・横行結腸の口側2/3に分布します．これより肛門側の消化管および骨盤臓器には，仙髄から出る副交感神経（骨盤内臓神

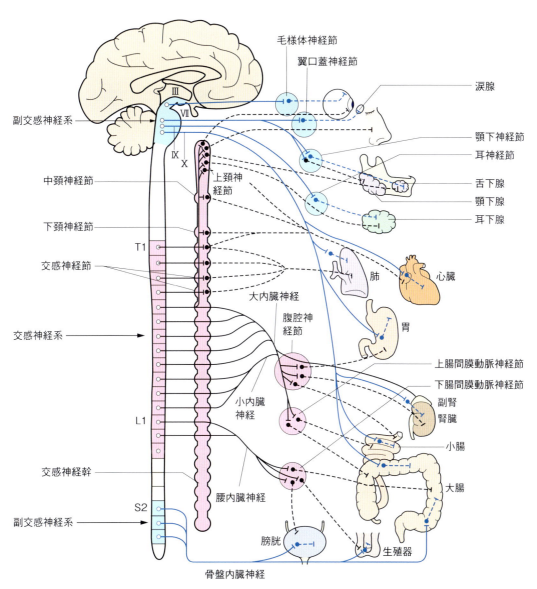

図 13-86 内臓に分布する自律神経の遠心性線維
この図では，臓器に作用するものだけを示した．

第13章　神経系

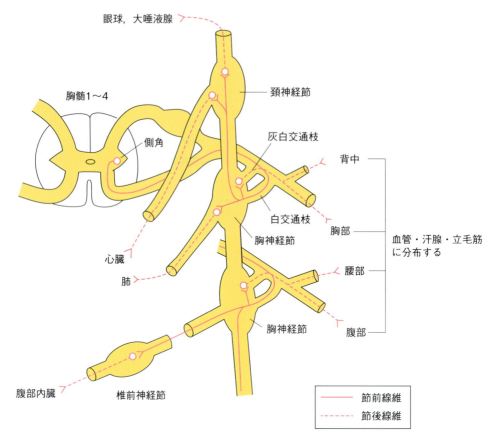

図13-87　交感神経の運動線維
どこでニューロンを交代するかは節後線維の行先で決まる．
図中にある椎前神経節とは，腹腔神経節と上・下腸間膜動脈神経節の総称である．

経）の運動線維が分布します．仙髄にある副交感神経の運動神経細胞体は仙髄（S2〜4）の中間部外側部にあります（図13-88）．軸索は前根を通り，目的臓器の壁内でニューロンを代えて，節後線維は膀胱の排尿筋と内尿道括約筋，内肛門括約筋，陰茎のラセン動脈に分布して，排尿，排便，勃起に関わります．

◆ 自律神経系の感覚線維
1）交感神経の感覚線維
　　消化管の過度の伸展は内臓の痛みとして感じます．この感覚は交感神経の感覚線維を通して脊髄の後角の神経細胞に伝わります．交感神経の感覚線維の神経細胞体は，脊髄神経節にあります（図13-89）

2）副交感神経の感覚線維
　　副交感神経の感覚線維は，頸動脈小体と頸動脈洞，大動脈小体と大動脈洞に分布しています．頸動脈小体と頸動脈洞で感知された情報は舌咽神経を通して舌咽神経背側

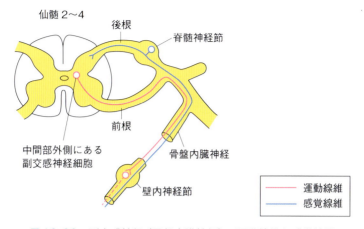

図13-88 副交感神経（骨盤内臓神経）の運動線維と感覚線維

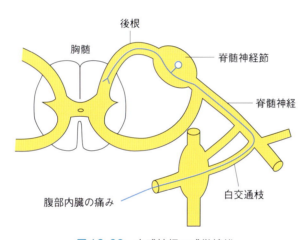

図13-89 交感神経の感覚線維

核に届き，大動脈小体と大動脈洞で感知された情報は迷走神経を通して迷走神経背側核に届きます．頸動脈小体と大動脈小体は血液中の酸素分圧の低下を感知する化学受容器であり，呼吸の調節に役立ちます．頸動脈洞と大動脈洞は血圧上昇を感知し，心臓を徐脈に導きます．

膀胱と直腸の内圧上昇は，副交感神経である骨盤内臓神経の感覚線維を通して仙髄（S2〜4）にある排尿中枢と排便中枢に伝わります．この感覚線維の神経細胞体は，脊髄神経節にあります（図13-88）．排尿中枢と排便中枢からはそれぞれ膀胱と直腸の内圧上昇が大脳皮質に知らされて，尿意と便意を生じます．

第14章

外皮

　この章では，皮膚と皮膚の付属器（角質器と皮膚腺）を扱います．　皮膚は，痛覚・触覚など外界からの刺激を感受する器官でもあるので，感覚器に入れることも可能ですが，その機能は多岐に及ぶので，独立させて，この章で扱います．

皮　膚

　皮膚の厚さは1〜4 mmで，表面積は成人で約1.7 m²（ほぼ畳1枚分）あり，重さは体重の約16％を占めます．皮膚は体内において最も大きな器官といえます．

1. 皮膚の構造

　皮膚は，表皮，真皮，皮下組織の3層からなります（図14-1）．表皮は，最表層が角化した重層扁平上皮（角化重層扁平上皮）でできています．真皮は膠原線維と弾性線維を密に含み，皮膚を丈夫にして体の内部を守ります．皮下組織は，脂肪組織が豊富で，真皮と筋膜とを緩く結合しています．

◆ 表　皮

　表皮の厚さは，有毛部で0.1〜0.2 mmです．深側から表側に向かって，基底層，有棘層，顆粒層，角質層に分けられます（図14-2）．指の腹のように特に厚い表皮をもつ部位では，顆粒層と角質層の間に透明な淡明層があります．表皮を構成する細胞は，ケラチンからなる中間径フィラメントを豊富に含むので，ケラチノサイト（角化細胞）とよばれます．

1）表皮の種類

　表皮には，次の4つの層があります．

・基底層

　基底膜上に並んだ1層の円柱細胞をいいます．基底層の細胞が細胞分裂をし，増殖した細胞は，表皮の細胞を上に押し上げます．

・有棘層

　多角体形の細胞が5〜10層重なります．各細胞は多数の細胞質突起で隣の細胞と結合していることから，有棘層と名付けられました．

第14章　外皮

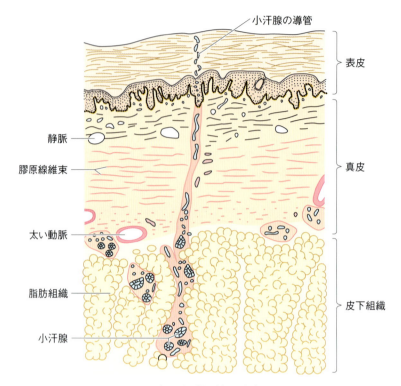

図14-1　無毛部（指腹）の皮膚の3層

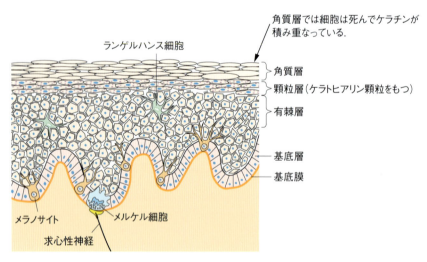

図14-2　表皮の4層
ランゲルハンス細胞は免疫細胞，メラノサイトは神経堤に由来する細胞である．これらの細胞は表皮で仕事をしているが，表皮の細胞とは由来が異なる．

- 顆粒層

扁平な細胞が2〜3層重なっています．塩基好性に染まるケラトヒアリン顆粒をもっているので，顆粒層と名付けられました．ケラトヒアリン顆粒に含まれる物質は，角質層でケラチンフィラメントを束ねて丈夫にします．また，顆粒層の細胞は，脂質を分泌し，脂質は角質層に広がって，皮膚の保湿に役立ちます．

- 角質層

ケラチンで満たされた層が何層も重なっています．角質層がウロコ状に剥げ落ちていくのが垢です．基底層で細胞分裂してできた細胞が角質層の表面で剥離脱落するまで，約4週間かかります．角質層は，手掌，足底，膝，肘のように，外力が加わる部位では特に厚くなっています．

> **タコとウオノメ**　機械的な刺激がたえず加わると，限局性に角質層の肥厚が起こります．タコ（胼胝）は肥厚した角質層が扁平に隆起したもの，ウオノメ（鶏眼）は角質層が楔状に表皮内に入り込んで，中央に円形のいわゆる「魚の目」をつくったものです．

2）表皮に出現するケラチノサイト以外の細胞

- メラノサイト

メラニン色素を産生する細胞です．基底層の中に5〜10細胞に1個の割合で出現します．メラノサイトは突起をもっていて，つくったメラニン色素を突起の先端から周囲のケラチノサイトに渡して，ケラチノサイトのDNAを紫外線から守ります．メラノサイトは周囲の基底細胞よりも明るく見えます．

- ランゲルハンス細胞

表皮以外では，樹状細胞と呼ばれています．表皮に抗原が侵入してくると，いち早くこれを細胞内に取り込み，表皮から出てリンパ管に入り，リンパ節でTリンパ球に抗原を提示します．

- メルケル細胞

一部の基底細胞が触覚を鋭敏に感知する細胞に変わり，神経線維とシナプスをつくります．分葉核をもち，有芯の顆粒をもっています．

> **皮膚の肌理**　皮膚の表面には，種々の方向に交錯して走る細い溝（皮溝）がみられます．溝と溝の間には菱形または三角形の小区画があります．これを，皮膚の肌理といいます．

> **皮膚紋理**　指腹にみられる指紋，手掌にみられる掌紋，足底の足底紋は，皮溝が規則正しい一定の流れを示しています．これを，皮膚紋理といいます．指紋には個人差があるので，個人識別に用いられます．なお「手相」は，手掌のシワをみます．

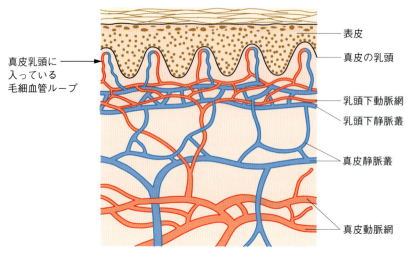

図14-3　皮膚の血管

◆ 真　皮

　表皮の深側にある結合組織層を，真皮といいます．真皮からは，乳頭と呼ばれる多くの突起が出て，表皮とかみ合っています．これを真皮の乳頭といい，毛細血管が入っていて，表皮に酸素と栄養を送っています（図14-3）．

　真皮には，太い膠原線維が交錯して走り，膠原線維の間には細い弾性線維が網状に張っています．皮膚が引っ張られてもすぐに元の形に戻るのは，弾性線維があるからです．真皮には，血管のほかに，リンパ管と神経線維が走行しています．

> **なめし革**　皮革製品であるカバンやベルトなどは，動物の真皮を利用して作ったものです．

◆ 皮下組織

　皮下組織は，真皮と同じく結合組織です．皮下組織は真皮を筋や骨に結び付ける仕事をしています．皮下組織は疎性結合組織からなるので，これにより皮膚をつまんだり，ずり動かしたりすることができます．

　皮下組織には皮下脂肪層があり，皮下脂肪の量は，身体の部位や，性，年齢，栄養状態によって異なります．たとえば，女性では思春期以後に乳房や殿部に脂肪組織が著しく増加し，全体的にみて，ふくよかな体型になります．

2. 皮膚の感覚終末

　皮膚には，触覚，圧覚，痛覚，温度覚（温覚，冷覚）を感受する感覚終末があります．機械的刺激を感受する感覚終末には，被膜をもたない自由神経終末と，被膜に覆われて

いるマイスネル小体，ファーター・パチニ小体，ルフィニ小体があります（図14-4）．
　自由神経終末は，真皮と表皮（顆粒層まで）に分布し，痛覚と温度覚を感受します．このほかに，毛包に分布する自由神経終末があり，毛根の動きを感受します．

◆ 感覚受容器
1）マイスネル小体
　マイスネル小体は，触覚の感覚受容器です．無毛部（手指，足指，口唇）の真皮の乳頭にみられ，形は細長く，長径は約150 μmあり，皮膚の表面に対して直角に立っています．扁平なシュワン細胞が不規則な層をなし，その間をくねりながら神経末端が上行しマイスネル小体の頂上に達します．

2）ルフィニ小体
　ルフィニ小体は，皮膚に物体が擦れるときの膠原線維の動きを感知します．無毛部の真皮にみられ，紡錘状で長径は1〜2 μmあります．付近の膠原線維が中を通り抜けていて，神経末端は細かく分岐して膠原線維に絡みつき，その動きを感受します．

3）ファーター・パチニ小体
　ファーター・パチニ小体は，圧覚の受容器です．特に手指の腹側の皮下組織に多く分布しています．楕円体で長軸は大きいものでは約1 mmもあります．構造はタマネギに似ていて，中央を神経末端が通り，その周りをシュワン細胞層が同心円状に取り巻いています．ファーター・パチニ小体はシュワン細胞層の位置のずれから皮膚にかかる圧や振動を感知します．

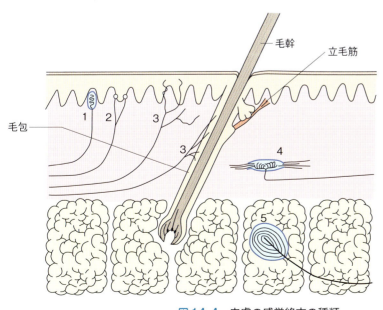

図14-4　皮膚の感覚終末の種類

第14章 外皮

◆ 順　応

　これらの感覚終末の多くは，一定の刺激が繰り返し与えられると，刺激に対する反応が小さくなります．これを，順応といいます．順応が最も起こりやすいのは，ファーター・パチニ小体です．一方，痛覚の受容器である自由神経終末には順応は起こりません．痛覚には警告としての意味があるので，原因が除去されるまでは痛みはなくなりません．

3. 皮膚の色調

　皮膚の色調は，表皮にあるメラニン色素の量と真皮乳頭の毛細血管の血流量によって決まります．

◆ メラニン色素

　メラニン色素は褐色をしています．表皮内におけるメラノサイトの出現頻度には，人種による差はありませんが，メラニン産生量は人種によって大きな差があります．
　メラニン色素は，陰嚢と乳首，乳輪に多く，多いところの皮膚は着色して見えます．手掌や足底には，メラニン色素はありません．

> **蒙古斑**　乳児では，仙骨部の真皮にメラニン色素が多く集まり，この部に淡青色の斑紋がみられます．これを，蒙古斑といいます．メラニン色素が真皮に集まると，表皮を通して見ると青く見えます．

> **日焼け**　日焼けによって皮膚の色が黒くなるのは，メラノサイトのメラニン産生が高まったためです．

> **黒子（ホクロ）**　直径が数mm程度の色素斑で，隆起していないものをホクロ（黒子）といいます．メラノサイトの数が増えていて，メラニン色素の量も軽度に増加しています．

> **雀卵斑（ソバカス）**　顔面など，日光があたる部位に生じる小褐色の斑点です．幼少時に現れ，思春期に明瞭になります．色白の人や白人に多く，優性遺伝します．基底層のメラノサイトの機能が亢進しています．

> **シミ**　30〜40歳代以降の女性の顔面に生じる色素沈着のことです．加齢とともに，顔面や手背など，日光にあたる部位にシミがみられるようになります．特に肝斑といわれるのは，女性ホルモンの乱れがきっかけでシミが出てきたもので，左右対称に現れ，境界が明瞭です．肝斑は妊娠中に高頻度に発症します．

◆ 毛細血管の血流量

真皮の乳頭にある毛細血管を流れる血液は，表面から透けて見えます．「血色がよい」のは，真皮の乳頭の毛細血管が拡張して血液循環が良好なときです．一方，顔面が蒼白（青色）になるのは，真皮の乳頭の毛細血管が収縮しているときです．真皮の乳頭の毛細血管は拡張したり収縮したりして体温調節をしています．

4. 皮膚の機能

◆ 皮膚がもつ多様な機能

皮膚には，以下に述べる多様な機能があります．

1）身体の内部の保護

角質層には防水効果があり，体外からの水の侵入を防ぐとともに，体内の水が蒸発によって失われるのを防いでいます．また，角質層は物理的，化学的刺激に対して抵抗性があり，細菌や真菌の侵入を防ぎます．

皮下脂肪層は外力に対してクッションとして働き，衝撃から骨や内臓を保護します．

2）感　覚

皮膚には，触覚，圧覚，痛覚，温覚，冷覚のような皮膚感覚の受容器があります．指先，口唇などは感覚が鋭敏であり，背中や大腿，殿部などは鈍くなっています．

3）体温の調節

皮膚は，血流量を変えたり発汗したりするほか，皮下脂肪には断熱効果があって，深部体温を一定に保つ働きがあります．

4）排　泄

汗には，水のほかに微量の塩分・尿素などが含まれています．

5）ビタミンDの産生

プロビタミンDは，肝臓で産生されて，皮膚に分布します．プロビタミンDは紫外線があたるとビタミンDになります．ビタミンDが働くためには，さらに肝臓と腎臓によって活性化される必要があります．活性化ビタミンDは，小腸からのCaの吸収を促進します．

第14章　外皮

> **褥瘡**　長期にわたって病床についている患者，特に高齢者に生じる皮膚の潰瘍です．皮膚が持続的に圧迫を受けると，血行障害から壊死が起こります．したがって，皮膚の下に骨が突出している部位，たとえば，仙骨部，大転子部，肩甲棘部，踵などに起こります．

> **熱傷（火傷）**　高温の液体，火災，電撃，化学薬品などによって皮膚が損傷された場合をいいます．熱傷は，Ⅰ度〜Ⅲ度に分けられます．Ⅰ度は損傷が表皮にとどまるもの（日焼け），Ⅱ度は損傷が真皮に達するもの，Ⅲ度は損傷が皮下組織に及ぶものをいいます．表皮が欠損するⅡ度とⅢ度では，体内の水分の蒸発が激しく起こり，欠損部の広さによっては大量の輸液が必要となります．

5. 角質器

表皮の角質層がもっと硬くなって特殊な形をとる場合には，角質器といい，毛と爪があります．

◆ 毛

ヒトでは，ほぼ全身に細く柔らかい毛，すなわち生毛が生えています．太く硬い毛には，頭毛（髪の毛），眉毛（まゆげ），睫毛（まつげ）などがあり，思春期になると，須毛（ひげ），腋毛（わきげ），陰毛も生えてきます．手掌と足底には毛がありません．

1）毛の構造

毛は，皮膚の表面から外部に出てくる毛幹と，皮膚の内部に埋まっている毛根からなります（図14-5, 6）．

毛は表皮が深く落ち込み，その下端部でつくられます．ここから外に向かって伸び出して皮膚の表面から出たものが毛です．したがって，皮膚の中に埋もれている毛根の周囲は，表皮の続きである毛包（上皮性毛包）で囲まれています．

上皮性毛包は，根鞘小皮，内根鞘，外根鞘からなり，その周りには基底膜に相当する硝子膜があります．内根鞘は表皮の顆粒層に相当し，毛根の深い部分の毛包にだけみられます．

毛根の下端部は太く膨らみ，毛球といいます．毛球には，下方から結合組織が血管を伴って入り込みます．この部分を，毛乳頭といいます．毛乳頭の血管が毛の成長に必要な栄養を与えます．

毛乳頭を覆う上皮細胞が細胞分裂して毛をつくります．メラノサイトは毛の細胞にメラニン色素を与えます．

毛の表面は，単層の細胞層からできる薄い層（毛小皮）で覆われ，内部は毛皮質と毛髄質からできます．毛皮質はケラチンを含み，角質化して硬い毛をつくります．毛髄質は，毛の軸にあたる部分で，好酸性に染まるトリコヒアリン顆粒を含みます．毛

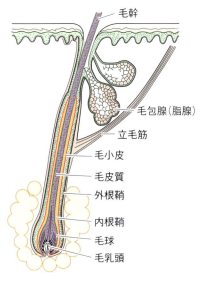

図 14-5　毛の構造
毛球で上皮は折り返す．この部分で細胞は増殖して毛になる．

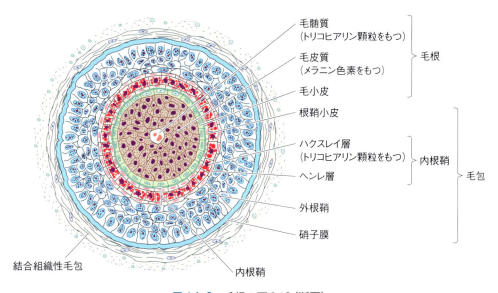

図 14-6　毛根の下 1/3（断面）
毛小皮から内側が毛根であり，根鞘小皮より外側が毛包である．

髄質は，あっても少量で，欠けることもあります．毛小皮と毛包側の根鞘小皮は，かみ合う構造になっていて，毛は抜けにくくなっています．

抗がん剤による脱毛　頭毛の細胞分裂の頻度は，身体の細胞のなかで最も高い方に属するので，抗がん剤の投与で頭髪が抜けます．

2）毛の色

毛の色は，メラニン色素の量によって決まります．黒い毛にはメラニン色素が大量に含まれています．加齢により白髪（しらが）になるのは，毛皮質からメラニン色素が消失し，毛髄質に空気（気泡）が入るからです．

3）毛の成長と交代

毛は，一定の周期をもって成長と脱落を繰り返します．これを，毛周期といいます．毛周期は，成長期，退行期，休止期に分けられます．成長期，退行期，休止期の長さは，だいたい80：5：15の割合になっています．

成長期の長さは，頭毛は2〜5年，眉毛は3〜5ヵ月です．成長期にある頭毛は1ヵ月に約1cm伸びます．退行期に入ると，毛乳頭は消失し，毛包は立毛筋の付着部にある毛隆起まで退縮します．このため，毛根の根元は毛隆起の高さまで上がり，棍棒状になります．このまま，毛は休止期に入ります．

次の毛周期が開始されると，再び毛包は深側に伸びていって新しい毛球をつくります．ここから新しい毛が伸びてくると，これによって棍棒状の毛根は押し出され，毛は抜け落ちます（図14-7）．

4）毛の本数

頭毛の本数は，10万〜20万本あるといわれます．20〜30歳では1日に約90本抜け，抜ける毛の数は加齢とともに増し，50〜60歳では1日に約150本も抜けます．

5）毛包腺と立毛筋

毛包の上部では，脂腺が鈍角に開口します（図14-5）．これを，毛包腺といいます．毛包腺から分泌される脂質は皮膚の表面を膜のように覆い，不感蒸泄を抑え，皮膚の

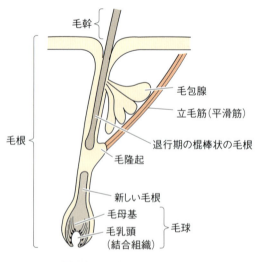

図14-7　毛の生え変わり

保湿性を保ちます．皮膚の表面にできた脂質の膜は弱酸性で殺菌作用があり，病原菌の侵入を防ぎます．

　毛包腺のすぐ下を，毛包から表皮に向かう平滑筋の小束が走ります．この平滑筋束を，立毛筋といいます．立毛筋は交感神経の単独支配を受け，寒冷に曝されると収縮して，毛は直角に逆立ちます．毛が立つと毛の間に空気の層ができて，これが身体を寒さから守ってくれます．

> **鳥肌**　毛が立つと，皮膚の表面に細かい隆起ができます．これが，「鳥肌が立つ」という状態です．

◆ 爪

　爪は，指の末節骨の背面にある板状の角質器です（図 14-8）．表皮の角質層よりも硬いケラチンからできています．爪があるので，指先に力が入り，しっかりと物をつかむことができます．

　爪は，根元の方で表皮のヒダの中に入り込んでいます．表皮の下にある部分を爪根といい，ここに爪母基があります．爪母基でつくられた新しい爪は，指先に向かって伸びます．この部分を，爪体といいます．爪体の根元に見える半月状のやや白色を帯びる部分（爪半月）は，角化が不十分なところです．爪体の下にある表皮を爪床，爪体を両側から囲む皮膚を爪郭といいます．爪は，1ヵ月に約3mm伸びます．

> **スプーン状爪（さじ状爪）**　スプーンのように中央がやや凹み，もろくて光沢を失っている爪です．鉄欠乏性貧血でみられます．

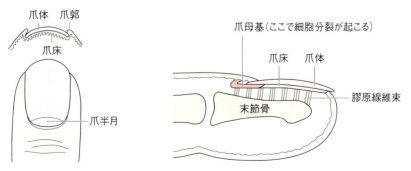

図 14-8　爪
爪床と末節骨間を膠原線維束が強く結び付けている．これにより指に力が入る．

6. 皮膚腺

皮膚腺は，表皮が深く落ち込んでできた腺で，小汗腺，大汗腺，脂腺，乳腺があります（図14-9）．

◆ 皮膚腺の種類

1）小汗腺（エクリン腺）

小汗腺は全身に広く分布し，その数は200万～500万個あります．表面積1 cm^{2}あたりにすると，130～600個です．小汗腺の数は，出生後から2歳半までに過ごした環境によって決まり，そのあと増えることはありません．小汗腺の汗をつくる能力は，暑い地域に住んでいると高まります．ヒト以外の哺乳類（馬を除く）には，小汗腺はありません．

小汗腺は，漏出分泌（エクリン分泌，開口分泌）を行います（図14-10）．小汗腺は枝分かれのない管状腺で，終末部は糸玉のように巻いています（図14-9）．終末部は真皮と皮下組織の境界付近に多くみられ，導管は真っすぐに表皮に向かって真皮の中を走り，表皮に入るとラセン状の走向をとって皮膚の表面に開口します（図14-1）．

小汗腺からの発汗は，原因によって温熱性発汗，精神性発汗，味覚性発汗に分けられます．

• 温熱性発汗

小汗腺は，高温環境下で汗を体表に分泌します．小汗腺から分泌される汗の大部分は水分で，体表から蒸発するときに体熱を奪い，体温の調節に働きます．酷暑の際には，1時間に1.5 Lもの汗が分泌されます．手掌，足底を除く全身の小汗腺から発汗します．小汗腺は交感神経単独支配です．発汗時には，交感神経線維の末端からはア

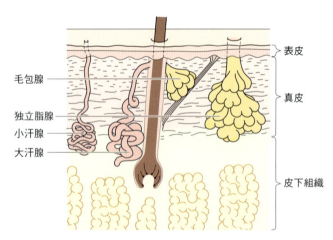

図14-9 皮膚腺
大汗腺と毛包腺は毛包に開く．小汗腺と独立脂腺は，直接皮膚の表面に開く．

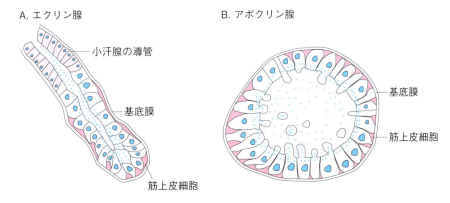

図14-10　エクリン腺（漏出分泌）とアポクリン腺（離出分泌）

セチルコリンが出ます．ノルアドレナリンが出ると，血管を収縮させてしまい，汗がつくれなくなるからです．

- 精神性発汗

　手掌，足底の小汗腺は，精神的な緊張が高まると盛んに分泌を行います．汗が出ることで，手掌と足底は滑りづらくなります．

- 味覚性発汗

　小汗腺は，味覚刺激によっても発汗します．刺激性の強い食べ物，たとえば辛いカレーを食べると，頭部と顔から発汗するのはこれです．

> 汗疹（あせも）　汗の出口が詰まって，汗の流出が妨げられ，汗が周囲に浸潤して生じます．

2）大汗腺（アポクリン腺）

　大汗腺は管状腺で，終末部の管腔が広く，離出分泌（アポクリン分泌）を営みます．導管の開口部は毛包上部です（図14-9）．

　大汗腺終末部でつくられる汗は，上皮細胞の表面をふくらんだモチのように隆起させ，ついで隆起した部分の下がくびれて，細胞質の一部を含んだまま分泌されます（図14-10）．そのために，分泌物はタンパク質や脂質に含み，皮膚の表面にいる細菌のエサになります．細菌によって分解されて特有の臭いを発したのが体臭です．

　大汗腺は特に腋窩に多く，そのほかに乳輪や肛門周囲，外耳道などの特定の部位に分布しています．大汗腺の発達は性的成熟と関係があり，分泌は思春期に活発になります．

> 腋臭症（わきが）　腋窩から悪臭を発するものをいいます．大汗腺の分泌物に含まれる脂質が細菌によって分解されて，特異な悪臭を放ちます．

3）脂　腺

　皮膚の脂腺は一般に毛包腺の形をとりますが，鼻翼には，体表に直接開く独立脂腺があり，これを鼻翼腺といいます（図14-9）．脂腺の分泌形式を全分泌（ホロクリン分泌）といいます．全分泌では，腺細胞が分泌物で充満して，核は縮小して消失し，最終的には分泌物の塊となって排出されます．脂腺から出る分泌物を皮脂といいます．皮脂には防水作用があり，細菌の体内への侵入も防ぎます．

> **加齢による搔痒**　高齢になると，脂腺の働きが低下して皮脂が減少し，皮膚は乾燥してカサカサになります．こうなると，皮膚は外部からの刺激に敏感になり，しばしば「かゆい」という感覚を生じます．

> **尋常性痤瘡（にきび）**　脂腺の分泌は，思春期に高まります．分泌物の排出が妨げられて毛包内に皮脂が溜まり，炎症を起こし，化膿したものをにきびといいます．

4）乳　腺

　乳腺は，乳汁を分泌する腺で，皮膚腺の一種です．

　女性では，思春期になるとエストロゲンが分泌されて，乳房の脂肪組織が肥大して半球状に膨らみます．これを乳房（ちぶさ）といいます．乳房の中央部は乳頭（乳首）となって隆起し，その周りを乳輪といいます．乳輪の辺縁には，12個ほどの乳輪腺（大汗腺）が輪状に配列します（図14-11）．乳頭と乳輪はメラニン色素に富み，淡褐色に着色していますが，妊娠すると，メラニン色素の量がより増して着色が強くなります．

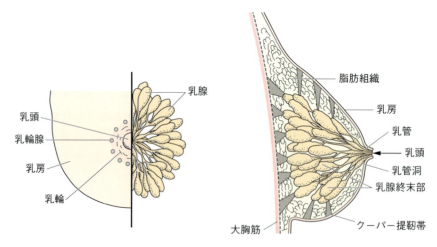

図14-11　妊娠女性の乳房と乳腺
乳腺終末部は妊娠時と授乳時にだけ乳房に出現し，授乳終了後に消失する．乳腺終末部が消失した後は脂肪組織が埋める．クーパー提靱帯は乳房の形を保持している．

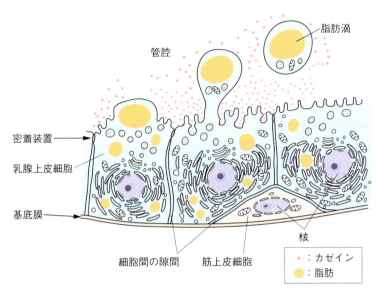

図 14-12　乳腺終末部の上皮

　乳房の内部にある乳腺は，15〜20個の乳腺葉からなり，乳頭を中心として放射状に配列します．各葉はそれぞれ1本の乳管をもって，乳頭の表面に開口します．乳房には大胸筋の筋膜と皮膚の真皮から乳房内に線維性組織であるクーパー提靱帯が突出して，乳房の形を重力に逆らって保持しています（図14-11）．

・乳腺終末部に対するホルモンの影響

　女性は思春期になると卵巣からエストロゲンが分泌され，乳腺の導管までは発達しますが，乳腺終末部（腺房）は，まだできてきません．乳腺終末部ができる部位は脂肪組織によって占められています．

　妊娠すると，下垂体前葉から出るプロラクチンの働きで導管の盲端をつくる細胞が増殖して乳腺終末部が分化します（図14-11）．妊娠4ヵ月には，乳腺は授乳可能な状態になりますが，乳汁の分泌は胎盤から出るエストロゲンとプロゲステロンによって抑えられています．分娩するとすぐに胎盤も外に出されるので，エストロゲンとプロゲステロンの血中濃度はゼロとなり，乳汁分泌の抑制はとれます．新生児が乳首を吸う刺激により，下垂体前葉からプロラクチンが分泌されて，乳腺上皮細胞は，脂肪とカゼイン（タンパク質）を含む乳汁を分泌します．脂肪はアポクリン分泌により，カゼインはエクリン分泌とアポクリン分泌の両方によって乳腺の管腔に分泌されます（図14-12）．

　授乳期が終わると，乳腺終末部はアポトーシスを起こして消失します．

・吸啜反射と射乳

　吸啜反射とは，乳児が口に入ってきたものを反射的に強く吸うことをいいます．乳

第14章　外皮

児が乳首を吸うと，その刺激が脊髄神経を通して視床下部に伝わり，ドパミンの分泌が抑制されて，プロラクチンの分泌が高まります．同じく乳児が乳首を吸う刺激で，下垂体後葉からオキシトシンも分泌されます．オキシトシンは乳腺終末部にある筋上皮細胞と乳管周囲の平滑筋を収縮させて乳汁を乳児の口の中に勢いよく噴出させます．これを射乳といいます．

● 妊娠能力の回復

授乳期間中は，視床下部からの性腺刺激ホルモン放出ホルモンの分泌が抑制されるので，月経と排卵は抑えられます．一般に月経と排卵は分娩後3〜6か月後には回復しますが，授乳が長く続く場合には，妊娠能力の回復は遅れます．

乳がん　女性では，子宮がんとともに発症頻度の高いがんです．乳がんは，乳腺の外側上半部に好発します．この部の乳腺組織に分布するリンパ管は腋窩リンパ節に流入するので，乳がんの転移は腋窩リンパ節に最も多くみられます．

乳腺症と線維腺腫　女性ホルモンのバランスが乱れて生じる乳腺の増殖性変化を乳腺症といい，しこりや痛みを生じることがあります．線維腺腫は思春期から20歳代の若い女性にみられる良性腫瘍で，これもしこりを生じます．

第15章 感覚器

　私たちは外界の環境変化を感知し，身体はこれに対応していかなければなりません．身体が受容する感覚のうち，視覚，平衡覚，聴覚，嗅覚，味覚の5感覚を特殊感覚といい，触覚，圧覚，痛覚，深部感覚，内臓感覚とは区別しています．本章では，特殊感覚に関わる器官を扱います．

視覚器

　視覚器は，眼球と副眼器からなります．外界から入力する情報の約80％は視覚を通して得られます．

1. 眼　球

　眼球は，ほぼ球形で（直径は約2.4 cm），重さは約7 gです．眼窩の中に，脂肪に包まれて入っています．

　眼球の壁は，外膜，中膜，内膜でできていて，その内部には，前から順に眼房水，水晶体，硝子体が入っています（図15-1）．

◆ 眼球壁の構造

1）外　膜

　外膜は線維性結合組織でできています．前方は角膜，後方は強膜からなります．

・角　膜

　外膜の前方の1/6部は透明な膜からなり，角膜といいます．角膜は弯曲が強く，前方に突隆しています．角膜は光を屈折して通過させ，レンズとして働きますが，弯曲率を変えることはしないので，焦点距離（ピント）を調節することはできません．

　角膜は，透明度を上げるために血管を含みません．栄養は眼房水から得ます．感覚線維が豊富に分布していて，角膜に微細なゴミが触れただけで，異物感や強い痛みを感じます．

> **乱視**　角膜の表面に凹凸ができると，網膜に映る像に歪みが生じます．これを，乱視といいます．

第 15 章　感覚器

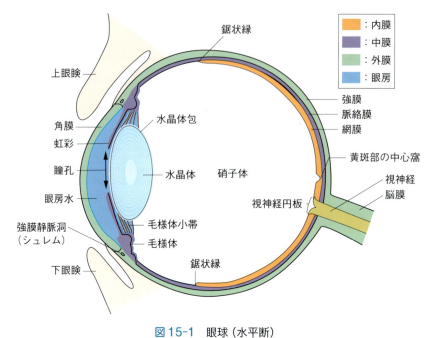

図 15-1　眼球（水平断）
眼房は，眼房水によって満たされている．

- 強　膜

　強膜は，丈夫な膠原線維の膜からできています．角膜に近い部分は，白目（しろめ）として，外部から膠原線維の色が透けて見えます．強膜は，眼球の形を球形に保っています．

2）中　膜

　中膜は，後方の大部分を占める脈絡膜，水晶体の周りを取り巻く毛様体，水晶体の前面に出て，これを覆う虹彩の3部に分けられます．血管とメラニン色素に富み，色と形がブドウの実のように見えるため，ブドウ膜といわれます．

- 脈絡膜

　中膜の大部分を占めています．強膜の内面に密着しています．脈絡膜は，メラニン色素を大量に含み，強膜側からの光を遮り眼球内側から入ってくる光を吸収して光の反射を防ぎます．さらに，脈絡膜は血管の通路になっていて，網膜に外側から栄養を与えています．

- 毛様体

　脈絡膜の前方に続く，厚く肥厚した部分を毛様体といいます．内部に平滑筋（毛様体筋）を入れ，筋の収縮によって，毛様体突起の高さを変えることができます．毛様体突起から水晶体に向かって多数の微細な線維（毛様体小帯）が出て，水晶体を包む袋である水晶包に付いています（図15-2）．

　近くを見るときには，毛様体筋が収縮します．すると，毛様体突起が内方に向かっ

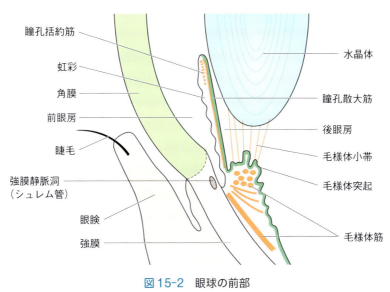

図 15-2　眼球の前部
毛様体筋は走向の異なる3つの筋からなる．これらの筋の収縮により，毛様体突起は高くなる．

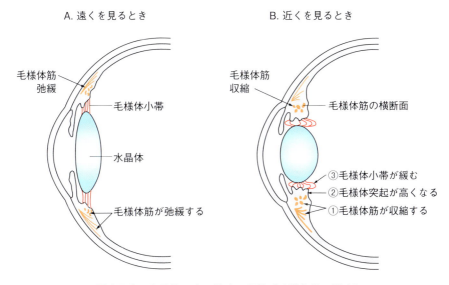

図 15-3　水晶体による焦点の調節（毛様体筋の働き）

て高く隆起します．これによって，毛様体小帯が緩み，水晶体はその弾性によって丸くなります．こうして，焦点（ピント）は近点に合います（図15-3）．近くを見続けると目が疲れるのは，毛様体筋が収縮し続けているからです．

逆に，遠くを見るときには毛様体筋が弛緩し，毛様体突起は低くなります．こうなると，毛様体小帯は水晶体を周囲に引っ張って，水晶体は薄くなります．こうして，遠点に焦点が合います（図15-3）．

このように，毛様体筋は見たい物体がどこにあっても，網膜上に自動で焦点を合わ

せます．毛様体筋を支配しているのは，動眼神経に含まれる副交感神経です．

- **虹彩と瞳孔**

毛様体は水晶体の前面に伸びて，虹彩になります．虹彩の中央には，円い孔，すなわち瞳孔があります．虹彩にはメラニン色素を含む細胞と，瞳孔の大きさを変える瞳孔括約筋と瞳孔散大筋（どちらも平滑筋）があります．虹彩にあるメラニン色素は暗幕として働き，瞳孔からのみ眼底に光が入るようにします．

瞳孔の直径は，成人で約4 mmあります．虹彩には，瞳孔を小さくする瞳孔括約筋と，瞳孔を大きく開く瞳孔散大筋があります．瞳孔括約筋は，瞳孔の周りを同心円状に取り囲む平滑筋で，動眼神経に含まれる副交感神経支配です．瞳孔散大筋は，瞳孔を中心として放射状に走る平滑筋からなり，交感神経支配です（図15-4）．

片側の眼に光を入れると，両側の瞳孔が縮小する反射を，対光反射といいます．この反射に関わる神経線維は，中脳の広い範囲にわたって走行するため，対光反射があれば，脳幹が生きているといえます．

> **青い瞳**　虹彩に含まれるメラニン色素の量によって，虹彩（瞳）の色が決まります．日本人の虹彩は全体的にメラニン色素に富むので，茶褐色ないし黒褐色に見えます（黒い瞳）．白人では，虹彩の浅い部分に含まれるメラニン色素が少ないために，虹彩の深いところ（水晶体側）にあるメラニン色素が透けて見えるので，青く見えます．

> **死の三徴候**　瞳孔散大（対光反射の消失），心停止，自発呼吸の停止の3つをいいます．

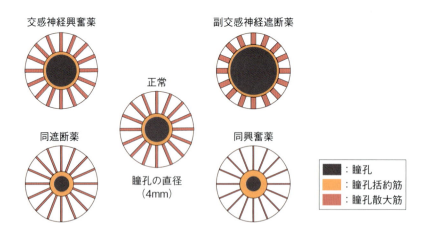

図15-4　自律神経作動薬による瞳孔の大きさの変化
瞳孔は副交感神経遮断薬で最大になり，同神経興奮薬により最小となる．瞳孔が正常の大きさよりも大きくなることを瞳孔散大（散瞳），小さくなることを瞳孔縮小（縮瞳）という．

3）内　膜

　　神経の発生初期に前脳胞が外側に突出して，すぐにカップ状に形を変えて眼杯となります．これが内膜の原型で，このため内膜は二重の上皮細胞からなります（図15-5）．上皮細胞は虹彩の瞳孔縁で反転します．

◆ 網　膜

　　網膜は，後2/3を占める網膜視部と前1/3を占める網膜盲部からなります．以下，網膜視部を網膜と呼びます．

　　網膜の外層は色素上皮層，内層は網膜神経層となります．網膜神経層は，光の感覚細胞（視細胞）を含む複雑な構造をとります．色素上皮層は，単層の色素上皮細胞からなります．色素上皮細胞はグリア細胞の一種で，メラニン色素を豊富にもっていて，光を吸収して光が散乱するのを防ぎます．

　　網膜神経層の一番外側に位置するのは，杆状体細胞と錐状体細胞の突起からなる杆錐層です．

1）視細胞

- **杆状体細胞**

　　杆状体細胞は外側端に細い円柱状の突起（杆状体）をもっています．杆状体細胞は暗いところで物をみるときに働きます．杆状体の内部には，扁平な膜性の円板が積み重なっていて，円板には光に反応する視物質であるロドプシンが含まれています．

　　ロドプシンは，レチナール（シス型）とオプシンというタンパク質の組み合わせで働きます．光が当たるとロドプシンのシス型レチナールはオールトランス型レチナールという光異性体に変化して，このときに杆状体細胞は興奮します．オールトランス型レチナールは，オプシンから分離します．オールトランス型レチナールをシス型に戻すのは色素上皮細胞の働きです．シス型に戻ったレチナールは再びオプシンと結合して，ロドプシンとして働くことができるようになります．シスは「こちら側」，トランスは「あちら側」という意味のラテン語です．

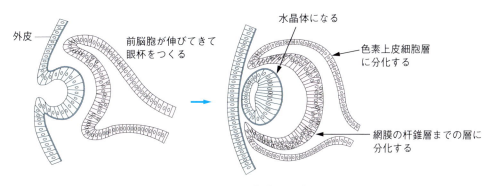

図15-5　目（眼）の発生

●錐状体細胞

　錐状体細胞は太い錐体状の突起（錐状体）をもっています．この細胞は，明るいところで色を感受するときに働きます．錐体の内部には，杆状体と同じように扁平な膜性の円板が積み重なっていて，円板には赤・青・緑の光のどれかに反応するヨドプシンが含まれています（図15-6）．錐状体細胞はこの3色の光のいずれかに反応します．錐状体細胞が色に反応して興奮する機序は，基本的には杆状体細胞と変わりませんが，錐状体細胞は，自分自身でオールトランス型レチナールをシス型レチナールに戻すことができます．

> **ビタミンA欠乏症**　ビタミンAが慢性的に不足すると，夜盲が起こります．
>
> **網膜剥離**　色素上皮細胞層と杆錐層が離れてしまうのが網膜剥離です．こうなると，剥離した部分に映る像は見えなくなります．

●暗順応と明順応

　明るい場所から薄暗い場所に急に移ると，はじめは真っ暗で何も見えませんが，時間とともに周囲の様子が見えてきます．これを，暗順応といいます．暗順応に要する時間はロドプシンが再生され，蓄積されるのに必要な時間であり，20～30分かかります．

　一方，暗い場所から明るい場所に移動するときには，明順応は1秒間しかかかりません．ヨドプシンは素早く再生します．

2）網膜神経層にみられる細胞

　網膜神経層には，視細胞（杆状体細胞と錐状体細胞），双極細胞，神経節細胞があり，この3者は，縦に並んで連絡をとっています（図15-7）．ほかに，水平細胞，アマク

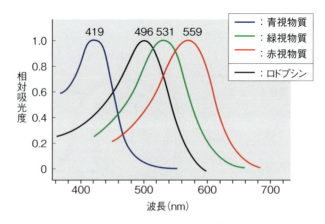

図15-6　錐状体細胞と杆状体細胞の視物質が強く反応する波長

リン細胞，ミュラー細胞があります．水平細胞は視細胞どうし，アマクリン細胞は双極細胞どうしの横の連絡をとっています．ミュラー細胞はグリア細胞の1種で，神経細胞を支持しています．

　片眼でいうと，杆状体細胞が約1億個，錐状体細胞が約500万個，神経節細胞は約100万個あります．神経節細胞の数が少ないことからわかるように，光情報は神経節細胞に収束しています．ただし，中心窩だけは例外で，視細胞と神経節細胞の比率は1：1です．このために，中心窩は物が最も鮮明に見えます．これを，中心視力といいます．

3）網膜内の興奮伝達

　光刺激によって視細胞が興奮すると，網膜内で第2のニューロンである双極細胞を経て，第3のニューロンの神経節細胞へと伝えられます．第3のニューロンの軸索は網膜の内面を走って，眼球の後極近くにある視神経円板から，視神経となって眼球から出ます．

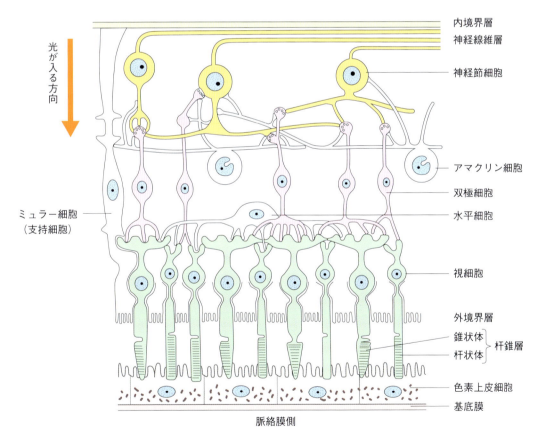

図15-7　網膜の構造
視細胞-双極細胞-神経節細胞と数はしだいに減少する．このときに光の情報は統合される．
ミュラー細胞は内境界層から外境界層まで存在する支持細胞である．

第15章 感覚器

図15-8 マリオット盲点
左目を覆い，右眼で左の灰色の大きい円を見つめる．このとき右の黒い小さい円が周辺視野に見えている．それからしだいに目と紙の距離を近づけていくと，右の黒い小さい円が周辺視野から消える．それは黒い小さい円が視神経円板に投影されたためである．

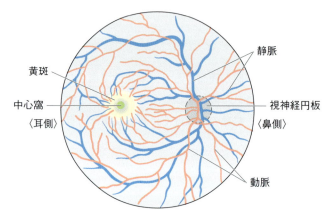

図15-9 検眼鏡による眼底像（右眼）
黄斑の3mm鼻側に視神経円板がある．網膜中心動静脈は視神経円板の中央から出入りしている．

4）マリオット盲点

視神経円板には網膜がないので，ここに映る像は脳で認識されません．見えない部分があるのに気がつかないのは，脳がこれを代償しているからです．図15-8を用いて，マリオット盲点を確認してみましょう．

> **眼底検査** 眼球の後壁を眼底といいます．検眼鏡を用いると，眼底の網膜を直接に見ることができます．これが眼底検査です．眼底検査では，網膜の病変のほかに，脳の血管の状態がわかります（図15-9）．網膜の表面を走る動脈は，脳の動脈の続きなので，網膜の動脈に動脈硬化があれば，脳の動脈もまた動脈硬化になっているといえます．

5）黄斑部

視神経円板のやや外側には，キサントフィルという色素が豊富にあるために黄色味を帯びた黄斑部（直径約1mm）があります（図15-9）．黄斑部の中央はくぼんでいて，中心窩といいます．中心窩は物が最も鮮明に見える部分です．
杆状体細胞，錐状体細胞の分布を見ると，黄斑部には錐状体細胞が，周辺部には杆状体細胞が数多く分布しています（図15-10）．錐状体細胞は明るいところで色を見

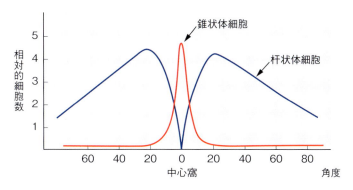

図15-10　錐状体細胞と杆状体細胞の分布

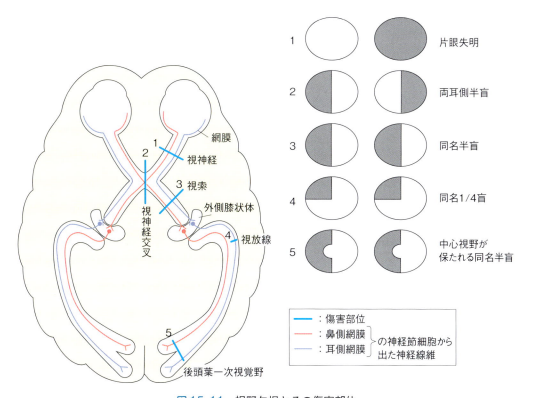

図15-11　視野欠損とその傷害部位

分け，杆状体細胞は暗いところで明暗を区別するので，昼間は黄斑部に映る中心視野が明瞭に見えますが，夕方になり暗くなってくると周辺視野の方がよく見えるようになります．

6）視覚伝導路

視神経は，頭蓋腔に入ると，視神経交叉（視交叉）で鼻側の網膜からきた神経線維だけが左右交叉します（図15-11）．これによって，同じ物体を見たときに左右の網

膜に映る像が，同側の脳に入ることになります．視神経は交叉したあと，視索と名前が変わります．視索は，外側膝状体（視床の神経核）でニューロンを変えて，視放線となって側頭葉の中を走り，後頭葉の一次視覚野に達します．

一次視覚野に入った情報は二次視覚野へ送られて処理され，空間的な位置や動きに関する視覚情報は頭頂連合野へ，色彩，形，顔の情報は側頭連合野に伝えられ，認知されます．

> **両耳側半盲** 下垂体が腫瘍となり，その大きさを増すと，視交叉の後方から交叉する線維だけを圧迫し，両耳側半盲を起こします．

◆ 眼球の内容

眼球の内部には，眼房，水晶体，硝子体があります．

1）眼　房

角膜と水晶体との間のすき間を，眼房といいます．虹彩より前方の前眼房と，後方の後眼房に分けられます．眼房は眼房水という透明な水溶液で満たされています．

・眼房水の産生部位と吸収部位

眼房水は，毛様体突起から分泌されて，後眼房から瞳孔を通って前眼房に行き，角膜を潤します．そして，角膜と虹彩がつくる隅角（虹彩角膜角隙）にあるフォンタナ腔に吸い込まれ，その奥にある強膜静脈洞に吸収されます（図15-12，13）．

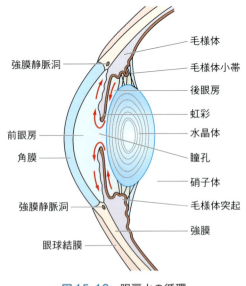

図15-12　眼房水の循環

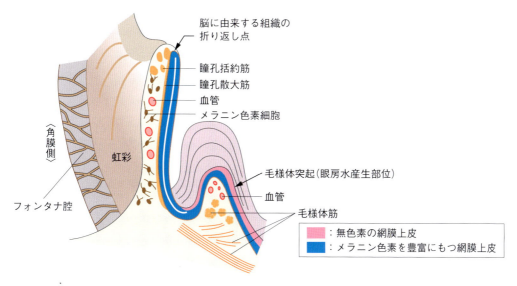

図 15-13 眼房水の産生部位と吸収部位
眼房水は毛様体突起の無色素の網膜上皮で産生されて，虹彩角膜角隙にあるフォンタナ腔から吸収される．フォンタナ腔には線維性の柱が多数立っていて，吸収部位の開口を助けている．

> **緑内障** 眼房水の産生過剰あるいは吸収障害のために眼圧が増し，高くなった眼圧が硝子体を後方に押して網膜の神経線維を圧迫するために失明する病気を緑内障といいます．眼底検査の前に点眼する副交感神経遮断薬（瞳孔の散大を目的とする）によって，虹彩が厚さを増して眼房水の吸収を妨げ，急性の緑内障を引き起こすことがあります．

2）水晶体

　水晶体は直径約9mmの凸レンズ状の透明な構造物です．水晶体が透明なのは，水晶体構成タンパク質の秩序立った構造によります．水晶体は，毛様体小帯という微細な糸で毛様体の内側縁と連結されています．水晶体は弾性に富み，厚さを変えて弯曲率を変化させ，焦点距離を調節します．水晶体が厚さを変えるには，毛様体筋の働きが必要です．

> **老視（老眼）** 水晶体は加齢とともに硬くなって弾性を失います．このために焦点調節機能が減退して，近くのものに焦点を合わせることができなくなります．この状態が，老視，いわゆる老眼です．

> **白内障** 水晶体が白く濁ってきて，透明度が低下するのを白内障といいます．いろいろな原因で起こりますが，最も多いのは加齢からくるものです．

第 15 章　感覚器

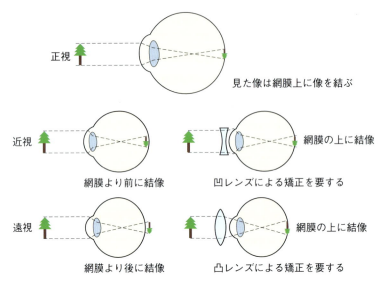

図 15-14　近視と遠視
角膜と水晶体で，外部から入る光は屈折して網膜上に像を結ぶ．

屈折異常　近視，遠視，乱視をまとめて屈折異常といいます．近視は，水晶体が厚すぎるときや眼球の前後径が長いときに起こり，像は網膜の前方に結ばれます．遠視は，水晶体が薄すぎるときや眼球の前後径が短いときに起こり，像は網膜の後方に結ばれます（図 15-14）．乱視は，角膜の表面の凹凸が原因で起こります．

3）硝子体

　水晶体の後方を満たすゼリー状の透明な物質を，硝子体といいます．硝子体は眼球の内部を満たし，眼球の内圧を一定にして眼球を球状に保つように働きます．

飛蚊症　飛蚊症は，眼を動かすと蚊が飛んでいるような感じやピカッと光る感じを自覚する状態です．硝子体がゼリー状から液状になると，内部に含まれる細胞が動きまわり，その影を網膜に落とすために起こります．生理的な現象ですが，網膜剥離のような疾病の初期症状であることもあるので，注意が必要です．

2. 副眼器

◆眼瞼

　眼瞼（まぶた）は，眼球に蓋のように被さり，保護します．上眼瞼と下眼瞼からなります（図 15-15）．
　上眼瞼と下眼瞼とで囲まれた裂け目を眼裂，外側端を外眼角（めじり），内側端を

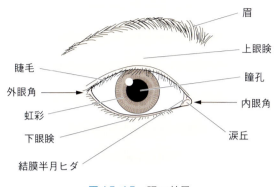

図15-15　眼の外景

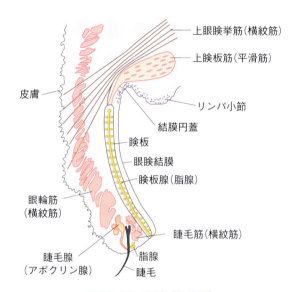

図15-16　眼瞼（矢状断）

瞼板はしっかりした構造をしているので，瞼板を利用して上眼瞼を反転し，瞼板の裏側の眼瞼結膜を観察できる．眼瞼結膜は毛細血管が透けてみえるので，貧血の有無がわかる．

内眼角（めがしら）といいます．

　眼瞼の前面は皮膚で，後面は結膜で被われます．眼瞼の内部には，眼輪筋と，眼瞼の芯になっている硬い板状の結合組織である瞼板があります（図15-16）．

1）眼瞼の皮膚

　眼瞼の皮膚はきわめて薄く，皮下に脂肪組織がほとんどありません．眼瞼のへり（眼瞼縁）には，睫毛（まつげ）が一列に並んで生えています．

第 15 章　感覚器

> **眼瞼浮腫**　眼瞼に浮腫が起こりやすいのは，皮膚が薄いためです．

> **麦粒腫**　一般に，ものもらいと呼ばれています．外麦粒腫は，睫毛に付属するツァイス腺（脂腺）やモル腺（睫毛腺）に起こる化膿性炎症です．モル腺はアポクリン腺です．内麦粒腫は，瞼板腺（脂腺）に起こる化膿性炎症です．

・睫毛筋

眼輪筋から分かれた筋で，睫毛の毛根の後に付きます．眼裂を完全に閉じるときに働きます．

・瞼　板

眼瞼の深側にあります．密な結合組織（膠原線維）でできる板状の構造で，軟骨様の硬さをもち，眼瞼の支柱となります．瞼板の中には脂腺があります．これを，瞼板腺（マイボーム腺）といいます．瞼板腺は眼裂に垂直に約30本並び，上下の眼瞼にあります．導管が睫毛筋の後に開口しています．瞼板腺の分泌物は涙が眼瞼の縁を越えて外に流れ出るのを防いでいます．

> **眼脂**　瞼板腺の分泌物とゴミが固まってできたもので，「めやに」と呼ばれます．

2）上眼瞼を挙上する筋

上眼瞼には，上眼瞼挙筋と上瞼板筋があります（図15-16）．これらの筋は，上眼瞼を引き上げて眼裂を開くように働きます．上眼瞼挙筋は骨格筋で，動眼神経支配です．一方，上瞼板筋は平滑筋で，交感神経支配です．交感神経が優勢になると眼裂は広がり，眼力が増します．

> **眼瞼下垂**　上眼瞼が下がったままになるのを，眼瞼下垂といいます．動眼神経麻痺，あるいは交感神経麻痺で起こります．

◆結　膜

眼瞼の後面を覆う粘膜を眼瞼結膜，結膜円蓋で折れ返って眼球の強膜（白目）を覆う粘膜を眼球結膜といいます．

結膜は透明で，内部の細い血管をよく観察できます．そこで，眼瞼結膜は貧血の有無を見るのに用いられます．

> **結膜炎**　結膜は外界に曝されているので，細菌やウイルスなどの感染を受けやすく，流行性角結膜炎はアデノウイルスの感染によって起こります．

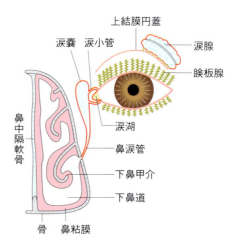

図15-17 涙器

上結膜円蓋とは上眼瞼結膜と眼球結膜の移行部をいう．ここに涙腺の導管が開口する．涙腺の中央を上眼瞼挙筋が貫く．

◆ 涙　器

涙器は，涙を産生する涙腺と，涙が流れる涙路からなります．

1）涙　腺

　涙腺は，眼球の前外上方で，眼窩の上壁に接して存在する小指の頭大の腺です．約10本の導管は上眼瞼の結膜円蓋の外側半部に開きます．

　涙は無色透明で約98％が水分です．弱アルカリ性で，塩化ナトリウム，粘液，そしてリゾチーム（殺菌作用をもつ酵素）を含みます．1日に0.6～1 mLの涙が分泌されます．睡眠中は涙は出ません．涙はまばたきによって角膜の表面に広がり，内眼角に向かって送られます．こうして，涙は角膜表面を外側から内側に流れながら角膜が乾燥しないように潤し，異物を洗い流して清浄に保ちます．

2）涙　路

　涙は，通常，眼球表面で蒸発してしまい，涙嚢には入りません．しかし，大量に分泌されると（たとえば，角膜がゴミなどの異物で刺激されたときや，精神的な高まりが起こる場合），眼裂からあふれ出るとともに，余剰の涙は内眼角の涙湖に集まり，ここで上・下眼瞼にある細い管（涙小管）を経て涙嚢に入ります．涙嚢に入った涙は，鼻涙管を経て鼻腔（下鼻道）に出て，鼻孔から排出されます（図15-17）．

◆ 眼　筋

　眼球は，いろいろな方向に回転することができます．このような運動は，眼球に付く小さな筋の働きによります．上直筋，下直筋，内直筋，外直筋，上斜筋，下斜筋の6つの筋があります（図15-18）．

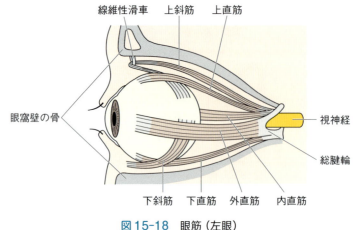

図 15-18　眼筋（左眼）

　上直筋，下直筋，内直筋，下斜筋は動眼神経支配，外直筋は外転神経支配，上斜筋は滑車神経支配です．
　上直筋，下直筋，内直筋，外直筋の4筋は，眼窩の後端にある総腱輪から起こって前方に真っすぐに走り，それぞれ，眼球の上面・下面・内側面・外側面で強膜に付きます．それぞれ，眼球を上方，下方，内方，外方に向ける作用をもちます．
　上斜筋は総腱輪から起こり，眼球の内側を走り，眼窩の入り口近くにある線維性滑車を通り抜けて外後方に方向転換し，眼球の上面に付きます．この走向によって，上斜筋は眼球を内下方に傾けます．上斜筋の働きにより，机の上に置いた本に視線をおとして読書ができます．
　下斜筋は眼窩底の前下内側部から起こり，眼球の下面を回って，眼球の後半部下面に付きます．眼球を外上方に向けます．
　眼球の運動は複雑かつ微妙で，前述した6つの筋の協調的な働きによって左右の眼球は1つの対象に向かいます．これを，眼球の共役運動といいます．

> **斜視と複視**　斜視とは，眼球の共役運動がうまくいかず，両眼の視線が見る目標に正しく向かわないものをいいます．こうなると，物が2つに見えます．これを，複視といいます．

平衡聴覚器

　平衡器とは，身体の姿勢や位置，運動（バランス）を感受する感覚器であり，聴覚器は音を感受する感覚器です．働きは違いますが，どちらも側頭骨内に埋もれている

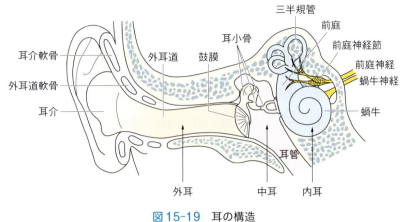

図15-19 耳の構造

内耳にあるので，これらをまとめて平衡聴覚器といいます（図15-19）．

聴覚器は外耳，中耳，内耳からなるので，この順番で説明します．

1. 外 耳

外耳は，耳介と外耳道からなり，外界からの音波を集め，これを中耳に伝えます．

◆ 外耳の構造
1）耳 介

耳介は，「耳」とよんでいる部分で，外耳道の入口，すなわち外耳孔（耳の穴）から後外方に広がる貝殻状の皮膚のヒダです．聞こえにくいときに，ヒトは顔を音源の方へ向けて，耳介の後ろに手をあてます．耳介は音波を集める集音器です．

耳介は，内部に支柱として弾性軟骨（耳介軟骨）をもち，これを皮膚が被ってできます．耳介の下端部は軟骨をもたず柔らかく，耳垂（耳たぶ）となっています．耳垂は，少量の血液を採る（採血）のに用いられます．その理由として，耳垂は痛みを感じにくいためであるのと，非採血者から採血部位が見えないからです．

2）外耳道

外耳道は，外耳孔から鼓膜までの部分です．長さは約3 cm，直径約6 mmで，緩いS字状に弯曲しています．

外耳道の外側1/3は軟骨に囲まれていて，内側2/3は側頭骨の中にあります．外耳道は表皮のつづきで被われていて，耳毛が生えていて，耳毛には耳道腺（アポクリン腺）が開口しています．耳垢（耳あか）は耳道腺の分泌物と表皮から剥離した角質層が混ざったものです．

2. 中 耳

中耳は，外耳と内耳の間にある小さな部屋で，鼓室ともいいます。鼓室内には，3個の小さな骨（耳小骨）があります。鼓室は，前方では耳管によって咽頭と連絡し，後方では乳様突起の内部にある小腔（乳突蜂巣）に通じています。

◆ 中耳の構造

1）鼓　膜

鼓膜は外耳道の突き当たりにある直径約1cmの円形の薄膜（厚さ0.1 mm）です。鼓膜は，中央が凹んだ菅笠状をしています。鼓膜の芯となっているのは線維層であり，外側は放射状に，内側は輪状に膠原線維が走っていて，薄いながらも丈夫です。鼓膜は半透明で，外耳道を内視鏡で観察すると，ツチ骨が透けて見えます。また，鼓膜を時計に例えると4時から5時のところに光を反射する光錐が見えます（図15-20）。

2）耳小骨

鼓室にある耳小骨は，人体で最も小さな骨で，米粒大のツチ骨，キヌタ骨，アブミ骨からなります。耳小骨は関節で連結されて，鼓膜と内耳の間を連絡しています。

ツチ骨は鼓膜の内面に付き，アブミ骨は内耳の骨壁にある前庭窓にはまり込みます。

・鼓膜と耳小骨の働き

鼓膜は，音（空気の振動）を受けると振動します。この振動は耳小骨によって増幅されて内耳に伝えられます。

耳小骨には，2個のきわめて小さな骨格筋（鼓膜張筋とアブミ骨筋）が付いています。アブミ骨筋は，過度に大きな音（とくに振幅の大きな低音）を受けると，反射的に収縮して内耳を保護します。鼓膜張筋はかすかな音に対して鼓膜を緊張させて，そ

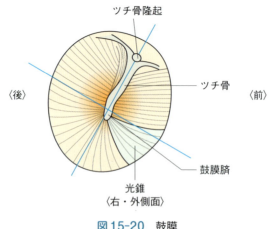

図15-20　鼓膜

の振動を高める働きをもちます.

3）耳　管

耳管は鼓室から前内方に走り，咽頭に至る管（長さ約2.5 cm）です．耳管の咽頭口は，通常は圧されて閉じていますが，物を飲み込むときに（嚥下時）開きます.

耳管は鼓室内の気圧が外気圧と等しくなるように開いて調節し，鼓膜の振動を助けます．外気圧の変動があったのに耳管が開かないと，音が聞こえづらくなり，耳に痛みを感じます．このことは飛行機が離陸するときに経験します．唾液を飲み込むと耳管が開くので治ります.

> **中耳炎**　一般に，耳管を通って炎症が咽頭から中耳に波及して起こります．とくに小児では耳管が水平に走り，短くかつ太いので細菌が入りやすく，炎症を繰り返します.

3. 内　耳

内耳は，側頭骨の錐体内部にあり，複雑な形をしているので，迷路といわれます．迷路は，骨質でできる骨迷路と，その中に入っているほぼ同形の膜性の袋である膜迷路からなります．膜迷路は内リンパで満たされ，膜迷路と骨迷路の間は外リンパで満たされています．内リンパは細胞内液に近い組成をもち，外リンパは細胞外液に近い組成をもちます.

内リンパの産生部位は蝸牛管にある血管条で，吸収部位はクモ膜下腔に突出する内リンパ嚢です.

◆ 内耳の構造

1）骨迷路

骨迷路は，前庭，骨半規管，蝸牛の3部に分けられます（図15-21右）．前庭は，骨迷路の中央にあります．骨半規管は前庭の後外側に位置し，3本の半環状の管でできています．この管は互いに直交する3つの平面上にあります（図15-21左）．蝸牛は前庭の前内側にあり，名前のようにカタツムリの殻に似た形をしています.

2）膜迷路

膜迷路は，骨迷路に似た複雑な形を示す管状の袋です．膜半規管，卵形嚢と球形嚢，蝸牛管からなります.

・膜半規管

膜半規管は，骨半規管の中にある3本の半環状の管で，各管は互いに直角な3平面上にあります．各管は，付け根のひとつが膨らんでいて，ここを膨大部といいます.

15

平衡聴覚器

第 15 章　感覚器

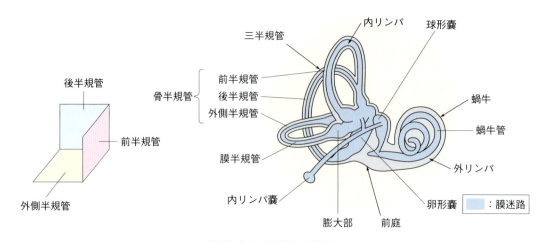

図 15-21　骨迷路と膜迷路

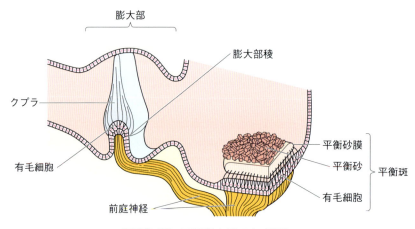

図 15-22　平衡覚を司る有毛細胞

　膨大部の内面に特殊な感覚上皮があり，この部分は管腔に向かって稜の形に突出しています．ここを，膨大部稜といいます．ここから対側の壁まで，ゼリー状の膜が張っています．これを，クプラ（頂）といいます（図 15-22）．

　頭が回転すると，半規管の内部にある内リンパは慣性のために動きが遅れ，管に対して頭の動きとは逆方向に流れます．このような内リンパの流れによってクプラが傾き，膨大部稜にある有毛細胞が刺激され，頭の回転運動の加速度（角加速度）を感受します（図 15-23）．

- 卵形嚢と球形嚢

　卵形嚢と球形嚢は，骨迷路の前庭にある膜性の袋です．これらをまとめて，前庭器（耳石器）といいます．その内面には，感覚上皮でできた平衡斑があります（図 15-22）．

　平衡斑の感覚細胞は有毛細胞です．有毛細胞の表面には平衡砂膜というゼリー状の膜があり，膜の上に炭酸カルシウムとタンパク質からなる平衡砂（耳石）が載ってい

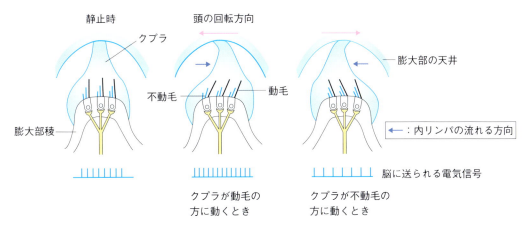

図15-23 頭部の回転運動の加速度検出のしくみ
三半規管にはそれぞれ膨大部稜が1個あり，互いが垂直の方向に向いている．これら3個からの情報を合わせると，脳は頭部の回転の角加速度がわかる．

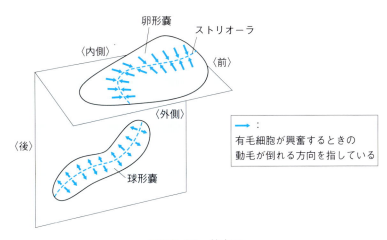

図15-24 前庭器
互いに垂直になっている2つの平衡斑が，頭の位置と直進運動の加速度の情報を脳に送る．

て，平衡斑に重力をかけています（図15-22）．頭が直進したり，頭の位置を変えたりすると，平衡砂がずれて有毛細胞の毛が屈曲し，有毛細胞が刺激されます．

卵形嚢と球形嚢にある平衡斑は，互いに垂直に位置しています（図15-24）．すなわち，卵形嚢の平衡斑は水平に位置し，球形嚢にある平衡斑は垂直に位置しています．両平衡斑の中央には曲線を描くストリオーラがあり，有毛細胞は極性をそろえてストリオーラに向かって並んでいるので，いかなる方向に頭を動かしても平衡斑の有毛細胞のどれかが大きな刺激を受け，頭の位置と直進運動の加速度を感受します（図15-24，15-25）．

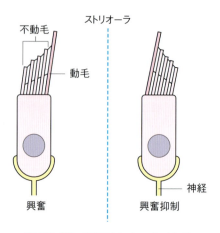

図15-25　平衡斑にある有毛細胞

> **めまい**　めまいの原因にはいろいろありますが，平衡覚器の障害によっても起こります．平衡覚器に原因があるものは一般に回転性めまい（周りのものがぐるぐる回る）を起こします．

3）蝸牛管

　骨性の蝸牛は，ラセン状に2と3/4回転する管（蝸牛ラセン管）でできていて，その内部には同じようにラセン状に回転する膜性の管，すなわち蝸牛管があります．

　蝸牛の内部は，3階に区画され，蝸牛管は2階にあたります．上階は前庭階，下階は蝸牛階といいます（図15-26）．蝸牛管は，前庭階とは薄い前庭膜（ライスネル膜）で隔てられ，鼓室階とは基底板で境界されます（図15-27）．

　蝸牛管は基底板の上に有毛の感覚細胞をもちます．ここをコルチ器（ラセン器）といい，聴覚の受容器です．

◆ 内耳の働き

1）平衡覚伝導路

　平衡覚は，内耳の膜半規管と前庭器で受容されて，前庭神経を通り，延髄の前庭神経核に伝えられます．前庭神経核から出た線維は大部分が小脳に入ります．前庭神経核から大脳皮質に行く線維はごく少なく，そのために平衡覚はほとんど意識されません．前庭神経核と眼球の運動を司る動眼神経核，滑車神経核，外転神経核とは線維連絡があり，体のバランスが失われたときに，頭の動きを代償する眼球運動が反射的に起こります．

2）音を受容するしくみ

　音波は，鼓膜を振動させます．鼓膜の振動は，中耳の耳小骨を介して内耳の前庭窓

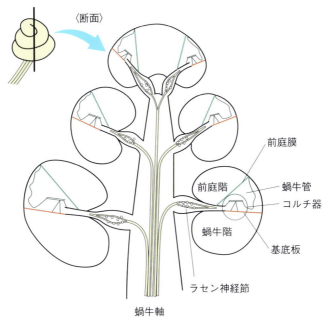

図15-26　蝸牛の縦断像

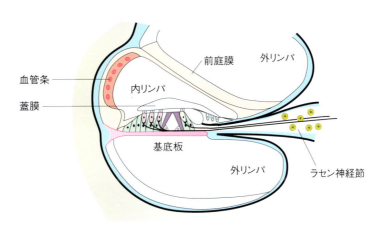

図15-27　蝸牛の3階建て構造

基底板の振動がコルチ器の内有毛細胞で電気信号に変えられて，ラセン神経節を介して蝸牛神経核に送られる．

から外リンパに伝えられます．外リンパに生じた振動は，内リンパの振動を起こし，基底板を振動させ，基底板上のコルチ器を振動させます（図15-28）．

　基底板は，音の周波数によって変形度がピークになる位置が変わります（図15-29）．高音であれば蝸牛の底部にある基底板が振動し，低音であれば蝸牛の頂部の基底板が振動します．基底板のもつこの周波数局在性によって，音の高低の情報がコルチ器に受容され，蝸牛神経を介して蝸牛神経核へ送られます．

第15章 感覚器

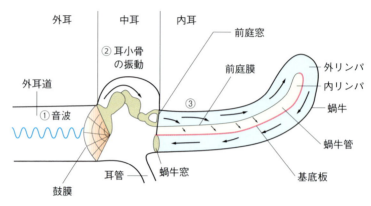

図15-28 鼓膜の振動が基底板の振動になるまで
①外耳道に入った音波が鼓膜を振動させる．②鼓膜についているツチ骨が振動して，キヌタ骨，アブミ骨と伝わり，前庭窓を振動させる．③前庭窓で外リンパの振動に変わり，前庭膜を通して蝸牛管の内リンパを振動させ，ついには基底板を振動させる．

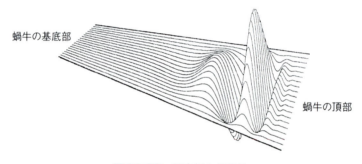

図15-29 基底板の振動波
振動波のピークの前後で振動波は下向きになってピークを際立たせている．

　コルチ器には1列の内有毛細胞と3列の外有毛細胞があり，両者の間には形の変わらない三角形のトンネルがあります．有毛細胞の毛は，蓋膜というゼリー状の膜に先端が入り込んでいて，基底板の振動がピークを示すところで内有毛細胞は蓋膜との位置関係が変わり，毛が屈曲します（図15-30）．これによって，内有毛細胞は興奮します．外有毛細胞は，細胞丈を変えて内有毛細胞の感受性を上げるように働きます．

> **騒音性難聴**　大音量の音を聴き続けていると，早期に，4,000 Hz（ヘルツ）付近の周波数に対応する有毛細胞が傷害されて，聴力損失が現れます．初期の段階では会話の聞き取りに影響がありませんが，徐々に進行し，高音域が侵されてくると会話が聞き取れなくなります．

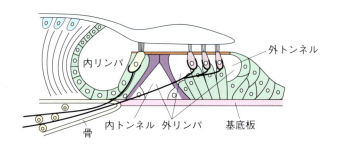

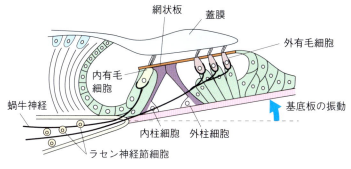

図15-30 コルチ器

3）聴覚伝導路

音刺激は，内耳の蝸牛に伝わり，蝸牛神経によって蝸牛神経核に伝えられます．蝸牛神経核でニューロンを交代した神経線維は，一部は同側を上行し，大部分は対側に移って上行します．したがって，一側の耳から入った音は，両側の伝導路を通り，両側の聴覚野に至ります．このため，脳に入ったあとの聴覚の伝導路が一側で傷害されても，聴力は完全には失われません．

> **聴力図（オーディオグラム）** 縦軸に聴力閾値，横軸に音の振動数をとり，グラフにしたものです．正常の聴力をもつ人が聞くことができる最も小さい音の平均を0 dBとして，個人の聴力をdB（デシベル）を単位として記録していきます．30 dB以上の聴力損失があると，難聴と診断されます．一般に，ヒトが聞こえる音の振動数の範囲は16～2万Hzです．ちなみに，小さい振動数の音は低い音です．

> **難聴** 聴力が低下した状態を，難聴といいます．外耳あるいは中耳に病変があり，伝音系が障害されるものを伝音性難聴といいます．たとえば，耳垢が詰まって起こるものや，中耳炎で起こるものは伝音性難聴です．一方，内耳の有毛細胞およびこれより中枢側の神経障害で起こる難聴を感音性難聴といいます．感音性難聴には，加齢によるもの，メニエール病，突発性難聴，騒音性難聴などがあります．加齢によって起こる難聴の特徴は，はじめに高い音が聞こえづらくなり，しだいに低い音に及びます．

> **メニエール病** 回転性のめまい，耳鳴，難聴が発作的に起こる疾患です．内リンパの量が増して，膜迷路の圧が高まるために起こるといわれています．

嗅覚器

「におい」は，あるときは食事の楽しさを増し，あるときは身にせまる危険を教えてくれます．嗅覚は，生死に関わる重要な感覚です．

1. 嗅覚器の構造

◆ 嗅粘膜と嗅上皮

嗅覚は，鼻腔の上壁を覆う約 5 cm² ほどの嗅粘膜が感受します．嗅粘膜の上皮を嗅上皮といい，ここに嗅覚を受容する嗅細胞があります．嗅細胞は，においを受容するために分化した神経細胞です．

嗅細胞は，樹状突起を介して嗅小胞につながっています．嗅小胞からは約10本の嗅毛が伸びています．におい物質の受容体は嗅小胞と嗅毛にあります．

嗅上皮には，嗅細胞のほかに基底細胞と支持細胞があります．嗅細胞は約1ヵ月ごとに更新され，基底細胞はその予備軍です．支持細胞は絶縁体として働いています．嗅上皮は基底膜をもっていません．嗅細胞は基底側から細い軸索を出し，これが集まって束をつくり，嗅神経となります（図15-31）．嗅神経は無髄神経です．

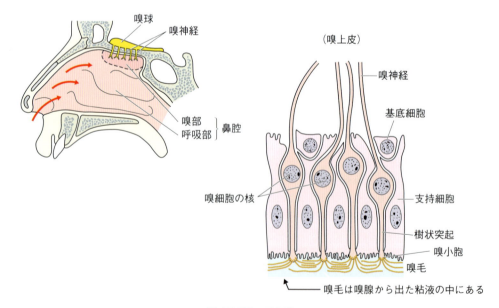

図15-31 嗅細胞
嗅細胞の軸索が集まって嗅神経となる．嗅神経は嗅球で終わる．

◆ 嗅　腺

　　嗅上皮の直下には，粘液を出す嗅腺が並んでいます．嗅腺の分泌液は嗅上皮を覆います．におい物質は嗅腺の分泌液に溶けてにおい受容体を刺激します．そして，この液によって洗い流されます．こうして，嗅小胞と嗅毛にある受容体はいつも新しいにおいに対応できるようになっています．

2. 嗅覚器の働き

◆ においを感じるしくみとその伝導路

1）においを感じるしくみ

　　におい分子の受容体の種類は，500〜1,000あります．におい分子の受容体は，Gタンパク質共役型の膜7回貫通型受容体です．受容体に，におい物質が結合すると，細胞内にcAMPが産生されて，Na^+チャネルが開き，嗅細胞は脱分極します．個々の嗅細胞は，におい分子の受容体を1種類だけもっていますが，分子構造が似ている多数のにおい分子と結合できます．このために，嗅細胞全体では相当数のにおいを受容できます．また，1つのにおい分子は，数種類のにおい分子受容体を活性化するので，活性化された受容体の組合せをパターン化して脳が記憶し，脳は数多くのにおいの種類を弁別します．嗅細胞はにおいの強さを活動電位の発生頻度を増して脳に伝えます．

　　感染あるいは加齢によって嗅上皮の一部が損傷されても，同じにおい分子受容体をもつ細胞は嗅上皮全体に広く散在しているので，嗅覚は保たれます．

2）嗅覚伝導路

　　片側の嗅球には，約2,000個の糸球体があります．同じにおいの分子受容体をもつ嗅細胞の軸索（嗅神経）は，このなかの1個か2個の糸球体に集まります．嗅球にある僧帽細胞は太い樹状突起を糸球体まで1本出して，糸球体に入ってから多数の枝を伸ばして嗅神経とシナプスをつくります（図15-32）．嗅神経と僧帽細胞の樹状突起がシナプスをつくる様子が，糸玉に似ていることから，糸球体と名付けられました．

　　嗅球から出た僧帽細胞の軸索は集まって嗅索となって，前頭葉の下面にある梨状皮質（二次嗅覚野）に入ります（図15-33）．梨状皮質からは視床を通らずに眼窩前頭皮質（嗅覚連合野）に達する線維と，視床を経由して眼窩前頭皮質に達する線維があります．眼窩前頭皮質には，嗅覚のほかに，視覚，味覚，舌触りの感覚も集まり，これらを統合して総合的ににおいを判断します．

　　梨状皮質は，大脳辺縁系の扁桃体や海馬の近くにあり，これらと密接な線維連絡をもっています．このため，においは強い情動を引き起こし，記憶にも残りやすく，扁桃体は過去の記憶に照らし合わせて，においを瞬時に評価します．

第15章　感覚器

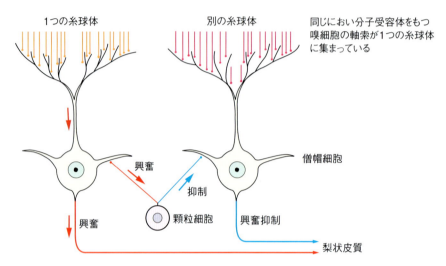

図15-32　嗅球の神経細胞の働き
それぞれの僧帽細胞は1種類のにおい情報を糸球体から受け取って，梨状皮質に伝える．顆粒細胞は，そのなかの1種類のにおいだけを際立たせるために，ほかの僧帽細胞を抑制する．

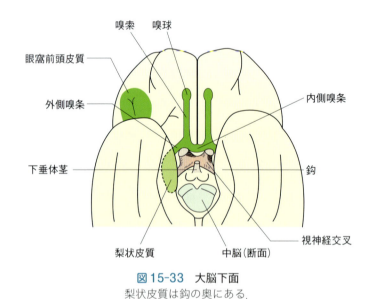

図15-33　大脳下面
梨状皮質は鉤の奥にある．

味覚器

　味を感じる感覚を，味覚といいます．味には，5つの基本味があります．甘味，酸味，塩味，苦味，うま味の5味です．甘味は食物がエネルギー源になることを示し，うま味は栄養があることを示します．塩味は，体液の主な電解質となるナトリウム塩が含まれていることを示します．一方，酸味は食物の腐敗を示し，苦味は毒物の存在を示しています．味覚は摂食活動と密接に関係しており，嗅覚とともに生命を維持するためにきわめて重要です．

1. 味覚器の構造

◆ 味　蕾

　味蕾は味の受容器です．花のつぼみに似た形をしていて，幅 50 μm，高さ 80 μm あります．味孔を通して外とつながっています（図 15-34）．

1）味蕾の分布

　味蕾の大部分は舌乳頭に分布していますが，軟口蓋や咽頭，喉頭蓋，食道の上部1/3にも散在しています．成人では，舌に5,000個，舌以外に2,500個あります．味蕾の数は若いときに多く，高齢になると減少します．

2）味蕾の構造

　味蕾は，30〜70個の味細胞からできています．味細胞は7〜10日で更新されます．味細胞は，4種類（I〜IV型）が区別されます．

　I型は支持細胞です．II型は甘味，うま味，苦味のいずれかの味を受容します．II型は神経とシナプス結合していませんが，脱分極すると ATP を放出し，ATP が自由神経終末を刺激するのではないか，と推測されています．III型は塩味と酸味のどちらかを受容します．III型は神経細胞とシナプス結合しています．IV型は基底細胞です．基底細胞は未分化の細胞で，味細胞の補充にあたります．

◆ エブネル腺

　味蕾が高い密度で分布する有郭乳頭と葉状乳頭の溝の底には，エブネル腺という大きな漿液腺が開口しています．エブネル腺はサラサラの水様物質を噴出して味覚物質を溝から洗い流します．これは味蕾がすぐに次の味覚物質に対応できるようにするためです．

第15章 感覚器

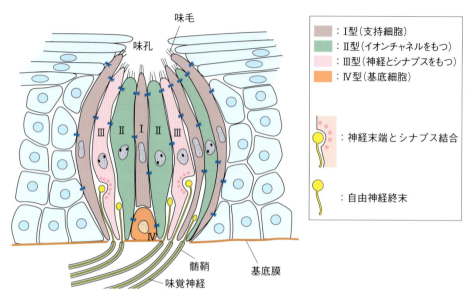

図15-34 味蕾の構造
味蕾にある4種類（Ⅰ～Ⅳ型）の味細胞の量的な分布は味蕾ごとに異なっている．

2. 味覚器の働き

◆ 味覚の伝導路と味の認知

1）味覚伝導路

　味覚を伝える脳神経は，舌の前2/3は顔面神経の枝である鼓索神経，舌の後1/3には舌咽神経，喉頭蓋では迷走神経です．このほか，軟口蓋の味蕾には顔面神経の枝の大錐体神経が分布します．どの神経も，延髄の孤束核に味覚情報を送ります．孤束核を出た神経線維は，視床でニューロンを代えて，大脳皮質の味覚野に出力します．味覚野は，大脳皮質の中心後回の最下部にあります．ここは大脳辺縁系の扁桃体と海馬にきわめて近いところです．

2）味を感じるしくみと食行動の開始

　甘味，うま味，苦味の受容体である膜7回貫通型のGタンパク質共役型受容体と塩味と酸味の受容体であるNa^+チャネルとH^+チャネルの量的分布は味細胞ごとに異なっていて，これにより味細胞はどの味に最もよく応答するかが決まります．
　味覚情報が最初に集まる孤束核にはそれぞれの基本味に関わる部分が局在しているので，1つの味細胞は1種類の味を孤束核に伝えていると推測されています．孤束核と視床で味質の情報の収束が起こるため，味覚野の個々の神経細胞が受け取る味質の種類は複数になります．味覚野は，個々の神経細胞が受け取った味質と強さの情報を全体としてパターン化します．すなわち，個々の神経細胞が受け取った情報を電光掲

示板の画素に見立てると,電光掲示板の画面全体に映る像によって味を弁別していると考えられています.この味覚情報は,眼窩前頭皮質(味覚連合野)と扁桃体に送られます.

　眼窩前頭皮質は,味覚野からの情報と,嗅覚野や視覚野からの情報を統合して,味を認知します(図15-35).扁桃体は過去の記憶と照らし合わせて,この食物を摂取してよいかどうかの価値判断をします.扁桃体の判断は,眼窩前頭皮質の味の認知にも影響を与えます.視床下部は,眼窩前頭皮質と扁桃体から摂食してもよいという連絡を受けとると,情動行動(食欲,食行動とこれに合う自律神経と内分泌系の発動)を開始します.

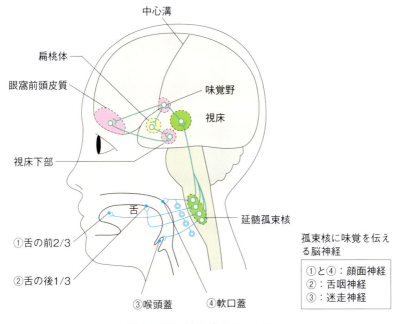

図 15-35　味を感じるしくみ
孤束核に入った味情報は,視床で中継されて味覚野へ行く.味覚野からは,扁桃体にその情報が送られ,価値が判断される.味覚野からは,眼窩前頭皮質にも味覚情報が送られ,ここではにおいの情報と味覚情報が合わさり,風味として認知される.

第16章 体液の恒常性

　はるか昔に細胞は海で生まれました．海水は量が膨大なので，常に恒常性が保たれていました．単細胞はいつか多細胞生物になり，多細胞生物は海から陸に上がりました．陸上で生きる私たちは，体液の恒常性を維持するシステムを体内にもっていて，いつも一定の環境のもとで細胞が生きていけるようにしています．

　体液の水分量と体内分布，細胞内液と外液の電解質とその濃度，酸塩基平衡，体温，これらは身体の中で厳重に管理されています．そして，恒常性が保たれるように多くの器官・組織・細胞が働いています．これらを統合しているのは視床下部で，内分泌系と神経系をその手段に使います．

　この章では，体液の恒常性を，体液の水電解質調節，体液の酸塩基平衡，体温調節のしくみの3つの項目に分けて，恒常性を保つしくみを説明します．

体液の水電解質調節

1. 体液の体内分布

　体液の体重に占める割合は，成人男性で約60％です．60％の内訳は，細胞内液40％で，細胞外液20％です．細胞外液の内訳をみると，15％が組織液，5％が管内液です（図16-1）．管内液とは血管を流れる血液のことです．

◆ 体重に占める水分の割合

　体重に占める水分の割合は，性と年齢によって表16-1のように変わります．性差がある理由は，男性は筋肉が多くて，女性は脂肪が多いためです．筋肉の75～78％，脂肪の6～10％が水分です．

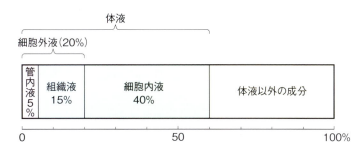

図16-1　体液の体重に占める割合（成人）
細胞内液が体液の2/3を占めている．

第 16 章　体液の恒常性

表16-1　体重に占める水分の割合

成人男性	60％
成人女性	50％
高齢男性	55％
高齢女性	45％
乳幼児	75％*

＊乳幼児が最大である.

表16-2　体重1kgあたりの水分1日所要量

新生児	100 mL/kg
乳児	150 mL/kg*
幼児	100 mL/kg
学童	80 mL/kg
成人	50 mL/kg

＊乳児が最大である.

表16-3　成人の1日の水分の出納

代謝水	400 mL 産生*
不感蒸泄	1,000 mL 喪失
発汗	200 mL 喪失
大便	100 mL 喪失
尿	1,500 mL 喪失

＊代謝水は水分産生である.

◆ 1日あたりの水分所要量

体重1kgあたりの水分1日所要量は，子どもでは大人よりも多く，乳児で最大となります（表16-2）.

◆ 成人の1日の水分の出納

水分の1日の収支を計算すると（表16-3），成人では毎日2400 mLの水分をとる必要があります．体重の減少が突然起こるのは，体内の水分が失われたことを示しています.

不感蒸泄とは，発汗以外の身体からの水分の蒸発です．このとき，体表から水だけが蒸発するので，Na^+が体内に蓄積してきます．輸液を行う場合には，短期輸液には等張液を，長期輸液には低張液（等張液の1/3）を用います.

2. 体液の水電解質の調節機構

細胞外液の電解質組成を海水と比較してみると，細胞外液は海水とよく似ています．細胞外液にNa^+が多く細胞内液にK^+が多いのは（図16-2），細胞はNa^+–K^+交換ポンプを細胞膜に備えていて，Na^+を外に汲み出しK^+を細胞内に入れているからです.

体液量減少にはアルドステロンが，高血漿浸透圧にはADHが対処して基準値に戻します．どちらのホルモンも腎臓に働きます.

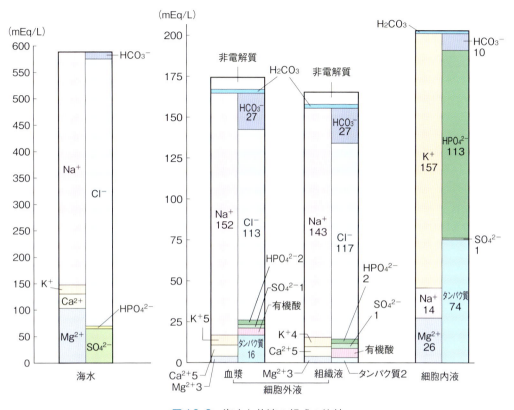

図16-2　海水と体液の組成の比較

海水と細胞外液の電解質組成はよく似ている．血漿と組織液の相違点は，血漿にはタンパク質が比較的多く含まれるのに対し，組織液にはきわめて少ないことである．

体液の酸塩基平衡

1. 体液の酸塩基平衡のしくみ

　体液のpHは，7.35〜7.45が基準値です．食物を摂取すると，最終代謝産物は炭酸（H_2CO_3）や硫酸（H_2SO_4）となり，体液は酸性に傾きます．そうならないために，緩衝系（バッファー）が働きます．

　身体には，①炭酸-重炭酸緩衝系，②ヘモグロビン緩衝系，③細胞内タンパク質緩衝系，④リン酸緩衝系，⑤アンモニア緩衝系があって，酸（H^+）を体内から取り去ってくれます（図16-3）．このしくみがあるので，体液のpHはあまり変化せずにすみます．このなかで，リン酸緩衝系とアンモニア緩衝系は腎臓からH^+が排泄されるときに働きます．尿は最も酸性になると，pH4.4まで下がり，最もアルカリ性では8.0まで上がります．腎臓は体液の酸塩基平衡にとって頼りになる存在です．

第 16 章　体液の恒常性

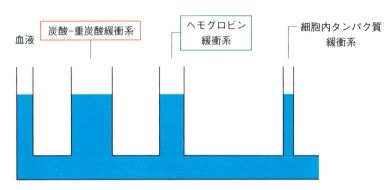

図 16-3　体液の酸塩基平衡の緩衝系
身体には，食事その他で体液に酸が増えたときに，pH があまり変化しないようにする緩衝系が備わっている．

◆ 炭酸-重炭酸緩衝系

炭酸-重炭酸緩衝系は，血液の酸塩基平衡にとって最も重要です．

$$\underset{\text{肺から排出}}{[CO_2]} + H_2O \longleftrightarrow H_2CO_3 \longleftrightarrow \underset{\text{腎から排泄}}{[H^+]} + [HCO_3^-] \quad \cdots\cdots 式1$$

赤血球は炭酸脱水酵素をもっていて，式1の反応をどちら向きにも触媒します．炭水化物と脂肪を摂食すると最終代謝産物はどちらも炭酸（HCO_3^-）です．炭酸は弱酸なので，一定の解離定数をもって右向きと左向きの両方に進み，安定します（質量保存の法則）．質量保存の法則とは，「化学反応の前と後で物質の総質量は変化しない」とする化学の法則です．なお，式の［　］は，その物質の濃度（溶液1Lに溶けている物質の当量数 mEq/L）を表します．

外呼吸によって，炭酸ガス（CO_2）は肺から外に出ていきます．すると式1の反応は左向きに進みます．この結果，食事で増えた炭酸は短時間（10〜20分）で消失します．腎臓は水素イオン（H^+）を尿中に排泄します．すると，式1の反応は右向きに進みます．重炭酸イオン（HCO_3^-）は腎臓で100％再吸収されるので，食事で増えた酸は，肺と腎臓の働きによって体内から消失します（図16-4）．

◆ ヘモグロビン緩衝系

血液のpHを緩衝する二番手は，ヘモグロビン緩衝系です．赤血球に含まれるヘモグロビンは酸素を離したあとにH^+を結合させて，緩衝します．

◆ 細胞内タンパク質緩衝系

細胞外液のH^+濃度が高くなると，H^+は一時的に細胞内のK^+と入れ替わって，細胞内に入り，細胞内のタンパク質と結合して，緩衝します．

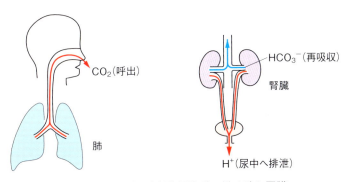

図16-4 炭酸-重炭酸緩衝系で働く肺と腎臓

◆ リン酸緩衝系

HPO_4^{2-}は，H^+と結合して$H_2PO_4^-$になり，また，H^+を離してHPO_4^{2-}にもなります．そこで両者の比率を変えて緩衝します．ただし，血中のリン酸イオンはあまりにも量が少ないので，血液の緩衝系としては役に立ちません．しかし，細胞内と腎臓で働く緩衝系としては，大きい存在です．

慢性腎不全で代謝性アシドーシスになる理由のひとつは，$H_2PO_4^-$の排泄ができなくなることです．

◆ アンモニア緩衝系

腎臓の集合管には，炭酸脱水酵素をもつ間在細胞があります．H^+を尿中に出す細胞（α間在細胞）と，重炭酸イオン（HCO_3^-）を尿中に出す細胞（β間在細胞）の2種類があります．

α間在細胞はポンプを使って能動的にH^+を管腔に出します．管腔に出たH^+は細胞内にすぐに戻ってしまうので，管腔のアンモニアと結び付けてアンモニウムイオン（NH_4^+）として排出されます．このアンモニアは近位尿細管の上皮細胞がつくり，管腔に出します．アンモニア合成酵素をつくるのに，数時間から数日を要するので時間がかかりますが，酸塩基平衡を保つうえで，この緩衝系は重要です．β間在細胞は，血中のHCO_3^-が26 mEq/Lを超えたときにのみ集合管の管腔にHCO_3^-を排出します．血中のHCO_3^-濃度の基準値は22〜26 mEq/Lです．

2. 肺と腎臓から1日に体外に排出される酸の量

外呼吸によって，肺からCO_2として，1万3,000 mEq/日が排出されます．一方，腎臓からは，NH_3，NH_4^+として30〜50 mEq/日，不揮発性酸（リン酸，硫酸など）として10〜30 mEq/日が排出されます．

3. ヘンダーソン・ハッセルバルヒの式

　体液が酸と塩基のどちらに傾いているかを表す指標として，pHが用いられます．H^+の量はあまりに微量なので，わかりやすい整数で表すために，pHの定義がつくられました．

$$pH = -\log[H^+] = \log\frac{1}{[H^+]} \quad \cdots\cdots式2$$

　pH7は中性です．このときの$[H^+]$（水素イオン濃度）は，10^{-7}mEq/Lです．pHが7よりも小さい場合を酸性，7よりも大きい場合をアルカリ性（塩基性）といいます．細胞外液のpHは7.4と，ややアルカリ側に調節されています．これは，食事によって細胞外液が常に酸性に傾くため，細胞内液をpH7.0に保つためです．

　式1と式2を使って導き出されたのが，次の式3です．

$$pH = 6.1 + \log\frac{[HCO_3^-]}{[H_2CO_3]} \quad \cdots\cdots式3$$

　H_2CO_3の量は，$PaCO_2$（動脈血の二酸化炭素分圧mmHg）に比例するので，$0.03\times PaCO_2$に置き換えると，次のヘンダーソン・ハッセルバルヒの式（式4）が導かれます．

$$pH = 6.1 + \log\frac{[HCO_3^-]}{0.03\times PaCO_2} \quad \cdots\cdots式4$$

　6.1は炭酸の解離定数，0.03は二酸化炭素の解離定数です．$[HCO_3^-]$は重炭酸イオン濃度（mEq/L）です．

　$[HCO_3^-]$は，pHと$PaCO_2$がわかれば，計算によって求められます．pHが7.4で，$PaCO_2$が40mmHgのとき，計算により$[HCO_3^-]$は24mEq/Lとなります．

4. アシドーシスとアルカローシス

◆ アシドーシス

　血液のpHが酸性側（7.35未満）に傾いてしまう病態を，アシドーシスといいます．英語でacid（アシッド）は，酸という意味です．血液中のCO_2が増えるのを呼吸性アシドーシス，HCO_3^-が減少するのを代謝性アシドーシスといいます．アシドーシスの原因としては，呼吸器障害（COPD），腎障害（慢性腎不全）のほか，ケトン体増加（糖尿病，飢餓），腸液の喪失（下痢）などがあります（図16-5）．

◆ アルカローシス

　血液のpHがアルカリ側（7.45を超える）に傾いてしまう病態を，アルカローシスといいます．血液中のCO_2が減るのを呼吸性アルカローシス，HCO_3^-が増えるのを

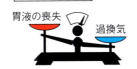

図 16-5　体液の酸塩基平衡のとり方（上図）と破綻の原因（下図）
胃液はpH1〜2，腸液はpH8である．ケトン体は強い酸性を示す．

代謝性アルカローシスといいます．アルカローシスの原因としては，不安からくる過換気，胃液の喪失（嘔吐）などがあります（図16-5）．

体温調節

体温調節中枢は，視床下部の視索前核にあります．ここには感度がよい体温計測装置があり，サーモスタットも備えています．体温設定値は，通常，37℃です．視索前核の体温計測装置で感知した温度が，体温設定値よりも高い場合には放熱の指令が，低い場合には熱産生の指令が出されます．

1. 核心温度と外殻温度

核心温度とは，脳と内臓の温度をいいます（図16-6）．核心温度は外的環境温度に左右されず一定に保たれます．外殻温度とは四肢の温度を指し，外的環境温度に左右されて変化します．生体は核心温度を37℃に維持するために，皮膚，筋肉，内分泌系を使って体温を調節します．

2. 環境温度の変化に対する生理的な反応

◆ 環境温度が高いとき

環境温度が高いときに起こる生理的な反応として，皮膚の細動脈の拡張，不感蒸泄

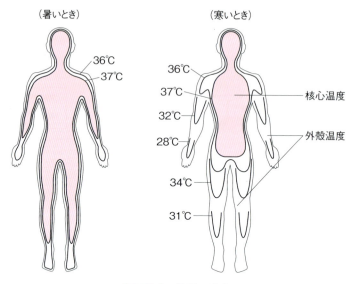

図 16-6　体温の分布

の増加，小汗腺からの発汗があります．外の環境温度が体温よりも高いときには，次の1），2）は働くことができず，3）の発汗だけが体温を下げるのに役立ちます．

1）皮膚の細動脈の拡張

皮膚の細動脈が拡張すると，皮膚の血流が増えて放熱を起こします．

2）不感蒸泄の増加

発汗以外の水分の蒸発を，不感蒸泄といいます．息を切らすと，不感蒸泄が増加します．

3）小汗腺からの発汗

小汗腺から発汗が起こると，体表に広がった汗の蒸発に伴い，気化熱が体温を奪います．

> **熱中症**　環境温度が高いところ，湿度が高いところ，風が弱いところで激しい運動をすると，体温が上昇し，皮膚に血液が集まり，脳の血流が減少して立ち眩みが起こり，発汗による低ナトリウム性脱水から筋肉痛が起こります．体を冷やす，生理的食塩水を飲ませるなどの対策を早めにとることが重要です．重症化すると意識障害が起こり，死亡することもあります．

◆ 環境温度が低いとき

低温下では，交感神経が優位になります．その結果として起こるのが次の反応です．

①皮膚の細動脈の収縮：皮膚の血流を減らして放熱を妨げます.

②立毛筋の収縮：毛が立つと皮膚の表面に空気層をつくり，断熱効果を生み出します.

③褐色脂肪組織の代謝亢進：新生児は，後頸部と肩甲骨間の皮膚に褐色脂肪組織をもっています. 褐色をしているのは，ミトコンドリアがシトクロムを豊富に含むからです. 身体が持続的に低体温に曝されると，交感神経末端から出るノルアドレナリンの刺激によって，褐色脂肪細胞のミトコンドリアが脂肪を分解して熱産生を行います（p.34）.

④ふるえの増大：骨格筋の収縮によって熱が産生されて，体温が上がります.

⑤甲状腺ホルモンの分泌増加：基礎代謝の亢進によって，体温が上がります.

3. 体温の生理的変動

体温は，0.6℃の範囲内で，次のような生理的変動を示します.

①1日のなかでは午後3〜6時が最も高く，午前6時頃（起床直前）に最も低くなります.

②女性では，黄体期（排卵後）に0.2〜0.6℃高くなります（図11-31）.

③運動すると，体温は高くなります. これは，骨格筋の代謝が上がるからです.

④食事をして30〜90分後に体温は高くなります. これは，肝臓の代謝が盛んになるからです.

4. 体温の測定部位

体温は，測る部位により直腸温，鼓膜温，口腔温，腋窩温といいます. 直腸温が最も核心温度に近く，腋窩温が最も低い値を示します. このなかで最もよく用いられているのは，腋窩温です. 腋窩温を測るときには，体温計を腋窩に挟み，腋を閉じて5分以上たってから体温計の目盛りを読みます. こうすると，核心温度に近い値を得ることができます.

鼓膜温は，外耳道から鼓膜に近いところに温度計を差し入れて測ります. 鼓膜のすぐ裏側を内頸動脈が通っているので，核心温度に近い値が得られます. 乳幼児では鼓膜温が多く用いられます.

5. 感染症に伴う発熱

発熱とは，体温が平熱よりも高くなった状態をいいます. 日本人の平熱を調べた報告によれば，36.6〜37.2℃（腋窩温）の範囲に7割の人が入るということです. 平熱には個人差があるので，日内変動を考慮して自分の平熱を把握しておくことが，発熱かどうかの判断に役立ちます.

第16章　体液の恒常性

　　細菌やウイルスに感染すると，発熱することがよく知られています．発熱は体の防衛反応のひとつです．発熱には，①病原体の増殖に適する温度よりも体温を上げることで病原体の増殖を抑える，②身体の代謝率を上げて免疫力を高める，という2点により感染を抑える働きがあります．

◆ 感染による発熱の機序

　　感染は白血球の働きを活発にして，サイトカイン〔インターロイキン-1（IL-1），腫瘍壊死因子 α（TNFα）など〕を放出させます．これらのサイトカインの一部が，視床下部の血管内皮細胞にプロスタグランジンの産生を促します．プロスタグランジンは体温調節中枢の設定温度を上げて，発熱を起こさせます．

索 引

日本語

あ

アイントーベンの三角形	188
アウエルバッハ神経叢	267
アカシジア	459
アキレス腱	69, 174
アキレス腱断裂	174
悪玉コレステロール	235
アクチン細糸	43
アジソン病	413
アシドーシス	550
足の運動	130
足のしびれ	477
足の筋	174
アストロサイト	55
あせも	509
アデノイド	254
アポクリン腺	509
アポトーシス	89
アマクリン細胞	519
アルカローシス	550
アルコール代謝	308
アルコール利尿	414
アルツハイマー病	452
アルドステロン	359
アルブミン分画	233
鞍関節	94
アンギーナ	273
暗順応	518
アンドロゲンシャワー	368
アンモニア緩衝系	549

い

胃	76
胃液	287
イオンチャネル	2, 54
胃回腸反射	296
胃潰瘍	284
胃角	284
胃がん	284
閾値	56
移行上皮	23, 24

胃小窩	285
胃相	287
胃体部	284
1回換気量	338
一次運動野	455
一次止血	229
一次自然免疫	254
一次精母細胞	374
一次体性感覚野	455
一次卵胞	388
1秒率	338
1秒量	338
胃底腺	285
胃底部	284
胃摘出の有害作用	226
遺伝子の性	368
胃壁	284
胃もたれ	287
イレウス	301
陰核	397
陰茎	79, 382
陰茎海綿体	382
飲作用	6
インスリン	425
咽頭	76, 271, 326
咽頭喉頭部	280
咽頭口部	280
咽頭相	269
咽頭鼻部	280
咽頭扁桃	281
陰嚢	79, 384
陰部神経	82
陰裂	395

う

ウィリス動脈輪	467
ウィルソンの結合電極	189
ウィルヒョウのリンパ節	250
ウエルニッケの中枢	457
ウオノメ	499
ウォルフ管	368
烏口肩峰靭帯	157
烏口突起	115
齲歯	277

羽状筋	136
右心系	176
右心室	178
右心房	178
内腸骨リンパ節	251
内頭蓋底	98
膿	227
運動終板	59
運動性言語野	457
運動単位	45, 137
運動ニューロン	137
運動麻痺	137

え

永久歯	278
栄養膜合胞体層	18
栄養膜細胞層	18
会陰	397
エーラス・ダンロス症候群	29
腋窩温	553
腋窩静脈	73
腋窩神経	82, 474
腋窩動脈	72, 199
腋窩リンパ節	74
腋臭症	509
エクリン腺	508
エコノミークラス症候群	232
エストロゲン	401
エディンガー・ウエストファール核	
	440
エナメル質	276
エブネル腺	541
エラスチン	30
エリスロポエチン	360
遠位曲尿細管	357
遠位尿細管	354
円回内筋	68
塩基好性細胞	411
嚥下	268
嚥下反射	269
遠視	524
延髄	436
円柱上皮	24
円背	110

555

索　引

お

横隔神経	472
横隔膜	77, 148
横行結腸	297
横小管	47
黄体	389
黄体形成ホルモン（LH）	406
黄疸	308
嘔吐	287
横突起	105
黄斑部	520
横紋筋	41
横紋筋組織	46
オーディオグラム	537
オキシトシン	402, 414
オステオン	85, 86
オッディの括約筋	289
オトガイ孔	102
オトガイ舌骨筋	269
オトガイ隆起	97, 101
オプソニン効果	259
オリゴデンドログリア	55
オリゴデンドロサイト	54
温熱性発汗	508

か

回外運動	121
回外筋	162, 163
外殻温度	551
外頸静脈	73, 208
外頸動脈	197, 198
外後頭隆起	100
開口分泌	6
外肛門括約筋	302
外呼吸	224, 321
外根鞘	505
介在層板	87
外細胞塊	18
外耳	529
外耳孔	97, 100
概日リズム	451
外耳道	529
外性器	370
回旋筋腱板	156
外側脊髄視床路	432
外側側副靭帯	131
外側大腿回旋動脈	72
外側半月	131

外側皮質脊髄路	432
外側翼突筋	142
外鼠径ヘルニア	152
回腸	76, 289
回腸口	295
外腸骨静脈	73
外腸骨動脈	72, 200
外腸骨リンパ節	251
外直筋	528
外転神経	479, 483
外頭蓋底	99, 100
回内運動	121
回内筋	162
海馬	452
外胚葉	22
灰白質	430
外反母趾	129
外鼻	322
外鼻孔	319
外腹斜筋	68, 70, 150
外分泌腺	26
外膜	267
海綿骨	84
回盲弁	295, 296
カイロミクロン	234
カウパー腺	381
下オリーブ核	447
下顎窩	97
下顎角	101, 102
下顎骨	97, 101, 102
下顎枝	102
下顎神経	482
下顎体	102
下顎頭	102
下下垂体動脈	410
顎間窩	126
下眼瞼	525
蝸牛階	535
蝸牛管	534, 535
核	11
核黄疸	311
顎下リンパ節	74
顎関節	101
顎関節の脱臼	102
角質器	504
角質層	499
核小体	11
核心温度	551

顎舌骨筋	269
獲得免疫	256, 259
角膜	514
核膜	11, 52
核膜孔	11
下行結腸	296, 297
下行性伝導路	468
下肢	64
下肢静脈瘤	210
下肢の運動	130
下肢の動脈	201
下肢の皮静脈	209
下斜筋	528
下小脳脚	445
下唇下制筋	141
下垂手	475
下垂体	80, 408
下垂体窩	99
下垂体後葉	411
下垂体後葉ホルモン（PPH）	414
下垂体静脈	410
下垂体前葉	409
下垂体前葉ホルモン（APH）	411
風邪	325
下腿三頭筋	173
下大静脈	73, 203
肩関節	66, 119
肩関節周囲炎	156
肩こり	153, 155
肩の運動	120
下腸間膜動脈	72, 200
下腸間膜リンパ節	74
下直筋	528
滑液包	136
顎下腺	279
滑車神経	479, 480
滑車神経核	440
褐色細胞腫	424
褐色脂肪組織	34
活性型ビタミンD$_3$	40
活動電位	56
滑面小胞体	9
可動連結	93
化膿	227
下鼻道	324
過敏性腸症候群	301
過分極	56
花粉症	32

索引

ガラス軟骨	37
顆粒球	239
顆粒層	499
カルシトニン	40
加齢による搔痒	510
加齢による免疫機能の低下	241
肝円索	303
眼窩	97
感覚受容器	501
感覚性言語野	457
感覚線維	494
換気機能検査	338
眼球	513, 514
眼球の共役運動	528
眼筋	528
眼瞼	524, 525
眼瞼下垂	526
眼瞼浮腫	526
寛骨	66, 123
寛骨臼	124
肝細胞	305
眼脂	526
杆状体細胞	517
冠状動脈	183, 184
冠状縫合	96, 97
肝静脈	73
肝小葉	304
汗疹	509
肝性昏睡	307
関節	93
関節拘縮	95
関節軟骨	84
関節リウマチ	94
肝臓	76, 303
乾燥舌	275
貫通動脈	425
眼底検査	520
間脳	449
眼房	522
眼房水	514
顔面筋	140, 141
顔面神経	479, 484
顔面神経麻痺	485
顔面頭蓋	100
顔面動脈	72
肝門	303
眼輪筋	68, 140
関連痛	477

き

キアズマ	14
キーゼルバッハ部位	324
黄色骨髄	236
気管	77, 330, 332
気管支	77, 332
気管支喘息	331
気管支動脈	199
気管軟骨	331
気管壁	330
気胸	340
起始	135, 136
奇静脈系	207
傷の治癒	29
基節骨	119
基礎体温の周期性変化	390
偽単極神経細胞	52
吃逆	148
拮抗筋	138
基底層	497
基底膜	24
機能的残気量	338
ギャップ結合	27
嗅覚伝導路	539
球関節	94
嗅球	538
球形嚢	532
嗅細胞	538
弓状静脈	348
弓状動脈	72
嗅神経	479, 480, 538
急性膵炎	315
吸啜反射	402, 511
嗅腺	539
急速流入期	195
嗅部	325
橋	439
胸郭	111
胸管	74, 245
頬筋	141
胸腔	65
頬骨	97
胸骨	66, 97, 100, 112
胸骨角	111
頬骨弓	97, 100
胸骨穿刺	113
胸骨体	111, 112
胸骨柄	111, 112

胸鎖関節	114
胸鎖乳突筋	68, 70, 144
胸式呼吸	113, 149
胸神経	82, 429
狭心症	183
胸腺	241, 242
胸大動脈	199
胸椎	105, 107
協働筋	436
胸部	64
胸腹部の静脈	203
胸腹部の動脈	197
胸部誘導	192
胸膜	340
協力筋	138
鋸筋	136
棘下筋	69
虚血性心疾患	183
距骨	129
巨人症	412
巨赤芽球性貧血	285
距腿関節	132
距腿関節の運動	132
キラーT細胞	256
錐状体細胞	518
近位尿細管	353, 354
筋型動脈	212
筋間神経叢	267
筋細糸	42
近視	524
筋小胞体	47
筋節	42
筋組織	40
筋電図	56
筋突起	102
筋肉内注射	156
筋の感覚受容器	138
筋の作業肥大	137
筋の廃用萎縮	137
筋皮神経	82, 473
筋疲労	46
筋紡錘	139, 433
筋膜	135

く

区域気管支	334
空腸	76, 289
クーパー提靭帯	510

索　引

空腹中枢	451	血漿浸透圧	233	口角下制筋	68, 141
駆出期	195	血漿成分	232	口渇中枢	450
クスマウルの大呼吸	344	血漿の成分比較	356	交感神経	491
クッシング症候群	423	血小板	223, 228	交感神経の中枢	451
クッシング病	413	血小板減少症	229	口峡	273
屈折異常	524	血小板の生成	240	咬筋	142
クッパー細胞	305, 306	血小板抑制薬	232	口腔	76, 271
くも膜	464	血清成分	233	口腔温	553
くも膜下腔	463	血清タンパク質	233	口腔相	268
くも膜下出血	466	血栓溶解薬	232	口腔粘膜	271
グラーフ卵胞	388	結腸	76, 297	広頚筋	70, 141
鞍関節	94	結腸切痕	300	後脛骨動脈	72, 201
グリア細胞	54	結腸ヒモ	300	高血圧	218
グルカゴン	426	結腸膨起	300	膠原線維	29
クレアチニンクリアランス	361	結腸リンパ節	251	硬口蓋	272
グロブリン分画	234	血糖	234	後交通動脈	465
		結膜	526	虹彩	514, 516
		結膜炎	526	好酸球	223, 228
け		結膜円蓋	525	好酸球増加症	228
鶏眼	499	血友病 A	232	高次運動野	455
経口免疫寛容	261	下痢	301	後十字靭帯	131
脛骨	66, 68, 127	原核生物	8	甲状腺	80, 416
脛骨神経	82	肩甲棘	69	甲状腺機能亢進症	419
形質細胞	33	肩甲骨	67, 115	甲状腺機能低下症	419
茎状突起	100, 117	言語野	457	甲状腺刺激ホルモン（TSH）	406, 413
頚静脈孔	99, 100	肩鎖関節	114	甲状腺刺激ホルモン放出ホルモン（TRH）	
頚神経	429	犬歯	278		406
頚髄	82	原始溝	18	甲状腺ホルモン（TH）	417
頚椎	67, 104, 105	原始線条	18	甲状腺濾胞	417
頚動脈洞マッサージ	220	腱鞘	136	甲状腺濾胞上皮細胞	418
茎乳突孔	100	腱鞘炎	137	鈎状突起	117
頚膨大	429	剣状突起	111	甲状軟骨	327
外科頚	116	減数分裂	13, 14	口唇	272
血圧	218	原尿	353	後脊髄小脳路	432
血液	221	原発性アルドステロン症	359, 423	抗体	257
血液-胎盤関門	399	瞼板	525, 526	後大腿皮神経	82
血液型	262	瞼板腺	527	後大脳動脈	465
血液凝固因子	229	肩峰	115	抗体の種類	262
血液凝固過程	231	腱紡錘	435	好中球	223, 227
血液尿関門	352			好中球の分化	239
血管壁	210			喉頭	76, 77, 327
血球成分	222	**こ**		後頭顆	100
血球の分化	241	好塩基球	223, 228	喉頭蓋軟骨	328
月経	394	口蓋	272	後頭下筋	154
月経黄体	390	口蓋咽頭弓	273	後頭筋	69
結合組織	28, 29	口蓋骨	100	後頭骨	98
血漿	221	口蓋扁桃	273	喉頭軟骨	327
血漿膠質浸透圧	213	口蓋裂	273	更年期障害	403
楔状骨	129	岬角	125		

索　引

広背筋	68, 69, 153, 154
後鼻孔	100
興奮収縮連関	44
興奮性シナプス後電位（EPSP）	60
興奮伝導	57
硬膜	462
硬膜外造影	463
硬膜外麻酔	463
硬膜下血腫	464
硬膜上血腫	464
硬膜静脈洞	468
肛門	76
肛門管	298
肛門柱	297
抗利尿ホルモン（ADH）	406
口輪筋	68, 141
交連線維	457
誤嚥	270
ゴールドバーガーの増大単極肢誘導	189
コーレス骨折	118
股関節	66, 129
股関節の運動	129
呼吸細気管支	334
黒子	502
黒質	440
五十肩	156
戸籍上の性	371
骨格筋	50
骨格筋細胞	41, 50
骨格筋組織	40
骨芽細胞	38
骨幹	83, 84
骨幹端	84
骨基質	37
骨細胞	39
骨髄	88
骨髄穿刺	238
骨髄組織	240
骨組織	37, 85
骨粗鬆症	88, 403
骨端	84
骨単位	85, 86
骨端軟骨	84
骨の機能	91
骨の連結	92
骨盤	125
骨盤腔	65, 385
骨盤部	64
骨表面細胞	90
骨膜	88
骨迷路	531, 532
コネクソン	28
鼓膜	530
鼓膜温	553
固有胃腺	285
固有筋層	266
コラーゲン分子	30
ゴルジ装置	9
ゴルジの腱器官	138, 139, 435
コルチ器	535, 537
コルチゾール	423
コロイド浸透圧	233
コンパートメント症候群	173

さ

サーファクタント	335
細気管支	332
細隙結合	27
臍帯	400
細動脈	212
再分極	56, 193
細胞	1
細胞核	10
細胞間結合装置	26
細胞骨格	10
細胞周期	15
細胞小器官	7
臍傍静脈	206
細胞性免疫	256, 257
細胞内タンパク質緩衝系	548
細胞の吸収	5
細胞の分泌	5
細胞分裂	11
細胞膜	2
細網線維	29
細網組織	238
鎖骨	66, 115
坐骨	67, 123, 124
鎖骨下静脈	73, 203
鎖骨下動脈	72, 197
坐骨結節	123
鎖骨骨折	115
坐骨神経	82
さじ状爪	507
左心系	176

左心室	178
左心房	178
刷子縁	290, 353
サルコメア	42
猿手	475
酸塩基平衡	360, 547
三角筋	68, 69, 70, 156
残気量	338
酸好性細胞	411
三叉神経	479, 481, 482
三尖弁	179
三層性胚盤	18
三頭筋	136

し

痔	206
シェーグレン症候群	280
耳介	529
痔核	298
視覚伝導路	521
歯冠	276
耳管	531
色素嫌性細胞	411
色素上皮細胞	519
子宮	79, 392
子宮外妊娠	391
子宮外膜	393
子宮がん	392
子宮筋腫	393
子宮筋層	392
子宮頚	386
子宮頚横靭帯	401
子宮頚腺	392
子宮漿膜	393
子宮腺	392
子宮仙骨靭帯	401
糸球体	350, 386, 400
糸球体嚢	350
糸球体毛細血管	351
糸球体濾過圧	352, 353
糸球体濾過量（GFR）	361
子宮動脈	396
子宮内膜	393
子宮部	398
死腔量	338
軸索	52
軸索小丘	52
刺激伝導系	185, 186

559

索 引

始原生殖細胞	368	脂肪の消化	294	上顎骨	97, 100
死後硬直	45	脂肪分解酵素	314	上顎洞	101, 326
指骨	66	シミ	502	上下垂体動脈	410
篩骨	97	斜角筋	145	松果体	80, 414, 415
趾骨	66, 129	斜角筋隙	146	上眼瞼	525
篩骨洞	101, 326	斜角筋症候群	146	上眼瞼挙筋	525
自己免疫疾患	244	尺側手根伸筋	69	小汗腺	508
歯根	276	尺側皮静脈	73	小臼歯	278
歯根膜	277	雀卵斑	502	小胸筋	146, 147
視細胞	517, 519	視野欠損	521	笑筋	141
時差ぼけ	416	斜視	528	上瞼板筋	525
支持組織	28	車軸関節	95	上行結腸	297
脂質異常症	235	射精	384	上行性伝導路	470
視床	449	尺骨	66, 118	上行大動脈	196
視床下部	80, 450	尺骨神経	82, 473, 474	踵骨	67, 129
視床下部の神経核	451	尺骨神経麻痺	475	上肢	64
耳小骨	530	尺骨動脈	72, 199	小指球の筋	163
歯状線	297	射乳	511	上矢状静脈洞	73
糸状乳頭	274	縦隔	340	硝子体	514, 524
茸状乳頭	274	集合管	358	小指対立筋	164
矢状縫合	96, 98	重症筋無力症	60	硝子軟骨	36, 37
視神経	479, 480	舟状骨	129	上肢の運動	120
歯髄	276	重層扁平上皮	23	上斜筋	528
歯石	277	縦足弓	132	上小脳脚	445
脂腺	81, 508, 526	終動脈	215	上唇挙筋	68, 140
自然免疫	254, 259	十二指腸	76, 288	小腎杯	347
歯槽骨	277	十二指腸腺	289	脂溶性ホルモン	407
歯槽膿漏	277	終脳	453	小泉門	96, 98
舌	274	皺眉筋	68, 140	上大静脈	73, 202
膝蓋腱反射	169, 170	絨毛膜板	398	小唾液腺	279
膝蓋骨	66, 68, 128	手関節	66	小腸	288
膝蓋靭帯	68	手根管	164	小腸壁	290
膝窩静脈	73	手根管症候群	164, 475	上腸間膜動脈	72, 200
膝窩動脈	72, 201	手根関節	121	上腸間膜リンパ節	74
膝窩リンパ節	74	手根関節の運動	122	上直筋	528
膝関節	66, 131	手根骨	66, 118, 119	小転子	126
膝関節動脈網	72	手根中手関節	122	上橈尺関節	117
膝関節の運動	131	手根の運動	120	小脳	82, 444
シナプス	58	手掌腱膜	68, 164, 165	小脳核	444, 445
シナプス後膜	58	手掌静脈網	73	小脳性運動失調	445
シナプスボタン	58	樹状突起	52	小脳テント	464
死の三徴候	440, 516	受精	17	小脳皮質	446
指鼻試験	445	受動免疫	261	上皮小体	80
脂肪細胞	33	手背静脈網	73, 209	上皮組織	22
脂肪摂取細胞	306	主力筋	138	上皮の機能	25
脂肪組織	33	シュワン鞘	53	小伏在静脈	73, 73, 209
脂肪代謝	307	小陰唇	396	小胞体	8
脂肪の吸収	294	消化管壁	266	漿膜	267

索　引

静脈壁	214	
小網	316	
睫毛筋	525,526	
小葉間静脈	305	
小葉間胆管	305	
小葉間動脈	305	
上腕筋	158,159	
上腕骨	66,116	
上腕骨外側上顆炎	162	
上腕骨顆上骨折	117	
上腕骨滑車	116	
上腕骨小頭	116	
上腕骨頭	116	
上腕三頭筋	69,70,158	
上腕動脈	72,199	
上腕二頭筋	68,70,157,159	
ジョードチロシン（DIT）	419	
食作用	6	
褥瘡	504	
食道	76,281	
食道がん	282	
食道静脈叢	206	
食道静脈瘤	206	
食道相	269	
食道動脈	199	
食道壁	281	
食道裂孔ヘルニア	148,283	
鋤骨	100	
女性化乳房	309	
女性生殖器	386	
ショパール関節距骨	129	
自律神経系	490	
歯列弓	276	
腎盂	361	
心外膜	181	
真核生物	8	
腎下垂	346	
心筋	50	
心筋梗塞	183	
心筋細胞	47,50	
心筋層	181	
心筋組織	46	
腎筋膜	346	
神経核	440	
神経管の形成	21	
神経筋接合部	59	
神経筋単位	137	
神経系の発生	428	
神経膠細胞	54	
神経細胞	51	
神経節細胞	519	
神経叢	472	
神経組織	50	
神経組織の発生	20	
深頚リンパ節	74	
人工透析	360	
心雑音	181	
心耳	181	
深指屈筋	159	
心周期	194,195	
尋常性痤瘡	510	
腎小体	349,351	
深掌動脈弓	72	
深静脈	202	
腎静脈	346	
腎髄質	347	
新生児呼吸切迫症候群	335	
新生児溶血性疾患	263	
心臓	177	
腎臓	78,345	
心臓の弁	177	
心臓壁	181	
心臓弁膜症	178	
靱帯損傷	132	
腎単位	348	
心タンポナーデ	182	
伸張反射	433,435	
陣痛	393	
心電図	56,187,192	
心電図の波形	191	
浸透	4	
腎洞	347	
腎動脈	200,346	
心内膜	181	
腎乳頭	347	
心嚢	182	
心拍出量	194	
心拍数	191,194	
真皮	498,500	
深腓骨神経	82	
新皮質	451	
腎皮質	347	
心房	181	
心房性ナトリウム利尿ペプチド（ANP）	360	
心膜	182,183	
腎門	347	

す

水解小体	9
髄腔	83,84
髄質	347
髄鞘	53
水晶体	514,523
膵臓	76,312,313
膵臓の発生	313
錐体路	437
推定糸球体濾過量（eGFR）	361
膵島	425
水頭症	462
錘内筋線維	434
膵脾リンパ節	251
水平細胞	519
水平面	63
髄放線	347
膵ポリペプチド	426
睡眠周期	443
水溶性ホルモン	407
膵ランゲルハンス島	80
頭蓋	96
スターリングの心臓の法則	196
ステロイドホルモン	407
スパイログラム	338
スパイロメトリー	337
スプーン状爪	507

せ

精液	381
正円孔	99
精管	79,374,379
性機能の中枢	451
精細管	373
精細管上皮	375
精索	374
精子減少症	382
精子細胞	375
性周期	394
成熟卵胞	388
生殖腺	367
精神性発汗	509
性腺	367
性腺刺激ホルモン放出ホルモン（GnRH）	406
精巣	79,371,373

索　引

精巣下降	372	舌骨上筋群	143	蠕動運動	267, 268
精巣上体	79, 374, 378	切歯	278	前頭筋	68, 140
精巣上体管	378	舌苔	275	前頭骨	97, 98
精巣上体管上皮	378	接着帯	27	前頭洞	101, 102, 326
精巣動脈	200, 373	接着斑	27	前頭部	100
精巣網	377	舌乳頭	274, 275	前頭面	63
精巣輸出管	377, 378	舌扁桃	274	前頭連合野	456
精祖細胞	374	舌盲孔	274	全肺気量	339
声帯ヒダ	329	セメント質	277	浅腓骨神経	82
声帯ポリープ	329	セルトリ細胞	376, 377	前皮質脊髄路	432
正中矢状面	63	線維芽細胞	31, 32	腺房中心細胞	313
正中神経	82, 473, 474	線維腺腫	512	線毛	25
正中神経麻痺	475	線維素溶解	232	線毛運動	24
正中仙骨稜	107	線維軟骨	37	泉門閉鎖不全症	96
成長ホルモン（GH）	406, 412	前角細胞	170, 365	線溶過程	231
成長ホルモン放出ホルモン（GRH）		全か無かの法則	56	前立腺	79, 381, 381
	406	前鋸筋	68, 70, 146, 147	前立腺がん	381
精嚢	79, 380	前脛骨筋	68, 70, 172	前立腺肥大	381
性の分化	368	前脛骨動脈	72, 201	前腕	117
声門浮腫	330	浅頚リンパ節	74		
生理食塩水	236	仙骨	67, 107	**そ**	
生理的黄疸	310	仙骨管	107	爪	507
赤核	440	仙骨神経	429	騒音性難聴	536
赤色血栓	229, 230	仙骨神経叢	476	爪郭	507
赤色骨髄	236	浅指屈筋	159	双極細胞	519
脊髄	428	前十字靭帯	131	双極神経細胞	52
脊髄小脳	444, 445	線条体	458	双極誘導法	187, 188
脊髄神経	430, 471	浅掌動脈弓	72	総頚動脈	72, 197
脊髄反射	432, 433	腺上皮	26	ゾウゲ質	276
脊柱	103	染色質	11	造血幹細胞	238
脊柱起立筋	151, 154, 155	染色体	11	造血器	236
脊椎麻酔	464	染色体異常	14	爪根	507
赤脾髄	252	染色体検査	12	総指伸筋	69
舌	274	前脊髄視床路	432	桑実胚	17, 397
舌咽神経	479, 486	前脊髄小脳路	432	爪床	507
舌咽神経麻痺	486	前仙骨孔	107	臓側板	182
舌下小丘	274	浅側頭動脈	72	臓側腹膜	318
舌下神経	479, 488	前大脳動脈	465	爪体	507
舌下神経麻痺	488	善玉コレステロール	235	総腸骨静脈	73, 204
舌下ヒダ	274	先端巨大症	412	総腸骨動脈	72, 200
赤筋	46	仙椎	107	総腸骨リンパ節	74, 251
舌筋	274	前庭階	535	総腓骨神経	82
赤血球	222, 223	前庭器	533	僧帽筋	69, 153, 153
赤血球の生成	238	前庭小脳	444, 445	僧帽弁	179
赤血球の分化	239	前庭ヒダ	329	僧帽弁狭窄症	180
舌骨	102, 103	先天性股関節脱臼	131	爪母基	507
舌骨下筋群	143	先天性心疾患	217	足関節	66
舌骨筋群	144	先天性風疹症候群	400	足弓	132

索 引

促進拡散	4
側頭窩	100
側頭筋	68, 70, 142
側頭骨	97
側頭連合野	457
足背動脈	202
側弯	110
鼡径管	152
鼡径靭帯	151
鼡径リンパ節	74, 250
組織	17, 22
咀嚼運動	143
咀嚼筋	142
疎性結合組織	34
足根骨	66
足根の運動	130
ソバカス	502
ソマトスタチン	426
ソマトマンモトロピン	401
粗面小胞体	9

た

大陰唇	395
大円筋	69
体温調節中枢	450, 551
大汗腺	509
大臼歯	278
大胸筋	68, 146, 147
大頬骨筋	68, 141
大後頭孔	99, 100
対光反射	440, 516
対向流交換系	354
対向流増幅系	355
体細胞分裂	12
胎児	400
胎児部	398
大十二指腸乳頭	288
体循環	175
帯状回	453
帯状疱疹	482
大食細胞	31
大腎杯	347
体性感覚伝導路	470
胎生期の血液循環	216
大前庭腺	79
大蠕動	297
大泉門	96, 98
大腿筋膜張筋	70

大腿骨	66, 126, 127
大腿骨頚	126
大腿骨頚部骨折	127
大腿骨頭	126
大腿四頭筋	68, 70, 168, 169
大腿静脈	73, 73
大腿神経	82
大腿深動脈	72
大腿動脈	72, 201
大腿二頭筋	70, 170
大唾液腺	279
大腸	295, 296
大腸腺	299, 300
大殿筋	69, 70, 166, 167
大転子	126
大動脈弓	72, 196
大動脈弁	179
タイト結合	26
大内転筋	68
大脳	82
大脳-小脳ループ	448
大脳鎌	464
大脳基底核	458
大脳基底核ループ	460
大脳縦裂	453
大脳髄質	457
大脳皮質	454
大脳辺縁系	451
胎盤	398, 399, 400
胎盤絨毛	399, 400
大伏在静脈	73, 208
大網	316
ダウン症候群	15
唾液	280
唾液腺	279
楕円関節	94
多極神経細胞	52
ダグラス窩	386
ダグラス窩穿刺	386
タコ足細胞	351, 352
多シナプス反射	435
脱臼	94
脱分極	56, 193
脱落膜	398
田原結節	186
多腹筋	136
多列円柱上皮	24
多列円柱線毛上皮	23

単球	223, 228
単球の生成	240
単極胸部誘導	190
単極肢誘導	188
単極肢誘導法	189
単極誘導法	188
短骨	83
炭酸-重炭酸緩衝系	548
胆汁	307, 311
単純拡散	3
弾性型動脈	210, 211
男性生殖器	372
弾性線維	29
弾性軟骨	37
胆石症	311
単層円柱上皮	23, 24
淡蒼球	458
単層扁平上皮	23
単層立方上皮	23
胆道	312
胆道閉塞症	311
胆嚢	311
タンパク質代謝	307
タンパク質の吸収	294
タンパク質の消化	294
タンパク質分解酵素	314
短腓骨筋	173

ち

チアノーゼ	225, 272
チェーン・ストークス呼吸	344
蓄尿期	365
蓄膿症	326
恥骨	67, 123, 124
恥骨頚靭帯	401
恥骨結合	123, 385
腟	79, 395
腟前庭	397
腟動脈	396
緻密骨	83, 84
緻密斑	357
着床	397
チャネル	3
肘窩リンパ節	74
肘関節	66, 121
中耳	530
中耳炎	531
中手筋	164

563

索引

中手骨	66, 119
中手指節関節	122
中小脳脚	445
中腎	367
中心溝	453
中心体	10
虫垂	76, 295
虫垂炎	296
中枢神経系	427, 428
中枢性化学的調節	342
中枢性自己寛容	244
肘正中皮静脈	73, 208
中節骨	119
中足骨	66, 129
中大脳動脈	465
中殿筋	69, 70, 168
肘頭	69, 117
肘頭窩	116
中脳	439
中脳水道	439
中胚葉	20, 22
中鼻道	324
聴覚伝導路	537
腸肝循環	309, 310
腸間膜	317, 318
腸間膜の発生	319
腸間膜リンパ節	251
腸管免疫	261
蝶形骨	99
蝶形骨洞	101, 102, 326
腸脛靭帯	70
腸骨	67, 83, 123, 124
腸骨稜	70
長趾伸筋	68, 70
腸重積	296
腸絨毛	291
長掌筋	68
腸腺	291
腸相	287
蝶番関節	95, 121
腸内細菌	261
腸の回転	299
長腓骨筋	70, 173
腸閉塞	301
跳躍伝導	57
腸腰筋	166, 167
聴力図	537
直腸	76, 297, 298

直腸温	553
直腸子宮窩	386
直腸静脈叢	206, 297
直腸膨大部	297

つ

椎間板	109
椎間板ヘルニア	108, 109
椎弓の連結	109
椎骨	66, 103, 104
椎骨動脈	465
椎前筋群	146
椎体の連結	108
爪	507
蔓状静脈叢	373, 374

て

抵抗血管	212
ディッセ腔	306
停留精巣	373
デスモソーム	27
鉄欠乏性貧血	226
鉄代謝	225
テニス肘	162
手の運動	122
デルマトーム	477, 478
てんかん	442
殿筋注射	167

と

頭蓋	96
頭蓋冠	96
頭蓋腔	65
頭蓋泉門	96
頭蓋底	96
導管	26
動眼神経	479, 480, 481
動眼神経核	440
動眼神経副核	440
頭頚部	64
頭頚部の静脈	204
頭頚部の動脈	198
頭頚部のリンパ節	248
瞳孔	516
橈骨	66, 117
橈骨神経	82, 474, 475
橈骨神経麻痺	475
橈骨動脈	72, 199

糖鎖	3
糖質代謝	307
糖質分解酵素	314
橈尺関節	121
投射線維	458
橈側皮静脈	73
頭頂骨	98
導尿	364
糖尿病	426
洞房結節	185
動脈硬化	219
動脈吻合	215
動脈壁	210
動脈弁	178
等容弛緩期	195
等容収縮期	194
洞様毛細血管	425
糖類の吸収	294
糖類の消化	294
特異的免疫	256
特殊感覚野	456
鳥肌	507
トリヨードサイロニン	406
努力性肺活量	338
トルコ鞍	99

な

内眼角	525
内頚静脈	73, 203
内頚動脈	72, 465
内喉頭筋	329
内呼吸	225, 321
内根鞘	505
内細胞塊	18
内耳	531
内耳孔	99
内耳神経	479, 485, 486
内性器の性	368
内性器の分化	369
内側顆	126
内側上顆	126
内側側副靭帯	131
内側大腿回旋動脈	72
内側半月	131
内側翼突筋	142
内腸骨静脈	73
内腸骨動脈	72, 200
内直筋	528

索　引

内尿道括約筋	363
内胚葉	22
内反足	173
内腹斜筋	150, 151
内分泌系	80
内包出血	469
軟口蓋	273
軟骨基質	35, 36
軟骨細胞	35, 36
軟骨組織	35
軟骨内骨化	89, 91, 92
難聴	486, 537
軟膜	464

に

にきび	510
肉柱	181
肉ばなれ	135
二次減数分裂	376
二次止血	229
二次自然免疫	254
二次精母細胞	375
二次卵胞	388
二層性胚盤	19
ニッスル小体	53
二頭筋	136
二腹筋	136
乳がん	512
乳歯	278
乳腺	510
乳腺症	512
乳腺のリンパ節	249
乳頭筋	181
乳ビ槽	74
乳房	510
乳房のリンパ節	249
乳様突起	97, 100
ニューロン	51
尿管	78, 362
尿細管	353
尿道	78, 362, 364
尿道海綿体	382
尿道球腺	79, 381
尿の成分比較	356
尿閉	364
尿崩症	414
尿路感染症	364
妊娠黄体	390

妊娠期間	397

ね

熱傷	504
熱中症	552
ネフローゼ症候群	353
ネフロン	348
捻挫	94
粘膜下神経叢	267
粘膜下組織	266
粘膜筋板	266
粘膜固有層	265
粘膜上皮	265
粘膜免疫	260

の

膿	227
脳幹	440
脳幹網様体	441
脳室系	460
脳出血	466
脳出血動脈	459
脳神経	438, 479
脳脊髄液	462
脳脊髄神経	471
脳脊髄膜	462
脳相	287
脳底動脈	465
脳頭蓋	96
能動免疫	261
能動輸送	4
脳の性	371
脳の発生	436
脳波	56, 442
ノンレム睡眠	443

は

パーキンソン病	459
バージャー病	201
パーセント肺活量	337
パイエル板	292
パイエル板上皮	260
胚芽	397
胚外血管系	21
胚外中胚葉	19
肺活量	337
肺気腫	336
肺胸膜	339

肺区域	333, 334
肺高血圧症	180
胚子	397
肺循環	175
肺静脈	73, 207
肺小葉	333
肺線維症	336
胚中心	248
肺動脈	72, 202
肺動脈弁	179
排尿期	366
排尿調節	365
排尿反射	364
肺のリンパ節	250
胚盤胞	17, 397
背部	64
肺胞	335
肺胞管	332
肺胞壁	336
肺葉	333
排卵	17, 389
白筋	46
白質	431
白色血栓	230
白内障	523
白脾髄	251, 253
麦粒腫	526
破骨細胞	38, 39
バソプレシン（ADH）	359, 414
白血球	226
発熱	553
ハバース層板	86
馬尾	430
ハムストリングス	69, 171
半陰陽	371
半羽状筋	136
反回神経麻痺	329, 487
半球中間部	444
半月損傷	132
半月ヒダ	300
半腱様筋	70, 170
反射性尿失禁	364
ハンチントン病	459
半膜様筋	70, 170, 171

ひ

被殻	458
皮下組織	498, 500

565

索引

鼻腔	77, 271, 322
鼻腔栄養法	326
鼻腔粘膜	324
鼻甲介	323
尾骨	97, 107, 108
鼻骨	97, 107, 108
腓骨	66, 127
尾骨神経	429
膝の運動	130
皮質	347
皮質脊髄路	437, 468
皮質ネフロン	349, 350
肘の運動	120
鼻出血	324
尾状核	458
皮静脈	208
ヒス束	186
鼻前庭	322
脾臓	250, 252
脾臓摘出術	253
ビタミンA欠乏症	518
ビタミンK依存性凝固因子	229
左胃リンパ節	251
左冠状動脈	179, 183
左腎静脈	205
鼻中隔軟骨	319
鼻中隔弯曲症	324
尾椎	108
鼻道	324
ヒト絨毛性ゴナドトロピン(hCG)	401
ヒト胎盤性ラクトゲン	401
皮膚	497
腓腹筋	69, 70
皮膚腺	508
皮膚の肌理	499
皮膚紋理	499
飛蚊症	524
肥満細胞	31
日焼け	502
表情筋	140
表皮	497, 498
鼻翼腺	510
ヒラメ筋	69
ビリルビン代謝	309, 310
鼻涙管	527
披裂軟骨	327
貧血	225

ふ

ファーター・パチニ小体	501
ファーター乳頭	288
ファロー四徴症	217
フィブリリン	30
フォン・ヴィレブランド因子	229
不規則骨	83
腹横筋	150, 151
腹腔	65
腹腔動脈	72, 200
腹腔リンパ節	251
副交感神経	491
副甲状腺	420
副甲状腺ホルモン(PTH)	40, 406
伏在神経	82
複視	483, 528
腹式呼吸	113, 149
副腎	80, 422, 424
副腎アンドロゲン	424
副神経	479, 488
副神経麻痺	488
副腎髄質	424
副腎髄質ホルモン(AMH)	424
副腎性器症候群	424
副腎中心静脈	425
副腎動脈	425
副腎皮質	422
副腎皮質刺激ホルモン(ACTH)	406, 412
副腎皮質ホルモン放出ホルモン(CRH)	406
腹水	318
腹大動脈	72, 199
腹直筋	68, 150, 151
副鼻腔	101, 102, 325
副鼻腔炎	326
腹部	64
腹部大動脈瘤	200
腹壁皮静脈の怒張	207
腹膜腔	318
腹膜垂	300
浮腫	234
不整脈	218
二日酔い	308
腹筋	152
不動連結	93
負のフィードバック	408
振子運動	268

へ

平滑筋	48, 50
平滑筋細胞	47, 50
平衡覚伝導路	534
閉鎖神経	82
閉塞性動脈硬化症	201
ヘーリング・ブロイエル反射	342
壁側腹膜	318
ヘマトクリット値	222
ヘモグロビン	223, 224
ヘモグロビン緩衝系	548
ヘリコバクター・ピロリ	287
ベル・マジャンディーの法則	431
ペルオキシソーム	10
ヘルパーT細胞	256
変形性関節症	94
変形性膝関節症	132
便失禁	302
ヘンダーソン・ハッセルバルヒの式	550
胼胝	499
扁桃	74, 254
扁桃体	452
便秘	301
ペンフィールドの脳地図	455
扁平骨	83
ヘンレ係蹄	354

プルキンエ関連

プルキンエ細胞	448
プルキンエ線維	186
ブルナー腺	289
ブローカの中枢	457
プロゲステロン	401
プロテアソーム	10
プロラクチン(PRL)	402, 406, 412
プロラクチン産生腫瘍	412
分界溝	274
分節運動	267, 268
噴門腺	285

ほ

包茎	383
膀胱	78, 362, 363
膀胱括約筋	363
縫工筋	68, 170
膀胱三角	362, 363
傍糸球体細胞	357
傍糸球体装置	357, 358

索　引

房室結節	186
房室弁	177
帽状腱膜	68, 69
胞状卵胞	388
傍髄質ネフロン	349, 350
紡錘状筋	136
膨大部稜	532
ボウマン嚢	350, 351
ボウマン嚢外葉細胞	351
傍濾胞細胞	419
ホールデン効果	225
ホクロ	502
母指球の筋	163
母指対立筋	164
母指の運動	120, 122
補体	255
勃起	383, 384
ほとけさま	106
ポリソーム	9

ま

マイスネル小体	501
マイスネル神経叢	267
膜性骨化	89, 90
膜半規管	531
膜迷路	531, 532
マクロファージ	31, 32
マスト細胞	31
末梢性自己寛容	244
末梢性リンパ組織	244
末節骨	119
マリオット盲点	520
マルファン症候群	30
慢性腎不全	360, 421
慢性膵炎	315
慢性閉塞性疾患	201
満腹中枢	451

み

ミオシン細糸	43
味覚神経	489, 542
味覚性発汗	509
味覚伝導路	542
右冠状動脈	179, 183
右腎静脈	205
右リンパ本幹	246
ミクログリア	55
味孔	542

密性結合組織	34
密着結合	26
ミトコンドリア	7
ミネラル	236
耳鳴り	486
味毛	542
脈拍	218
脈絡叢	461
脈絡膜	514
ミュラー細胞	519
味蕾	541

む

無髄神経線維	53

め

明順応	518
迷走神経	479, 486, 487
メサンギウム基質	351
メサンギウム細胞	351
メズサの頭	207
メニエール病	537
めまい	486, 534
メラニン色素	502
メラノサイト	499
メルケル細胞	499

も

毛幹	506
毛球	505, 506
蒙古斑	502
毛根	506
毛細血管	213, 213
毛細リンパ管	245
毛周期	506
毛小皮	505
盲腸	76, 295
毛乳頭	505
毛皮質	505
毛包腺	505, 506
網膜	517, 519
網膜剥離	518
毛様体	514
毛様体小帯	514
モデリング	85
モノヨードチロシン（MIT）	419
門脈	73, 204

や

火傷	504

ゆ

有郭乳頭	275
有棘層	497
有髄神経線維	53
遊走腎	346
幽門部	284
輸血	262
指の運動	120, 122

よ

葉間静脈	348
葉間動脈	348
葉状乳頭	275
腰神経	429
腰神経叢	475
羊水	399
腰椎	104, 105, 107
腰椎穿刺	429, 462
腰痛	110
腰動脈	200
腰背筋膜	69
腰方形筋	152
腰膨大	429
ヨード	418
抑制性シナプス後電位（IPSP）	60

ら

ライディッヒ細胞	377, 378
ラセン動脈	384
ラムダ縫合	96, 97, 98
卵円孔	99, 100
卵割	397
卵管	79, 391
卵管上皮	391
卵管膨大部	17
卵形嚢	532
ランゲルハンス細胞	499
ランゲルハンス島	425, 426
卵細胞	390
乱視	513
卵巣	79, 80, 386, 387
卵巣周期	386
卵巣動脈	200, 396
卵胞	387
卵胞刺激ホルモン（FSH）	406

567

索　引

り

リーベルキューン腺	291
梨状口	97
リスフラン関節	129
リソソーム	9
立方骨	129
立方上皮	23
立毛筋	505, 506
リボソーム	8
リポタンパク質	234
リモデリング	85, 87
両耳側半盲	412, 413, 522
緑内障	523
リンゲル液	236
リン酸緩衝系	549
輪状軟骨	327
リンパ管	245
リンパ球	223, 228
リンパ球の生成	240
リンパ節	246
リンパ洞	247

る

涙器	527
涙丘	525
涙小管	527
涙腺	527, 527
涙嚢	527
涙路	527
ループ利尿薬	356
ルフィニ小体	501

れ

レニン-アンジオテンシン-アルドステロン系	357
レム睡眠	443
連合線維	457
連合野	456
レンズ核	459

ろ

老視	523
ローテーター・カフ	156

肋他

肋軟骨	111, 112
肋間筋	148
肋間隙	111, 112
肋間神経	477
肋間動脈	199
肋骨	66, 111, 112
肋骨弓	111
肋骨結節	112
肋骨の運動	113
濾胞域	248

わ

わきが	509
鷲指手	475
ワルダイエルの咽頭輪	281
腕尺関節	121
腕橈関節	121
腕橈骨筋	68, 69, 161
腕頭静脈	202
腕頭動脈	72, 197

外国語

A

ABO血液型	262
ACTH（副腎皮質刺激ホルモン）	406
ADH（抗利尿ホルモン）	406
AMH（副腎髄質ホルモン）	424
APH（下垂体前葉ホルモン）	411

C

CO_2ナルコーシス	344
CRH（副腎皮質ホルモン放出ホルモン）	406

F・G

FSH（卵胞刺激ホルモン）	406
GH（成長ホルモン）	406
Gn(性腺刺激ホルモン)	406, 412
GnRH（性腺刺激ホルモン放出ホルモン）	406
GRH（成長ホルモン放出ホルモン）	406

H・L

HDL（high density of lipoprotein）	235
LDL（low density of lipoprotein）	235
LH（黄体形成ホルモン）	406
LSH（脂溶性ホルモン）	407

M・N

M細胞	260
no man's land	160

P

PAHクリアランス	361
PPH（下垂体後葉ホルモン）	414
PQ間隔	193
PRL（プロラクチン）	406
PTH（副甲状腺ホルモン）	406
P波	191

Q

QRS波	191
QT間隔	193

R・S

Rh血液型	262
SH（ステロイドホルモン）	407
ST下降	194
ST区間	193

ST上昇	194

T

T_3（トリヨードサイロニン）	406
T_4（トリヨードサイロニン）	406
TH（甲状腺ホルモン）	417
Th1細胞	255
Th2細胞	255
Th17細胞	255
TP区間	193
TRH（甲状腺刺激ホルモン放出ホルモン）	406
TSH（甲状腺刺激ホルモン）	406, 413
T細胞の分化	242
T波	191

V

VLDL（very low density of lipoprotein）	235

W・Y

WSH（水溶性ホルモン）	407
Y字軟骨	124

—NOTE—

―NOTE―

著 者 紹 介

高野廣子（たかの ひろこ）
　1973年北海道大学医学部卒業．
　臨床医になるための始めの一歩として解剖学に習熟する必要性を感じ，北海道大学医学部解剖学第三講座（伊藤 隆 教授）の門をたたく．ここでは，最初の思惑とは異なり，ミクロの世界に魅了されて研究生活を送る．1990年から約1年半，ハワイ大学医学部解剖学教室（柳町隆造 教授）にて，授精のメカニズムの研究に従事．1994年に北海道大学医学部解剖学第三講座講師．ちょうどこの頃，師である伊藤教授から，「ナースのための解剖学」（現在の「解剖生理学」）の執筆を引き継ぐことになった．これによって解剖生理学を勉強し直す機会を得て，2003年に「解剖生理学」初版を上梓する．
　その後，看護学，栄養学，薬学，理学・作業療法などの医療系学部・学科からのオファーを受けて，多数の講義を受け持つようになり，未来ある学生に学ぶ楽しさを伝えることを大切にして講義，執筆活動を続けている．主な著書に「解剖学講義」改訂3版（南山堂）がある．

解剖生理学

2003年 1月 6日　　1版1刷　　　　　　Ⓒ2025
2022年 3月15日　　2版1刷
2025年 4月 1日　　3版1刷

著　者
　　　高野廣子
　　　たかの ひろこ

発行者
　　　株式会社 南山堂　代表者 鈴木幹太
　　　〒113-0034　東京都文京区湯島4-1-11
　　　TEL 代表 03-5689-7850　　www.nanzando.com

ISBN 978-4-525-60083-9

JCOPY ＜出版者著作権管理機構 委託出版物＞
複製を行う場合はそのつど事前に（一社）出版者著作権管理機構（電話03-5244-5088，FAX 03-5244-5089，e-mail：info@jcopy.or.jp）の許諾を得るようお願いいたします．

本書の内容を無断で複製することは，著作権法上での例外を除き禁じられています．
また，代行業者等の第三者に依頼してスキャニング，デジタルデータ化を行うことは認められておりません．